S. O. Hoffmann

Charakter und Neurose

Ansätze zu einer psychoanalytischen Charakterologie

Suhrkamp

Die Deutsche Bibliothek – CIP-Einheitsaufnahme
Hoffmann, Sven O.:
Charakter und Neurose : Ansätze zu einer psychoanalytischen Charakterologie / S. O. Hoffmann. –
2. Aufl. – Frankfurt am Main : Suhrkamp, 1996
(Suhrkamp-Taschenbuch Wissenschaft ; 438)
ISBN 3-518-28038-4
NE: GT

suhrkamp taschenbuch wissenschaft 438
Erste Auflage 1984

Druck: Nomos Verlagsgesellschaft, Baden-Baden
Printed in Germany
Umschlag nach Entwürfen von
Willy Fleckhaus und Rolf Staudt

2 3 4 5 6 – 01 00 99 98 97 96

Inhalt

Meiner Frau

Vorwort zur zweiten Auflage der Taschenbuchausgabe

Seit 1979, dem Erscheinungsjahr der ersten Auflage dieses Buches, sind über 15 Jahre vergangen. Die psychoanalytische Charakterologie hat seither zwar keine dramatische Umgestaltung erfahren, aber es ist doch einiges an Literatur hinzugekommen. Da ich mich zu einer völligen Neufassung des Bandes außerstande sehe, lag die Ergänzung der wesentlichen Literatur in einem zusätzlichen Vorwort nahe, wie dies schon 1984 anläßlich der Taschenbuchausgabe geschehen war. Aus dieser ersten Bearbeitung stammen auch zwei kurze Abschnitte im Anhang, die den Text des Bandes inhaltlich erweitern. Der eine bezieht sich auf das bis dahin vernachlässigte Konzept der *Charakterzüge*, der andere auf charakterologisch relevante Ergänzungen zum Begriff der *Identität*, insbesondere die Beiträge von H. Lichtenstein. Diese vorzüglichen Arbeiten waren mir sowohl in ihrer allgemeinen Wichtigkeit als auch in ihrer besonderen Bedeutung für mein Thema entgangen. Sie sind besser als vieles später dazu Geschriebene.

Auf die seit der ersten Auflage erschienene Literatur möchte ich an dieser Stelle wenigstens hinweisen. Insbesondere in den USA sind mehrere wichtige Beiträge dazu veröffentlicht worden. Das Thema »Charakter« scheint deswegen aber nicht größere Aktualität zu erhalten. Es ist vor allem F. Baudry, der sich seit Jahren und kontinuierlich mit dem Gegenstand befaßt. 1983 hat er die Entwicklung der Freudschen Konzeption des Charakters zusammengefaßt, ohne zu neuen Einsichten zu kommen. Ein Jahr später überschreibt er sein Referat mit der Feststellung »Charakter: a concept in search of an identity« (1984). So verhält es sich wohl weiter. 1989 setzt Baudry seine Serie fort und weist dem Konzept des Charakters in der psychoanalytischen Theorie eine *Brükkenfunktion* zwischen den beobachtbaren klinischen Phänomenen, dem strukturellen Gesichtspunkt, der Welt der Phantasie und den Objektbeziehungen zu. Das Konstrukt erlaube Formulierungen, die sich der Strukturtheorie oder der Auffassung von der Kompromißbildung entzögen. In all diesem kann ich Baudry gut zustimmen – auch wenn er natürlich als Amerikaner von meinem Buch keine Kenntnis nimmt, das im Psychoanalytic Quarterly (E. S. Wolf, 1982) eine wohlwollende und ausführliche Besprechung gefunden hatte! Origineller sind m. E. zwei

spätere Arbeiten des gleichen Autors: eine über Charakter und Charaktertypen in der Literatur (1990) und eine weitere (1991) über die Einstellungen und den Charakter des Analytikers in Beziehung zu seiner therapeutischen Arbeit. Auf therapeutische Aspekte komme ich abschließend noch einmal zurück. Breiter in ihrer Reichweite sind die Panel-Sitzungen der American Psychoanalytic Association, über die Abend (1983; Psychoanalytische Charaktertheorie) und Willick (1983; Klinische Aspekte des Charakters) berichten.
Neue Beiträge zum *Analcharakter* stammen von Fisher und Juni (1981, 1982) und Ingram (1982). Die zweite Arbeit von Fisher und Juni beinhaltet auch zum Teil Bezüge auf das Selbst. Über das ähnliche Konzept des »puritanischen Charakters« schreibt Naranjo (1982). Eine sehr interessante Studie zur Validität von Sandlers und Hazaris (1960) Typologie des Zwangscharakters (S. 228 ff. in diesem Band) stammt von Trijsburg und Duivenvoorden (1987). Sie kommen zu einer ausgezeichneten Bestätigung. Eine weitere Überprüfung des Analcharakters verfaßte A. E. Meyer (1985); er führte sie mittels seines immer noch unveröffentlichten PSACH durch. Meyer bestätigte das Freudsche Konzept als valide. Torgersen (1980) bzw. Torgersen und von der Lippe (1984) gehen den oralen, zwanghaften und hysterischen Charakter biologisch-genetisch mit der Zwillingsmethode und unter dem Gesichtspunkt der bevorzugten Abwehrformen an. Sie verwenden dabei eine Fortentwicklung des auf psychoanalytischen Konzepten beruhenden Persönlichkeitsinventars von Lazare, Klerman und Armor (1966, Lit.-Verz., dieser Band). Mit diesem erweiterten Inventar arbeitet auch Hoffart (1995 a und b) in einem aktuellen Beitrag. Eines seiner Ergebnisse ist dabei, daß Angstpatienten mit höheren Scores im *oralen Bereich* im Jahr nach der Behandlung schlechter dastehen. Interessanterweise bilden sich die oralen Züge mit Rückgang der Symptomatik ebenfalls zurück, können also nicht nur konstitutionell bedingt sein.
Zum Thema des *hysterischen Charakters* sind weitere wichtige Beiträge hinzugekommen, so die Bücher von Krohn (1978) und Mentzos (1980) über die Hysterie selbst und das von Horowitz herausgegebene über die hysterische Persönlichkeit (1977). Mit den Darstellungen von Mentzos, auch denen in seiner 1982 erschienenen Neurosenlehre, stimme ich sehr weitgehend überein. Wir haben uns wechselseitig rezipiert. Horowitz hat zusammen mit einer Reihe von Mitarbeitern einen grundlegenden Versuch zur Abklärung des hysterischen Charakters unternommen. Wichtig erscheint mir, daß sein Buch über die historischen, soziologi-

schen, epidemiologischen und entwicklungsgeschichtlichen Bedingungen hinaus auch zwei ausführliche Beiträge über Behandlungsansätze und Therapieprozesse im Umgang mit so strukturierten Patienten enthält. Dieser letzte Bereich kommt bei mir ja ausgesprochen kurz. Das Buch von Krohn ist in jeder Hinsicht lesenswert, meines Erachtens verfehlt es jedoch wichtige Gesichtspunkte, auf die Mentzos und ich eingegangen sind. Eine Studie mit klinischem Akzent aus dem deutschen Schrifttum bleibt noch zu nennen: das Buch von König (1981) über *Angst* und Persönlichkeit. Ich finde es sehr gut. Königs Konzeption vom »steuernden Objekt«, über die er den Angstcharakter zu vermitteln versucht, erscheint neu, aber doch vertraut.

R. Schafer, im vorliegenden Band oft zitiert, hat sich ebenfalls mit dem Charakterthema auseinandergesetzt (1979). Natürlich versucht er die Übersetzung in Begriffe seiner Aktions-Sprache. Aber wie man auch zu dieser Entwicklung stehen mag: Schafers Abgrenzung des Charakterkonzepts gegenüber dem von *Ich, Selbst* und (kognitivem) *Stil* ist von jener beneidenswerten Gescheitheit und Klarheit, welche der Rapaport-Schule als *genus proximum* gemein ist. Seiner Einleitung (»Der Charakter hat bis heute weder eine zufriedenstellende Konzeptualisierung noch einen definierten Platz innerhalb der psychoanalytischen Theorie erhalten«) ist – wie schon oben angemerkt – auch 1996 nichts hinzuzufügen. Mein Buch sollte helfen, dieses Problem etwas zu lindern. Auch Barnett spricht im gleichen Jahr vom »immer schon schlechten Gesundheitszustand des psychoanalytischen Charakterkonzepts« (1979, S. 291). Er faßt Charakter als »relativ andauerndes Muster« auf und bestimmt ein Jahr später (1980) die Beziehung zum Selbst als »kognitive Erfahrung«. Beide Aufsätze gehören thematisch zu den Übersichten in Kapitel 2.2.4 und 2.2.5.

Die Betrachtung von Charakterzügen als erstarrte Interaktionsmuster (wie in Kapitel 2.2.3 ausgeführt) dominiert in einer Arbeit von Sandler (1981). Insbesondere von persönlichen Eigenheiten mit stark aufforderndem Gehalt (»evocative charactertraits«) nimmt er an, daß sie vor allem unbewußten Wunscherfüllungen dienen, bis hin zur Illusion der Gegenwart des phantasierten Liebesobjektes. Von hier aus ergeben sich nach Sandler fließende Übergänge zur Konzeption des psychischen »Introjekts«. Eine gute empirische Bestätigung der *Charaktertypen Fromms* (Kapitel 2.4.3.3) liefert die Studie von Pendse (1978). Akin (1982) geht auf die interpersonalen Korrelate von Fromms Charaktertypen ein. Eine neuere Arbeit von Grey (1992) schließlich untersucht

Fromms Konzept eines sozialen Charakters (»Gesellschaft als Schicksal«).

Vom Erfolg der Borderline-Persönlichkeitsstörung sichtlich beunruhigt, versucht J. Frosch (1988 a und b), sein ja viel älteres Konzept des *psychotischen Charakters* zu rehabilitieren (s. S. 70, dieser Band). Ich schätze diesen Beitrag im International Journal of Psychoanalysis sehr. Er bringt eine ausgezeichnete und kritische Auseinandersetzung mit dem Borderline-Konzept von Kernberg (z. B. betont er weniger die Spaltung als die Fragmentierung) und führt die *psychotische Dynamik*, die im psychotischen Charakter integriert wird, anhand Ich-psychologischer Kriterien aus: 1. der Natur der Konflikte und Gefahren, 2. der Art der Abwehr und 3. der Einschränkungen des Ichs und seiner Funktionen.

Schließlich findet sich bei Frosch eine kurze Passage, die die *Einwirkung traumatischer Entwicklungsbedingungen* gesondert hervorhebt. Das ist ihm nachdrücklich zu danken. Es gehört zu den beeindruckendsten und zugleich bedrückendsten Phänomenen des Umgangs von Psychoanalytikern mit schweren seelischen Störungen, daß die reale Traumatisierung wenig beachtet, die pathogene Phantasie hingegen nachhaltig betont wird. Das ganze Thema von Unerwünschtheit und Vernachlässigung in der Kindheit, des aggressiven und des sexuellen Mißbrauchs, dessen reales Ausmaß erst jetzt durch sorgfältige Studien aufscheint, berührt die Psychoanalyse vergleichsweise wenig. Als Ausnahme sei in Deutschland vor allem G. Fischer genannt, der die Thematik auch direkt auf die Charakterpathologie bezieht (1986 a, vor allem 1986 b). Nur indirekt über die Vorgänge der Identifizierung wurde und wird das Thema in der psychoanalytischen Charakterologie beachtet (s. S. 63 ff. dieser Band; auch Sandler 1981, Filho 1986, Silverman 1986), womit die Wichtigkeit des strukturellen Niederschlags verinnerlichter Objektbeziehungen nicht relativiert werden soll. Es gibt aber eben auch eine direkte Schädigung, ein Ausmaß von Traumatisierung, das *kein* Kind verarbeiten kann, ohne dauerhaften Schaden an seiner Persönlichkeitsentwicklung zu nehmen. (Eine systematische Evaluierung traumatischer Entwicklungsbedingungen für die seelische Gesundheit und Krankheit gibt ein von Egle, Hoffmann und Joraschky 1996 herausgegebenes Buch: Sexueller Mißbrauch, Mißhandlung, Vernachlässigung. Erkennung und Behandlung der psychischen und psychosomatischen Folgen früher Traumatisierungen; Schattauer-Verlag, Stuttgart.)

Vertrauter ist Psychoanalytikern das Ausmaß von *Behandlungsschwie-*

rigkeiten bei schwerer Charakterpathologie. Probleme dieser Art füllen die Journale, häufig ohne daß direkt Bezug auf das Konzept vom Charakter genommen wird. Hier könnten zahlreiche Literaturhinweise gegeben werden, stellvertretend sei auf die in Deutschland stark rezipierten Bücher von L. Wurmser hingewiesen – ein Autor, der sich im übrigen der Bedeutung realer Traumatisierung wohlbewußt ist. Vier zugegebenermaßen persönlich-willkürliche Hinweise seien dennoch gemacht: Lax (1989) über die narzißtische Charakterpathologie, Gedo (1988) über die spezifische Interaktion mit solchen Patienten, der man sich nicht entziehen kann und sollte, Dyer (1986) über moralische und therapeutische Konsequenzen des Charakterkonzepts, sowie Auchincloss und Weiss (1992) über den paranoiden Charakter und die Intoleranz von Indifferenz.

Abschließend sei noch ein aktueller Beitrag erwähnt, der mit der Reaktualisierung des Konzepts der *Dissoziation* (s. S. 273 ff., dieser Band) durch das DSM-III zusammenhängt. Zur multiplen Persönlichkeit (im DSM-IV jetzt »dissociative identity disorder«) ist in der psychiatrischen Literatur viel erschienen, während der psychoanalytische Beitrag sparsam blieb. I. Brenner (1994) setzt sich mit dem Thema unter dem Stichwort des »dissoziativen Charakters« auseinander, wie ich meine, in fruchtbarer Weise. Es sei hier daran erinnert, daß die Dissoziation im Frühwerk Freuds eine gewisse Rolle spielte, dann aber wegen seiner Rivalität mit Janet, von dem das Konzept stammte, fallengelassen wurde (s. dazu Hoffmann 1994).

Mein Dank gegenüber allen, die zum Entstehen dieses Buches beitrugen, hält an.

Mainz, im Januar 1996 S. O. Hoffmann

Literatur:

Abend, S. M. (Rep.)	1983	Panel 1980: Theory of Character. J. Amer. Psa. Ass., *31*, 211-224.
Akin, G.	1982	Interpersonal Correlates of Fromm's Character Types. Soc. Behav. Pers., *10*, 77-81.
Auchincloss, E. L. Weiss, R. W.	1992	Paranoid Character and the Intolerance of Indifference. J. Amer. Psa. Ass., 40, 1013-1038
Barnett, J.	1979	Character, Cognition, and Therapeutic Process. Amer. J. Psa., *39*, 291-301.
–	1980	Cognitive Repair in the Treatment of the Neuroses. J. Amer. Acad. Psa., *8*, 39-55.
Baudry, F.	1983	The Evaluation of the Concept of Character in Freud's Writings. J. Amer. Psa. Ass., *31*, 3-32.
–	1984	Character: a concept in search of an identity. J. Amer. Psa. Ass., *32*, 455-477.
–	1989	Character, character type, and character organization. J. Amer. Psa. Ass., *37*, 655-686.
–	1990	Character in fiction and fiction in character: Psa. Quart., *59*, 370-397.
–	1991	The relevance of the analyst's character and attitudes to his work. J. Amer. Psa. Ass., *39*, 917-938.
Brenner, I.	1994	The Dissociative Character. A Reconsideration of »Multiple Personality«. J. Amer. Psa. Ass., *42*, 819-846.
Dyer, A. R.	1986	The concept of character: moral and therapeutic considerations. Brit. J. Med. Psychol., *59*, 35-41.
Filho, G. V.	1986	Vicissitudes of identification as observed in character pathology. Int. J. Psa., *67*, 193-200.
Fischer, G.	1986	Empirische Forschung zur Wirkung von Traumata bei Kindern und Jugendlichen. Kritik und Information zu einem wieder aktuellen Thema. Psyche, *40*, 145-161.
–	1986	Zur traumatischen Wirkung von Doppelbindungen bei der Entstehung von Charakterstörungen. Forum Psa., *2*, 309-325.
Fisher, R. E. Juni, S.	1981	Anality: A Theory of Eroticism and Characterology. Amer. J. Psa., *41*, 57-71.

– 1982 The Anal Personality – Self Disclosure, Negativism, Self-Esteem, and Superego Severity. J. Pers. Assess., *46*, 50-58.

Frosch, J. 1988 Psychotic character versus borderline. Part I. Int. J. Psa., *69*, 347-358.

– 1988 Psychotic character versus borderline. Part II. Int. J. Psa., *69*, 445-456.

Gedo, J. E. 1988 Character, dyadic enactments, and the need for symbiosis. Psa. Inqu., *8*, 459-471.

Grey, A. 1992 Society as destiny – Fromm's concept of social character. Contemp. Psa., *28*, 344-363.

Hoffart, A. 1995 Psychoanalytical personality types and agoraphobia. J. Nerv. Ment. Dis., *183*, 139-144.

– 1995 Psychoanalytical personality types and anxiety and depressive disorders. Europ. J. Psychiat., *9*, 133 ff.

Hoffmann, S. O. 1994 Die Dissoziation. Neue Aktualität für ein altes klinisches Konzept *in* G. Kockott, H. J. Möller (Hrsg.): Sichtweisen der Psychiatrie. Zuckschwerdt, München/Bern/Wien/N. Y., 16-24.

Horowitz, M. J. (Hg.) 1977 Hysterical Personality. Jason Aronson. New York.

Ingram, D. H. 1982 Compulsive Personality Disorder. Amer. J. Psa., *42*, 189 ff.

König, K. 1981 Angst und Persönlichkeit. Das Konzept vom steuernden Objekt und seine Anwendungen. Vandenhoeck & Ruprecht, Göttingen.

Krohn, A. 1978 Hysteria: The Elusive Neurosis. Psychol. Issues, *12*, 1/2, Mon. 45/46.

Lax, R. 1989 The narcissistic investment in pathological character traits and the narcissistic depression: some implications for treatment. Int. J. Psa., *70*, 81-90.

Lippe, A. von der, Torgersen, S. 1984 Character and defense: Relationship between oral, obsessive and hysterical character traits and defense mechanisms. Scand. J. Psychol., *25*, 258-264.

Mentzos, S. 1980 Hysterie. Zur Psychodynamik unbewußter Inszenierungen. Kindler, München.

– 1982 Neurotische Konfliktverarbeitung. Kindler, München.

Meyer, A. E.	1985	Versuch zur Objektivierung der psychoanalytischen Charaktertypologie *in* D. Czogalik, W. Ehlers, R. Teufel (Hrsg.): Perspektiven der Psychotherapieforschung: Einzelfall-Gruppe-Institution, Hochschulverlag, Freiburg, 176-191.
Naranjo, C.	1982	On Puritanical Character. Amer. J. Psa., *42*, 143-148.
Pendse, S. G.	1978	An Empirical Validity Test of Fromm's Personality Orientations Theory. J. Gen. Psychol., *99*, 133-139.
Sandler, J.	1981	Character Traits and Object Relationships. Psa. Quart., *50*, 694-708.
Silverman, M. A.	1986	Identification in healthy and pathological character formation, Int. J. Psa., *67*, 181-192.
Schafer, R.	1979	Character, Ego-Syntonicity, and Character-change. J. Amer. Psa. Ass., *27*, 867-891.
Torgersen, S.	1980	The oral obsessive, and hysterical personality syndroms. A Study of hereditary and environmental factors by means of the twin method. Arch. Gen. Psychiat., *37*, 1272-1277.
Trijsburg, R. W. Duivenvoorden, H. J.	1987	Reactive narcissistic character, obsessional personality and obsessive compulsive behaviour – a study of the validity of Sandler's and Hazari's typology. Brit. J. Med. Psychiat., *60*, 271-278.
Willick, M. S. (Rep.)	1983	Panel 1980: Clinical Aspects of Character. J. Amer. Psa. Ass., *31*, 225-236.
Wolf, E. S.	1982	Buchbesprechung von S. O. Hoffmann: Charakter und Neurose, 1979 (in engl. Sprache), Psa. Quart., *51*, 645-647.

Vorwort zur Taschenbuchausgabe

Seit 1979, dem Erscheinungsjahr der ersten Auflage dieses Buches, sind vier Jahre vergangen. Meinem Wunsch auf gründliche Umarbeitung und Erweiterung versagte sich der Verlag aus nachvollziehbaren ökonomischen Gründen. So konnten bei der Übernahme in die Taschenbuchreihe zwar alle Fehler beseitigt werden, aber nur zwei kurze Abschnitte, die unerläßlich schienen, wurden als Ergänzungen neu aufgenommen. Der eine bezieht sich auf das bis dahin vernachlässigte Konzept der *Charakterzüge*, der andere auf charakterologisch relevante Ergänzungen zum Begriff der *Identität*, insbesondere die Beiträge von H. Lichtenstein. Diese vorzüglichen Arbeiten waren mir sowohl in ihrer allgemeinen Wichtigkeit als auch in ihrer besonderen Bedeutung für mein Thema entgangen. Sie sind besser als vieles später dazu Geschriebene.

Auf die seit der ersten Auflage erschienene Literatur möchte ich an dieser Stelle wenigstens hinweisen. Insbesondere in den USA sind in jüngster Zeit mehrere wichtige Beiträge dazu veröffentlicht worden. Das Thema »Charakter« scheint in der Psychoanalyse wieder aktuell zu werden. Baudry (1983) hat die Entwicklung der Freudschen Konzeption des Charakters zusammengefaßt, ohne zu neuen Einsichten zu kommen. Breiter in ihrer Reichweite sind die Panel-Sitzungen der American Psychoanalytic Association, über die Abend (1983; Psychoanalytische Charaktertheorie) und Willick (1983; Klinische Aspekte des Charakters) berichten.

Neuere Beiträge zum Analcharakter stammen von Fisher und Juni (1981, 1982) und Ingram (1982). Die zweite Arbeit von Fisher und Juni beinhaltet auch zum Teil Bezüge auf das Selbst. Über das ähnliche Konzept des »puritanischen Charakters« schreibt Naranjo (1982). Zum Thema des hysterischen Charakters sind ebenfalls wichtige Neubeiträge hinzugekommen, so die Bücher von Krohn (1978) und Mentzos (1980) über die Hysterie selbst und das von Horowitz herausgegebene über die hysterische Persönlichkeit (1977). Mit den Darstellungen von Mentzos, auch denen in seiner 1982 erschienenen Neurosenlehre, stimme ich sehr weitgehend überein. Wir haben uns wechselseitig rezipiert. Horowitz hat zusammen mit einer Reihe von Mitarbeitern einen grundlegenden Versuch zur Abklärung des hysterischen Charakters unternommen. Wichtig erscheint mir, daß sein

Buch über die historischen, soziologischen, epidemiologischen und entwicklungsgeschichtlichen Bedingungen hinaus auch zwei ausführliche Beiträge über Behandlungsansätze und Therapieprozesse im Umgang mit so strukturierten Patienten enthält. Dieser letzte Bereich kommt bei mir ja ausgesprochen kurz. Das Buch von Krohn ist in jeder Hinsicht lesenswert, meines Erachtens verfehlt es jedoch wichtige Gesichtspunkte, auf die Mentzos und ich eingegangen sind. Eine Studie mit klinischem Akzent aus dem deutschen Schrifttum bleibt noch zu nennen: das Buch von König (1981) über Angst und Persönlichkeit. Ich finde es sehr gut. Königs Konzeption vom »steuernden Objekt«, über die er den Angstcharakter zu vermitteln versucht, erscheint neu, aber doch vertraut.

R. Schafer, im vorliegenden Band oft zitiert, hat sich ebenfalls mit dem Charakterthema auseinandergesetzt (1979). Natürlich versucht er die Übersetzung in Begriffe seiner neuen Aktions-Sprache. Aber wie man auch zu dieser Entwicklung stehen mag: Schafers Abgrenzung des Charakterkonzepts gegenüber dem von *Ich, Selbst* und (kognitivem) *Stil* ist von jener beneidenswerten Gescheitheit und Klarheit, welche der Rapaport-Schule als *genus proximum* gemein ist. Seiner Einleitung (»Der Charakter hat bis heute weder eine zufriedenstellende Konzeptualisierung noch einen definierten Platz innerhalb der psychoanalytischen Theorie erhalten«) ist nichts hinzuzufügen. Mein Buch sollte helfen, dieses Problem etwas zu lindern. Auch Barnett spricht im gleichen Jahr vom »immer schon schlechten Gesundheitszustand des psychoanalytischen Charakterkonzepts« (1979, S. 291). Er faßt Charakter als »relativ andauerndes Muster« auf und bestimmt ein Jahr später (1980) die Beziehung zum Selbst als »kognitive Erfahrung«. Beide Aufsätze gehören thematisch zu den Übersichten in Kapitel 2.2.4 und 2.2.5.

Die Betrachtung von Charakterzügen als erstarrte Interaktionsmuster (wie in Kapitel 2.2.3 ausgeführt) dominiert in einer Arbeit von Sandler (1981). Insbesondere von persönlichen Eigenheiten mit stark aufforderndem Gehalt (»evocative charactertraits«) nimmt er an, daß sie vor allem unbewußten Wunscherfüllungen dienen, bis hin zur Illusion der Gegenwart des phantasierten Liebesobjektes. Von hier aus ergeben sich nach Sandler fließende Übergänge zur Konzeption des psychischen »Introjekts«.

Eine gute empirische Bestätigung der Charaktertypen Fromms (Kapitel 2.4.3.3) liefert die Studie von Pendse (1978). Akin (1982) schließ-

lich geht auf die interpersonalen Korrelate von Fromms Charaktertypen ein.
Mein Dank gegenüber allen, die zum Entstehen dieses Buches beitrugen, hält an.

Mainz, im Mai 1983 S. O. Hoffmann

Literatur:

Abend, S. M. (Rep.)	1983	Panel 1980: Theory of Character. J. Amer. Psa. Assn., *31*, 211-224.
Akin, G.	1982	Interpersonal Correlates of Fromm's Character Types. Soc. Behav. Pers., *10*, 77-81.
Barnett, J.	1979	Character, Cognition, and Therapeutic Process. Amer. J. Psa., *39*, 291-301.
–	1980	Cognitive Repair in the Treatment of the Neuroses. J. Amer. Acad. Psa., *8*, 39–55.
Baudry, F.	1983	The Evaluation of the Concept of Character in Freud's Writings. J. Amer. Psa. Assn., *31*, 3-32.
Fisher, R. E. Juni, S.	1981	Anality: A Theory of Erotism and Characterology. Amer. J. Psa., *41*, 57-71.
–	1982	The Anal Personality – Self Disclosure, Negativism, Self-Esteem, and Superego Severity. J. Pers. Assess., *46*, 50-58.
Horowitz, M. J. (Hg.)	1977	Hysterical Personality. Jason Aronson, New York.
Ingram, D. H.	1982	Compulsive Personality Disorder. Amer. J. Psa., *42*, 189 ff.
König, K.	1981	Angst und Persönlichkeit. Das Konzept vom steuernden Objekt und seine Anwendungen. Vandenhoeck & Ruprecht, Göttingen.
Krohn, A.	1978	Hysteria: The Elusive Neurosis. Psychol. Issues, *12*, 1/2, Mon. 45/46.
Mentzos, S.	1980	Hysterie. Zur Psychodynamik unbewußter Inszenierungen. Kindler, München.
–	1982	Neurotische Konfliktverarbeitung. Kindler, München.
Naranjo, C.	1982	On Puritanical Character. Amer. J. Psa., *42*, 143-148.

Pendse, S. G.	1978	An Empirical Validity Test of Fromm's Personality Orientations Theory. J. Gen. Psychol., *99*, 133-139.
Sandler, J.	1981	Character Traits and Object Relationships. Psa. Quart., *50*, 694-708.
Schafer, R.	1979	Character, Ego-Syntonicity, and Character-change. J. Amer. Psa. Assn., *27*, 867-891.
Willick, M. S. (Rep.)	1983	Panel 1980: Clinical Aspects of Character. J. Amer. Psa. Assn., *31*, 225-236.

Technische Bemerkungen

Art des Zitierens: Ich zitiere nach dem Jahr der Ersterscheinung. Bei Werken mit wichtigen Veränderungen von Auflage zu Auflage erscheint beim Zitat im Text die Auflage als Hochzahl (z. B. 1974^{3}); in allen anderen Fällen ist die Auflage aus der Bibliographie ersichtlich. Nur wo ich das Jahr der Ersterscheinung nicht ausmachen konnte, ist nach der erreichbaren Quelle zitiert. Wo mir deutsche Übersetzungen von fremdsprachigen Arbeiten bekannt wurden, sind diese in der Bibliographie angegeben, auch wenn das Original bearbeitet wurde. Diese Hinweise sind naturgemäß unvollständig.
Bei der ausnahmsweisen Angabe von bekannten Autorennamen als Beispiele für eine Denkweise oder Arbeitsrichtung erfolgt dies ohne Jahreszahl und wird im Literatur-Verzeichnis auch nicht angeführt. Diese Autoren sind für die vorliegende Untersuchung ohne Bedeutung.
Die Freudschen Arbeiten zitiere ich nach Erscheinungsjahr und alphabetischer Zusatzbezeichnung, wie sie in der »Standard Edition«, London, angegeben sind. Diese internationale Zitierweise ist im Konkordanz-Band der »Studienausgabe«, Frankfurt/M., in der Gesamtbibliographie der Freudschen Werke wiedergegeben. Die Text-Zitate folgen in jedem Fall den »Gesammelten Werken«, Frankfurt/M. (»Imago-Ausgabe«).

Übersetzungen: Alle deutschsprachigen Zitate aus Publikationen, die in der Bibliographie mit fremdsprachigem Titel angegeben sind, sind meine Übersetzungen. Wird im Literaturverzeichnis eine ursprünglich fremdsprachige Arbeit mit deutschem Titel zitiert, so bin ich der dort gegebenen Übersetzung gefolgt.

Bibliographie: Das Literaturverzeichnis ist alphabetisch geordnet. Autoren mit Adelsprädikaten (von, de, van etc.) werden gutbürgerlich nach Familiennamen eingeordnet. Schotten und Iren (Mac, Mc, O' etc.) bleiben als ethnische Minderheiten jedoch unbeschnitten und werden über die Vorlaute eingereiht.

Einleitung

> Die Definition des Charakters bleibt weiterhin eine der schwierigsten und letztlich nicht zu fassenden Aufgaben in der psychoanalytischen Forschung.
>
> *H. Edelheit 1965* (S. 289)

> Irrational ist der Gegenstand der Psychoanalyse und nicht ihre Methode.
>
> *O. Fenichel 1945* (S. 4)

Wozu ein Buch über Charakterologie, noch dazu über psychoanalytische? Charakterologie ist veraltet, das lernt heute jeder Psychologiestudent im ersten Semester. Und er lernt auch, daß die Psychoanalyse ebenfalls veraltet sei. Nun, ob etwas als veraltet oder modern gilt, ist häufig eine Frage des Drucks der kollektiven Wissenschaftsmeinung. Hier soll nicht gehadert, sondern das bearbeitete Feld abgesteckt werden. Danach mag jeder entscheiden, ob die untersuchten Fragen Relevanz haben und die verwandten Begriffe vertretbar sind. Einführungen in den weiteren Rahmen (»Tiefenpsychologie«) des untersuchten Gebietes stammen z. B. von Hofstätter (1960; informiert) und Helwig (1965[4]; wohlwollend).

Der Terminus *Charakter* wird gegenwärtig nur noch von sehr alten Psychologen verwandt. Meist spricht man heute in der Psychologie von *Persönlichkeit* oder, wenn auch dieser Terminus zu festgelegt erscheint, schlechthin von »Differentieller Psychologie«. Aber auch die Persönlichkeitspsychologie als solche steht in schlechtem Ruf. Vor allem werden ihre Methoden als nicht ausreichend valide angesehen. Doch das ist mehr ein Problem der Testkonstrukteure als der klinischen Psychologie. Was die Termini von Charakter und Persönlichkeit angeht, so zeigen begriffsgeschichtliche Studien (Koch 1960, Herrmann 1969), daß »Persönlichkeit« fraglos der modernere Begriff ist, jedoch gegenüber »Charakter« kaum einen Vorteil an Klarheit oder Stringenz hat. Unter populär-psychologischen Konnotationen (»ein schlechter Charakter«, »eine starke Persönlichkeit«) leiden beide – der Charakterbegriff wahrscheinlich noch ausgeprägter, was vielleicht die Hauptursache für sein Veralten ist.

Wenn ich dennoch von Charakter oder psychoanalytischer Charakterologie spreche, so hat das folgende Gründe:

1. Die deutschsprachige psychoanalytische Tradition hat immer, die angelsächsische teilweise, von Charakter gesprochen, und ich sehe keinen triftigen Grund, der heute mehr verbreiteten angelsächsischen Verwendung von »personality« zu folgen. Dabei verhält es sich sicher so, daß die Psychoanalyse den Charakterbegriff aus Verlegenheit rezipierte – einfach weil ihr geeignetere Termini fehlten (Glover 1944).

2. Dadurch, daß die Psychoanalyse von Anfang an mit dem Charakter-Begriff arbeitete, hat dieser einen deutlich dynamischeren Gehalt als der mehr statische der Persönlichkeit. Die aktuelle Persönlichkeitslehre in der Schulpsychologie (Cattell, Guilford, Eysenck) arbeitet vorwiegend deskriptiv: Es geht um das Erfassen intra- und interindividuell stabiler Züge (»traits«), Muster (»patterns«) und Dimensionen des Verhaltens. Auch das »Growing of Personality« (Allport, Kagan, Terman, Bayley) ist nicht mit der dynamisch-genetischen Konzeption der Psychoanalyse gleichzusetzen. Das ist der für mich entscheidende Grund, den Terminus Charakter zu bevorzugen. Andererseits werde ich in der Folge vor allem aus stilistischen Gründen gelegentlich auch von Persönlichkeit sprechen. Aber Persönlichkeit ist kein eigentlich psychoanalytischer Begriff, das sollte nicht übersehen werden (Kohut 1971).

Was ist nun Charakter oder Persönlichkeit? Vor der Erwartung, auf diese Frage eine verbindliche Antwort geben zu müssen, sollte mich das Zitat von H. Edelheit schützen. Der Kollege hat nämlich recht. Eine einheitliche Auffassung dessen, was die Psychoanalyse Charakter nennt, gibt es nicht und wird es auch nicht geben. Dazu ist die Theorie von Anfang an zu heterogen, und zusätzlich haben 80 Jahre Wissenschaftsgeschichte mehrfachen Sichtwechsel und Umschichtungen des Verständnisses gebracht. Aber dieser Wechsel läßt sich nachvollziehen, und eine der Antworten, die dieses Buch geben kann und will, ist die Darstellung der in der Psychoanalyse nebeneinander oder nacheinander vorherrschenden Konzepte vom Charakter. Dies geschieht zum einen in einer Übersicht über das Konzept bei Freud selbst (Kap. 2.1.) und in der späteren Psychoanalyse (2.2.). Die triebgenetische Auffassung, die die älteste und einzige genuin psychoanalytische ist, erfährt dabei die ausführlichste kritische Diskussion (3.1.). Es ist also meine Absicht, eine Darstellung und Kritik der Antworten zu leisten, die die Psychoanalyse im Laufe ihrer Geschichte auf die herausfordernde Frage: Was ist Charakter? gab.

Eine zweite Frage drängt sich jedem Kliniker sofort auf. Sie ist bereits im Titel des Buches impliziert und gilt der Beziehung von dem, was beim Menschen *immer* oder zumindest *relativ stabil da ist* (nämlich der Charakter, die Persönlichkeit) und *dem, was hinzukommt*, wenn der Patient klinisch auffällig wird und Symptome entwickelt (nämlich die Neurose). Wie auszuführen sein wird, ist das naiv gestellt die Frage nach der Beziehung von Gesundheit (die Regel?) und Krankheit (die Ausnahme?). Jeder, der mit diesen Problemen vertraut ist, wird auch hier und gerade hier keine umfassende Antwort erwarten. Dazu ist das Problem zu komplex. Auch versuche ich, die Erörterung des psychoanalytischen Gesundheitskonzeptes ganz auf die charakterologischen Fragen zu begrenzen. Aber es lassen sich wiederum Ansätze aufzeigen, Verständnisweisen, wie die Beziehung zwischen Charakter und Symptom-Neurose aussehen könnte. Diese Ansätze sind letztlich in jeder Passage der Untersuchung zu finden, etwa bei der wiederholten Erörterung der Schwierigkeit oder Unmöglichkeit, im charakterologischen Bereich Gesundheit und Krankheit gültig abzugrenzen. Besonderen Raum finden sie jedoch in den Ausführungen über die klinische Charaktertypologie (3.2.), insbesondere in der Darstellung des zwanghaften (3.2.5.) und des hysterischen (3.2.6.) Charakters.

Die dritte große Thematik, die dieses Buch bearbeitet, ist die Neurose des Charakters selbst, die *Charakterneurose*, der *neurotische Charakter*, die *Persönlichkeitsstörung*. Ist die klassische Neurose dadurch ausgezeichnet, daß der Patient Symptome entwickelt, unter denen er leidet, so fehlen diese Symptome bei der Charakterneurose. Der Patient leidet jetzt an sich selbst, oder die Umwelt leidet an ihm – um einmal K. Schneiders Psychopathie-Begriff zu paraphrasieren. Auch diese Frage durchzieht die gesamte Arbeit, erfährt aber in Kap. 2.3. ihre gesonderte Bearbeitung.

Diese Bereiche sind es, in denen Antworten gegeben oder versucht werden. Es bleibt abzugrenzen, was *nicht* dargestellt und intendiert ist. Zum einen ist keine Abgrenzung der psychoanalytischen von anderen Charakterkonzepten vorgesehen. Wegen der Vielzahl der nicht-psychoanalytischen Auffassungen vom Charakter bis hin in die zeitgenössische Persönlichkeitstheorie auf faktorenanalytischer Basis hätte ein Versuch in dieser Richtung den Rahmen des Bandes überschritten. Im Abschnitt über die Freudsche Charakterkonzeption wird kurz darauf eingegangen, daß Freud offenbar durch zeitgenössische psychologische Theorien hier nicht nachweisbar beeinflußt wurde. Ein Kopieren von anerkannten

Darstellungen und Untersuchungen dieses Bereiches ohne eigene Prüfung wäre mir wenig sinnvoll erschienen.[1]
Was der Sache nach eigentlich eher in ein Buch über psychoanalytische Charakterologie gehört hätte, wäre eine einigermaßen geschlossene Typologie gewesen. Meinen Interessen und beruflicher Arbeit entsprechend wäre dies eine klinische Typologie geworden. Ein kurzer Entwurf befindet sich im Abschnitt über systematische Typologien (2.4.3.2.1.). Ausgeführt sind jedoch nur der hysterische und der zwanghafte Charakter. Obwohl ursprünglich geplant, wurde mir im Laufe der Bearbeitung klar, daß die Ausführung auch nur der gängigsten Typen ein weiteres Buch geworden wäre. Immerhin stellt die Bearbeitung der erfaßten zwei Charakterbilder, insbesondere die des hysterischen Charakters, für mich so etwas wie ein Herzstück der gesamten Untersuchung dar.
Das leitet über zum dritten Punkt, der mich unbefriedigt läßt. Die einzige geschlossene Typologie, die auf psychoanalytischer Basis vorliegt (siehe Kap. 2.4.), ist die neo-psychoanalytische von H. Schultz-Hencke. Während es aber über die klassische psychoanalytische Charakterologie so gut wie keine ausführliche Bearbeitung gibt, liegen für den neopsychoanalytischen Bereich zahlreiche Darstellungen in deutscher Sprache vor. Sie sind der eigentliche Grund, daß ich mich hier kürzer fasse.[2] Wo sie an den Verlauf meiner Untersuchung rührt, ist diese Literatur aber regelmäßig einbezogen. Das gilt auch für die Arbeiten Fromms und Horneys. Bei diesen Autoren entlasten mich ebenfalls bereits vorliegende Übersichtsdarstellungen. Fromms Auffassungen hat Heigl (1960/61) in drei Folgen dargestellt. Besonders seinen charakterologischen Ansatz untersucht Fuente-Muniz (1955). Charakterologische Hinweise finden sich auch in Heigls (1964) Vergleich von Fromm, Horney, Schultz-Hencke und Freud. Die Beziehung von Charakter und Gesellschaft bei Fromm, Horney und Sullivan hat Wiegand (1973) monographisch bear-

1 Zur Einführung sei nur auf den schon erwähnten Handbuchartikel von Koch (1960) zum Charakterkonzept, Herrmanns (1969) Einleitung zu seinem Buch über Persönlichkeitspsychologie, Rohrachers (1934) seit ihrem Ersterscheinen in vielen Auflagen erweiterte Einführung in die Charakterologie und die zahlreichen Arbeiten von Roback unter anderem zum Charakter-Aspekt in Psychologie und Psychiatrie (1955) hingewiesen. Einige spezielle Hinweise finden sich in einer im Druck befindlichen Geschichte der Rezeption der Psychoanalyse in der Psychologie (H. Brodthage u. S. O. Hoffmann 1979).

2 An erster Stelle zu nennen sind die Ausführungen von Schultz-Hencke selbst (1940, 1951) und die seiner Schüler, insbesondere von Schwidder (zusammenfassend 1958). Am bekanntesten wurde diese Konzeption wohl durch Riemanns (1961) in vielen Auflagen erschienenen »Grundformen der Angst«. Die jüngste Übersicht stammt von Seibt (1977).

beitet (wobei gerade dieses Buch zur Kritik stark herausfordert). – Auf den charakterologischen Beitrag C. G. Jungs gehe ich nur kurz ein. Eine Auseinandersetzung mit A. Adler entfällt, da dieser Autor in keiner Hinsicht als psychoanalytisch angesehen werden kann. Daran ändert auch das gedankenlose Aufzählen der Väter-Dreiheit (»Freud, Jung, Adler«) nichts.

Was ich in diesem Band noch vermisse, ist eine ausführliche Bearbeitung der Bedingungen der Entstehung des Charakters. Ursprünglich war es einmal diese Frage gewesen, die mich an das Thema herangeführt hatte. Zunehmend wurde mir dann deutlich, daß davon zu handeln, »de omnibus atque quibusdam aliis rebus« (Cicero) – also, über alles und noch einiges Besondere darüber hinaus zu sprechen hieße! Die ganze Theorie der Psychoanalyse befaßt sich ja unter irgendeinem Aspekt mit der Entstehung und der Bedingung bleibender psychischer Strukturen. Das zu erfassen, hätte den Rahmen meines Vorhabens an jeder Stelle überschritten. Allein das hierfür zentrale Konzept der Internalisierung (Identifizierung, Introjektion, Inkorporation) hätte beim gegenwärtigen Niveau der Diskussion hierzu sehr spezielle Ausführungen erfordert.[3] So wird die Entstehung des Charakters und seiner Störungen immer wieder angesprochen und aus immer erneuter Sicht dargestellt werden, ohne daß es zu einer Gesamtdarstellung kommt.

Eine letzte Apologie gilt der Bearbeitung des Aspektes der Objektbeziehungen. Hier empfinde ich die Begrenztheit meiner Ausführungen selbst am stärksten. In allen Abschnitten finden sich Versuche, den Aspekt der Objektbeziehungen zu erfassen – aber es sind eben nur Versuche. Zum Teil liegt das an meiner theoretischen Basis. Die Psychologie des Ich, mit der ich am besten vertraut bin, ist ebensowenig wie die Psychologie des Triebes und des Unbewußten zur Beschreibung und Erfassung von sozialen Beziehungen entworfen worden. Triebentwicklung und Beziehungsentwicklung sind dort künstlich zusammengeklittert, was ich eher als nachteilig empfinde. Darauf gehe ich ein (3.1.2.1.4.). Andererseits habe ich gegenüber der »object relations theory« (Fairbairn, Guntrip) eine ambivalente Einstellung: Sie hat ihre entscheidenden Vorzüge, eben die Möglichkeit der Erfassung von internalisierten Objektbeziehungen und die Beschreibbarkeit von dynamischen Vorgängen, die sonst »sprachlos« geblieben wären (etwa bei Kernberg oder Winnicott). Das Prinzip ist die Beschreibung der Konstellatio-

3 An anderem Ort habe ich zusammen mit einem Kollegen einen solchen detaillierten Versuch unternommen: S. O. Hoffmann u. W. Trimborn (1979).

nen von Objekt- und Selbstrepräsentanzen, die jeweils durch bestimmte Trieb- und Affektqualitäten zu spezifischen Beziehungsmustern verknüpft werden. Daneben erscheint mir aber vieles noch sehr widersprüchlich. Es droht die Gefahr der Schaffung ständig neuer Begriffe anstelle neuer Erkenntnisse – meist in der Form der Beschreibung jedesmal anders benannter »Innerer-Objekt-Teil-Einheiten (IOTE)« (dieser Neologismus stammt nicht von mir, sondern von Masterson!). Innere Selbst- und Objektrepräsentanzen (-bilder, -imagines, -introjekte) ziehen sich an, stoßen sich ab, werden projiziert usw. Und fast noch problematischer finde ich, daß die Qualität der realen Objektbeziehung, wie sie A. Freud, Bowlby, die Robertsons betont haben, gegenüber den inneren Befindlichkeiten so stark in den Hintergrund tritt. Von hier aus sind es nur wenige Schritte dahin, daß die »böse Mutter« aus der Projektion des Todestriebes des Kindes erklärt wird, wie M. Klein es tut. Wenn wir als Psychoanalytiker die Welt auch nur um eine Winzigkeit verändern wollen, müssen wir auch äußere und nicht nur innere Zustände ändern. Ich will damit nur andeuten, daß für mich die Vorteile dieser neuen Theoriesprache, die sich heutzutage vorwiegend als Selbst-Psychologie ausweist, noch dicht neben ihren Nachteilen liegen. Dennoch habe ich versucht, diese Überlegungen überall da einzubeziehen, wo ich es hilfreich fand. Auch wenn ich bei der Darstellung des Zwangscharakters und des hysterischen Charakters keine eigene Untersuchungskategorie »Objektbeziehungen« verwandt habe, so wird doch deutlich, daß für mich alle (Charakter-) Neurosen in erster Linie und vor allem anderen *Folgen der Umwandlung von äußeren (sozialen) Konflikten in innere (zwischen psychischen Substrukturen) sind.* Übertragung und Gegenübertragung werden damit zu Phänomenen, die auf der erneuten Externalisierung dieser Konflikte basieren. – Das sind die Gründe, warum der Bereich der Objektbeziehungen bei mir als eine Sonderform der Ich-Funktionen auftritt. Ich sehe die Nachteile der Ich-Psychologie in diesem Bereich deutlich, ich fühle mich aber gegenwärtig zu einer Umformulierung in Begriffe der Objekt-Beziehungs-Theorie nicht in der Lage, auch wenn dies wahrscheinlich die hierfür geeignetere Beschreibungsform ist. (Den wissenschaftlichen Status der Objekt-Beziehungs-Theorie diskutiert – unbefriedigend – Guntrip 1967.)

Das zweite der eingangs angeführten Zitate soll etwas über die methodische Orientierung des vorliegenden Buches aussagen. Ich bin der Rationalität von S. und A. Freud, O. Fenichel und vor allem D. Rapaport verpflichtet. Das heißt gleichzeitig, daß es mir schwerfällt, den Positionen der alten (M. Klein) und neuen (J. Lacan) Metaphysik in der Psychoanalyse gerecht zu werden. Wo logische Widersprüche nicht mehr Gegenstand der Forschung sind, sondern als Methode geschätzt oder geduldet werden, endet die Wissenschaft. Wenn empirische Forschung die Unhaltbarkeit einer Position aufweist, entfällt die Berechtigung, weiter an ihr festzuhalten.

1. Eine vorläufige Annäherung an Definition und Verwendung der Charakterbegriffe in der Psychoanalyse

Die psychoanalytische Charakterologie ist im Vergleich zur psychoanalytischen Neurosenlehre ein mit sehr viel weniger Sorgfalt und Aufwand bearbeitetes Feld. Alle, die auf diesem Gebiet forschten, waren sich schon früh einig: so stimmten Analytiker, wie W. Reich (1933), E. Fromm (1932) und E. Glover (1926) in ihrem Urteil, daß die psychoanalytische Charakterologie in vielen Punkten unfertig und hypothetisch sei, mit einem so scharfen Kritiker der Psychoanalyse wie R. Allers (1924) überein. Diese ungleiche Verteilung der Interessen war auch schon bei Freud sehr deutlich. Und im Prinzip ist es bei dieser Ungleichheit des Interesses bis heute geblieben. Wohl als Folge hiervon sind die grundlegenden Begriffe der psychoanalytischen Charakterologie, die man dem Leser zur Orientierung vorweg anbieten könnte, weder allgemein anerkannt noch überhaupt zureichend ausgearbeitet. Insofern kann hier zur Einleitung nur eine gewisse Annäherung, eine Einstimmung auf den Gegenstand, angeboten werden. Der entscheidende Teil der Begriffe und Probleme muß in diesem Band vielmehr entwickelt und aufgewiesen werden.

M. H. Stein (1969), von dem eine der sorgfältigsten neueren Untersuchungen zur psychoanalytischen Charakter-Theorie stammt, ist den Ursachen des Ungleichgewichts in der Bearbeitung von Symptomgeschehen einerseits und Charakter andererseits nachgegangen. Er analysiert vier Haupthindernisse heraus, die der Entwicklung der psychoanalytischen Charakterologie im Wege stehen (standen?).

1. Der für jedermann leicht wahrnehmbare Unterschied der Persönlichkeitsausprägung von Mann und Frau führt beim Versuch einer wissenschaftlichen Bearbeitung zu ausgeprägten Problemen. Es treten eine Reihe unbewußter Widerstände auf, die mit Kastrationsangst und Verleugnung von Differenzen des Geschlechts, des Körper-Bildes und damit des Charakters zu tun haben.

2. Damit eng zusammen hängt die Tatsache, daß moralische Wertungen – bis hin zur Form des Vorurteils – offenbar mit jeder Form von Charakterologie eng verknüpft sind. Stein weist diesen Moralismus (»wünschenswert«, »nicht wünschenswert«) bei Freud, Fenichel und Reich

nach. Symptombildungen werden im Gegensatz dazu zwar als störend, aber so gut wie nie als moralisch schlecht erlebt. Die innere Distanz, die die Bearbeitung des Symptoms in sachlicher und gerechter Weise ermöglicht, fehlt oft bei den Äußerungen über Charakterzüge.

3. Das Fehlen einer verbindlichen psychoanalytischen Theorie der Aggression verunmöglicht es in gleicher Weise, das Konzept der Aktion zu bestimmen, das in der Charaktertheorie von Bedeutung ist. (An dieser Stelle möchte man Stein am ehesten widersprechen, denn die Interpretation der Aktion als besonderer Abart der Aggression ist durchaus problematisch. Andererseits ist die einseitige Definition des Charakters über die Libidotheorie offensichtlich.)

4. Das klassische Beobachtungsinstrument des Analytikers – eben die Psychoanalytische Situation – ist als Instrument der Verhaltensbeobachtung unzureichend. Es erfaßt nur einen Sektor des realen Verhaltens und zeigt durch die Regression eine regelmäßige Verzerrung des Materials in Richtung archaischer Aspekte. Die autonomen und reiferen Ichanteile, die das Verhalten des Menschen in den 164 Stunden der Woche bestimmen, in denen er nicht zur Sitzung erscheint, werden so weitgehend übersehen. – Stein spricht als Psychoanalytiker nicht nur die unbewußten Widerstände gegen die Ausarbeitung einer Charakterologie an, sondern er zeigt theorieimmanente Probleme auf. Ich möchte zwei Punkte anfügen, die mir nachdrücklich auffielen:

5. Die geringe Spielbreite zu Äußerungen über »normale« Charakterzüge. Damit ist das Übergewicht der klinischen Theorie angesprochen, das alle Feststellungen rasch in die Begriffswelt pathologischer Phänomene verlagert.

6. Es bleibt die schier quantitative Aufgabe einer umfassenden Charaktertheorie, die bei dem Rückstand in diesem Bereich die Arbeitskraft von Einzelpersonen übersteigt (wenn sie nicht zufällig Fenichel oder Rapaport heißen!).

1.1. »Charakter«, (Charakter-) »Struktur« und »Charakterzüge«

Die Psychoanalyse entnahm den Charakterbegriff anfangs der zeitgenössischen Psychologie oder dem allgemeinen Sprachgebrauch. Das ist eine relativ gut gesicherte Tatsache. Glover (1944) vermerkt ironisch, daß die Charakterologie ein »Legat der beschreibenden Psychologie an die Psychoanalyse« sei. Das bis heute durchgängigste Verständnis der

Psychologie über alle Differenzen hinweg betont die Notwendigkeit einer *relativen Konsistenz* und *zeitlichen Stabilität*, wenn eine bestimmte Verhaltensweise dem Charakter (oder der Persönlichkeit) zugeordnet wird. Mit seiner ersten Charakterdefinition hebt Freud (1900a) ebenfalls auf dieses Moment des Kontinuierlichen und Konsistenten ab. Aber bereits mit jener Arbeit, die übereinstimmend als der eigentliche Beginn der psychoanalytischen Charakterologie angesehen wird (»Charakter und Analerotik« 1908b), kommt ein unvergleichbares *dynamisches Moment* hinzu, das die psychoanalytische Betrachtungsweise seither deutlich von jeder anderen unterscheidet: Charakter ist Folge der Verarbeitung von Triebkonflikten.

Diese beiden Momente – das deskriptiv Stabile und das Dynamische – sind hinfort Bestandteil fast aller psychoanalytischen Arbeiten zum Verständnis des Charakters. Zwei weitere Betrachtungsweisen lassen sich von hier aus aufzeigen. Die eine grenzt psychoanalytische (»dynamisch«) von nicht-psychoanalytischen (»stabil«) Auffassungen ab. Die andere bezeichnet zwei ähnliche Strömungen innerhalb der Psychoanalyse.

Stellt man die nicht-psychoanalytischen Auffassungen (meist: »Persönlichkeit«) den psychoanalytischen (meist: »Charakter«) gegenüber, so ergibt sich eine einfache Unterscheidung. Zeitliche Stabilität und Konsistenz einerseits und dynamische Auffassung andererseits sind zutreffende, wenn auch grobe Merkmale.

Innerhalb der Psychoanalyse findet sich gleichfalls eine Tendenz in diesen beiden Richtungen wieder: *»Charakterstruktur«* meint eher das stabile, konsistente, kontinuierliche, während *»Charakter«* eher das dynamische und konflikthafte Moment erfaßt. Die Bearbeitung der Charakterstruktur wird insbesondere in Deutschland mit Ausführungen von Schultz-Hencke (1951) assoziiert und damit als eine neo-psychoanalytische Domäne angesehen. Das ist in dieser Einseitigkeit aber gewiß unrichtig, denn A. Freuds (1936) große charakterologische Beiträge auf dem Gebiet der Abwehrmechanismen sind ebenfalls eindeutig strukturelle[4] Aussagen. Auch enthält der neo-psychoanalytische Beitrag dynamische Elemente (»Antriebserleben«), wenn diese auch nicht libidotheoretisch sind. Nun ist keine Frage, daß Autoren wie Fromm, Horney

4 *Struktur* meint hier und in der Folge – soweit es um ein Qualitätsmerkmal des Charakters geht – *organisierte Prozesse (Holt) mit langsamer Veränderungsrate (Rapaport)* (s. dazu Holt 1967, Fußn. 4). Nicht gemeint ist in diesem Zusammenhang das »strukturelle Persönlichkeitsmodell«.

und Sullivan insgesamt mehr die adaptiven Charakterfunktionen bearbeiteten, während z. B. A. Freud und Fenichel mehr die Konfliktfolgen betonten. Aber schon Hartmann und Erikson betonen adaptive Funktion und Konflikt für die Charakterentstehung gleichwertig. Charakterstruktur und Charakter als neoanalytische und klassische Begriffe einander gegenüberzustellen, ist somit unzutreffend, auch wenn der Akzent in der einen oder anderen Richtung gesehen werden kann. Holzman hat den Standpunkt »der meisten zeitgenössischen Psychoanalytiker« in dieser Frage wie folgt zusammengefaßt: »Sie halten den Charakter einer Person für mehr als die Folge von Triebkonflikten. Beeinflußt von der Sicht A. Freuds, Hartmanns und Eriksons erkennen sie an, daß zwar viele Aspekte des Charakters aus Konflikten entstehen und auch weiterhin Abwehrfunktionen dienen können, daß aber darüber hinaus der Charakter eine allgemeine adaptive Funktion zu haben scheint. Charakter – in diesem Sinne – würde Konsistenz über die Zeit hinweg für den typischen Stil bedeuten, mit dem eine Person ihre Möglichkeiten, Begabungen, Neigungen, ihr Denken und Handeln und ihren Affektausdruck einsetzt« (1970, S. 174).

Es gibt noch einen weiteren Ansatz zur Unterscheidung von Charakter und Charakterstruktur. Der französische Psychoanalytiker M. Bouvet (1956) hat in einer Diskussionsbemerkung gefragt, ob sich »Struktur« und »Charakter« nicht wie das Allgemeine und das Besondere, wie das Generelle und das Spezielle gegenüberstünden. Die Struktur wäre die Basis, auf der der Charakter sich erhöbe. Die Struktur wäre das Stabile und Kontinuierliche, der Charakter das Dynamische und Bewegte. Struktur in diesem Sinne ließe sich zu Typologien zusammenfassen (z. B. die Gruppe der Zwanghaften), obwohl Bouvet auch da Bedenken hat; Charakter in diesem Sinne nicht. Im wesentlichen entspricht diese Unterscheidung auch der von Bergeret (1974a) in »Grundstrukturen« und »Charaktere«, sowie der ganz ähnlichen von Diatkine und Favreau (1956). Bei diesen letztgenannten Autoren ist (neurotische) Struktur weitgehend Abwehrstruktur.

Charakter würde hier die Ökonomie und Dynamik der Objektbeziehungen des Individuums erfassen und auch seine ganz individuellen Anpassungsmechanismen, die zum Teil den allgemein gültigen Abwehrmechanismen entsprechen.[5] Charakter wird in dieser Interpretation zum dynamisch verstehbaren Einzelschicksal, zur individuellen Qualität des Ichs, das eine unverwechselbare Abgrenzung gegenüber anderen Indivi-

5 Zur Beziehung von Abwehr und Anpassung s. auch Parin (1977).

duen ermöglicht. Meine erste Stellungnahme, die eine Vorwegnahme ist, hält dafür, strukturbezogene[6] (allgemeine/adaptive) und konfliktbezogene (spezielle/dynamische) Aussagen als gleichwertige Bestandteile des psychoanalytischen Charakterkonzepts aufzufassen.

Ein Wort soll in diesem Zusammenhang auch zur Methode der Datenerhebung gesagt werden, die die Psychoanalyse traditionell von der akademischen Persönlichkeitspsychologie unterscheidet. Der dynamische Gehalt der psychoanalytischen Charakterologie hängt mit dieser Methode nicht unwesentlich zusammen. Gemeint ist die sogenannte »Psychoanalytische Situation« – ein komplexer Ablauf von bewußten und unbewußten Interaktionen von Analytiker und Analysand, der sich kaum mit Fragebögen und Inventaren der deskriptiven Persönlichkeitspsychologie vergleichen läßt. Zur Entwicklung dieser spezifischen Interaktion kommt es sowohl in der therapeutischen Sitzung als auch – zumindest als Desiderat – in der als dynamisches Erstinterview bezeichneten diagnostischen Situation. Aus der Sicht der Datenerhebung steht der Gewinn an Dynamik, an der Einbeziehung auch unbewußter Phänomene und dem Verständnis grundlegender Interaktionsformen, dem Verlust an Validierungs- und Objektivierungsmöglichkeiten sowie der Beschreibbarkeit in der Sprache der akademischen Psychologie gegenüber. Auf konstante Fehlerquellen der Beobachtung in der Psychoanalytischen Situation verwies M. H. Stein (s. o.). [Siehe bitte Ergänzung 1 zur Taschenbuchausgabe, unten S. 359.]

1.2. »Charakter«, »neurotischer Charakter«, »Charakterneurose«, »Psychopathie«

Charakter meint also in der psychoanalytischen Betrachtung vorrangig etwas, was das einzelne Lebensschicksal kennzeichnet, was z. B. seine spezifische und persönliche Art der Triebverarbeitung ausmacht, um Freuds Konzeption aus dem Jahre 1908 aufzugreifen, die richtungsweisend blieb. Diese Konfliktverarbeitung, dieses Durcherleben der Entwicklungskonflikte mit ihren bleibenden Niederschlägen im Ich, kann zu Problemen und zum Auftreten einer speziellen Symptombildung führen, die wir dann als Neurose bezeichnen. Die Verarbeitung der

6 Aus Gründen der Eindeutigkeit sei noch einmal daran erinnert, daß hier »Struktur« – soweit es um eine Charakterqualität geht – im Sinne Rapaports Prozesse mit langsamer Veränderungsrate meint. Wo »Struktur« im Sinne des Instanzenmodells der Persönlichkeit verwandt wird, geht dies aus dem Kontext hervor.

infantilen Konflikte kann aber auch für das Individuum erfolgreich verlaufen, verläuft sogar in der Mehrzahl der Fälle so, daß jener Zustand resultiert, den wir psychische Gesundheit nennen. Hier soll auf die Abgrenzung »psychisch gesund« – »psychisch krank« nicht eingegangen werden. Es soll nur ein erstes Mal auf jenen Punkt hingewiesen werden, der die gesamte psychoanalytische Charakterologie auszeichnet: die ständige wechselseitige Beziehungssetzung zwischen gesunder und kranker Persönlichkeit einerseits und die Gleichstellung von Störungen mit Symptomen und solchen ohne Symptome andererseits. In der Psychoanalyse ist kaum eine Erörterung über Charakterologie möglich, ohne rasch in diesen Bereich zu geraten. Wyatt (1957) hat in diesem Zusammenhang von einer »Pathophilie« der psychoanalytischen Charakterlehre gesprochen.

Hier soll eine weitere Vorwegnahme von Ergebnissen der späteren Untersuchung vorgenommen werden, um das Feld übersichtlicher zu gestalten. Die erste der angesprochenen Beziehungen heißt

– gesunder Charakter (»Charakter«) *versus* kranker Charakter (»Charakterneurose«, »neurotischer Charakter«).

Die zweite Beziehung lautet

– Störung mit Symptomen (»Psychoneurose«, »Psychosomatose«) *versus* Störung ohne Symptome (»Charakterneurose«, »neurotischer Charakter«).

Beide Dimensionen werden einheitlich als Kontinua aufgefaßt, auf dem die genannten Begriffe so etwas wie denkbare Polaritäten darstellen. Die spezielle Beziehung von gesundem und krankem Charakter kann hier vorerst vernachlässigt werden, sie wird unten bearbeitet. Die generelle Beziehung von Charaktermanifestation (gestört und nichtgestört) einerseits und Symptombildern andererseits bedarf jedoch einer vorläufigen Annäherung.

Die allgemeinste, verbreitetste und wohl auch anerkannteste psychoanalytische Unterscheidung von Charakter und Symptom ist eine ichpsychologische: Das *Symptom* ist im Erleben ichfremd, *ichdyston*, während der *Charakter* (neurotisch oder nicht-neurotisch) ichgenehm, *ichsynton* ist. Dieses dynamische Kriterium von Ich-Dystonie und Ich-Syntonie der zu erfassenden Merkmale kann vorerst zur generellen Abgrenzung von Neurose und Charakter dienen. Die spezielle Betrachtung stellt sich dann wie folgt dar. Drei Sichtweisen sind den meisten psychoanalytischen Ansätzen implizit:

1. Charakter als Alternative zur Neurose

2. Charakter als Parallele zur Neurose
3. Charakter als Basis der Neurose (»Grundcharakter«).

Hierbei handelt es sich wohlgemerkt um Betrachtungsweisen, Interpretationsformen. Es dominiert jeweils eine bestimmte Sicht des Charakters und seiner Beziehung zur Neurose.

Wo sich aus den triebpsychologisch, ichpsychologisch, objektbezogen oder anders beschreibbaren Entwicklungskonflikten der Charakter *alternativ* zur neurotischen Erscheinung entwickelt, scheint am ehesten das vorzuliegen, was man als seelische Gesundheit, ungestörte Charakter- oder Persönlichkeitsentwicklung und anders benennt. Die Beziehung zur Neurose ist hier noch relativ unkompliziert zu bestimmen.

Schwieriger wird die Betrachtung der Charakterentwicklung *parallel* zur Neurose. Die Konflikte werden ebenfalls ichsynton verarbeitet, das Ergebnis ist jedoch individuell und sozial unzureichend. Die (ichdystonen) Symptome der sich parallel entwickelnden Neurose werden in jedem Stadium charakterlich integriert, rationalisiert, ichsynton gemacht. Das Ich erleidet Verzerrungen. Es entsteht ein neurotischer Charakter oder eine *Charakterneurose.* Hier ergeben sich grundlegende Fragen. Was spricht eigentlich für ein stärkeres Ich, eine höhere Ich-Qualität: die Ausbildung einer Symptomneurose oder die Integration der Symptome in die Persönlichkeit? Kann man sagen, daß das Ich Erfolg darin hat, die Symptomneurose zu vermeiden, wenn es Symptome integriert, oder muß man sagen, daß das Ich aus Schwäche sich keine Symptomneurose »leisten« kann und sich statt dessen durch Symptom-Integration deformieren muß? Solche Fragen sind nur sehr schwer und nur für einen bestimmten sozio-kulturellen Bereich zu beantworten. Ob Pedanterie (das ist die charakterliche Integration von zwanghafter Ordentlichkeit) als Tugend oder Untugend, als Stärke oder Schwäche des Ichs angesehen wird, darüber entscheidet die herrschende gesellschaftliche Meinung. Diese gesellschaftliche Norm bestimmt insofern auch das Ausmaß, in dem die Symptomneurose durch charakterliche Integration von Symptomen erfolgreich abgewehrt werden kann (muß).

Charakter als *Basis* der Symptomneurose meint die bekannteste psychoanalytische Betrachtung. »Als grundlegende Voraussetzung für das Auftreten neurotischer Symptome (ist) die Entstehung der neurotischen Charakterstruktur anzusehen« (Schwidder 1958, S. 202). Damit ist zum einen eine allgemeine Aussage getroffen. Zum anderen ist ein quantitatives Moment enthalten: Wenn die charakterliche Verarbeitung nicht (mehr) ausreicht, kommt es zur Entstehung eines Bildes ichdystoner

Symptome, das in einer engen Beziehung zur grundlegenden Charakterstruktur steht.
Diese drei Betrachtungsweisen der Beziehung von Symptom und Charakter sind in der ganzen psychoanalytischen Literatur implizit vorhanden, weswegen es geboten schien, sie vorweg einmal explizit zu machen. Die nähere Bestimmung erfolgt unten (2.3.). Charakterneurose oder neurotischer Charakter sind somit Begriffe, deren Bezug zur seelischen Gesundheit und zur Neurose aus vielfältiger Sicht vorgenommen werden kann.
Eine kurze Bemerkung ist noch zum Begriff der *Psychopathie* erforderlich. Im deutschen Sprachraum ist der Psychopathie-Begriff durch seine genetisch-konstitutionelle Determinierung unverwechselbar (Dührssen 1949) und wird von Psychoanalytikern auch konsequent gemieden. Folgt man K. Schneiders Definition (Menschen, die an sich leiden oder an denen die Umwelt leidet), dann besteht keine Frage, daß inhaltlich mit den Bezeichnungen Psychopathie und Charakterneurose in weiten Bereichen die gleiche Patientengruppe gemeint ist. In den angelsächsischen Ländern hat sich diese Gleichsetzung so durchgesetzt, daß auch viele Psychoanalytiker unbekümmert von Psychopathie sprechen, wo ein neurotischer Charakter gemeint ist (z. B. Schilder 1935, Wittels 1938, Bromberg 1948, Glover 1958, Joseph 1960). Manchmal wird auch bestritten, daß andere Unterscheidungsmöglichkeiten als historisch-gesellschaftliche möglich seien (Redlich u. Freedman 1966). Strotzka (1973a, S. 41) geht auf die Problematik solcher Vorgehensweise ein. Von besonderer Deutlichkeit ist – wie so oft – Kuipers Kritik an der Praxis, (Charakter-) Neurose und Psychopathie einfach gleichzusetzen: »Alle autoplastischen Reaktionsformen mögen verwandt sein, Neurose und Psychopathie mögen viel Gemeinsames haben – aber jemand, der seine Konflikte auslebt, der triebhafte Handlungen ausführt, der agiert, der Störungen in seinen Ich-Funktionen und eine defiziente Über-Ich-Funktion hat, der unterscheidet sich von einem gehemmten Neurotiker, wieweit auch immer die Konflikte des Neurotikers und des Psychopathen von einem einzigen Standpunkt aus betrachtet werden können« (1966, S. 93). Im Munde von Engländern oder Amerikanern liegt der Akzent beim Psychopathie-Konzept meist auf dem dissozialen Verhalten (»Soziopathie«, »Delinquenz«) und so gut wie nie auf konstitutionellen Auffassungen. Teilweise aber erscheint Psychopathie als einfaches Synonym von Charakterneurose.
Meine eigene Position in dieser Frage soll kurz vorweg deklariert wer-

den: Ich unterscheide ein symptomloses (-armes) Bild, unter dem sein Träger leidet und das die Sonderform einer Neurose ist. Diese Störung bezeichne ich als *Charakterneurose.* Sie ist eine Krankheit im Sinne der psychoanalytischen Nosologie. Ein ebenfalls symptomloses Bild, bei dem sein Träger aber kein Leiden verspürt und kein Interesse an einer Behandlung zeigt, grenze ich demgegenüber als *neurotischen Charakter* ab. Es ist unschwer zu sehen, daß der Psychopathie-Begriff sich eher dem so definierten neurotischen Charakter zuordnet und mit Charakterneurose wenig zu tun hat.

2. Allgemeine psychoanalytische Charakterologie Geschichte und Entwicklung des Charakterkonzeptes in der Psychoanalyse

2.1. Sigmund Freuds Konzeption des Charakters

Im Jahre 1908, innerhalb von nur zwei Monaten, publizierte Freud die beiden Arbeiten »Hysterische Phantasien und ihre Beziehung zur Bisexualität« und »Charakter und Analerotik«. Die erste Arbeit faßt in neun Punkten zusammen, welche Aspekte der Symptombildung bisher der Psychoanalyse zugänglich geworden waren; die zweite stellt die damaligen Auffassungen der Charakterbildung vor. Die Beobachtung, daß dieses »Nebeneinander« der beiden Arbeiten zugleich Auskunft über Freuds ungleichen Stand des Verständnisses von Symptom und Charakter gibt, ist der Aufmerksamkeit von M. H. Stein (1969) zu verdanken. Tatsächlich enthält die erstgenannte Arbeit alle Aspekte der Symptombildung in frappierender Kürze, wobei die ichpsychologischen Aspekte schon vorweggenommen sind. Die charakterologische Arbeit enthält auch so etwas wie ein elegantes Resümee, aber der sehr viel vorläufigere Stand der Konzeptbildung Freuds, den Charakter betreffend, ist nicht zu übersehen.

Diese Ungleichheit, was die Ausarbeitung und Reife der Konzepte von Symptom- und Charakterbildung angeht, ist der Psychoanalyse bis heute erhalten geblieben. Untersuchungen über die Entwicklung des Charakterbegriffes in der Psychoanalyse gibt es kaum. Eine gründliche Übersicht über das psychoanalytische Charakterkonzept stammt von H. Tartakoff.[7] Leider ist die Originalfassung nicht erreichbar. Es existieren jedoch kurze Referate von Valenstein (1958) und Michaels (1959). In Deutschland ist Argelander (1970) unter dem für ihn entscheidenden Aspekt der »situativen Evidenz«, beziehungsweise des »szenischen Elementes« (Lorenzer) auf das Freudsche Charakterkonzept eingegangen. Eine weitere Studie über den Charakterbegriff bei S. Freud stammt von P. von Keutz (1971). Die Grundzüge dieser Arbeit, die auch die wichtigsten Freud-Schüler einbezieht, decken sich mit meinem Verständnis. Im

7 Diese Arbeit wurde unter dem Titel »The Psychoanalytic Concept of Character« auf einem Panel der Am. Psa. Ass. im Dezember 1957 in New York vorgetragen. Nach persönlicher Mitteilung der Autorin wurde sie nicht gedruckt.

Detail bestehen einige Unterschiede. So fehlt bei von Keutz eine Würdigung des charakterologischen Beitrags der »Traumdeutung«, während sie z. B. die Rolle der Abwehrmechanismen – durch Einbeziehung des Werkes von Anna Freud – auch bei S. Freud für gewichtiger hält, als sie mir erscheint.

Ob Freud überhaupt spezielle psychologische Charaktertheorien kannte, läßt sich nicht sicher klären. An keiner mir bekannten Stelle beruft er sich auf solche Auffassungen. Am wahrscheinlichsten ist, daß er den Begriff Charakter in einem populären, wenig reflektierten Sinn gebrauchte. 1933 (a, S. 97) spricht er von »jenem schwer Definierbaren, das man Charakter heißt.« Durch M. Dorer (1932) und E. Jones (1960) sind wir über Freuds Kenntnis der psychologischen Fachliteratur unterrichtet. Insgesamt nahm er sie nur wenig zur Kenntnis. »Das wenige, das er wußte, hatte er offenbar vom Hörensagen ... Er verfügte nicht einmal über die bescheidene psychologische Ausbildung seiner Zeit ...« (Jones 1960, Band I, S. 428 f.). Wohl am ehesten kannte er Fechner und Meynert, die beide teilweise auf Herbart aufbauen. Von diesen Autoren stammt Freuds Kenntnis der Assoziationspsychologie und Reflexlehre. Die »Principles of Psychology« von W. James (1891) kannte Freud nach Ansicht von Jones nicht. Wahrscheinlich hätte er mit dem darin enthaltenen charakterologischen Ansatz vor 1923 auch wenig anfangen können, denn nach psychoanalytischen Kriterien ist er ichpsychologisch, ja enthält sogar eine brillante Psychologie des Selbst, wie sie in der Psychoanalyse erst nach Freuds Tod heimisch wurde (Hartmann 1950a).[8] Die sich von der Hochschul-Psychologie absetzenden Werke über den Charakter von Klages (1910) und Spranger (1914) berührten Freud nicht mehr. Ihr Einfluß auf sein Charakterkonzept, das in seinem ersten Entwurf zu diesem Zeitpunkt bereits ausformuliert war, ist nirgends auszumachen.

Freud hat seine Ansichten zum Wesen des Charakters nie zusammenhängend dargestellt; vielmehr sind sie über das ganze Werk verstreut. Nunberg (1956) berichtet, daß Freud einmal in kleinem Kreise eine Zusammenfassung seiner Auffassung zu diesem Problem gegeben habe, sich aber nicht zu einer Veröffentlichung entschloß.

Beim ersten Lesen von Freuds Äußerungen über den Charakter erstaunt den heutigen Leser die Sicherheit, mit der vieles als gegeben und nicht zu

8 R. Holt (1975) ist kurz auf die Beziehung von James' Psychologie des Selbst zur psychoanalytischen Ich-Psychologie eingegangen. Auch er meint, daß Freud W. James nicht kannte, während James Freud ausführlich las und bewunderte.

hinterfragen angenommen wird. Der »Nationalcharakter« (1918b, S. 138), »die psychologischen Besonderheiten von Familien, Rassen und Nationen« sind ebenso gewiß wie »die Existenz und Bedeutung ursprünglicher, mitgeborener Ichverschiedenheiten« (1937c, S. 86). Freuds einschränkender Hinweis, daß die letzte Feststellung »keine mystische Überschätzung der Erblichkeit« bedeute, läßt nichts von dem Problembewußtsein erkennen, das uns heute solche Äußerungen versagt – ganz unabhängig davon, ob sie zutreffen oder nicht. Auch die »unzweifelhafte Tatsache der intellektuellen Inferiorität so vieler Frauen« (1908d, S. 162) wird als solche von Freud akzeptiert, wenngleich sie durch eine brillante Erklärung – sie ist Konsequenz der durch die sexualunterdrükkende Erziehung bewirkten Denkhemmung – als Folgezustand psychosozialer Bedingungen verstanden wird. Daß Onanie den Charakter »verdirbt«, wird zwar libidotheoretisch begründet, behält aber dennoch einen moralischen Beigeschmack (1908d, S. 162 f.).
Ohne Frage unterscheidet sich Freud in solchen teils unkritischen, teils moralischen Ansichten über den Charakter kaum von der übrigen Fachliteratur seiner Zeit. Was das moralische Element angeht, so schimmert auch einiges von jenem durch, was Jones an Freud so beschreibt: »Er war die verkörperte Ehrenhaftigkeit, niemals wich er weder in seinem Privatleben noch bei der Arbeit und in seinem Berufsleben von den höchsten ethischen Maßstäben ab« (1962; Band II, S. 472 f.). Auch Freuds Unduldsamkeit gegenüber weniger vollkommenen Menschen wird von Jones erwähnt. So könnte es sich erklären, daß Freud insgesamt dem kranken Neurotiker gegenüber gerechter war, als demjenigen, der »Charakterverbildungen« zeigte.
Es ist zu erwarten, daß die das gesamte Werk Freuds durchziehende Zäsur, die Einführung der Ich-Psychologie, die »Wendung der Arbeitsrichtung« Freuds (A. Freud 1936), sich auch in der Entwicklung seines Charakterkonzeptes nachweisen läßt. Dies ist in der Tat der Fall und wird auch von Tartakoff und v. Keutz so gesehen. Beim Versuch, den Konzeptwandel zu beschreiben, werden im Folgenden drei Parameter benutzt, die hier explizit gemacht werden sollen, da – um nicht zu oft zu wiederholen – nicht jedesmal auf sie hingewiesen wird: 1. Der Wandel von der Triebpsychologie zur Ichpsychologie, 2. Die Ausweitung der Theorie von der Individualpsychologie zur Sozialpsychologie, 3. Der Übergang von der Psychopathologie zur allgemeinen Psychologie. Diese drei Beschreibungsebenen überschneiden sich vielfältig und lassen sich sämtlich der Einführung der Ichpsychologie subsumieren. Wieder-

holt wird dabei festzustellen sein, daß die neuere Entwicklung bereits in der älteren enthalten ist, und die erwähnte Zäsur in Freuds Werk tatsächlich einer inneren Folgerichtigkeit entspricht.
Bereits bei Freuds erster Erwähnung des Charakterkonzeptes (1892-93) ist die Parallele zum Symptom so ausgeprägt, daß an dieser Stelle kaum eine Unterscheidung möglich wird; Charakter und Symptom sind Folge widersprüchlicher Impulse.

Die Charakterperversion der Hysterie, der Kitzel, das Schlechte zu tun, sich krank stellen zu müssen, wo sie sehnlichst die Gesundheit wünschen, – wer hysterische Kranke kennt, weiß, daß dieser Zwang oft genug die tadellosesten Charaktere betrifft, die ihren Kontrastvorstellungen für eine Zeit hilflos preisgegeben sind (S. 14 f.).

Dieses Nebeneinander von Charakter und Symptom bleibt bei Freud dauernd erhalten, wird aber im Verlauf seiner Theoriebildung verschieden eingeschätzt. Etwa ab 1905 (»Die drei Abhandlungen«) sind beide, Symptom und Charakter, Triebderivate; ab 1923 (»Das Ich und das Es«) wird das Ich der psychologische »Ort« von Symptom und Charakter. Die Annahme einer wesensmäßigen Verbundenheit von Symptom- und Charakterbildung ist für Freud konstant; die Perspektive wechselt.
Einen nächsten Einblick bringt »Die Traumdeutung« (1900a).

Das W-System, welches keine Fähigkeiten hat, Veränderungen zu bewahren, also kein Gedächtnis, ergibt für unser Bewußtsein die ganze Mannigfaltigkeit der sinnlichen Qualitäten. Umgekehrt sind unsere Erinnerungen, die am tiefsten uns eingeprägten nicht ausgenommen, an sich unbewußt. Sie können bewußt gemacht werden; es ist aber kein Zweifel, daß sie im unbewußten Zustand alle ihre Wirkungen entfalten. Was wir unseren Charakter nennen, beruht ja auf den Erinnerungsspuren unserer Eindrücke, und zwar sind gerade die Eindrücke, die am stärksten auf uns gewirkt hatten, die unserer ersten Jugend, solche, die fast nie bewußt werden (S. 544 f.).

Hier ist in erster Linie Charakter als Moment der individuellen Kontinuität angesprochen. Charakter ist Gedächtnis. Das Gedächtnis verbindet kontinuierlich das Früher und das Jetzt. Freud: »Ich habe später (1920; Anm. d. Ref.) gemeint, das Bewußtsein entstehe geradezu an *Stelle* der Erinnerungsspur« (S. 545, Fußn.). Diese erste grundsätzliche Aussage Freuds über den Charakter ist konsistent mit den später im Strukturmodell dem Ich zugeschriebenen Funktionen des Bewahrens und Erinnerns von Inhalten. Sie ist eigenständig genug, um als erstes Charakterkonzept Freuds bezeichnet zu werden.

Interessant ist, wie Freud unter Vollzug einer inneren Folgerichtigkeit die Funktion des Gedächtnisses im Verlauf seiner Theorieentwicklung langsam ins Ich überführt. Im topographischen Modell sind die »Erinnerungsreste«, wie Freud 1920 kommentiert, über alle Systeme verteilt, ausgenommen das System W-Bw. Das Bewußtwerden der »Dauerspuren als Grundlage des Gedächtnisses« (S. 24), das eigentliche Erinnern, gehört dagegen dem System W-Bw an. Drei Jahre später sind bei Freud die Erinnerungsreste sehr nahe an das System W-Bw herangerückt; er sagt jetzt: Wir denken sie uns »in Systemen enthalten, welche unmittelbar an das System W-Bw anstoßen« (1923b, S. 247), um ihre Besetzung leicht überleiten zu können. Im Strukturmodell ist schließlich das Gedächtnis (und Erinnern) ausschließlich Funktion des Ich (1940a, S. 68). Gedächtnis, 1900 die entscheidende Determination des Charakters, bleibt somit in der begrifflichen Nähe von »Charakter«, auch wenn in Freuds Konzept die vorrangige Bestimmung 1923 auf eine andere Ich-Funktion – die der Identifizierung – übergegangen ist.

In diesem ersten Charakterverständnis Freuds ist wohl am ehesten eine Beeinflussung durch die zeitgenössische Psychologie anzunehmen. Im gesamten Reflexbogenmodell, wie es im 7. Kapitel der »Traumdeutung« ausgeführt wird, ist der Einfluß Meynerts spürbar. Freud: »Der Reflexvorgang bleibt das Vorbild auch aller psychischen Leistung« (1900a, S. 543). Ob Freud allerdings die Gedächtnisuntersuchungen von Ebbinghaus kannte, oder ob er auch nur wußte, daß Müller und Pilzecker (1900) das Erinnern mit Konsolidierung der Gedächtnisspur erklärten, muß fraglich bleiben (Darstellung dieser Untersuchungen bei Hörmann 1964).

Wenn meine Interpretation zutrifft, daß Freuds Verständnis des Charakters als Gedächtnis sich vor allem auf das Moment der individuellen Kontinuität bezieht, dann ergibt sich ein interessanter Bezug zu Herbart, den Freud ja möglicherweise gelesen hat. In seiner kürzesten Formulierung beschreibt Herbart den Charakter als die »*stetige, bestimmte Art*, mit der (der) Mensch sich mit der äußeren Welt ins Verhältnis setzt.« (zit. nach Kerschensteiner 1911, S. 164). Ich beziehe mich hier auf »stetige, bestimmte Art« und vernachlässige den psychosozialen Aspekt.

Der Primat des Unbewußten ist zu diesem Zeitpunkt der Theoriebildung Freuds vorrangig. Die wesentlichen Eigenschaften des Charakters, so heißt es, beruhen auf Erinnerungsspuren von Eindrücken, die fast nie bewußt werden. Die Frage nach dem Sinn einer solchen Theorie stellt

sich Freud in der gleichen Arbeit; denn was nützt die Aussage, daß der Charakter im wesentlichen eine Angelegenheit unbewußter Erinnerungsspuren ist? Hier hilft sich Freud wieder mit einem Vorgriff auf ichpsychologische Aspekte: »Für das praktische Bedürfnis der Charakterbeurteilung des Menschen genügt zumeist die Tat und die bewußt sich äußernde Gesinnung« (1900a, S. 626). An diesem Punkt zeichnet sich, von Freud wohlbemerkt, ein erhebliches Problem ab: Was ist nun der eigentliche Charakter – die Tat oder der Traum? Das System W, Vbw oder Ubw? Die Abwehr oder das Abgewehrte? Ist das Unbewußte tatsächlich das allein relevante psychische System – wie Freud zu diesem Zeitpunkt der Theorie annahm – so war jener römische Kaiser durchaus konsequent, der einen Untertan hinrichten ließ, weil dieser geträumt hatte, daß er den Imperator ermorde. Freud scheut diese Konsequenz und sucht Trost bei Platon, der sagt, daß der Tugendhafte sich damit begnüge, das zu träumen, was der Böse im Leben tue (1900a, S. 625). Was Freud hier scheut, scheint mir die verhängnisvolle Spaltung zu sein, die sich so für das Charakterkonzept auftut: Das Eigentliche am Charakter, das Wesentliche, ist natürlich unbewußt. Aber zur Beurteilung des Menschen kann man es nicht heranziehen, da muß man sich an das halten, was er bewußt tut und sagt, »Tat« und »Gesinnung«. An der zitierten Stelle weicht Freud dem Problem durch Hinweis auf »unsere überjährte Morallehre« deutlich aus; und »es bleibt auf alle Fälle lehrreich, den vieldurchwühlten Boden kennenzulernen, auf dem unsere Tugenden sich stolz erheben« (1900a, S. 626).
Das aufgewiesene Problem zeigt den zweiten entscheidenden Beitrag, den die »Traumdeutung« auf ihren letzten Seiten zu Freuds Charakterologie leistet: Der äußere, beurteilbare Charakter ist in wichtigen Bereichen ein Folgezustand der durch die »Zensur« nicht gestatteten Wünsche. Die bewußten Tugenden sind Folgen unbewußter Untugenden. Gegenüber dem Aspekt des Gedächtnisses erscheint dieser Beitrag ungleich dynamischer und nimmt die Rolle der Reaktionsbildung vorweg.
Die nächsten grundsätzlichen Formulierungen zum Charakter folgen bei Freud fünf und acht Jahre später. Es sind jetzt triebtheoretische Aussagen, und sie interpretieren den Charakter als Korrelat der Libido.

Was wir den ›Charakter‹ eines Menschen heißen, ist zum guten Teil mit dem Material sexueller Erregungen aufgebaut und setzt sich aus seit der Kindheit fixierten Trieben, aus durch Sublimierung gewonnenen und aus solchen Konstruktionen zusammen, die zur wirksamen Niederhaltung perverser, als unverwendbar erkannter Regungen bestimmt sind. Somit kann die allgemein perverse

Sexualanlage der Kindheit als die Quelle einer Reihe unserer Tugenden geschätzt werden, insofern sie durch Reaktionsbildung zur Schaffung derselben Anstoß gibt (1905d, S. 140 f.).
Die bleibenden Charakterzüge sind entweder unveränderte Fortsetzungen der ursprünglichen Triebe, Sublimierungen derselben oder Reaktionsbildungen gegen dieselben (1908b, S. 209).

Zeitliche Kontinuität bleibt weiterhin ein entscheidendes Merkmal des Charakters. Bemerkenswert ist jedoch, daß die erörterte Zwiespältigkeit in der Aussage zum Charakter, wie sie 1900 stehenblieb, in den neuen Formulierungen geschwunden ist. Charakter ist jetzt wesentlich sowohl der ursprüngliche Trieb (vorher das Ubw) als auch das, was die Abwehr daraus macht (vorher das W-Bw), nämlich Sublimierung und Reaktionsbildung. Die Spaltung in das, was Charakter eigentlich ist und das, was man zur Einschätzung von Menschen halt als machbar heranziehen sollte, entfällt. Gesinnung und Tat sind jetzt genauso wesenhaft Charakterelemente, wie der ursprüngliche Triebwunsch. Die im älteren Konzept sich anbahnende Gefahr eines Charakters erster und zweiter Güte entfällt. Dies erscheint mir als der entscheidende Vorteil, den diese neue Fassung des Charakterbegriffs gegenüber der älteren hat. Was bleibt, ist das grundsätzliche dialektische Problem der Psychoanalyse und zugleich einer ihrer wichtigsten Ansätze zum Verständnis menschlichen Verhaltens: Man kann von einem gegebenen psychischen Vorgang nicht genau sagen, ob er mehr Ausdruck der Abwehr oder des Abgewehrten ist. Es besteht immer eine Verwobenheit beider Elemente, die in ihrer individuellen Ausgestaltung »charakteristisch« wechselt.
Charakter ist in dem, was man das zweite Charakterkonzept Freuds nennen könnte, »zum guten Teil mit dem Material sexueller Erregung aufgebaut«, also in seinem entscheidenden Bereich triebhaft. Die sich bereits 1892 (s. o.) andeutende Parallele von Neurosen- und Charakterbildung wird jetzt ausgearbeitet. Ausgehend von der »allgemein perversen Sexualanlage der Kindheit« (1905d, S. 141) kann es zu Vorgängen starker Verdrängungen kommen – dieser Weg führt in die Neurose –, oder Sublimierung und Reaktionsbildung bestimmen die weitere Entwicklung – dann sind bleibende Charaktermerkmale das Ergebnis des Prozesses (1905d, S. 139 ff.). Letztlich kann sich »jedes Mengungsverhältnis zwischen Leistungsfähigkeit, Perversion und Neurose ergeben« (S. 140).
Verwendet man in der Beschreibung, wie mehrfach schon geschehen, erst später von Freud eingeführte Termini, dann liegt der Unterschied

zwischen Symptom und Charakter in den verschiedenen Formen der Abwehr.[9] Symptom und Charakter werden damit Folgen von Triebschicksalen, beziehungsweise sind sinngemäß selbst »Triebschicksale«. Unter diesem Oberbegriff führt Freud (1915c) die Verkehrung ins Gegenteil, die Wendung gegen die eigene Person, die Verdrängung und die Sublimierung auf. Im vorliegenden Zusammenhang interessieren Verdrängung und Sublimierung. Dabei ist 1905 (d) insbesondere die unscharfe Trennung von Sublimierung und Reaktionsbildung auffallend. Zwar wird die Reaktionsbildung als »Unterart der Sublimierung« (S. 140) aufgeführt, aber eine Fußnote (S. 79, Fußn. 2) versucht, Sublimierung und Reaktionsbildung »als zwei verschiedene Prozesse begrifflich voneinander zu scheiden«, auch wenn sie gelegentlich in der Art ihrer Wirkung zusammenfallen.

Sublimierung ist bereits relativ klar durch die Verschiebung der Triebziele definiert (1905d, S. 79) und bleibt auch im gesamten Freudschen Werk als das wünschenswerteste der Triebschicksale meist auf diese Weise bestimmt. Deutlich uneinheitlicher ist Freuds Auffassung der Reaktionsbildung. Im Gegensatz zur Sublimierung, die bei verändertem Triebziel weiter von der ursprünglichen Triebregung motiviert wird, liegt bei der Reaktionsbildung in Freuds Verständnis der Akzent auf der Abwehr. Sie gehört zu den »verdrängenden Kräften« (1913j, S. 401), zu den »Gegenmächten« (1908b, S. 205) gegen den Trieb, ist selber eine Form der Gegenbesetzung (1916-17, S. 390). Vielleicht läßt sich formulieren, daß nach Freud die Sublimierung mehr vom Trieb, Reaktionsbildung (A. Freud 1936: Reaktive Ich-Veränderung) mehr von der Abwehr ausgeht. Was die Parallele von Charakter und Symptom angeht, so wird durch den Begriff der Reaktionsbildung neue Schwierigkeit in sie gebracht. Sublimierung hat mit Symptom so gut wie nie etwas zu tun; sie ist immer Charaktermerkmal. Anders die Reaktionsbildung. Ursprünglich war bei Freud eine Gegenüberstellung festzustellen: Verdrängung führt zu einer Neurose, und Reaktionsbildung führt in die charakterliche Verarbeitung (1905). 1910 finden wir Verdrängungsneigung sowie Sublimierungsfähigkeit nebeneinandergestellt, mit dem ausdrücklichen Hinweis auf ihre Abhängigkeit von den »organischen Grundlagen des Charakters ... über welche erst sich das seelische Gebäude erhebt« (1910c, S. 209). Die vorausgehende Erörterung zeigt Verdrängung und

9 Der terminologische Vorgriff bezieht sich nicht auf den Begriff der Abwehr selbst, der bereits 1894 auftritt, sondern auf seine Umdeutung als entscheidende Ich-Funktion, die ihm Freud zwanzig Jahre später zuschrieb.

Sublimierung bei Leonardo da Vinci vorwiegend kooperativ in der Bildung seiner charakterlichen Genialität am Werk. Und Freud führt folgerichtig weiter aus, daß ein anderer, dem es nicht gelungen wäre, durch Sublimierung den Hauptteil der Libido der Verdrängung zu entziehen, wahrscheinlich in die Neurose gelangt wäre. 1913 hat Freud diesen vage formulierten Ansatz verlassen und sieht Verdrängung bei der Symptombildung regelmäßig bei der Charakterbildung fakultativ am Werk. Der Unterschied liegt jetzt vor allem im Mißlingen der Verdrängung bei der Neurose.

Auf dem Gebiet der Charakterentwicklung müssen wir denselben Triebkräften begegnen, deren Spiel wir in den Neurosen aufgedeckt haben. Eine scharfe theoretische Scheidung der beiden wird aber durch den einen Umstand geboten, daß beim Charakter wegfällt, was dem Neurosenmechanismus eigentümlich ist, das Mißglücken der Verdrängung und die Wiederkehr des Verdrängten. Bei der Charakterbildung tritt die Verdrängung entweder nicht in Aktion oder sie erreicht glatt ihr Ziel, das Verdrängte durch Reaktionsbildungen und Sublimierungen zu ersetzen. Darum sind die Prozesse der Charakterbildungen undurchsichtiger und der Analyse unzugänglicher als die neurotischen (1913i, S. 449).

In der gleichen Arbeit (1913i, S. 450) führt Freud den direkten Vergleich der Mechanismen bei Charakterveränderung und (Zwangs-)Neurose aus: Bei der Charakterneurose (das meint Freud hier) sind Regression und Verdrängung erfolgreich; bei der Symptomneurose kommt es auch zur Regression, aber es resultiert ein Konflikt. Es kommt zu Bemühungen, die Regression nicht gelten zu lassen, Reaktionsbildungen gegen sie, Symptombildung durch Kompromisse von beiden Seiten her und Spaltung der psychischen Tätigkeiten in bewußtseinsfähige und unbewußte. – An dieser Stelle wird die schon mehrfach angesprochene Parallelbetrachtung von Charakter und Neurose sehr deutlich.
Eine Schlüsselrolle bei den charakterlichen (symptomlosen) »Ersatzbildungen« kommt der Reaktionsbildung zu. Es gibt bei Freud Formulierungen, die die Reaktionsbildung aus der Symptombildung ausschließen. So erörtert er am Beispiel der Phobie des kleinen Hans zuerst die Rolle der Verdrängung, dann die der Verschiebung. »Die Verschiebung stellt also das her, was auf den Namen eines Symptoms Anspruch hat. Sie ist jener andere Mechanismus, der die Erledigung des Ambivalenzkonflikts ohne die Hilfe der Reaktionsbildung gestattet.« (1926d, S. 131). In allen grundsätzlichen Formulierungen hat Freud immer die Rolle der (mißlungenen) Verdrängung für die Symptombildung betont, z. B. »Die ... Ersatzbefriedigungen des Verdrängten bilden die neurotischen

Symptome« (1926f, S. 303). 1915 (d, S. 259 f.) erörtert Freud das Auseinanderfallen von Ersatz- und Symptombildung. Die »Ichveränderung« als Ersatzbildung – hier ein ausgesprochenes Charaktermerkmal, das »man nicht gut ein Symptom heißen kann«, nämlich Gewissenhaftigkeit – wird explizit als Folge der Verdrängung bezeichnet, »die sich zu diesem Zweck der *Reaktionsbildung* durch Verstärkung eines Gegensatzes bedient« (1915d, S. 260). Noch differenzierter sind die Überlegungen in »Hemmung, Symptom und Angst« zu diesem Punkt: »Icheinschränkung« nach außen, etwa Skotomisierung der Wahrnehmung, entspricht einer äußeren Gegenbesetzung. »Ichveränderung durch Reaktionsbildung« entspricht der inneren Gegenbesetzung.[10] Freud äußert nun die Annahme, »daß zwischen der Verdrängung und der äußeren Gegenbesetzung, wie zwischen der Regression und der inneren Gegenbesetzung (Ichveränderung durch Reaktionsbildung) ein inniger Zusammenhang besteht« (1926d, S. 191). Hier muß angemerkt werden, daß Freud »Icheinschränkung« und »Ichveränderung« im Rahmen von Neurosen anspricht. Und zumindest bei diesen liegt für die Ichveränderung ein intensives Zusammenwirken mit der Verdrängung vor. Daraus folgt, daß für Freud die Erkenntnis, daß Verdrängung an jeder Form der Abwehr irgendwie beteiligt ist, also auch an Sublimierung und Reaktionsbildung, jene ursprüngliche Formel, die Charakter- und Symptombildung anhand des Kriteriums der (mißlungenen) Verdrängung zu trennen schien, sich zunehmend relativierte. So bezeichnet Freud 1930 (a, S. 499) den Satz: »wenn eine Triebstrebung der Verdrängung unterliegt, so werden ihre libidinösen Anteile in Symptome, ihre aggressiven Komponenten in Schuldgefühle umgesetzt« als »nur in durchschnittlicher Annäherung richtig«.

Nach meinem Verständnis ist die Einsicht Freuds, daß Verdrängung auch in der Charakterbildung regelmäßig wirksam ist, die entscheidende Ursache für den weitgehend fehlenden Versuch der Trennung von gesunder und pathologischer Charakterbildung, der seither in der Psychoanalyse Tradition hat und der ja selbst nur ein Ausdruck der in der Psychoanalyse über weite Strecken fehlenden Trennung von Gesundheit und Krankheit ist. (Siehe dazu Freud 1910c, S. 203.) Es verwundert daher auch nicht, wenn bei Freud der Begriff des »neurotischen Charakters« schon früh auftritt (1900a, S. 483).

10 Bei A. Freud, 1936, werden aus diesem Gegensatz von Abwehr nach außen und Abwehr nach innen, »Icheinschränkung« und »Hemmung«. Icheinschränkung in diesem Sinne ist bei ihr ein normales, Hemmung ein pathologisches Phänomen.

In »Charakter und Analerotik« (1908b) stellt Freud eine erste Zuordnung zwischen bestimmten Charakterzügen einerseits und den an den erogenen Zonen orientierten Phasen der psychosexuellen Entwicklung andererseits her. Er führt, wie bekannt, nur einen solchen Charaktertyp aus – den Analcharakter mit seiner Trias von Eigenschaften: Ordnungsliebe, Sparsamkeit und Eigensinn[11] – und deutet einen zweiten, – den Urethralcharakter – flüchtig an. Sein Hinweis, daß untersucht werden müßte, ob nicht auch andere Charakterkomplexe ihre Zugehörigkeit zu den Erregungen von bestimmten erogenen Zonen erkennen lassen, führte zu reger Arbeit in dieser Richtung, die vor allem mit den Namen von Sadger, Coriat, Jones und Abraham verbunden ist. Freud scheint diese Fortentwicklung als nicht befriedigend erlebt zu haben, denn 1933, in der »Neuen Folge der Vorlesungen« erwähnt er wiederum nur den Analcharakter und hält ähnlich komplexe Niederschläge anderer prägenitaler Libidoformationen für möglich, aber nicht gesichert (S. 109). Dennoch hat diese von Freud negierte Weiterentwicklung die in sich geschlossenste Charaktertypologie der bisherigen Psychoanalyse ergeben. Eine Darstellung erfolgt in einem späteren Abschnitt (3.1.).
Die einzige Einschränkung zum Analcharakter trägt Freud 1917 in seinem Aufsatz über die »Triebumsetzungen« nach: Die Kombination aller drei Eigenschaften sei ein Extrem – jeder einzelne Zug für sich weise schon auf starke Beteiligung der Analerotik hin (1917c, S. 402). Diese Arbeit geht vor allem auf die Umsetzung des ursprünglichen Triebes in die Reaktionsbildung ein; neue, stabile Charaktereigenschaften werden nicht beschrieben. Eine Formulierung verdient besondere Beachtung aus anderem Grund. Freud spricht im ersten Satz davon, daß es bei solchen Personen »im Laufe ihrer Entwicklung durch Aufzehrung ihrer Analerotik zur Ausbildung solcher bevorzugten Reaktionsweisen des Ichs gekommen ist« (S. 402). Hier ist deutlich ein Vorgriff auf das ichpsychologische Charakterkonzept impliziert, auch wenn das »Ich« an dieser Stelle noch nicht die Bedeutung des gleichen Begriffs im strukturellen Persönlichkeitsmodell hat. Die bei diesem ersten Entwurf zu einem weitergehenden Verständnis von Charakter am Beispiel des Analcharakters beschriebenen drei Qualitäten, sind nach Freuds eigener Einschätzung »die nächsten und konstantesten Ergebnisse der Sublimierung

11 Die Tatsache, daß Freud in späteren Auflagen undatierte Zusätze als Fußnoten einfügte, hat v. Keutz zu der irrtümlichen Ansicht gebracht, Freud habe bereits 1905 in den »Drei Abhandlungen« diese Trias erwähnt (v. Keutz 1971). Tatsächlich stammt der betreffende Nachsatz Freuds aus dem Jahre 1920.

der Analerotik« (1908b, S. 205). Obwohl Freud explizit nun auch die ursprüngliche Triebregung dem Charakter zugeordnet hatte, blieb er in praxi wieder bei einer Beschreibung des Charakters anhand von »Tat« und »Gesinnung«. Das heißt, daß, was die tatsächliche Ausführung angeht, auch bei diesem zweiten Charakterkonzept Freuds Konsistenz mit dem vorliegt, was später als Ichfunktion bezeichnet wird. Theoretisch ist die Möglichkeit offengelassen, daß neben Abwehrbildungen auch genuine Triebqualitäten (später Es-Impulse) unverändert erhalten bleiben. Der Triebbegriff, an dem sich Freuds Charaktervorstellungen nach 1905 orientierten, ist ein Begriff, dessen Verbindlichkeit Freud bewußt als vorläufige ansah. 1915 schreibt er, daß der Fortschritt der Erkenntnis keine Starrheit der Definition dulde. Und er kennzeichnet den Trieb ausdrücklich als einen konventionellen, »vorläufig noch ziemlich dunklen Grundbegriff« (1915c, S. 211). Deshalb sei eine klare Definition von Wichtigkeit. Von den Setzungen, die Freud dann formuliert, interessiert hier vor allem die erste: »Der Triebreiz stammt nicht aus der Außenwelt, sondern aus dem Innern des Organismus selbst« (S. 211 f.). Die weiteren Bestimmungen besagen, daß es sich um eine konstante Kraft handelt; sie könne nicht durch Fluchtreaktion bezwungen werden. Der Auseinandersetzung mit der konstanten Kraft des Triebes entspricht die zeitliche Kontinuität des Charakters, worauf schon hingewiesen wurde. Die Unvermeidbarkeit der Triebansprüche besagt, daß Charakterentwicklung als Form der Auseinandersetzung mit dem Trieb selbst unvermeidbar ist. Schließlich: Der Trieb stammt von innen und nicht von außen. Er ist seiner Natur nach asozial. Dies muß auch für das trieborientierte Charakterbild Freuds gelten: Es ist innerhalb dieser Formulierungen wesenhaft asozial.

Drang, Ziel und Quelle haben mit der Außenwelt nichts oder wenig zu tun. Sozial bestimmt ist nur das Objekt des Triebes und dieses ist »das variabelste am Triebe, nicht ursprünglich mit ihm verknüpft, sondern ihm nur infolge seiner Eignung zur Ermöglichung der Befriedigung zugeordnet« (1915c, S. 215). Die »Annahmen über das Triebleben« (S. 217) und damit über den vom Trieb bestimmten Charakter, die Freud an diesem Punkt seiner Konzeptbildung akzeptiert, scheinen mir kaum gesellschaftlichen Gesichtspunkten gerecht zu werden. Dabei übersehe ich nicht, daß Sublimierung und Reaktionsbildung soziale Momente innewohnen. Diese sind aber in keiner Weise ausgearbeitet. Auch im älteren Konzept vom Charakter als Folge der Erinnerungsspur früherer Eindrücke ist die soziale Bestimmung ausgelassen, wenngleich es jedem freisteht, sich die Erinnerungen als Nachwirkungen sozialer Interaktionen vorzustellen – was die meisten wohl tun werden. Auch Freud spricht z. B. bei der Erörterung der Rolle der Triebbewältigung für Leonardo da Vinci ausdrücklich davon, »daß die Zufälligkeit seiner illegitimen Geburt und die Überzärtlichkeit seiner Mutter den entscheidendsten Einfluß auf seine Charakterbildung und sein späteres Schicksal übten« (1910c, S. 208). Mein Verständnis von Freuds trieborientierter Charakterologie als wesentlich asozial scheint mir davon nicht betroffen. Ich sehe in diesen Formulierungen und zu diesem Zeitpunkt allenfalls Vorläufer der entscheidenden Formulierungen über die Objektbeziehungen (1923), die selbst wiederum in der Triebtheorie auch später nur eine Gastrolle spielen.[12] – Ich komme auf diese Frage noch zurück. Die 1916 veröffentlichte Studie »Einige Charaktertypen aus der psychoanalytischen Arbeit« bringt keine Neuerung im bisher entwickelten Charakterkonzept. Gegenüber der sich in »Charakter und Analerotik« abzeichnenden ersten Systematisierung stellt die Arbeit eher einen Rückschritt dar. Geschildert werden drei Arten von Charakterzügen, die Freuds Interesse eigentlich vor allem dadurch hervorriefen, daß sie sich als Widerstände der Behandlung der Symptome in den Weg stellten. Inhaltlich handelt es sich um folgende drei Charakteräußerungen: »Die Ausnahmen«, »die am Erfolge scheitern« und »die Verbrecher aus Schuldgefühl«. – Was im bisher erörterten Zusammenhang interessiert, ist die Erwähnung, daß es sich dabei nicht immer um Charakterzüge handelt, »zu denen sich der Kranke bekennt, und die ihm von seiner Umgebung zugesprochen werden« (1916d, S. 364). Oft werden sie in ihrem Ausmaß erst innerhalb des analytischen Prozesses sichtbar und verstehbar. Nimmt man auf die obenerwähnte Zweigesichtigkeit in Freuds Charakterverständnis Bezug, so gehören sie insgesamt nicht wie Ordnungsliebe, Sparsamkeit und Eigensinn zu »Tat« und »Gesinnung«, sondern sind eher Vertreter des unbewußten Charakteranteils, ohne daß man sie ursprünglichen Triebregungen zuschreiben könnte. Von der Problematik her erscheinen sie vielmehr eher – in terminologischem Vorgriff – einem unbewußten Über-Ich-Konflikt zuzugehören, denn Ich-Äußerungen zu sein. Noch am ehesten lassen sie sich neben die Charaktertypen stellen, die Jones (1937) beschrieb.[13]

12 Der Ansatz der Definition von Typen des Triebverhaltens über die Objektbeziehungen – 1914c: »Anlehnungstypus« und narzißtischer Typus« – erfuhr keine Ausarbeitung.

13 Von E. Jacobson (1959) stammt eine Studie über die in dieser Arbeit beschriebenen »Ausnahmen«.

Charakter, so kann man nun den technisch-analytischen Stand resümieren, ist in der Analyse soweit von Interesse, wie er sich als Widerstand der Symptomanalyse entgegenstellt. Das ist der Ausgangspunkt, den W. Reich zum Zentrum seiner Arbeiten macht.
Das Jahr 1920 (»Jenseits des Lustprinzips«) bringt für Freud eine wichtige Ergänzung zur trieborientierten Charakterologie.

Der verdrängte Trieb gibt es nie auf, nach seiner vollen Befriedigung zu streben, die in der Wiederholung eines primären Befriedigungserlebnisses bestünde; alle Ersatz-, Reaktionsbildungen und Sublimierungen sind ungenügend, um seine anhaltende Spannung aufzuheben, und aus der Differenz zwischen der gefundenen und der geforderten Befriedigungslust ergibt sich das treibende Moment, welches bei keiner der hergestellten Situationen zu verharren gestattet, sondern nach des Dichters Worten ›ungebändigt immer vorwärts dringt‹. (Mephisto im Faust I, Studierzimmer) (1920g, S. 44 f.).

Dieser Passus enthält zum einen die Bestätigung der Gleichstellung, die Charakter und Symptom als Triebderivate, Ersatzbildungen, mittlerweile für Freud erreicht haben. Zum anderen enthält er eine wichtige Aussage über die Charakterdynamik: Kein Charakterzug ist stabil, jeder ist potentiell immer in Gefahr, wieder die alte Triebbesetzung zu erfahren (insofern er sie nicht selbst darstellt). Ein ständiges Weiterbewegen in der »noch freien Entwicklungsrichtung« ist die Konsequenz. Freud sagt nun ausdrücklich, daß dieser ständige Unruhezustand, dieser scheinbare »Vervollkommnungstrieb« eigentlich nur bei den Neurosen voll ausgebildet ist. »Die dynamischen Bedingungen sind zwar ganz allgemein vorhanden, aber die ökonomischen Verhältnisse scheinen das Phänomen nur in seltenen Fällen zu begünstigen« (1920g, S. 45). Aber gerade diese dynamischen Bedingungen besagen, daß Charakter kein statisches, sondern eher ein progressives Moment besitzt. In der späteren Charakterologie ist das statische, das starre Element so nachhaltig betont worden, daß dieser Ansicht Freuds besondere Wichtigkeit zukommt.
Der dritte, und meines Erachtens bedeutendste Ansatz in Freuds Charakteranschauung, wird 1923 in »Das Ich und das Es« entwickelt. Charakter ist jetzt Folge der Objektbeziehungen, Folge der Identifizierungen.

Vielleicht ist diese Identifizierung überhaupt die Bedingung, unter der das Es seine Objekte aufgibt. Jedenfalls ist der Vorgang zumal in frühen Entwicklungsphasen ein sehr häufiger und kann die Auffassung ermöglichen, daß der Charakter des Ichs ein Niederschlag der aufgegebenen Objektbesetzungen ist, die Geschichte dieser Objektwahlen enthält (1923b, S. 257).

Die Vorarbeit zu diesem erstaunlichen Sprung in Freuds Konzeption vom Charakter liegt einige Jahre zurück. 1917 in »Trauer und Melancholie« hatte Freud den Grundmechanismus von Trauer und Depression in einer Identifizierung mit dem Objekt, einer Wiederaufrichtung des verlorenen Objektes im Ich gesehen. 1923 (b) schreibt Freud dann: »Damals erkannten wir aber noch nicht die ganze Bedeutung dieses Vorganges ... Wir haben seither verstanden, daß solche Ersetzung einen großen Anteil an der Gestaltung des Ichs hat und wesentlich dazu beiträgt, das herzustellen, was man seinen *Charakter* heißt« (S. 256 f.).
Dieser eine Modus – die Identifizierung mit dem verlorenen Objekt – steht in der Charakterbildung neben einem zweiten, – der Identifizierung mit dem erhaltenen Objekt:

Auch eine Gleichzeitigkeit von Objektbesetzung und Identifizierung, also eine Charakterveränderung, ehe das Objekt aufgegeben worden ist, kommt in Betracht. In diesem Fall könnte die Charakterveränderung die Objektbeziehung überleben und sie in gewissem Sinne konservieren (S. 258).

Diese zweite Annahme ermöglicht die Ausweitung der Theorie der Identifizierung von einem entscheidenden Vorgang bei der Depression zu einem allgemein und ständig gültigen Prinzip in der Entwicklung eines jeden Menschen. Abzuklären ist die Beziehung dieser neuen Konzeption zur Rolle von Trieb, Ich und Über-Ich.
Für die Triebtheorie bedeutet die Identifizierung, die Umsetzung von Objektlibido in narzißtische Libido, eine »Desexualisierung«, ein »Aufgeben der Sexualziele ... also eine Art von Sublimierung« (S. 258). Sublimierung ist hier nicht mehr lediglich Wechsel des Triebziels, sondern qualitative Änderung der Triebenergie überhaupt. Diese Textstellen bei Freud sind Ausgangspunkt für Hartmanns Konstrukt der »Neutralisierung« von Triebenergie (zur Problematik dieser Annahme s. Hoffmann 1972). Freud stellt die Frage, ob nicht alle Sublimierung durch Vermittlung des Ichs in der Identifizierung vor sich geht. Das hieße, daß diese Ich-Passage des Triebs Voraussetzung zur Fähigkeit, andere Triebziele zu wählen, wäre.
Der Beziehung der Identifizierung zu Ich und Über-Ich hat Freud besondere Sorgfalt gewidmet.[14] Dabei ist die Rolle der Identifizierung für

14 Vorarbeiten zur Veröffentlichung von 1923 stellen die Ausführungen über die Identifizierung in »Massenpsychologie und Ich-Analyse« (1921c) dar.

das Über-Ich insgesamt detaillierter ausgeführt als für das Ich. Von entscheidender Bedeutung ist das Ende des Ödipuskomplexes, das für Mädchen und Junge in die Identifizierung mit dem gleichgeschlechtlichen Elternteil ausmündet. Folge davon ist die endgültige Festlegung der sexuellen Identität, der Männlichkeit oder Weiblichkeit des Charakters (1921c, S. 119; 1923b, S. 260). Während dies der normale Ablauf ist, hält Freud auch die Identifizierung mit dem aufgegebenen Objekt, also dem gegengeschlechtlichen Elternteil, für möglich; sexuelle Fehlidentität ist die Konsequenz. Eine Rolle für diese Fehlentwicklung spielt auch die bisexuelle Anlage des Menschen, also wieder ein konstitutionelles Moment, wie Freud es nie zu erwähnen vergißt. Eine Sonderstellung nehmen die Objektrepräsentanzen von Vater und Mutter im Über-Ich ein. Die Internalisierung dieser frühen Elternbilder hat eine eindeutig moralische Wertung – Gewissen –, und in der Beziehung zwischen Über-Ich und Ich setzt sich intrapsychisch die alte Eltern-Kind-Beziehung fort: Indem die Sonderung des Ichs vom Über-Ich »dem Elterneinfluß einen dauernden Ausdruck schafft, verewigt sie die Existenz der Momente, denen sie ihren Ursprung verdankt« (1923b, S. 263).

So kann man als allgemeinstes Ergebnis der vom Ödipuskomplex beherrschten Sexualphase einen Niederschlag im Ich annehmen, welcher in der Herstellung dieser beiden, irgendwie miteinander vereinbarten Identifizierungen besteht. Diese Ichveränderung behält ihre Sonderstellung, sie tritt dem anderen Inhalt des Ichs als Ichideal oder Über-Ich entgegen (S. 262, im Original ganz gesperrt).

Mit diesem Zitat möchte ich die Würdigung des speziellen Beitrags zur psychoanalytischen Charakterologie abschließen, den Freud in »Das Ich und das Es« macht. Dieser Arbeit entstammt darüber hinaus noch ein genereller Beitrag zu unserem Thema, der die neuere psychoanalytische Charakterologie als solche erst möglich macht. Es geht um die *Einführung der Instanz des Ichs.* Freud nennt das Ich eine »zusammenhängende Organisation der seelischen Vorgänge einer Person« (1923b, S. 243). Er beschreibt es als psychische Steuerungsstruktur mit der zentralen Aufgabe der Koordination aller individueller Anpassungsprozesse. Historisch hat sich das Ich aus dem Es unter dem prägenden Einfluß der Außenwelt abgesondert. Die jeweils persönliche Erfahrung wird somit zu einem Gestalter der individuellen Ausprägung des Ichs und der ihm zugeordneten normativen Instanz, des Über-Ichs. Diese Differenzen der menschlichen Strukturen und Über-Ich-Inhalte haben sehr viel mit dem zu tun, was Freud Charakter nennt. Ein Teil der Erfahrungen ist bereits als Identifizierung beschrieben worden. Hinzu kommen objekt-

unabhängige wie Techniken, Fertigkeiten und andere, die im Zusammenspiel mit der konstitutionellen Ausstattung zu jenen Verschiedenheiten des Ichs führen, die wir als Charakter beschreiben.
Unter diesem Gesichtspunkt ergibt sich jetzt auch eine gewisse Integration der früheren Charakterkonzepte in das letzte: Sowohl die Bestimmung über das Gedächtnis (1900a) wie auch die Bestimmung über die Triebschicksale Sublimierung und Reaktionsbildung (1905d) können jetzt als Ich-Funktionen der Ich-Leistung der Identifizierung an die Seite gestellt werden. Auf die spätere Erfassung des Gedächtnisses als Ich-Leistung war schon hingewiesen worden; Sublimierung und Reaktionsbildung werden zu Ich-Funktionen (später Abwehrmechanismen) par excellence. Somit lassen sich vom letzten Theoriestand Freuds her alle eingeführten Charakterkonzepte dem Aspekt der Ich-Ausprägung zuordnen. Das ist wohlbemerkt eine post hoc-Betrachtung, die Freud an keiner Stelle ausführt. Andererseits ist sie folgerichtig, auch im Sinne der weiteren Theorieentwicklung.
Ich fahre mit dem zuletzt angeführten Zitat (S. 45) fort. Diese Aussage Freuds leistet zugleich auch ein Stück Bestimmung für den Zeitraum der Entstehung des Charakters. Das entscheidende und ausschlaggebende Stück der Ausbildung des Charakters ist mit dem Ende des Ödipuskomplexes abgeschlossen: »Wie immer sich aber die spätere Resistenz des Charakters gegen die Einflüsse aufgegebener Objektbesetzungen gestalten mag, die Wirkungen der ersten, im frühesten Alter erfolgten Identifizierungen werden allgemeine und nachhaltige sein.« (S. 259). Verfolgt man die früheren Zeitbestimmungen der Ausprägung der charakterlichen Identität am Beispiel der sexuellen Identität, dann ist ein Schwanken Freuds in dieser Frage nicht zu übersehen. 1905d (S. 44, Fußn.) meint er, die Entscheidung über das endgültige Sexualverhalten falle erst »nach der Pubertät«; 1917 spricht er im gleichen Sinne davon, daß sich der Primat der Genitalien von der Pubertät an »dauernd organisiert« (1916-17, S. 338), nachdem er schon vorher entscheidende Gestaltungen erfahren habe. Im Gegensatz dazu nahm Freud 1914 (f) an, daß »der kleine Mensch« seine Beziehungen und den Affektton zu Personen des gleichen und des Gegengeschlechtes in den ersten sechs Jahren »festgelegt« habe, »er kann sie von da an entwickeln und nach bestimmten Richtungen umwandeln, aber nicht mehr aufheben« (S. 206). Diese letzte, an wenig hervorgehobener Stelle befindliche Äußerung (»Zur Psychologie des Gymnasiasten«) nimmt wie wenige die Ausarbeitung der Objektbeziehungstheorie von 1923 vorweg.

Zeitlich vorausgreifend ist in diesem Zusammenhang auf die Rolle von »Kastrationsangst« und »Penisneid« hinzuweisen, die Freud für entscheidende Momente auch der Charakterentwicklung hält. So sagt er vom Penisneid, daß er »unvertilgbare Spuren in seiner Entwicklung und Charakterbildung« hinterlasse (1933a, S. 134). Unter dem Aspekt der zeitlichen Festlegung des Charakters liegen diese Prozesse innerhalb der ersten sechs Lebensjahre.
Etwa um 1925 finden sich somit bei Freud *drei grundsätzliche Aussagen* über den Charakter, denen in der Folge nichts Entscheidendes mehr hinzugefügt wird. Die erste dieser Aussagen – Charakter ist Gedächtnis, 1900 – wird fallengelassen und gewinnt in ihrer Neubestimmung als Ich-Funktion einen nur noch indirekten Anschluß an Freuds Charakterverständnis. Die zweite – Charakter ist Triebschicksal, 1905 – und die dritte Aussage – Charakter ist Folge der Identifizierung, 1923 – bleiben nebeneinander bestehen. Eine gewisse übergeordnete Gemeinsamkeit wird sichtbar, wenn man die drei Konzepte unter dem Aspekt der Ich-Funktionen zusammenfaßt.
Ein anderer – und noch weiterer – Bogen, unter den sich diese verschiedenen Bestimmungen bringen lassen, ist möglicherweise der der Objektbeziehung. In der Auffassung von Charakter als Folge der Niederschläge der Objektbeziehungen ist dieser Gesichtspunkt explizit. Wenn Freud von den Erinnerungsspuren »unserer Eindrücke . . . die am stärksten auf uns gewirkt hatten« (1900a, S. 545) spricht, dann liegt die Vorstellung von Objektbeziehungen nahe. Erinnerungsspuren wären dann hier die Niederschläge der sozialen Beziehungen. Auch gibt es bei Freud Formulierungen, die eine Interpretation der Triebschicksale als Objektschicksale zulassen, so daß sich von hier aus noch ein weiterer übergeordneter Gesichtspunkt zu Freuds Formulierungen über den Charakter ergäbe. Wegen der schlechten Integration von Triebpsychologie und Sozialpsychologie, die das ganze Freudsche Werk kennzeichnet, finde ich diese Überlegung jedoch nicht sehr überzeugend.
Um mit der historischen Betrachtung fortzufahren: Das Jahr 1926 bringt mit »Hemmung, Symptom und Angst« entscheidende Ausführungen Freuds über die Hemmung als Ich-Einschränkung und über die Integration neurotischer Symptome in den Charakter. Auf diese Beiträge gehe ich wegen ihrer speziellen Beziehung zu den Charakterstörungen im Abschnitt über die »Charakterneurose« ein (Kap. 2.3.).
Wenn die Auffassung zutrifft, daß unter charakterologischem Aspekt die Formulierungen von 1923 einen Durchbruch von der Trieb- zur Ich-

Psychologie, von der Individual- zur Sozialpsychologie und von der Psychopathologie zur allgemeinen Psychologie darstellen, dann bringt die Folge teilweise wieder ein Zurücknehmen dieser Positionen.
In einer Arbeit über Dostojewski gerät dieser Autor wieder zum »triebhaften Charakter« (1928b, S. 402). Auch eine charakterologische Studie mit dem zweiten Entwurf einer Typologie (»Über libidinöse Typen«, 1931a) ist wieder ganz trieborientiert. Sie beschreibt drei Persönlichkeitsausprägungen, die explizit »in die Breite des Normalen fallen«. Insoweit bleibt dieser Entwurf immerhin allgemeinpsychologisch. Von der angedeuteten Typologie in »Charakter und Analerotik« (1908b) unterscheidet sie sich dadurch, daß die Klassifizierung jetzt nicht mehr an den Stadien der psychosexuellen Entwicklung, sondern an den Instanzen des strukturellen Persönlichkeitsmodells orientiert ist. Die Typen sind der »erotische« (Es-bestimmt), der »narzißtische« (Ich-bestimmt) und der »Zwangstypus« (Über-Ich-bestimmt). Obwohl Objektbeziehungsannahmen kurz eingeblendet werden, hat Freud recht, wenn er befürchtet, daß »diese reinen Typen ... dem Verdacht der Ableitung aus der Theorie der Libido kaum entgehen (werden)« (1931a, S. 511). Mischtypen sollen hier der Realität näherkommen: der »erotisch-zwanghafte«, der »erotisch-narzißtische« und der »narzißtische Zwangstypus«. Alle diese Typen seien ohne Neurose lebensfähig. Dabei träten die reinen Typen mit ihrer klaren Orientierung auf eine psychische Instanz wahrscheinlich eher als reine Charakterbilder auf, denn die gemischten Typen, die für die Entstehung von Neurosen einen günstigeren Boden böten.[15]
Auch der in »Die endliche und die unendliche Analyse« (1937c, S. 87) noch einmal angedeutete Versuch einer charakterologischen Typologie ist triebtheoretisch. Personen mit besonderer »Klebrigkeit der Libido« werden solchen gegenübergestellt, bei denen die Libido besonders leicht beweglich erscheint. Eine dritte Gruppe meint Menschen mit einer herabgesetzten Plastizität der Libido. Aber: »Unsere theoretische Vorbereitung scheint unzureichend, um die so beschriebenen Typen richtig aufzufassen« (S. 88).
Dabei gibt Freud die Einführungen von 1923 keineswegs auf. In der letzten von Freud grundsätzlich formulierten Aussage zum Charakter finden wir sie wieder nachdrücklich betont.

15 Die spätere Kritik galt besonders diesem Ansatz. Prelinger und Zimet (1964, S. 16) finden ihn »oversimplified«. Fenichel (1945, S. 526) hatte gemeint, diese Auffassung sei undynamisch, weil sie an den Instanzen und nicht an deren Interaktion orientiert sei.

Sie haben gewiß schon selbst angenommen, daß jenes schwer Definierbare, das man *Charakter* heißt, durchaus dem Ich zuzuteilen ist. Einiges, was diesen Charakter schafft, haben wir schon erhascht. Vor allem die Einverleibung der frühen Elterninstanz als Über-Ich, wohl das wichtigste, entscheidende Stück, sodann die Identifizierungen mit beiden Eltern der späteren Zeit und anderen einflußreichen Personen und die gleichen Identifizierungen als Niederschläge aufgelassener Objektbeziehungen. Fügen wir jetzt als nie fehlende Beiträge zur Charakterbildung die Reaktionsbildungen hinzu, die das Ich zuerst in seinen Verdrängungen, später, bei den Zurückweisungen unerwünschter Triebregungen, durch normalere Mittel erwirbt (1933a, S. 97).

Der skizzierte zeitliche Ablauf der Charakterentwicklung wird bestätigt. Den mit Abschluß des Ödipuskomplexes vorhandenen Introjekten des Über-Ich schließen sich über Latenz und Pubertät weitere Identifizierungen an, die vorwiegend das Ich betreffen. – Die Triebtheorie wirkt eher als Anhängsel, denn als Synthese. Hier zeigt sich wohl kaum mehr als das generelle Phänomen, daß Triebpsychologie und Ichpsychologie bei Freud nie amalgamiert wurden. Auch die praktisch fehlende Ausarbeitung der Rolle der Aggression für die Charakterologie gehört neben der immer wieder betonten Wichtigkeit konstitutioneller Momente zu den Eigenheiten des Freudschen Gesamtkonzeptes.
Die letzten Auseinandersetzungen Freuds mit der Charakterologie gelten wieder – wie ihr Anfang – der Frage der Kontinuität. Freud arbeitet jetzt gleichsam die »Stabilisatoren« des Charakters heraus, das sind für ihn die Konzepte der Abwehr, der Fixierung und des Wiederholungszwanges. 1937 (»Die endliche und die unendliche Analyse«) wendet er sich der Funktion der Abwehr zu. Die Systematisierung dieses entscheidenden Anteils seiner Ichpsychologie war ein Jahr zuvor von A. Freud (»Das Ich und die Abwehrmechanismen«) geleistet worden. S. Freud akzeptiert 1937 diese Entwicklung und würdigt sie, und er übernimmt A. Freuds Sicht der Abwehrmechanismen für den Charakter: »Jede Person verwendet natürlich nicht alle möglichen Abwehrmechanismen, sondern nur eine gewisse Auswahl von ihnen, aber diese fixieren sich im Ich, sie werden regelmäßige Reaktionsweisen des Charakters, die durch das ganze Leben wiederholt werden ...« (1937c, S. 83).
Über Sublimierung und Reaktionsbildung hinaus, so ist jetzt das Konzept explizit erweitert, kann jeder Abwehrmechanismus Ursache und Bestandteil des Charakters werden. Als »Icheinschränkung« war dieses Verständnis implizit bei Freud schon sehr viel länger gegeben.
Auch Wiederholungszwang und Fixierung an das Trauma sind schon

Jahrzehnte früher bei Freud konzeptualisiert. In »Der Mann Moses« werden sie mit vorher nicht vorhandener Deutlichkeit auf den Charakter bezogen. Freud sagt dort in bezug auf Fixierung und Wiederholungszwang: »Sie können in das sog. normale Ich aufgenommen werden und als ständige Tendenzen desselben ihm unwandelbare Charakterzüge verleihen ...« (1939a, S. 180). Anhand des Beispiels eines muttergebundenen Mannes, der im Leben bei der Partnerwahl die Mutterbindung reinszeniert, sowie des Mädchens, das die Verführung in der Kindheit zum Modell seines späteren Sexuallebens macht, betont Freud die Wichtigkeit der Fixierung an das Trauma »zum Verständnis der Charakterbildung überhaupt« (S. 181). Auch die Vermeidungen, die sich zu Hemmungen und Phobien steigern können, sind ebenfalls Fixierungen an das Trauma – nur mit entgegengesetzter Tendenz. »Auch diese negativen Reaktionen leisten die stärksten Beiträge zur Prägung des Charakters« (S. 181). Schließlich betont Freud noch einmal den »Zwangscharakter«, der Symptomen, Icheinschränkungen und »stabilen Charakterveränderungen« eignet. Sie sind zum »Staat im Staate« geworden (S. 181).
Ich möchte das Ausgeführte folgendermaßen *zusammenfassen:* Drei Konzeptionen vom Charakter wurden von Freud entwickelt. Die erste – Charakter ist Gedächtnis, 1900 – wurde nicht weiter ausgearbeitet. Die zweite – Charakter ist Triebschicksal, 1905 – und die dritte – Charakter ist Folge der Identifizierung, 1923 – haben nachhaltige Bedeutung. Charakter wird somit in zwei weitgehend voneinander unabhängigen Aussagen aus der Triebtheorie und aus der Objektbeziehungstheorie definiert. Die Synthese des Konzeptes gelingt Freud an keiner Stelle. Im Alter lag der Akzent seiner Betrachtung mehr auf der Seite der Umwelteinflüsse, der Identifizierungen, der Objektbeziehungen (»Wenn wir bisher immer wieder betonen mußten, das Ich verdanke seine Entstehung wie die wichtigsten seiner erworbenen Charaktere der Beziehung zur realen Außenwelt ...« 1940a, S. 132). Mit keinem Wort aber nimmt er Formulierungen auf, wie die W. Reichs, die die Charakterstruktur als »erstarrten soziologischen Prozeß einer bestimmten Epoche« (1933, S. 16) beschreibt.[16]

16 Ich werde unten zu belegen versuchen, daß W. Reich am Versuch der begrifflichen Synthese von Trieb und Gesellschaft genauso scheitert wie Freud.

2.2. *Die Entwicklung des psychoanalytischen Charakterbegriffes nach Freud*

Die Entwicklung des psychoanalytischen Charakterbegriffes ist die von einem ursprünglich triebbezogenen hin zu einem allgemeinen Prinzip der Funktion von Ich und Selbst. In der Darstellung sollen fünf Detailkonzepte abgegrenzt werden, die sich zeitlich und sachlich vielfach überschneiden, in sich aber nicht widersprüchlich sind und oft vom gleichen Autor vertreten werden. Sie entsprechen der allgemeinen Entwicklung der psychoanalytischen Theorie.[17]

2.2.1. *Charakter als Triebschicksal: Die genetische Charakterologie*

> Die bleibenden Charakterzüge sind entweder unveränderte Fortsetzungen der ursprünglichen Triebe, Sublimierungen derselben oder Reaktionsbildungen gegen sie.
>
> *S. Freud 1908* (b; S. 209)

> Es genügt uns, von dem Charakter auszusagen, er umfasse die Gesamtheit der triebhaften Reaktionen des einzelnen auf das Gemeinschaftsleben.
>
> *K. Abraham 1925* (S. 218)

> Die Psychoanalyse kennt fast keine anderen Begriffe als genetische.
>
> *S. Bernfeld 1932* (S. 58)

Die Entwicklung der psychoanalytischen Charakterologie baut sich auf den von Freud umrissenen Aspekten auf. Zuerst und wahrscheinlich überhaupt am nachhaltigsten kamen seine triebpsychologischen Annahmen zur Wirkung. Erst mit einer zeitlichen Verzögerung setzte sich die

17 Diese Detailkonzepte haben sich für mich erst nach wiederholten Auffassungsänderungen ergeben. Die Frage: Warum diese und nicht andere? – liegt auf der Hand. Insbesondere den Gesichtspunkt »Charakter ist psychische Struktur« gesondert herauszuarbeiten, habe ich zuletzt aufgegeben und ihn als strukturellen Niederschlag den Objektbeziehungen untergeordnet. Implizit sind es aber wohl die gewählten Kategorien, die bei den meisten (der wenigen) Bearbeitern verwandt werden. Die beste Übersicht, der auch ich mich verpflichtet fühle, geben Prelinger u. Zimet (1964) als Einleitung zu ihrem Buch über Persönlichkeitseinschätzung.

ichpsychologische Sicht des Charakters durch. Den stärksten Eindruck hinterließ Freuds Arbeit über den Analcharakter aus dem Jahre 1908, wo er die Trias Ordnungsliebe, Eigensinn und Sparsamkeit auf die Umwandlungen der Analerotik zurückführte. Im Laufe der Jahre schloß sich eine Reihe von Bearbeitungen an, unter denen die von Jones (1919), Abraham (1923) und W. C. Menninger (1943) herausragen. Es geht um die charakterlichen Folgen von Sublimierung und Reaktionsbildung auf die analen Triebimpulse. Das Bild des Analcharakters wird erweitert: Es kommen Dimensionen wie die spezifische Beziehung zur Zeit, zum Besitz, zur Leistung hinzu. Der Beitrag von Abraham ist später als der ideenreichste und brillanteste angesehen worden, die Arbeiten von Jones und Menninger systematisieren stärker. Der Analcharakter hat die ausführlichste Bearbeitung unter den genetischen Charaktertypen gefunden. Schon beim Oralcharakter sind überhaupt nur noch zwei relevante Bearbeiter zu nennen: Abraham (1924a) und Glover (1924, 1925a). Während beim Analcharakter die Umwandlungen der einzelnen Partialimpulse (der Retentionslust, der Exkretionslust und des Interesses am Produkt) im Vordergrund gestanden hatten, stellt sich bei der Bearbeitung des oralen Charakters eine soziale Variable neben die Betrachtung der Impulsseite. Es geht um die Folgen von Verwöhnung und Frustration durch die Umwelt. Nach Abraham resultieren zwei Typen: der des oralen Optimisten und der des oralen Pessimisten. Eine verwöhnende, zugewandte Haltung in der oralen Phase fördert das Entstehen eines optimistischen, freundlichen, sozial interessierten Charakters; eine Versagenshaltung gegenüber den oralen Bedürfnissen führt zu misanthropischer, pessimistischer, sozial isolierter Charakterbildung. Dabei kontrastiert die Geduld und Beharrlichkeit des Analcharakters mit der Ungeduld, Hast und Ruhelosigkeit des oralen Pessimisten. Insgesamt war aber die Ausarbeitung des Bildes vom oralen Charakter viel unpräziser als die des analen Charakters. Abraham führt dies auf die Tatsache zurück, daß in unserer Gesellschaft orale Triebregungen weniger der Verdrängung unterlägen als anale und auch deshalb weniger Anstoß zu Sublimierung und Reaktionsbildung erhielten. Das Konzept eines urethralen Charakters brachte es trotz einiger Ansätze nie zu einem eigenständigen Bild. Es läßt sich nicht ernsthaft vom Analcharakter abgrenzen. Auch das idealtypische Bild eines genitalen Charakters – es handelt sich um reife, ausgeglichene Menschen, die die Triebentwicklung in idealer Weise durchliefen – erwies sich über Abrahams (1925) Ansätze hinaus kaum als lebensfähig. Etwas anders ist das Bild des phallisch-narzißtischen Charakters einzuschätzen, das W. Reich (1933) darstellt. Es beschreibt Menschen, die ihre Passivität durch eine progressive, ichbezogene, oft mit erfolgreicher Leistung ausgezeichnete Reaktionsbildung abwehren. Dieses Charakterbild erscheint als eine sinnvolle Einführung, die allerdings einer besseren Ausarbeitung bedürfte.

Der Ausgangspunkt dieser Art von Charaktertypologie war ursprünglich der Triebimpuls gewesen, der die Charakterbildung überwiegend bestimmte. Reich hatte schon darauf hingewiesen, daß die Einteilung nach der Art der Abwehr des Impulses sinnvoller sei. Es scheint mir berechtigt, davon auszugehen, daß diese erste Charaktertypologie der Psychoanalyse auf der Annahme, *Charakter ist Triebschicksal*, basiert. Der entscheidende Vorteil dieser Vorgehensweise ist der genetische. Charakter ist nicht mehr das, was phänomenal ähnlich ist, sondern das, was gemeinsamen Ursprung hat. Dynamisch entsteht daraus der Vorteil, daß man sogar das phänomenal Gegensätzliche zusammenfassen kann: Analer Herkunft können Sparsamkeit und Verschwendungssucht, Eigensinn oder Unterwürfigkeit, Sauberkeit oder Verschmutzungsneigung sein. Die Nachteile dieser Klassifikation sind die enge Koppelung an die Libido-Theorie und die unzureichende Erfassung der abwehrenden Ich-Funktion. Das sind wohl die Ursachen, daß nach Menningers Beitrag zum Analcharakter keine größere Studie zu dieser Art von Charaktertypologie mehr erschien.

Dieser Ansatz (»Charakter ist Triebschicksal«) ist der einzige *genuin psychoanalytische* geblieben. Alle anderen Konzeptionen entstammen ursprünglich nichtanalytischen Auffassungen oder machen sichtliche Anleihen in solchen Bereichen. Dennoch ist er in den letzten dreißig Jahren kaum einmal grundsätzlich bearbeitet worden. Ein Teil dieser Aufarbeitung soll unten (Kap. 3.1.) sowohl in einer historischen Übersicht als auch in einer Diskussion und Kritik der Gültigkeit dieses Ansatzes versucht werden. Aus diesem Grund ist der Abschnitt hier, wo es um den Gesamtzusammenhang geht, kurz gehalten.

2.2.2. *Charakter als Folge und Weise der Auseinandersetzung des Ichs mit Trieb, Gewissen und Realität*

> Charakter ist (formal) die typische Reaktionsweise des Ichs auf das Es und die Außenwelt. *W. Reich 1929* (S. 436)

> Der Charakter des Individuums ist das festgelegte Verhältnis des Ichs zum Es auf der einen und zum Über-Ich auf der anderen Seite. *A. Freud 1936* (S. 144)

> Eine weitere Gruppe von Funktionen, die wir dem Ich zuschreiben, ist der sogenannte Charakter des Menschen.
> *H. Hartmann 1950* (a; 1972, S. 121)

> Der Charakter ist eine Verbindung, besser eine Synthese, vieler Züge, Gewohnheiten und Einstellungen des Ich.
> *H. Nunberg 1956* (1959, S. 337)

> Mit Charakter sind gemeint sowohl die libidinösen und aggressiven Triebe als auch die gegen sie gerichteten Abwehren, die vom System Ich assimiliert, integriert und gleichzeitig so organisiert sind, daß die Triebe befriedigt, dem Ich Angst und Schuldgefühle erspart werden und sie sich in die Muster der Umwelt einordnen. *M. Gitelson 1958* (zit. n. *Valenstein 1958*, S. 574)

Wie schon im vorhergehenden Abschnitt sollen auch die Auffassungen über den Charakter als standardisierte Möglichkeit des Ichs im Umgang mit Triebimpulsen, Gewissensnormen und Realität nur eine Übersicht zur Orientierung darstellen. Die genauere Erörterung einer Reihe von angeschnittenen Problemen findet im speziellen Teil, besonders im Abschnitt über die »Klinische Typologie« (3.2.) statt.
Die Entwicklung in den dreißiger Jahren steht bereits voll unter dem Einfluß von Freuds Feststellungen in »Das Ich und das Es« (1923). Charakter ist jetzt in erster Linie Ich-Qualität. Die Entwicklung wird vor allem von W. Reich, A. Freud und O. Fenichel geprägt. Es besteht keine Frage, daß es Reich war, von dem die entscheidenden Impulse ausgingen. Bei der Beachtung, die dieser Autor heute wieder erlangt hat, ist kaum noch erinnerlich, daß vor 1968 auch unter Psychoanalytikern sein Name fast vergessen war. (Für mich gehört die Wiederentdeckung von Reich zu den größten Verdiensten, die die Studentenbewegung für unser Fachgebiet hatte.) Reich erarbeitete seit der Mitte der zwanziger

Jahre eine Reihe charakterologischer Studien, die er 1933 zur »Charakteranalyse« zusammenfaßte. Die Bedeutung von Reichs Beitrag läßt sich in vier Gesichtspunkten zusammenfassen:

(1.) Obwohl Reich in jeder Beziehung Trieb-Psychologe war, hat er als erster systematisch Freuds strukturelles Persönlichkeitsmodell in die Charakterologie integriert und zur Erfassung der Persönlichkeit die Abwehrfunktionen des Ichs dem Triebimpuls sogar vorgeordnet. »Der Charakter«, so sagt Reich, »ist nicht dadurch gekennzeichnet, was er abwehrt, sondern durch die Art wie und mit welchen Triebkräften das Ich es tut« (1933, S. 231). Auch die Über-Ich-Integration gelingt Reich. Der masochistische Charakter ist nicht mehr einer, der seinem Partialtrieb gequält zu werden, lustvoll sich hingibt, sondern jemand, der durch die Sühneleistung des Gequält-Werdens die Ängste, die die Über-Ich-Verbote in ihm auslösen, erträglich machen kann. Von hier aus ergibt sich auch Reichs Ablehnung von Freuds Konzept des Todestriebes. Charakter ist für Reich eine »chronische Veränderung des Ichs«, eine »Verhärtung« (S. 166), »ein reizschützender Panzer des Es gegen die Außenwelt« (S. 182). Charakter ist quasi eine versteinerte Abwehrstruktur des Ichs. Der Fortschritt dieser Formulierungen liegt dicht neben dem Nachteil, Charakter überhaupt als vorwiegend pathologisch zu sehen.

(2.) Ein weiteres Verdienst Reichs ist die Betonung der psychosozialen Dimension. Charakter wird gleichermaßen vom Trieb wie von der sozialen Umwelt bestimmt. Reichs Ausführungen zu diesem Punkt sind wegen seiner gleichzeitigen Verpflichtung gegenüber dem sozialen Aspekt und der klassischen Libido-Theorie, aus der er die teilweise zur Karikatur werdende Sexualökonomie entwickelte, oft widersprüchlich, unlogisch und wirken gezwungen und gequält. Hinzu kommt seine Verpflichtung gegenüber dem Marxismus, der sich in Reichs Ausführungen neben der Libido-Theorie manchmal wie ein eineiiger Zwilling verschiedenen Geschlechts ausnimmt. Charakter ist aus psychosozialer Sicht für W. Reich »erstarrter soziologischer Prozeß einer bestimmten Epoche« (1933, S. 16). Man muß aber beachten, daß diese progressive Formel gleichsam programmatisch neben ausschließlich triebtheoretischen Überlegungen steht, von denen sie merkwürdig abgelöst erscheint. K. Abraham hatte die Synthese zumindest definitorisch besser geleistet: Charakter umfaßt »die Gesamtheit der triebhaften Reaktionen des Einzelnen auf das Gemeinschaftsleben« (1925, S. 218). Reich geht in seinen Folgerungen viel weiter, er begreift bereits die Familie als Agentur der herrschenden Gesellschaft (1933, S. 15 f.), aber er verliert diesen

Gesichtspunkt immer wieder, wo er sich in die Sexualökonomie einläßt.
(3.) Bedeutsam bleiben auch technische Neuerungen für die praktische analytische Arbeit, die weit über die reine Charakteranalyse hinausgehen. Reich geht hier vom Phänomen des Widerstandes aus. Der Charakter wird zum Widerstand par excellence. Reich begriff, daß keine Deutung erfolgreich sein kann, wenn nicht der Widerstand zuvor aufgearbeitet ist. Seine Forderung »keine Sinndeutung, wenn eine Widerstandsdeutung notwendig ist« (1933, S. 43) ist zur Basis aller analytischen Arbeit geworden.
(4.) Auf Reichs Beiträge zur Typologie wird unten eingegangen. Er beschrieb den zwanghaften, den hysterischen, den masochistischen, den triebhaften, den phallisch-narzißtischen und den passiv-femininen Charakter. Dabei sind zumindest die drei letzten Typen seine originären Erstbeschreibungen, aber auch die anderen Bilder waren seinerzeit noch so wenig bearbeitet, daß ihrer Ausführung durch Reich auch eine schrittmachende Bedeutung zukommt.
Ohne Reichs »Charakteranalyse« ist ein Buch nicht denkbar, das drei Jahre später erscheint: Anna Freuds »Das Ich und die Abwehrmechanismen« (1936). Diese Schrift erhebt keinen charakterologischen Anspruch, wird aber mit zum Ausgangspunkt der entscheidenden späteren Literatur auf diesem Gebiet.
In dem Maße, wie das Ich in das Zentrum des psychoanalytischen Charakterverständnisses gerückt war, wird die Ausarbeitung so wichtiger Funktionen wie der Abwehrmechanismen relevant. Den Charakter definiert A. Freud jetzt als »festgelegtes Verhältnis (des Ichs) zum Es auf der einen (und) zum Über-Ich auf der anderen Seite« (S. 114), also die jeweils individuell ausgeprägte Form, wie das Ich mit den Triebansprüchen einerseits und den Gewissensnormen andererseits sich arrangiert hat. Charakter ist eine Art geglückter symptomloser Abwehr. Es sind jene »zahllosen Verwandlungen, Verzerrungen und Deformierungen des Ichs, welche die Neurose teils begleiten, teils ersetzen können« (S. 40). A. Freud betont hier, daß diese Erscheinungen in den Bereich der Normalität gehören. Sie verfällt damit nicht in Reichs Betrachtung jeder Form von Abwehr als Pathologie, sondern sie hält Abwehr für eine ubiquitäre, lebens- und überlebensnotwendige Erscheinung, die nur in ihrer mißglückten Form zur Krankheit führt. A. Freud leistet einen weiteren Beitrag zur Persönlichkeitstheorie, indem sie zeigt, daß es sowohl eine individuelle Neigung zu bevorzugter Verwendung bestimmter Abwehrmechanismen gibt, wie auch eine neurosenspezifische.

Von hier aus eröffnen sich Gesichtspunkte zu einer neuen Typologie, die am Beginn der dreißiger Jahre aufkommt und seither aktuell geblieben ist: Die Einteilung in hysterische, zwanghafte, phobische, depressive, masochistische und andere Charaktere. Diese Typologie ist namenlos; ich bezeichne sie als *»klinische«*, weil sie sich an den schwereren klinischen Krankheitsbildern orientiert, wie unten nachzuweisen sein wird. Bei näherer Untersuchung stellt man fest, daß eigentlich nur zwei Typen umfassend beschrieben sind: der zwanghafte und der hysterische Charakter. Alle übrigen werden sehr viel weniger verwandt. Schultz-Hencke (1951) hat später vier dieser Typen (den hysterischen, den zwanghaften, den depressiven und den schizoiden; den neurasthenischen ließ er »in Reserve«) zu den Ecksteinen seines Beschreibungssystems der Charakterstruktur gemacht. Diese Auswahl ist vertretbar, aber willkürlich, denn es sprechen Gründe dafür, insbesondere den phobischen, den masochistischen und den paranoiden Charakter miteinzubeziehen. Zurück zur Abwehr: *Die eigentlich psychoanalytische Definition dieser Charaktertypen erfolgte über die sie jeweils auszeichnenden Abwehrmechanismen.* Das ist die Ausarbeitung von Freuds (1926d) Feststellung, daß sich bestimmte Formen der Abwehr bestimmten Formen psychischer Störungen zur Seite stellen. So ordnete sich die Verdrängung dem hysterischen Charakter, Reaktionsbildung, Isolierung und Intellektualisierung dem Zwangscharakter, die Projektion dem paranoiden Charakter, Introjektion und Wendung gegen das Selbst dem depressiven Charakter zu – wenn man nur die typischen Beispiele nennt. Daneben erfolgten eine noch aus der genetischen Charakterologie stammende Definition über die charakterbildenden Triebimpulse (z. B. hysterisch = ödipal) und Versuche einer Definition über den Konflikt zwischen den Instanzen des strukturellen Persönlichkeitsmodells (z. B. depressiv = Ich-Über-Ich-Konflikt). Den anfangs noch sehr gequälten Umgang mit diesen ursprünglich phänomenalen Typen verdeutlicht Hárnik (1934).

Hier wird sichtbar, bei welcher Typenvielfalt die psychoanalytische Charakterologie um 1940 angelangt war, dabei ist eine Reihe weniger bekannter Einführungen gar nicht erwähnt worden. Die Ansätze, die Fenichel (1931a u. b, 1945) innerhalb seiner speziellen Neurosenlehre zur Systematisierung machte, sind aus diesen Gründen sehr hilfreich.

1. Fenichel (1945) hat alles, was bis dahin in der Psychoanalyse über Charakterologie und Charakterstörungen geschrieben worden war, zusammengefaßt und in eine Beziehung gebracht. Das ist sein wohl ent-

scheidendster Beitrag. Aus der umfassenden Übersicht lassen sich seine eigenen Beiträge manchmal nur schwer isolieren. Als eigene Typen stammen mit Sicherheit der Kontraphobiker und der »Leistungs-Don-Juan« von ihm. Möglicherweise sind es auch mehr.

2. Von Fenichel stammen auch erste Systematisierungsversuche. Er unterscheidet als Oberbegriffe den *Sublimierungstyp* und den *Reaktionstyp*. Beim Reaktionstyp sieht er zwei Möglichkeiten: Die Vermeidungshaltung (Phobie) und die Oppositionshaltung (Reaktionsbildung im engeren Sinne). Dieses System ist zwar schlüssig, leidet aber daran, daß es im Detail oft schwer sein dürfte, danach zu klassifizieren. Eine zweite übergeordnete Kategorieneinteilung versuchte Fenichel, indem er die Charakterbildungen nach ihrer Beziehung zu Ich, Über-Ich und Es einstufte. Die so entstehende Klassifikation ist zwar einfacher durchzuführen, aber undynamisch und grob.

Reich (1931) hatte die triebhaften Charaktere (das sind diejenigen mit mangelnder Triebkontrolle) von den triebgehemmten Charakteren (das sind der hysterische, der zwangsneurotische und der depressive) abgegrenzt. Befriedigend ist auch diese Einteilung nicht, und Fenichel hat seine Entwürfe zu einer Systematik auf diesem Gebiet selbst als unzureichend erlebt.

3. Ein dritter Beitrag ist als bleibendes Verdienst Fenichels aufzufassen. Er hat die Ansätze Reichs aufgenommen und so zur Erhaltung Reichscher Gedanken beigetragen, als dieser Autor innerhalb der Psychoanalyse bereits verfemt war und sich mit seiner Orgon-Theorie allseits lächerlich machte. Diese Grundvorstellungen, die sich implizit auch bei A. Freud finden, sind die konsequente Betrachtung des Charakters parallel zum Symptom, die Gleichsetzung von Charakter- und Ich-Ausprägung und die Vorstellung der sozialen Determiniertheit des Charakters. Um mit dem letzten Punkt zu beginnen: Fenichel stellt lapidar fest, »der Charakter des Menschen ist sozial determiniert« (1945, S. 464). Da aber andererseits die Libido-Theorie Fenichels Standbein ist, meint man auch bei ihm die beiden Positionen quasi nebeneinander zu verspüren, wenngleich sie fraglos besser synthetisiert sind als bei Reich.[18] In diesen Zusammenhang gehört auch Fenichels vernichtende Kritik von Horney (Fenichel 1940) und Fromm (Fenichel 1944).

18 Was von einigen Autoren (z. B. Jacoby 1975) als dialektische Interaktion von Trieb und Umwelt bei Fenichel verstanden wird, mutet mich mehr als Inkonsequenz einer logisch unzureichenden Theorie an (siehe auch Fußnote Nr. 69).

Der Ich-Aspekt des Charakters ist von Fenichel klar wie bei keinem Autor zuvor ausgearbeitet, und er läßt auch keinen Zweifel daran, daß Charakter für ihn mehr als Abwehr heißt (1945, S. 466): *Viele Charaktereigenschaften reichen über den Rahmen der Abwehrfunktion hinaus, aber keine ist unabhängig vom Triebkonflikt.* Hier geht Fenichel weit über Reichs auf die Abwehr reduziertes Charakterverständnis hinaus. Zentral bei Fenichel werden Waelders (1930) »Prinzip der mehrfachen Funktion« und Nunbergs (1930) »Synthetische Funktion des Ich«. Das erste Prinzip hebt auf die Ökonomie, das Trägheitsmoment, das zweite auf die integrative, harmonisierende und koordinative Leistung des Ichs ab. Rado hatte schon 1927 (a, S. 289) gemeint, daß vielleicht die Arbeitsweise der synthetischen Funktion sich einmal als Kern dessen herausstellen würde, was man psychoanalytisch als »Charakter des Ichs« bezeichnen könne. Die jeweilige Art und Weise, verschiedene Aufgaben miteinander in Einklang zu bringen, ist charakteristisch für die gegebene Persönlichkeit. Den Charakter kann Fenichel dann definieren als »die habituellen Modi des Ichs zur Anpassung an die äußere Welt, das Es und das Über-Ich, und die charakteristischen Arten, diese Modi miteinander zu kombinieren« (1945, S. 467). Charakter wird hier zur individuellen Art und Weise der Ausprägung der zentralen Ich-Funktionen.
Die konsequente Betrachtung des Charakters parallel zum Symptom, die aus dieser Definition resultiert, findet sich ebenfalls bei A. Freud und W. Reich. *Der Charakter ist ich-synton, das Symptom ist ich-dyston.* Ein grundsätzlicher Unterschied bestehe nicht. Für die dynamische Erfassung des Charakters beinhaltet diese Sicht fraglos Vorteile. Eine unzureichende Abgrenzung von Gesundheit und Krankheit wird damit gleichfalls impliziert und stellt einen entscheidenden Nachteil der psychoanalytischen Charakterologie überhaupt dar.
Die meisten Neopsychoanalytiker, insbesondere K. Horney (1939), E. Fromm (1947a, 1947b) und H. Schultz-Hencke (1940) versuchten, den Charakter als eine primäre Anpassung an die Gesellschaft zu sehen. Die Ausweichmöglichkeiten des jungen Kindes sind so begrenzt, daß ihm von vornherein nur Anpassung an die gesellschaftliche Wirklichkeit bleibt. Relevant wird die Summe der Gesamterlebnisse der Kindheit, und die von der Psychoanalyse umrissenen spezifischen Konfliktsituationen sind nichts als spezieller Ausdruck einer gesellschaftlichen Gesamtsituation (Horney). Was ist der Vorteil dieser Betrachtung? Das soziale Moment in der Charakterbildung wird ohne die Fesseln der Libido-Theorie deutlich besser faßbar. Dieser Gewinn geht da aber wie-

der verloren, wo es um die Erfassung der Dynamik pathologischer Charakterbilder geht – Charakter als Abwehr der Neurose oder als Parallelentwicklung zur Neurose. Hier leistet Fenichels Sichtweise mehr. Wie bei allen wissenschaftlichen Fragen kann es nicht darum gehen, welche Position richtig ist, sondern nur darum, welche erklärerisch mehr leistet. Des von der Neopsychoanalyse herausgearbeiteten Moments einer primären Anpassung konnte die klassische Psychoanalyse natürlich auch nicht entbehren.[19] Hier tritt die Entwicklung der Ich-Psychologie zwischen 1930 und 1965 in die Bresche. Sie ist unlösbar mit den Namen von H. Hartmann, E. Kris und R. Loewenstein einerseits und D. Rapaport andererseits verbunden. Hartmann (1939a, 1948, mit Kris und Loewenstein 1949) macht zwei entscheidende Schritte: Er konsolidiert und bereinigt die Triebtheorie, um alle dynamischen Vorteile dieser Konzeption zu wahren. Gleichzeitig (1939a, 1950a, mit Kris und Loewenstein 1946) löste er ganze Bereiche des Ichs aus der Triebherrschaft – Freud hatte angenommen, daß das Ich ganz aus dem Es entstehe – indem er »konfliktfreie Ich-Sphären« annimmt, denen (dem Trieb gegenüber) primär autonome Ich-Apparate angehören, deren Funktion durch Konstitution, Übungs- und Reifungsvorgänge bestimmt ist. Die Lern- und Übungsabläufe bezeichnet Hartmann als »Automatisierung« der betreffenden Funktionen. Es geht hier um solche zentralen Bereiche wie Wahrnehmung, Kognition, Gedächtnis, Intelligenz, Motilität und andere. Auf dieser Ebene kommt es zu einer primären Anpassung an das psychische Innen und Außen, ohne daß Triebvorgänge beteiligt sein müssen. Die Triebe können allerdings diese per se indifferenten Funktionen »besetzen«.

Hartmann zu verdanken ist auch eine Betrachtung, die den Übergang von trieb-(konflikt)haften Abläufen in triebunabhängige charakterologisch verständlich macht: Was in einer Konfliktsituation begann, mag sekundär infolge eines »Funktionswechsels« ein Teil der konfliktfreien Sphäre werden (1939a). Aus der Folge einer Abwehrmaßnahme gegen die Triebe kann eine mehr oder weniger unabhängige und mehr oder weniger strukturierte Funktion werden. Auf den Charakter bezogen formuliert Hartmann 1950 (a, S. 128): »Jede reaktive Charakterbildung, deren Ursprung in der Triebabwehr liegt, wird allmählich einen großen Teil anderer Funktionen im Rahmen des Ichs übernehmen. Da wir wis-

19 In jüngerer Zeit wird das besonders deutlich bei Bellak (1970, insbesondere Kap. 5; 1974), der den »zeitgenössischen Charakter« als Anpassung an die gesellschaftliche Realität ansieht. Dazu auch Hamilton (1971).

sen, daß das Ergebnis dieser Entwicklung ziemlich stabil und unter normalen Bedingungen meist nicht umkehrbar ist, können wir derartige Funktionen als autonom bezeichnen, aber als sekundär autonom (...)«. Diese Konzeptbildung Hartmanns schafft eine Begriffsausstattung, mit der die frühen Anpassungsprozesse erfaßt werden können, obwohl der Akzent weiterhin auf der Seite des Ichs und nicht der Sozietät liegt. Nach meinem Verständnis ist insbesondere über das Konzept der primär und sekundär autonomen Ich-Apparate der dynamische Faktor der sozialen Anpassung besser gewahrt als bei Horney und Fromm.

Es ist in dieser Entwicklungslinie erst E. H. Erikson (1950, 1959), der die Gesellschaft zur Matrix des Charakters macht, ohne den dynamischen Gesichtspunkt der Psychoanalyse aufzugeben. Erikson geht von der epigenetischen Entwicklung aus.[20] Er ist der erste, dem eine Umformulierung der entscheidenden Triebkonflikte in psychosozial definierte Ich-Konflikte gelingt. Diese Formeln sind bekanntgeworden. Aus dem oralen Konflikt wird die Antinomie: Urvertrauen gegen Urmißtrauen, aus dem analen: Autonomie gegen Scham und Zweifel, aus dem ödipalen: Initiative gegen Schuldgefühl. Erikson hat acht Phasen ausgearbeitet, worauf hier nicht eingegangen werden soll. Obwohl er sich auf Hartmanns Konzepte bezieht, verwendet er sie nicht. Die charakterologische Relevanz von Eriksons Beitrag liegt in den *Konfliktausgängen, die zu spezifischen Dauereinstellungen des Ichs gegenüber der sozialen Welt führen.*

Nach meinem Verständnis ist es keinem psychoanalytischen Autor gelungen, Triebannahmen und soziale Faktoren so eng miteinander zu verknüpfen wie Erikson. Rapaport würdigt Eriksons Beitrag: »Es ist bisher der einzige Versuch zur Verbegrifflichung der Phasen der Epigenese, durch welche die Präadaptation wirksam wird und in denen durch Anpassungsprozesse die Verhaltensepigenese und Umweltsbedingungen untrennbar vereint werden« (1959, S. 66). Rapaport, der wichtigste Systematiker der Psychoanalyse, hat Eriksons Beitrag wieder stärker in die klassische Theorie reintegriert, als Erikson es selbst vermocht hatte. Den gegenwärtigen Stand des Charakterkonzeptes aus dieser Sicht resümiert, wie schon zitiert, Holzman (1970). Er meint, heute werde anerkannt, daß viele Charakteranteile zwar aus Triebkonflikten entständen und weiterhin Abwehrfunktionen dienen könnten, daß daneben aber dem

20 Epigenese ist ein embryologischer Begriff. Er bezieht sich auf die präformierte Entwicklungsabfolge der Teile des Organismus. Umwelteinflüsse sind in der Epigenese um so stärker, je undifferenzierter die Struktur noch ist.

Charakter eine allgemein adaptive Funktion zukomme. Klinisch relevant wird die Charakterneurose, die Integration pathologischer Anteile, derer der Mensch sich nicht länger erwehren kann.
Prelinger u. Zimet (1964) haben darauf hingewiesen, daß dem, was E. Kris (1952) als »Regression im Dienste des Ichs« beschrieb, erhebliche charakterologische Bedeutung zukommt. Dabei geht es um eine nicht konflikthafte Art des Umgangs mit den eigenen Triebkräften, um die Möglichkeit eines entspannten, regressiven Wahrnehmens und Akzeptierens des individuellen Triebpotentials. Kris sieht hier eine besondere Ich-Fähigkeit am Werk, die den künstlerischen und kreativen Menschen auszeichnet.
Versucht man, das bisher Ausgeführte formelartig zusammenzufassen, so kommt man zu folgender Darstellung. Die psychoanalytische Theorie ist in weiten Bereichen zur Erklärung pathologischer Zustände entworfen worden. Das Grundmodell der Symptomgenese stellt sich so dar (in Anlehnung an Wyatt 1957):

Impuls → Konflikt → Abwehr → Symptom

Das relevante Charaktermodell der klassischen Psychoanalyse baut sich analog auf:

Impuls → Konflikt → Abwehr → Charakter

Daneben steht ein zweites Charaktermodell, das erst durch die Ich-Psychologie und die verstärkte Beachtung der gesellschaftlichen Faktoren an Bedeutung gewann:

Sozietät → Konflikt → Anpassung → Charakter

Abwehr und Anpassung sind die Ichfunktionen, Impuls beschreibt den Innendruck, Sozietät den Außendruck. Beide Darstellungen beschreiben den Charakter als Folge von Konflikten, das Triebmodell in viel ausgeprägterer Form als das gesellschaftliche Modell. In der Folge (2.2.5.) wird auch ein konfliktfreies Modell darzustellen sein, das ein Forschungsergebnis der letzten 25 Jahre ist.
Ich möchte zum Abschluß noch einmal Fenichel zu Wort kommen lassen, dem die Konzeption des Charakters als Funktion des Ichs mehr als jedem anderen Autor verdankt. »Der Charakter des Menschen«, so sagt Fenichel, »ist sozial determiniert« (1945, S. 464). Aber das Konzept des Charakters »reicht offensichtlich weiter als die im Charakter verankerten Abwehrmechanismen« (S. 466). Das ist Fenichels Übereinstimmung

mit und seine Abgrenzung gegenüber W. Reich. »Charakter« – so lautet die prägnanteste Definition Fenichels – »ist die habituelle Weise, eine Harmonie zwischen den Forderungen der inneren Bedürfnisse und der äußeren Welt herzustellen. Dies ist notwendigerweise eine Funktion jenes konstanten, organisierten und integrierenden Teils der Persönlichkeit, der das Ich ist« (S. 467).

2.2.3 *Charakter als Folge und Weise der Auseinandersetzung des Ichs mit den sozialen Objekten*

Einiges, was diesen Charakter schafft, haben wir schon erhascht. Vor allem die Einverleibung der frühen Elterninstanz als Über-Ich, wohl das wichtigste, entscheidende Stück, sodann die Identifizierungen mit beiden Eltern der späteren Zeit und anderen einflußreichen Personen und die gleichen Identifizierungen als Niederschläge aufgelassener Objektbeziehungen.

S. Freud 1933 (a, S. 97)

Es ist gut möglich, daß die potentielle Vielfalt von Charakterzügen, die durch Identifizierungsprozesse erworben werden können, um vieles größer ist als die jener Züge, welche Folge der Interaktion von Ich-Abwehr und typischen Triebforderungen sind.

E. Prelinger u. C. N. Zimet 1964 (S. 27)

Alle Formen von Ich-Identifizierungen führen zur Entwicklung charakteristischer, individueller Ich-Haltungen.

E. Jacobson 1964 (1973, S. 108)

Der Charakter regelt also das Verhalten des Menschen zu seinen Liebes- und Haßobjekten.

M. Balint 1932 (1969, S. 173)

Charakter (kann angesehen werden als) die Gesamtheit der Beziehungsmodi des Individuums zu seiner Umgebung – im Hinblick auf das, was jeder Person ihre Originalität gibt.

Diatkine u. Favreau (1956, S. 159)

> Die charakterliche Struktur ist erstarrter soziologischer Prozeß einer bestimmten Epoche.
>
> *W. Reich 1933* (S. 16)

> Der Charakter einer Person kann somit als das typische Verhalten derselben in Gesellschaft beschrieben werden.
>
> *S. Lorand 1933* (S. 449)

Die charakterologische Prägung des Ichs erfolgt zentral über zwei Abläufe: dem Umgang des Ichs mit den Triebimpulsen und dem Niederschlag der Objektbeziehungen als Identifizierungen im Ich. In den zwei vorangehenden Abschnitten lag der Akzent das eine Mal auf der Triebseite und das andere Mal auf der Seite des Ichs im Umgang mit den Triebimpulsen, dem Über-Ich und der Realität. Beide Aspekte beschreiben zum Teil gleiche Vorgänge aus verschiedener Sicht. Auch der Gesichtspunkt der Objektbeziehungen war bereits einbezogen worden. Triebschicksale sind in jeder Phase Objektschicksale (Lorenzer 1972). Reich (1933) meint, daß nicht eigentlich der Triebimpuls, sondern der Umgang der Erziehungspersonen mit den Triebimpulsen den Charakter präge. Die primären Objekte sind ihrerseits wieder durch die weitere Gesellschaft geprägt. So nennt Fromm die Familie eine »Sozialisationsagentur« der Gesellschaft. Er schreibt: »Diese soziale Beeinflussung der Charakterentwicklung geht zunächst und vor allem durch das Hauptmedium, durch das sich die psychische Formung des einzelnen im Sinne der Gesellschaft vollzieht, vor sich: durch die Familie« (1932, S. 267). Auch für Fromm geht es – zu diesem Zeitpunkt – wie bei Reich um den sozialen Einfluß auf die Triebschicksale. Diese Einsichten sind auch schon früher da, etwa in Abrahams bekannter Definition des Charakters als die »Gesamtheit der triebhaften Reaktionen des einzelnen auf das Gemeinschaftsleben« (1925, S. 218). Weitere Beispiele ließen sich zeigen. Der psychosoziale Aspekt erscheint damit konsequent sowohl in der Betrachtung des Charakters als Triebschicksal wie auch als Abwehrform des Ichs. Der psychosoziale Aspekt ist natürlich auch oder gerade da präsent, wo es um die Anpassung des Individuums an die Gesellschaft geht. Diese Betrachtung ist sowohl von der Neo-Psychoanalyse als auch von Hartmann, Erikson und anderen herausgearbeitet worden.

Im Folgenden meint Objektbeziehungsaspekt jenen psychischen Teilbereich, von dem Freud sagt, »daß der Charakter des Ichs ein Niederschlag der aufgegebenen Objektbesetzungen ist, die Geschichte dieser Objektwahlen enthält« (1923b, S. 257). Es geht hier speziell um die direkte Folge der Interaktion mit den Objekten, um die Folge der Identifizierungen. Diese Folgen sind hauptsächlich unter drei sich stark überschneidenden Aspekten bearbeitet worden: (1.) Aus der Sicht der Objektbeziehungen selbst, ihrer Störungen und möglichen Niederschläge, (2.) aus der Sicht der Objektrepräsentanzen, der internalisierten Objektbeziehungen, der Introjekte und (3.) schließlich aus der Sicht der strukturellen Folgen, der Niederschläge der internalisierten Objektbeziehungen im Ich, Ich-Ideal und Über-Ich. Alle Betrachtungsweisen sind sehr weitgehend bearbeitet worden. Was hier aufgezeigt werden kann, können lediglich Grundzüge sein. Es fällt aber auf, daß die Literatur zur Problematik der Objektbeziehungen selbst noch am ehesten zu fassen ist, während die expliziten und impliziten Beiträge zum Thema von Entstehung und Funktion des Ichs und des Über-Ichs die Grenzen der rein zahlenmäßigen Überschaubarkeit erreichen.

1. Der Aspekt der Art und Störung der Objektbeziehungen ist in den letzten 25 Jahren stärker in den Vordergrund gerückt. Gemeint sind hier jene Ansätze, die mit den Namen von Balint, Bowlby, J. u. J. Robertson, Winnicott, Mahler, A. Freud, Stierlin, Richter und anderen verbunden sind. Dabei wird von fast allen Autoren die frühe Mutter-Kind-Beziehung bearbeitet. Das hat wohl auf der einen Seite seine Ursache in der Wichtigkeit dieser Basisbeziehung, auf der anderen Seite sind aber bei einer Reihe von Autoren (insbesondere Mahler, A. Freud, Robertson) auch Fragen der Untersuchungsmethodik von Bedeutung: Die Relevanz der Beziehung zum Vater und zu den Geschwistern ist in den Institutionen, aus denen diese Arbeiten stammen, einfach schlechter zu beobachten. Die entscheidende Bedeutung der frühen Mutter-Kind-Beziehung für das ganze spätere Leben gehört zum Allgemeingut des psychoanalytischen Persönlichkeitsverständnisses. Was Abraham als »oralen Optimisten« bezeichnete, was Erikson mit der Identitätssicherheit meint, die als Lebenshaltung aus dem »Urvertrauen« hervorgeht, ist Ausdruck der befriedigenden frühen Mutter-Kind-Beziehung. Die Untersuchung setzt natürlich auch bei den Störungen an. Hier sind die Arbeiten von J. Bowlby am bekanntesten geworden: Zuerst sein Bericht an die Weltgesundheitsorganisation aus dem Jahre 1951 (»Maternal Care and Mental Health«), dann sein noch nicht abgeschlossenes Hauptwerk »Attachment and Loss« (1969, 1973), das eine weitgehend vollständige Übersicht über die Literatur beinhaltet. 1977 hat Bowlby seine Ergebnisse kurz zusammengefaßt und umreißt spezifische Folgen der Schick-

sale von Bindung und Trennung beim Menschen. Auch die Beiträge von R. Spitz (1965), deutlicher noch 1976, an die man in diesem Zusammenhang denkt, basieren auf der Untersuchung der frühen Objektbeziehung in ihrer Relevanz für die sozialen Beziehungen der erwachsenen Persönlichkeit. Die Studien von Brody und Axelrad (1970, 1976) isolieren ebenfalls eine spezifische Mutter-Kind-Interaktion, die zu deutlich wahrnehmbaren und differenten Einflüssen auf die frühe Ich-Entwicklung des Kindes führt. Alle diese klassischen Untersuchungen leiden unter dem Aspekt meiner Fragestellung daran, daß sie die frühen Objektbeziehungen mit Verhaltenskonsequenzen beim *Kind* korrelieren. Die bleibenden Folgen in der Persönlichkeit des Erwachsenen werden meist (wenn überhaupt) nur hypostasiert. Das gilt auch für die Studien von A. Freud u. Mitarb. über »Heimatlose Kinder« (in deutscher Sprache 1971). In der Schrift »Kriegskinder« (D. Burlingham u. A. Freud 1942), die in diesem Band enthalten ist, gibt sie – oft übersehen – eine 3-phasige Beschreibung der Entwicklung der Beziehung des Kindes zu seiner Mutter und führt sie bis ins Schulalter aus. In vielem erscheinen mir diese Passagen stringenter und überzeugender als die heute stark rezipierten Auffassungen M. S. Mahlers (zusammenfassend 1968, 1975; »Symbiose«, »Separation«, »Individuation«), die allerdings nicht in einem eigentlichen Gegensatz dazu stehen. Die charakterologische Dimension dieser Arbeiten ist offensichtlich, wenn auch im Detail nicht geklärt.

Erst bei M. Balint (1959) kommt ein Ansatz zum Tragen, der den typologischen Niederschlag der Objektbeziehungen ausarbeitet. Balint hat wohl die am engsten von den Beziehungen zu den Objekten definierte Typologie der Psychoanalyse entwickelt. Sie umfaßt nur zwei Ausarbeitungen: Den risikofreudigen, seine Leistungen auskostenden, von anderen Menschen eher unabhängigen »Philobaten« und den sich an andere klammernden, unsicheren, auf die Mitmenschen angewiesenen »Oknophilen«. Balint bringt diese zwei Typen in Zusammenhang mit Freuds (1914) narzißtischem Typ und Anlehnungstyp. (Auf diese Typologie wie auch auf Balints Annahme einer primären – nicht triebhaften – Objektbezogenheit des Menschen, die er mit Bowlby teilt, wird im speziellen Teil noch eingegangen.) Die Arbeiten von Stierlin erscheinen in manchem komplementär hierzu. Stierlin (1971, 1973, 1975) untersuchte die Bedingungen der sozialen Interaktion, unter denen es zu bestimmten Arten der Internalisierung der Objektbeziehungen kommt. Er geht aus von transaktionellen Modi, die das Familienleben während bestimmter

Perioden beherrschen. Damit werden gleichermaßen elterliche Haltungen und kindliche Reaktionen erfaßt. Stierlin bestimmt die Modi als Binden, Vertreiben und Delegieren. Binden kann durch überstarke Triebbefriedigung, als kognitive Bindung (double-bind) und moralisch als Gewissensbindung erfolgen. Vertreibung meint hauptsächlich die emotionale Vernachlässigung des Kindes; Delegieren steht zwischen beiden Extremen, das Kind wird sozusagen an der langen Leine geführt, seine Existenzberechtigung ist die Durchführung der Wünsche anderer. Die Internalisierungen der Objektbeziehungen, die unter jeweils einem dieser transaktionellen Modi stehen, werden sich grundsätzlich unterscheiden. Stierlin klärt hier die Bedingungen von Identifizierungen, von denen Freud meint, daß sie den Kern dessen bildeten, was man Charakter nenne. Man kann sich neue, noch nicht existierende Typologien vorstellen, die sich von solchen Bedingungen ableiten, unter denen es zur Identifizierung kommt. Auch bei Winnicotts (1971) Ausführungen über Objektbeziehung und Objektwahrnehmung ist eine solche Annäherung denkbar.

Den gleichen Bereich hat H. E. Richter aus wieder anderer Sichtweise zu fassen gesucht. Richter (1963) hat zur Strukturierung des charakter- und neurosebildenden sozialen Umfeldes beigetragen. So konnte er zeigen, wie das Kind von den Eltern, meist der Mutter, als Substitut für einen anderen Partner (eigene Elternfigur, Gattenersatz) oder als Substitut für eigene Selbstaspekte (das eigene Abbild, das ideale Selbst) von vornherein in Rollen gezwungen wird, die jene Ich-Verzerrungen, von denen Freud sprach, zwangsläufig nach sich ziehen. Später sah Richter (1970) die Familie mehr als dynamische Einheit und trug auch hier zur Klassifikation des spezifischen Milieus bei, aus dem wieder Typen erwachsen, die wir geläufig als paranoide, hysterische und andere Persönlichkeiten bezeichnen.

Ein wichtiger Ansatz einer auf Interaktion basierenden Typologie findet sich bei J. Willi. In seinen Arbeiten über die hysterische Ehe (1970, 1972) beschreibt Willi eine spezifische Interaktion, die neben der »hysterischen« Frau den »hysterophilen« Mann voraussetzt. 1975 findet sich dann diese Richtung systematisch ausgearbeitet als »Kollusions-Konzept«, das der Autor für fünf Modelle ausführt: die narzißtische, die orale, die anal-sadistische, die Eifersuchts-Untreue-Kollusion und die phallische Kollusion. Willi belegt, wie infantile Konflikte zu einer stabilen progressiven oder regressiven Lösung in einer bestimmten Interaktionsform sich niederschlagen. (Im speziellen Teil komme ich auf dieses

Modell zurück). Direkt auf schwere Persönlichkeitsstörungen bezogen hat Horner (1975, 1976) ihre Arbeiten über frühe (oszillierende) Objektbeziehungsmuster bezogen. Theoretisch beruft sie sich auf Winnicotts Vorstellung von den Übergangs-Objekten. Nach dieser Auffassung hätte beim Borderline-Syndrom ein Objektbeziehungszustand relativ archaischer Art überlebt. Horton u. Mitarb. (1974) hatten sich in ihrer empirischen Untersuchung über schwere Persönlichkeitsstörungen explizit auf Winnicotts Variable der »transitional relatedness« in den Objektbeziehungen berufen. Diese Beziehungsmöglichkeit fehlt bei schweren Charakterstörungen. Auch Singer (1975) nähert sich dem »Borderline Delinquent« von einer interaktionellen Sichtweise, die er mit Überlegungen zur intrapsychischen Dynamik koppelt. Die Mehrzahl der psychoanalytisch orientierten Autoren (in erster Linie Kernberg 1975) handelt die Borderline-Persönlichkeit unter dem Aspekt der internalisierten Objektbeziehungen ab.

2.2.3.1. Kurzer Exkurs zum Begriff der Internalisierung und verwandter Konzepte

Sehr häufig war bisher die Rede von Identifizierung, Introjektion und ähnlichen Konzepten. Es erscheint mir unerläßlich, eine, wenn auch nur sehr kurze, Klarstellung zu geben, in welcher Weise ich diese Begriffe benutze. Da wir in der Psychoanalyse nicht »deskriptiv« definieren können, wie in den Naturwissenschaften, sondern nur »präskriptiv« (Popper), gilt es, einen Bezugsrahmen zu schaffen, was *hier* mit den Begriffen Internalisierung, Identifizierung, Introjektion und Inkorporation gemeint ist. Die Sprachverwirrung dazu ist leider erheblich. Brenner (1955) meint, daß diese Begriffe weitgehend die gleiche Bedeutung hätten. Diese Sicht ist begründbar, aber ich würde die folgende Präzisierung vorschlagen. Dabei verzichte ich allerdings von vornherein darauf, die Autoren M. Kleinscher Orientierung mit einzubeziehen, da diese Gruppe logisch nicht domestizierbar ist. *Internalisierung* benutze ich als Oberbegriff, der alle anderen Formen umfaßt. Diese Verwendung als Sammelbegriff entfernt sich damit vor allem von Loewalds (1973a) Gebrauch und nähert sich Jacobson (1964), Rapaport (1967a) und Ticho (1972) an. In Anlehnung vor allem an Rapaport und Jacobson bezeichne ich als *Inkorporation* die sehr frühen, triebnahen Internalisierungen des unreifen Ichs. *Introjektion* setzt eine fortgeschrittene Ich-Reife voraus und hat einen Akzent in Richtung bestimmter Abwehrvorgänge, vorzugsweise bei der Depression. Die reifste Form schließlich ist die *Identifizierung*, von Jacobson zur Verdeutlichung auch als Ich-Identifizierung bezeichnet. Identifizierung ermöglicht die Verinnerlichung von abgrenzbaren Teilaspekten und unterscheidet sich dadurch von den globaleren Introjektionen (s. auch Sandler 1960). Bei der Identifizierung erwartet man, daß die Inhalte des Internalisierungsprozesses vollkommen in den Bereich der Ich-Identität übergegangen sind und in keiner Weise mehr ihre Herkunft aus dem sozialen Kontext verraten. Das wäre bei den »Introjekten« nicht unbedingt der Fall. Folgt man Wisdoms (1962) Terminologie, dann würde man nur die »kernständige« Introjektion als Identifizierung bezeichnen. – Von dieser Festlegung teilweise abweichende, aber insgesamt viel ausführlichere Klärungsversuche stammen von Loch (1968) und Schafer (1968a, 1972). Eine Übersicht über die ältere Literatur gibt Fuchs (1937).

2.2.3. *Fortsetzung: Charakter als Folge und Weise der Auseinandersetzung des Ichs mit den sozialen Objekten*

2. Zu einer ausgearbeiteten Theorie internalisierter Objektrepräsentanzen kommt es erst in der englischen Schule der Objektbeziehungs-Theorie des Ichs, die auf W. R. D. Fairbairn zurückgeht (zusammenfassende Übersichten bei Guntrip 1966 und Mendez u. Fine 1976). Fairbairn (1963, Wisdom 1963) geht ausschließlich von einer Theorie des Ich aus. Die libidinösen Impulse kommen direkt aus dem Ich, das Es kann somit entfallen. Auch das Über-Ich ist eine komplexe Ich-Struktur und braucht in der Theorie nicht als Separatum konzipiert zu werden. Die Internalisierung des Objektes ist ein distinkter psychologischer Mechanismus und keine Phantasie über orale Einverleibung. Zwei Aspekte des internalisierten Objektes (der erregende oder libidinöse und der frustrierende oder antilibidinöse) werden verdrängt, das Ideal-Objekt wird zum Kern des Ich. Das aus den Introjekten aufgebaute Ich zeigt damit drei wesentliche Bereiche. Ich will auf diese Theorie nicht weiter eingehen, sie ist ausgebaut und verändert worden. Ihr Hauptvorteil scheint mir aber, daß sie eine ausgesprochen anregende Wirkung auf Autoren wie etwa Kernberg hatte, die ihrerseits versuchten, schwere Störungen der Persönlichkeit unter dem Aspekt der Objektbeziehungsniederschläge zu erfassen, dabei aber den Boden der klassischen Theorie nicht wesentlich

verlassen wollten. Von Fairbairn sichtlich beeinflußt zeigt sich auch D. O. Wisdom, der in zwei Anläufen auf der Basis von internalisierten Objektbeziehungen versucht, das hysterische (1962) und das depressive (1967) Neurosenbild umzuformulieren. Dabei legt er penibel Wert darauf, daß die Umformulierung die klassischen (Freud, Abraham usw.) Ansätze voll enthält. Seine wohl interessanteste Einführung ist die Annahme von »randständigen« und »kernständigen« Introjekten. Randständige Introjekte sind Objektrepräsentanzen, bei denen die Fremdqualität des Objektes noch voll erhalten ist, kernständige hingegen sind solche, bei denen im Ich eine Assimilierung erfolgt ist – sie sind in die Identität übergegangen, sind Ergebnisse einer Identifizierung im originalen Wortsinn. Von hier aus müßte es z. B. möglich sein zu untersuchen, ob die Welt der Introjekte beim hysterischen und beim depressiven Charakter sich auf eine spezifische Weise aufbaut. Einen Ansatz in dieser Richtung macht Smith (1971).

Der gegenwärtig ausgearbeitetste Vorstoß in charakterologischer Richtung, der sich im wesentlichen über das Verständnis internalisierter Objektbeziehungen definiert, ist das Konzept vom »psychotischen Charakter« (Glover 1925b; Frosch 1959, 1964), das sogenannte Borderline-Syndrom. Insbesondere Kernberg (zusammenfassend 1975) und Masterson (1977) haben den wesentlichen Gehalt des Borderline-Syndroms, das sich ihres Erachtens dynamisch eindeutig abgrenzen läßt, über einen bestimmten Typ internalisierter Objektbeziehungs-Pathologie bestimmt. Kernberg (1967 und später) meint, diese Menschen zeichneten sich dadurch aus, daß bei ihnen ein archaischer Ich-Zustand überdauere, in dem verschiedenste, miteinander unvereinbare Introjekte erhalten blieben. Dieses Fortbestehen solcher multipler Introjekte aus früher Zeit geschieht anfangs passiv durch Versagen der Integrationsfunktionen des Ichs und später aktiv durch den zentralen Mechanismus der »Spaltung«, dem die Funktion eines archaischen Abwehrmechanismus zukommt. Die Rolle der Internalisierung für die bleibenden Niederschläge (das ist Charakter) in Ich und Über-Ich hat Kernberg prägnant zusammengefaßt: »Introjektionen, Identifizierungen und Identitätsbildung stellen eine progressive Abfolge im Prozeß der Internalisierung von Objektbeziehungen dar. Die entscheidenden Bestandteile der internalisierten Objektbeziehungen sind Selbstbilder, Objektbilder sowie bestimmte Affektzustände und -dispositionen, die jedes Selbstbild mit dem zugehörigen Objektbild verbinden. Zwei Aufgaben sind es, die das frühe Ich in rascher Aufeinanderfolge bewältigen muß: (1.) die Differenzierung von

Selbstbildern und Objektbildern und (2.) die Integration von Selbst- und Objektbildern, die einerseits unter dem Einfluß libidinöser Triebabkömmlinge und der damit verbundenen Affektzustände und andererseits korrespondierend unter dem Einfluß der aggressiven Triebabkömmlinge und der damit verbundenen Affektzustände entstanden sind« (1970, S. 810 f.). Auf Probleme der Triebtheorie, die bei Kernberg durch den Einfluß M. Kleins weitgehend unreflektiert bleiben, gehe ich später (3.1.2.1.5.) ein. Meines Erachtens sind die Affektzustände, die zu den »guten« und »bösen« Objekt- und Selbstrepräsentanzen führen, nicht notwendig mit den entsprechenden Energiekonzeptionen verbunden.[21]

3. Die charakterologischen Differenzen als Folge einer differenten Struktur von Ich, Ich-Ideal und Über-Ich sind wohl die naheliegendsten. Im angesprochenen Zusammenhang geht es darum, diese Unterschiede als Folge von Identifizierungen differenter Individuen mit differenten Objekten zu begreifen. Die Varianz der unterschiedlichen Persönlichkeiten beruht aus dieser Sicht darauf, daß die Individuen sich mit unterschiedlichen Menschen identifizierten und daß sie das jeweils in differenter Weise taten. Das ist der Zusammenhang, den Freud in »Trauer und Melancholie« (1917e) und »Das Ich und das Es« (1923b) ausspricht, soweit er auf Objektbeziehungen abhebt. Jones (1926) und noch deutlicher Rado (1927b) stellen diese Zusammenhänge klar. Rado differenzierte Freuds globale Aussage für den Fall der Depression (der aber wohl generelle Bedeutung haben dürfte) in eindrucksvoller Weise. Er zeigt, daß das ambivalent besetzte Objekt im Internalisierungsprozeß eine Spaltung erfährt: Der positiv besetzte Teil geht im Über-Ich, der negativ besetzte Teil im Ich auf. Aus der ambivalenten Objektbeziehung wird der internalisierte Konflikt zwischen Ich und Über-Ich. Hier geht es vor allem um die allgemeine Bedeutung dieser Aussage. Für die Theorie der depressiven und masochistischen Charaktere, auf die ich in diesem Band nicht näher eingehen kann, erhält sie spezielle Bedeutung. 1937 (»Objektbeziehungen aus Schuldgefühl«) entwirft Jones eine lockere Typologie, die wesentlich durch differente Über-Ich-Strukturen geprägt ist. Er spricht vom Zwangstypus und hysterischen Typus der Auflehnung gegen die Moralität.

Den Aspekt der Identifizierungen für die unterschiedliche Entwicklung

21 Weitere Arbeiten zum Bereich der Objektrepräsentanzen (ausgewählt aus einer Vielzahl) stammen von Matte Blanco (1941), A. Strachey (1941), Brierly (1942), Bergler (1945), J. Sandler u. Rosenblatt (1962), Bychowski (1958), Sugarman (1977).

des Über-Ichs haben besonders Stephen (1947), Sandler (1960), Loewald (1962), Lampl-de Groot (1963b), Hammerman (1965), Rapaport (1967a) und Ticho (1972) bearbeitet. Diese subjektive Auswahl könnte darüber hinwegtäuschen, daß in den meisten Bearbeitungen des Über-Ichs die Rolle der Identifizierungen zur Erklärung der individuellen Differenzen berücksichtigt wird. Bei den Studien zum Ich ist das sehr viel weniger der Fall, obwohl prinzipiell das gleiche gilt. Am stärksten wird die Rolle der Introjekte natürlich von der Schule Fairbairns und Guntrips betont. Hier ist auf die bereits angegebene Literatur zu verweisen, wobei man bedenken muß, daß bei diesen Autoren das, was sie »Ich« nennen, nur noch bedingt mit der gleichnamigen Instanz aus dem strukturellen Persönlichkeitsmodell zu vergleichen ist.[22] Entscheidend für die Bildung von Ich und Über-Ich ist der Niederschlag der Objektbeziehungen als Selbst- und Objektrepräsentanzen beziehungsweise ihre Abgrenzung untereinander. Dies wurde bereits im vorangehenden Abschnitt über die internalisierten Objektbeziehungen ausgeführt.

In Rapaports (1967a) erst postum veröffentlichter Arbeit über das Konzept des Über-Ichs, die die Entstehung psychischer Strukturen zum Thema hat, findet sich eine Fußnote (Nr. 17, S. 696 f.; von M. M. Gill formuliert), die die Komplexität des Themas in wenigen Sätzen faßt: »Es ist wichtig, den genauen Unterschied zwischen Innerer Welt (inner world) und Innenwelt (internal world) zu verstehen ... Die *Innere Welt* reguliert die Orientierung in der äußeren Welt. Sie ist eine innere Karte von der äußeren Welt. Die *Innenwelt* – das sind die Hauptstrukturen, die Identifizierungen, Abwehrstrukturen, Ich, Es usw.; sie können auch als Internalisierungen angesehen werden, aber sie sind eine Innenwelt. Die innere Karte des Menschen von seiner Welt indessen steht im Kräftefeld der Organisation der Innenwelt ... Die Beziehung zwischen Innerer Welt und Innenwelt ist eine der interessantesten systematischen Fragen. Sie könnte sich als entscheidend für die Probleme des Selbst herausstellen.«

Von dieser Überlegung aus ergibt sich ein direkter Übergang zum nächsten Kapitel. Auf einige begriffliche Überschneidungen, beziehungsweise Gemeinsamkeiten will ich zuvor noch kurz eingehen: Rapaport spricht von *Innerer Welt* und *Innenwelt* (gelegentlich auch als Innenwelt und Binnenwelt übersetzt). Wenn man sich diese Unterscheidung genauer ansieht, dann wird deutlich, daß damit etwas in Richtung dessen

22 Weitere Arbeiten zur Beziehung von Ich und Identifizierung stammen von Isham (1956a u. b) und Bychowski (1956a).

gemeint ist, was in anderer Terminologie als *Objektrepräsentanzen* (-bilder) und *Selbstrepräsentanzen* (-bilder) bezeichnet wird. Die Begriffe sind gewiß nicht identisch, aber sie meinen offenbar eine ähnliche Abgrenzung. Auch zu Wisdoms (1962, 1967) Unterscheidung von *randständigen* und *kernständigen Introjekten* besteht die gleiche Beziehung.[23] Die Anzahl der grundsätzlichen Unterscheidungen in der psychoanalytischen Theorie ist wahrscheinlich sehr viel kleiner als die ständig wachsende Zahl ihrer theoretischen Formeln vermuten läßt. Es scheint eine große Versuchung zu sein, die Begrenzung im Verstehen durch immer neue Benennungen zu verbergen.

2.2.4. *Charakter als Folge und Weise des Erlebens und der Darstellung des Selbst*

> Charakter ist die dialektische Synthese unbewußter Interpretationen des Selbst und der signifikanten anderen ...
>
> *C. Bollas 1974* (S. 411)

> Selbstachtung, Selbstakzeptieren, Selbstgefühl, Selbstrespekt stellen offenbar eine wesentliche organisierende Bedingung der Charakterbildung dar.
>
> *F. Wyatt 1957* (S. 267)

> Leitet man das Charakter-Konzept aus Überlegungen zum Selbstbild ab, dann eröffnet sich die Möglichkeit, den Charakter als eine einheitliche, durchgängige und unfragmentierte Struktur zu bearbeiten.
>
> *B. A. Green 1967* (S. 347)

Von allen Konstrukten der älteren und neueren Theorie der Psychoanalyse erscheint das Konzept des Selbst zur Erfassung dessen, was man Charakter nennen könnte, auf den ersten Blick besonders geeignet. Demgegenüber überrascht eigentlich, daß nur wenige Autoren diesem Ansatz gefolgt sind. Gründe dafür mag es mehrere geben. Zum einen ist das Konzept des Selbst eine der jüngsten theoretischen Erwerbungen

23 Sandler u. Rosenblatt (1962) bezeichnen das, was Rapaport als Innere Welt (internal world) beschreibt, als »representational world«.

der Psychoanalyse (Hartmann 1950a) und trägt wie kaum eine zweite die Makel einer niederen Herkunft aus den Kreisen der Schulpsychologen und Phänomenologen. Zum anderen ist der Begriff ausgesprochen vieldeutig – auch wenn das in der Psychoanalyse ja für viele Begriffe gilt. Schließlich sind fast alle Anwendungen des Selbst in der psychoanalytischen Arbeit im Zusammenhang mit der Narzißmus-Theorie erfolgt, so daß der Begriff kaum noch in anderem Zusammenhang verwendbar erscheinen mag. Um so interessanter erscheint die Untersuchung der vorliegenden Ansätze.

Eine Linie der Genese des Selbstkonzepts in der Psychoanalyse stammt aus einer heute in Deutschland fast verschütteten Quelle: Ich meine P. Schilders Konzept des Körper-Bildes und des Körper-Ichs. 1934 stellte Schilder (zusammen mit Wechsler, S. 97) fest: »Die Haut ist also bald unser eigenster Besitz (sich seiner Haut wehren, eine gute Haut sein), bald ist sie nur eine Hülle des eigenen Selbst und des Inneren. Ob wir aber ein Inneres haben, welches mehr ist als das, was von der Außenwelt in uns hineingestopft wird, dessen sind wir uns in unseren tiefen infantilen Schichten auch nicht zu sicher.« In der Theorie-Nachfolge ergibt sich von hier ein direkter Bezug zum Konzept des Körper-Selbst, wie es Lichtenberg (1978) in seiner Entwicklung und seiner Bedeutung für die Realitätswahrnehmung darstellt.

In der psychoanalytischen Theorie erfolgt die Einführung des Selbstkonzeptes unter zwei Bedürfnissen. Zum einen gilt es, bessere Formulierungen für das zu finden, was beim Narzißmus eigentlich regressiv besetzt wird (das Ich als Objekt). Andererseits, so scheint mir, konnte die Psychoanalyse jene Phänomene, die Selbstwert, Selbstgefühl, Selbstannahme usw. heißen, mit den vorhandenen Konstrukten schlecht erklären. Hartmann definierte 1950 (a) das Selbst als Struktur, die aber keine Instanz sei wie Ich, Über-Ich und Es, sondern sich über die Instanzen erstrecke. Er stellt das Selbst (die eigene Person) dem Objekt gegenüber, während das Ich als Funktion von den anderen Instanzen abgrenzbar ist. Die bekannteste Bearbeitung erfolgt durch E. Jacobson (1954, 1964). Jacobson untersucht eigentlich die Entstehung von Ich und Über-Ich unter dem Zwillingsprinzip von Triebkonflikt und Identifizierung. Diese Objektniederschläge im Ich und Über-Ich schließen inhaltlich an das früher bereits Ausgeführte an. Jacobson verfolgt nun das Selbst konsequent auf der phänomenologischen Spur des *Identitätsgefühls.* Sie kommt zu dem Ergebnis, daß nicht nur die Herstellung stabiler libidinöser Objektbeziehungen, fester, wohlorganisierter Ich-

Identifizierungen, reifer Ich-Ziele und Ich-Autonomie Voraussetzungen einer stabilen Identitätsbildung sind, sondern auch die »Bildung und Existenz eines intakten, autonomen, wohlfunktionierenden Über-Ichs« (1964, S. 211). Ich kann hier nicht auf die sorgfältige Untersuchung eingehen, die Jacobson für die gesamte Entwicklung unter dem Aspekt der Bildung des bleibenden Identitätsgefühls und der Entstehung psychischer Strukturen vornimmt. Sie gibt vielfältige Hinweise auf die Störungen im Kindes- und Erwachsenenalter, die mit der Störung des Identitätsgefühls zusammenhängen. Das ist eine Linie, die konsequent zur Bearbeitung der Störung des Selbstwertgefühls bei den narzißtischen Persönlichkeiten durch Kohut (1971, 1977) führt. Charakter und Charakterstörung werden über Funktion und Dysfunktion des Selbst beschrieben. Narzißtische Persönlichkeiten sind definiert durch spezifische Störungen im Bereich des Selbst und der archaischen Selbst-Objekte, die noch nicht als getrennt und unabhängig vom Selbst erlebt werden. [Siehe Ergänzung 2 zur Taschenbuchausgabe, S. 360.]

D. Rapaport (1967a; beziehungsweise M. M. Gill, dessen Mitarbeit an den Fußnoten in der schon mehrfach zitierten Arbeit nicht klar abgrenzbar ist) meint, daß die Identität das einzige vernünftige Konzept sei, das sich einheitlich über das erstrecke, was Freud, Hartmann und Jacobson das Selbst genannt hätten. Was Freud den »Charakter des Ichs« (1923b) genannt hätte, weise wohl auf das hin, was Erikson Identität nenne. Nun ist dies Konzept der Identität ebenfalls alles andere als eindeutig. Das sieht Erikson (1956) genauso wie Jacobson (siehe dazu auch Lorenzer 1973, S. 73 ff.). Rapaport fährt am angegebenen Ort fort: »Das Selbst in der subjektiven Erfahrung ist etwas, das sich selbst beobachten kann. Das Ich kann das nicht. Das Ich ist etwas, das funktioniert. Es beobachtet sich nicht selbst ... Man wird das Selbst innerhalb des psychischen Apparates so definieren müssen, daß es durch eine Ich-Funktion beobachtbar ist, die gleichzeitig als Hilfsorganisation innerhalb des Selbst definiert ist« (S. 689, Fußn. 5).

F. Wyatt (1957, S. 276 f.) kommt zu folgendem Resultat: »Die Eigenart des Charakters wird vermutlich zuerst durch ein subtiles Verhältnis von Triebstrebungen bestimmt; anders ausgedrückt, von einer subtilen Balance in den Ereignissen der individuellen Entwicklung, einer Balance von Anspruch und Befriedigung, Freiheit und Beschränkung, Aktivität und Passivität. In der Mitte steht die Selbstachtung, das diffizile Produkt eines gesunden Narzißmus. Sie garantiert vor allem anderen Unabhängigkeit. Die Gewohnheit der Unabhängigkeit bringt das Lebensgefühl der Autonomie mit sich.« Die Dynamik dieser Überlegungen liegt in der Dynamik des (narzißtischen) Ausgleichs im Selbstgefühl; also des Ansatzes, den Kohut theoretisch so aufwendig verfolgt hat. Charakter wird für Wyatt zur »Strukturqualität, ›geprägte Form‹ des Erlebens, Verhaltens und Benehmens« (S. 277).

Für Bollas (1974) liegt der ganze Akzent auf dem expressiven Moment. Charakter ist die »Sprache des Selbst«. Bollas verfolgt (recht oberflächlich) die Literatur unter dem Aspekt der Selbstdarstellung des Ausdrucksverhaltens. »Die Muster des Selbst werden wiederholt und konstituieren das, was wir den Charakter einer Person genannt haben« (S. 410). »Charakter«, so folgert Bollas, »ist die dialektische Synthese unbewußter Interpretationen des Selbst und der signifikanten anderen. Sie bildet sich in den kritischen Entwicklungsstadien entsprechend dem strukturellen (Ich, Es, Über-Ich) Wechselspiel, innerhalb des Bezugsrahmens eines interpersonalen Prozesses, der dem Subjekt gestattet, Internalisierungen vorzunehmen und sich mit äußeren Objekten zu identifizieren« (S. 411). Das Hauptziel des Charakters ist es, sich sozial darzustellen; dies als individuelle »parole« und nicht als kollektive »language«. – Hiervon ist aufgrund der früheren Ausführungen vieles bekannt. Im Hintergrund bleiben bestimmend Triebkonflikte und Identifizierungen. Bollas Formulierungen sind aber originell in mehrfacher Hinsicht. Charakter wird bei ihm zum Träger der Erinnerung des Individuums an seine intra- und extrapsychischen Erfahrungen und Beziehungen mit einer Tendenz zum unbewußten Ausdruck derselben. Der Wiederholungszwang und andere Konzepte erfahren ungewohnte neue Interpretationen. Bollas Formulierungen leiden jedoch an ihrer ad hoc-Qualität und der völlig willkürlichen Einbeziehung der relevanten Literatur.[24]

B. A. Green (1967) untersucht den Stand des Charakterkonzeptes und kommt zum Schluß, daß die expressive (Trieb) und die defensive (Ich) Funktion zwar am ausgiebigsten bearbeitet seien, aber letztlich nur Teilaspekte erfassen könnten. Die notwendige Erweiterung muß auch nach seiner Auffassung unter dem Gesichtspunkt des Selbst-Konzeptes erfolgen. Die Entwicklung des Charakters kann so nicht nur als Ausdruck von Triebimpulsen oder als Abwehr von infantilen Ängsten gesehen werden, »sondern auch als Abwehr des Ichs gegen die Wahrnehmung

24 Nicht einmal Freuds Charakterkonzeption aus der »Traumdeutung«, an die seine Ideen mehrfach erinnern, wird diskutiert. Daß Hartmann, Jacobson, Erikson und vor allem Steingart ebenfalls unbekannt sind, verwundert kaum noch.

seiner eigenen Schwäche – in sich selbst und in seiner Möglichkeit, mit der Umwelt fertig zu werden« (S. 349). Charakter-Struktur wird zum Niederschlag der kontinuierlichen Versuche des Ichs, ein akzeptables Selbstbild zu erhalten. Die Wahrung des integralen Selbstbildes grenzt Green auf der einen Seite gegenüber dem Narzißmus ab, auf der anderen Seite schließt er dieses Motiv an Eriksons Entwicklungsstadien an. Seine Untersuchung steht in der gleichen Linie wie die im Anschluß referierte Studie von Steingart.

Die gründlichste Untersuchung zur Klärung der Beziehung der Konzepte vom Selbst und vom Charakter stammt von J. Steingart (1969). Die Klärung dieser Beziehung ist auch das ausgemachte Ziel des Autors. Anstelle von Selbst spricht Steingart lieber von Selbstgefühl. Selbst und Charakter bilden sich im Rahmen eines komplexen Prozesses, den Steingart mit dem – zugegebenermaßen »unbeholfenen« – Ausdruck »self-representation-learning« zu umreißen sucht. In weiten Teilen ist diese Bezeichnung mit Identifizierung identisch. Dieser Prozeß zeigt keine Bevorzugung einer bestimmten Phase der psychosexuellen Entwicklung, er bezieht sich vielmehr auf das Aneignen neuer symbolischer Kapazitäten, die um die Mitte der Latenz zunehmend verfügbar werden. Die Entstehung des Charakters wird definiert als das »Auftreten von Verhalten und Erfahrungen, von denen wir annehmen, daß sie den gleichzeitigen Einfluß von Es-, Ich- und Über-Ich-Funktionen widerspiegeln« (S. 280). Charakter wird in der zentralen Auffassung des Autors zu einer »*Strategie* für den Gebrauch von psychischen Funktionen. Charakter ist die Anwesenheit eines *organisierenden Prinzips* – angewandt auf die psychischen Funktionen« (S. 282, Hervorh. v. Autor). »Charakter *ist* die Bildung einer integrativen Struktur« (S. 300).

Steingart führt dann die Begriffe »automatisierter Charakter« und »autonomer Charakter« ein, um zwei Pole auf dem Kontinuum der Integration zu bestimmen. Ein stark automatisierter Charakter zeigt ausgeprägte Gleichheit in sämtlichen psychischen Äußerungen (klinisch etwa der Rigidität entsprechend). Die Integration ist minimal, gerade ausreichend, um zur Bildung von Charakter überhaupt beizutragen. Ein autonomer Charakter hingegen zeigt eine große Variabilität in seinen Erlebens- und Verhaltensweisen, er ist optimal an die wechselnden Forderungen der Realität angepaßt. Im Sinne Steingarts zeigt er ein hohes Maß von Integration. Autonomie meint hier das Freisein, das Verfügbarsein für die Ich-Ziele. Seine Vorstellung von Integration versucht Steingart prinzipiell von Konflikten abzugrenzen, wenn auch eine Wechselbeziehung besteht. Aber beim Wechselspiel von Trieb und Realität bleibt eine »übergeordnete Ich-Funktion«, eine »zentrale Regulation« (Hartmann 1939a) bestehen. Diese zentrale Regulation bezieht sich auf das Über-Ich und alle anderen Typen psychischer Funktionen. »Ich glaube, man muß sie als das Wirken einer Organisation auffassen, die sich von den klassifikatorischen psychischen Systembegriffen unterscheidet [Ich, Über-Ich, Es]. Es ist das organisierende Prinzip innerhalb dieser Struktur, in Begriffen psychischer Funktionen, das ich als Charakter definiert habe; das ist es, was in einem gewissen Maß Subjekt von Autonomie werden kann« (S. 301). Charakter, so konzipiert, erfüllt eine Doppelfunktion: Er kann aufgefaßt werden sowohl als *Mechanismus*, der psychische Funktionen integriert, wie auch als eine *strukturelle Integration* der Identifizierungen. Dieser Integration aller Identifizierungen soll der zusätzliche Terminus »Selbstgefühl« (sense of self) gerecht werden. Steingart meint, daß Selbstgefühl Freuds Beitrag der Identifizierungen (bei Steingart: self-representations-learning) als Basis von Bildung, Entwicklung und Funktion des Charakters gerecht wird.

Es ist schwierig, die Konzeption von Steingart hier so verdichtet darzustellen. Ich möchte nun kurz versuchen, sie zu gewichten. In seiner Theorieentwicklung gelingt es Steingart, eine Mitte zwischen dem Erlebnismoment, das der Begriff des Selbst immer impliziert hat (»Selbstgefühl«), und der Strukturqualität einzuhalten. Das sind auch die Pole, die Wyatt in seiner Untersuchung beachtet hatte. Wenn ich mich noch einmal auf das Verständnis Rapaports beziehe, dann ist die Fähigkeit des Ichs zu seiner Beobachtung, der Teil des Ichs, der sich auch reflektieren kann, ein Teil des Selbst. Auf den Charakter im Sinne Steingarts bezogen, wird diese Reflexionsfunktion eher eine Appendix, eben das Selbstgefühl, zumindest etwas davon begrifflich Abspaltbares. (Bei Bollas war eine massive Verschiebung zum Erlebnismoment hin erfolgt – um den Preis einer strukturellen Definition dessen, was Charakter ist.) Ein anderes Bedenken gegenüber der Konzeption von Steingart erscheint mir wichtiger. In seiner Untersuchung über die Funktion der Idealbildung für den Charakter bleibt der Autor stark an Sandlers (1960) im übrigen vorzüglicher Analyse der Rolle der Identifizierung für Ich-Ideal und Über-Ich haften. Dadurch bekommt diese Art der Idealbildung in Steingarts Untersuchung ein Übergewicht, das der Autor offensichtlich gar nicht gewollt hat. Dabei ist ihm zugute zu halten, daß, wie schon erwähnt, fast alle Bearbeiter der Identifizierungsfolgen sich ganz überwiegend mit Ich-Ideal und Über-Ich befassen unter weitgehender Ver-

nachlässigung der Introjekte im Ich. (Ich berücksichtige hier nicht Fairbairn und seine Schule, für die dieser Vorwurf explizit nicht gilt.) Aber R. Schafer (1967), den Steingart in seiner Trennung von Ideal-Selbst und Ich-Ideal zitiert (»Eine systematische Abgrenzung der Psychologie der Ideale von der Psychologie der Moralität ist längst überfällig«, S. 132), hatte in viel konsequenterer Weise die Idealbildung als eine Sache *aller* psychischen Substrukturen angesehen und auch als solche entwickelt. Steingart rezipiert das auch korrekt, aber es gelingt ihm meines Erachtens nicht, dieses Konzept analog in seine Charakterauffassungen zu integrieren. Dabei hätten sich gerade hier hochinteressante Parallelen geboten: Schafer nennt das »Prinzip der multiplen Funktion« als die entscheidende Integrationsformel aller drei Instanzen, soweit es die Idealbildung betrifft. Ich hatte bei der Darstellung der Auffassung des Charakters als Ich-Funktion berichtet, daß das »Prinzip der mehrfachen Funktion« und die »synthetische Funktion des Ichs« immer in besonderer Weise auf das, was man Charakter nennen könnte, bezogen wurde. Mit beiden Funktionen setzt sich Steingart auch auseinander, aber er hält sie für unzureichend, das Organisationsmoment im Charakter zu erklären. Dennoch haben sich diese beiden zentralen Funktionen der Ich-Psychologie zur Erklärung so durchgesetzt, daß es zumindest die Frage wert ist, ob die Einführung eines neuen integrierenden Prinzip des Selbst – eben der Charakter – sinnvoll ist, wenn er nicht stärker theoretisch mit den integrierenden Ich-Funktionen verbunden wird.
In keiner Weise als Beitrag zur Charakterologie konzipiert, aber doch in mancher Hinsicht an Steingart erinnernd, ist ein Aufsatz von Spiegel (1959). So wie der Körper den Bezugsrahmen für die äußere Wahrnehmung darstelle, übernehme das Selbst diese Funktion für die innere Wahrnehmung. Wo Steingart ein organisierendes und strukturierendes Prinzip betont, sieht Spiegel – ebenfalls vom Phänomen »Selbstgefühl« ausgehend – ein stabiles und konsistentes Bezugssystem. Für diese Konsistenz und Stabilität des Selbstbildes hält Spiegel die Kompatibilität der inneren und äußeren Objekte für besonders bedeutsam.
Selbstbild, Selbstgefühl, Identitätsgefühl sind die Chiffren, unter denen von allen Autoren die Funktion des Selbstkonzeptes für die Charakterologie herausgearbeitet wird.

2.2.5. *Charakter als Folge und Weise der allgemeinen (nicht konflikthaften) Funktion des Ichs*

> Wir haben es hier mit quasi-stabilen kognitiven Organisationen zu tun, die verschiedene Kognitionswerkzeuge oder -mechanismen einsetzen und ihrerseits selbst organisierte Mittel der Kognition sind.
>
> *D. Rapaport 1957* (a; 1967, S. 648)

> Es kann wenig Zweifel daran geben, daß solche kognitiven Organisationen zu jenen habituellen Formen der Anpassung unbedingt beitragen, auf die sich die Definitionen des Charakters beziehen.
>
> *E. Prelinger u. C. N. Zimet* (1964, S. 34)

> Es scheint vernünftig anzunehmen, daß die Menschen beständige Weisen haben können, mit denen sie sich auf unbewußte Prozesse und auf Ereignisse der Umwelt beziehen.
>
> *B. Landis* (1970, S. 45)

2.2.5.1. *Kognitive Stile*

Fast unbemerkt von der psychoanalytischen Öffentlichkeit erfolgte in den 50er und 60er Jahren ein wissenschaftlicher Vorstoß psychoanalytisch orientierter Forscher auf ein Gebiet, das bis dahin als Domäne der akademischen Psychologie gegolten hatte. Es geht um die Untersuchungen über »kognitive Kontrollen« oder »kognitive Stile«, die vor allem mit dem Namen von G. S. Klein verbunden sind. Im Rahmen ihrer Bemühungen um den systematischen Ausbau der Ich-Psychologie und der Erweiterung der Psychoanalyse zu einer Allgemeinen Psychologie hatten Schüler D. Rapaports ihr Interesse vor allem intraindividuell stabilen Organisationsformen von Wahrnehmung und Kognition zugewandt. Es geht hier um jene Bereiche der psychoanalytischen Theorie, die Hartmann (1939a) als »konfliktfreie Sphären« des Ichs bezeichnet hatte.

Im Zentrum steht die Frage nach dem Kontakt des Individuums mit der Umwelt, nach seiner persönlichen Weise der Auseinandersetzung mit der Realität. Über das skizzenhafte Konzept der »Charakterabwehr« hinaus hat die psychoanalytische Theorie kaum dazu beigetragen, die individuellen Unterschiede der *allgemeinen* psychischen Funktionen zu erklären. Individuelle Differenzen, die nicht die Folge von Triebkonflikten wären, sind theoretisch kaum faßbar. Hier setzt das Konzept der »kognitiven Stile« (dieser Terminus wird insgesamt häufiger als »kognitive Kontrolle« oder »Kontrollmechanismen« gebraucht) an. Eine Übersicht über die psychoanalytische Theorie der Kognition gibt Rapaport (1957a). Rapaports so einflußreiche Position zu diesen Fragen referiert Holt (1975, S. 571) in verdichteter Form: »Rapaport lehrte, das Verhalten des Individuums sei weitreichend determiniert durch relativ feste, nur langsam sich verändernde innere Konfigurationen. Diese begrenzten die Verhaltensmöglichkeiten des Menschen und gäben dem Individuum einen umrissenen, zeitlich stabilen und deshalb wiedererkennbaren persönlichen Stil.« Aus der Gesamtgruppe der Ich-Strukturen stehen hier die kognitiven zur Diskussion.

Kognitive Stile sind stabil über eine gegebene Klasse von Situationen und Intentionen hinaus. Sie verändern sich auch nicht im Rahmen der situativen Veränderungen, denen alle Wahrnehmungsprozesse ständig unterliegen. »Sie sind Mittel der Person, um die Eigenarten, Beziehungen und Zwänge von Ereignissen und Objekten so zu gestalten, daß aus der Sicht der Anpassung eine adäquate Lösung jener Absichten erfolgt, die zur Aufnahme des Kontaktes mit der Realität geführt hatten« (Gardner u. Mitarb. 1959, S. 6). Es handelt sich um die Anwendung *automatisierter Standards der Angemessenheit* auf Verhalten und Erfahrungen. Kognitive Stile bestimmen die Art und Weise, in der ein Individuum seine Wahrnehmung der Umwelt aufnimmt, organisiert, speichert und einsetzt. Sie sind formale Modi, in denen das Ich seine Wahrnehmung der Realität strukturiert.

Inzwischen ist eine größere Anzahl solcher Stile beschrieben worden. Die Studie von Gardner u. Mitarb. (1959) etwa geht von sechs differenten Formen aus, die untersucht werden:

1. »Leveling-sharpening«,
2. »Tolerance for unrealistic experiences«,
3. »Equivalence range«,
4. »Focusing«,
5. »Constricted-flexible«,
6. »Field dependence-independence«.

Hinzu kommen weitere »control principles« aus anderen Untersuchungen. An dieser Stelle sollen nur einige wenige dargestellt werden, die besondere Bedeutung erlangt haben.

»Leveling« und »sharpening« (Nivellierung und Verschärfung) war ursprünglich zur Beschreibung von Gedächtnisspuren benutzt worden und wurde von Holzman u. Klein (1951) als Wahrnehmungsstil beschrieben. »Leveling« meint eine maximale Entdifferenzierung im Wahrnehmungsfeld und »sharpening« die gegenteilige Tendenz. Die Messung erfolgt wie bei allen anderen Stilen über Leistungen in entsprechend konstruierten Tests. Dabei handelt es sich erklärtermaßen um Wahrnehmungs- und Leistungsaufgaben, und nicht um Persönlichkeitstests mit Bezug auf Konfliktannahmen. »Leveler« nehmen globaler wahr, neigen zur Nivellierung der Einzelinformationen und lösen Figur-Grund-Muster schlechter auf. »Sharpener« verschärfen die Informationsgehalte, ihre Wahrnehmung ist insgesamt differenzierter. Dem Kliniker drängen sich hier rasch die Vorstellungen eines hysterischen und eines zwanghaften Wahrnehmungsstils auf. In der Tat sind positive Korrelationen zu solchen Strukturen vorhanden, aber es erscheint wichtig zu betonen, daß dieser Ansatz sich grundsätzlich von dem klinischen unterscheidet. Einen Übergang zwischen beiden Konzepten stellen die wichtigen Ausführungen von D. Shapiro (1965) über »Neurotische Stile« dar. Hierauf wird noch eingegangen.

»Focussing« (Aufmerksamkeits-Konzentration) wurde 1954 von Schlesinger als Wahrnehmungsstil eingeführt. Es erfolgte später eine erhebliche Umformulierung und heute wird dieses Prinzip meist als »Scanning« beschrieben, was das Verständnis etwas verwirrt. Man muß im folgenden daran denken, daß die ursprünglich als »Focusser« beschriebenen Personen gerade keine eingeengte Wahrnehmung haben, auch wenn die Bezeichnung teilweise bleibt. Holzman (1966) interpretiert das »Scanning« als besonders spezifisch für die Art des individuellen Realitäts-Kontaktes.[25] Die Prüfung erfolgt meist über Aufgaben der Größeneinschätzung von geometrischen Figuren. Dieses Konzept geht zum Teil direkt auf eine Äußerung Freuds über die Konzentration zurück: »Aber schon im Normalen wird die Konzentration dazu verwendet, nicht nur das Gleichgültige, nicht Dazugehörige, sondern vor allem das unpassende Gegensätzliche fernzuhalten« (1926d, S. 151). »Scanner« (Focusser) neigen nicht so sehr dazu, ihre Aufmerksamkeit auf ein Wahrnehmungsdetail zu zentrieren, wie Schlesinger ursprünglich angenommen hatte, sondern – fast im Gegenteil – sie »skandieren« das Wahrneh-

25 Siehe dazu auch Holzman u. Klein (1956).

mungsfeld ab und nehmen gleichzeitig und im Wechsel viele Reize wahr. »Nonscanner« (Nonfocusser) neigen hingegen zur eingeengten Aufmerksamkeitsentwicklung. Im Experiment heißt das, daß die Versuchspersonen, die die exaktesten Ergebnisse der Einschätzungsaufgaben zeigen, auch die sind, die gleichzeitige nebensächliche Reize im Wahrnehmungsfeld am besten wahrnehmen (Holzman 1966).

»Constricted« und »flexible control« (eingeengter und flexibler Stil) wurde von Klein (1954) eingeführt. Geprüft wird dies Wahrnehmungsverhalten meist an Aufgaben, bei denen eine Information ständig gegen eine gleichzeitig gegebene andere abgegrenzt werden muß. Praktisch heißt das: Es sollen auf einer Tafel ausgeschriebene Farben genannt werden, wobei aber der jeweilige Farbname in einer »falschen« Farbe gedruckt ist, z. B. ist das Wort »rot« in blauer Farbe, das Wort »gelb« in roter Farbe gedruckt. Wenn die Druckfarbe bezeichnet werden soll, kommt es zu einer starken *Interferenz* durch das gleichzeitig gelesene Wort (Stroop-Test). Menschen mit eingeengtem Stil werden mit dieser Interferenz schlechter fertig als solche mit flexiblem Stil. Die erste Gruppe fühlt sich bei gegensätzlichen Informationen sichtlich unwohl, neigt zur Emotionsunterdrückung und zu rigidem Problemlöseverhalten. Die zweite Gruppe verhält sich gegenteilig.

Am bekanntesten wurden wahrscheinlich die Untersuchungen zum »feldabhängigen« und »feldunabhängigen« Stil. Dieses Konzept wurde vor allem von H. Witkin entwickelt (Witkin u. Mitarb. 1954; kurzgefaßt: Witkin 1965). Im Prinzip geht es um folgende zwei Wahrnehmungstypen: Soll im dunklen Raum ein Leuchtstab auf seine Abweichung von der Senkrechten hin beurteilt werden, so orientieren sich die »Feldabhängigen« mehr an dem wahrnehmbaren (und experimentell verzerrten) Umfeld und die »Feldunabhängigen« mehr an ihrem eigenen Gleichgewichtssystem. Über TAT, Rorschach und andere Verfahren gewann Witkin dann Persönlichkeitsvariablen, die er diesen Wahrnehmungsstilen zuordnen konnte. *Feldabhängige* zeigen demnach eine allgemeine Passivität gegenüber der Umwelt, geringe Selbstwahrnehmung, geringe Impulskontrolle, höhere Angst und ein schlechtes Selbstwertgefühl. *Feldunabhängige* zeigen die gegenteiligen Tendenzen. Wieder drängt sich dem Kliniker die Beziehung zu dem auf, was er als hysterisch und zwanghaft zu beschreiben gewohnt ist. Diese Beziehung wurde in der Nachfolge-Literatur, die inzwischen sehr umfangreich ist, auch belegt. Interessant erscheint, daß Frauen sich regelmäßig gegenüber den Männern als feldabhängiger erwiesen (Witkin u. Mitarb. 1962;

diese Arbeit enthält eine Reihe von Variablen, die untersucht wurden). Zusätzlich wurde eine große Zahl weiterer Persönlichkeitszüge in Beziehung zu feldabhängigem und feldunabhängigem Verhalten in der Wahrnehmung in Beziehung gesetzt. Hier soll nur auf die neuere Studie von Witkin und Goodenough (1977) hingewiesen werden, die sich auf das soziale Verhalten bezieht: Feldabhängige sind in ihrer Grundorientierung »inter-personal«, Feldunabhängige hingegen unpersönlich. Eine ausführliche Literaturübersicht findet sich bei Huteau (1975), eine Kritik des Gesamtkonzeptes aus methodischer Sicht bei Schulte (1974). Psychoanalytisch von größtem Interesse ist natürlich die Frage nach dem Zusammenhang derartiger kognitiver Strukturen und den vom Kliniker sonst verwandten Struktur-Kategorien. Die Beziehung zwischen kognitivem Stil und psychopathologisch definierten Persönlichkeitsstrukturen (hysterisch, zwanghaft, schizoid u. a.) war bereits angesprochen worden. Die Beziehung zu weitergehenden Phänomenen der Psychopathologie untersuchten Otteson u. Holzman (1976). Von besonderem Interesse ist die Beziehung zwischen kognitivem Stil und Abwehrmechanismen. Grundsätzliche Äußerungen (Gardner u. Mitarb. 1959, Holzman u. Klein 1954) sehen die Abwehr als eine stabile Persönlichkeitsstruktur *neben* dem kognitiven Stil. Beide dienen der Anpassung und beide können sich ergänzen. Dabei wird der kognitive Stil eher als das Generelle und die Abwehr eher als das Spezielle angesehen. So sieht es auch Shapiro in seinem Konzept der Neurotischen Stile, das aber der klinischen Auffassung näher steht als die in konflikt-neutralen psychophysiologischen Aufgaben ermittelten kognitiven Stile. In diesem Zusammenhang ist die Ansicht von Hartmann (1950a) wichtig, daß die Abwehrmechanismen ursprünglich nicht aus pathologischen Konflikten hervorgegangen sind. Im Detail sind folgende Ergebnisse gesichert worden: Personen, die sich in Wahrnehmungsaufgaben als »Leveler« erweisen, zeigen eine verstärkte Verwendung der Verdrängung (Holzman u. Gardner 1959, Holzman 1962, Gardner u. Mitarb. 1959). Die stärkere Anfälligkeit gegenüber emotionaler Beunruhigung bei den »Nivellierern« (Leveler), die wiederum den Einsatz der Verdrängung begünstigt, belegen Israel (1969) und Holzman u. Rousey (1971). Der Einsatz des Kontrollprinzips des »Scanning« korreliert eindeutig mit der verstärkten Verwendung von Isolierung und Projektion (Gardner u. Mitarb. 1959, Gardner u. Long 1962, Holzman 1966). Eindeutige Beziehungen bestehen auch zwischen Gedächtnisleistungen und kognitivem Stil. Die »Sharpener« sind hier besser als die »Leveler« (Holzman u. Gardner

1960). Bendefeldt u. Mitarb. (1976) fanden bei Konversionshysterien stärkere Feldabhängigkeit und schlechtere Gedächtnisleistungen als bei einer Kontrollgruppe.
Es verhält sich fraglos so, wie Rapaport (1957a) schreibt, daß auf diesem Gebiet der Persönlichkeitspsychologie, beziehungsweise der Charakterologie, die Psychoanalyse sehr weitgehende Forschungsimpulse gegeben hat. Inzwischen stellt man allerdings mit Bedauern fest, daß die meisten der psychoanalytisch orientierten Forscher sich anderen Fragen zuwandten und in der Psychologie die Herkunft dieses Konzeptes aus ursprünglich psychoanalytischer Konzeption zunehmend in Vergessenheit zu geraten droht.[26]

2.2.5.2. Ich-Grenzen

Neben dem Konzept der kognitiven Stile hat meines Erachtens noch eine zweite Konstruktion charakterologische Bedeutung erlangt, die sich auf die allgemeine Funktion oder Phänomenologie des Ichs bezieht: Das Konzept der Ich-Grenzen. Da auch dieser Teil der psychoanalytischen Theorie, insbesondere der Beitrag von B. Landis nur wenig bekannt ist, soll er kurz ausgeführt werden.
Das Konstrukt der *Ich-Grenzen* stammt aus den Anfängen der psychoanalytischen Ich-Psychologie und ist auch älter als Freuds »Das Ich und das Es« (1923). Es wurde zuerst von V. Tausk verwandt. In einer Arbeit aus dem Jahre 1919 (»Über die Entstehung des ›Beeinflussungsapparates‹ in der Schizophrenie«) schreibt Tausk, daß er »schon vor längerer Zeit« in bezug auf ein bestimmtes schizophrenes Symptom von »Verlust der Ichgrenzen« gesprochen habe.[27] Freud hatte zwar schon 1914 (c) von »Grenzen des Narzißmus« gesprochen, aber erst 1930 (a, S. 423) spricht er von »klaren und scharfen Grenzlinien« des Ichs gegenüber der Außenwelt. Bei Tausk handelt es sich ebenfalls um die Ichgrenzen gegenüber der Außenwelt und insgesamt ist die Abgrenzung nach außen noch immer die vorrangige Bedeutung dieses Terminus gewesen. P. Federn führt den Begriff dann zu der Beachtung, den er seither in der

26 Hierfür ist sicher der frühe Tod von G. S. Klein im Jahre 1971 mit verantwortlich. H. Schlesinger, der (1949/50) zusammen mit Klein seinerzeit in einem berühmt gewordenen Artikel diese Entwicklung eingeleitet hatte, scheint sich aber wieder verstärkt dieser Fragestellung zuwenden zu wollen (persönliche Mitteilung).
27 Ich konnte leider nicht feststellen, in welcher Arbeit Tausk den Begriff zuerst verwandte.

Psychoanalyse gewonnen hat. Bei Federn wird die Ichgrenze zur Ursache eines »dauernden Evidenzgefühls der Außenwelt, welches dadurch entsteht, daß die Eindrücke aus der Außenwelt eine mit einer besonderen Qualität an Sensation und Körper-Ich-Gefühl besetzte Körperich-Grenze passieren«[28] (1927, S. 424). Bereits zu diesem Zeitpunkt konzipierte Federn eine der Körperich-Grenze analoge, die das Ich nach *innen* abgrenzt (hier speziell die Ich-Überich-Grenze). Dieser Gedanke setzte sich in der Psychoanalyse ebenfalls durch. Freud bemerkt zwar 1930 (a), daß man von der Abgrenzung des Ichs nach innen nichts rechtes wisse, spricht dann aber in seiner Nachlaßschrift »Abriß der Psychoanalyse« (1940a, S. 87) von den »Grenzen des Ichs gegen das Es«, also eindeutig von inneren Ichgrenzen. Ein gutes Übersichts-Referat zum Thema gibt Bergmann 1963, der auch einen dritten Typ von Ich-Grenzen – den zwischen Selbst- und Objekt-Repräsentanzen – herausarbeitet.

Schon früh wurde der Begriff des »Körper-Bildes« oder des »Körper-Schemas« mit dem Konzept der »Ich-Grenzen« vermengt. Head u. Holmes sprachen 1911 zuerst von Körper-Schema. Sie verstanden als Neurologen darunter die Projektion der sensiblen Körper-Oberfläche in die Großhirnrinde. Für die Psychoanalyse und Psychiatrie wurde dieser Begriff vor allem durch das Werk P. Schilders fruchtbar gemacht (1925, 1935). Bereits ihm weist Landis (1970) die beschriebene Begriffsvermengung nach. Freud hat rasch die Bedeutung der sensiblen Körpergrenzen für die gerade entstehende Ich-Psychologie erfaßt. Er schreibt 1923 (b, S. 253): »Das Ich ist vor allem ein körperliches, es ist nicht nur ein Oberflächenwesen, sondern selbst die Projektion einer Oberfläche«. Man kann wahrscheinlich die Wichtigkeit dieser Freudschen Erkenntnis für die Ich-Psychologie kaum überschätzen. Und es unterliegt keinem Zweifel, daß die Betrachtung des Ichs, wesentlich bestimmt von seiner Funktion als Körpergrenze, genuiner Bestandteil der psychoanalytischen Ich-Psychologie ist. Zur Abgrenzung von Körper-Bild(-Schema) und Ich-Grenze faßt Landis zusammen: »Als Faustregel kann man sagen, daß die Grenzen des Körper-Bildes ein engeres begriffliches Gebiet einschließen als die Ichgrenzen« (1970, S. 27). So könnten etwa die Ichgrenzen eine andere Person einschließen, während dies für das Körperbild nicht möglich sei. Landis stellt die Beziehung zwischen den beiden Konstrukten so dar, daß er sie als *nicht identisch* bezeichnet, aber

28 Wir würden diese erlebnisnahe Grenze heute wahrscheinlich als Selbst-Grenze bezeichnen.

eine »Symbolisierung« der Ichgrenzen durch die Körpergrenzen für möglich hält, das heißt, daß trotz Ungleichheit der Begriffe eine gewisse Einheitlichkeit der beiden Grenzen im subjektiven Erlebnis besteht.
Die wichtigsten Untersuchungen, die zur charakterologischen Ausarbeitung des Konzeptes der Körpergrenzen führten, stammen von Fisher und Cleveland (1958, Fisher 1963, 1965). Die Arbeiten sind praktisch die Vorläufer zu Landis' eigener Untersuchung. Fisher und Cleveland arbeiteten mit dem Rorschach-Test, dem bekanntesten der Formdeuteverfahren. Die Antworten, die sie als Interpretation der Tintenkleckse erhielten, untersuchten sie mit einem neuen Auswertungsschema in zwei Dimensionen: »Barrier« und »Penetration of Boundary«.
»Barrier« wurde für alle Antworten signiert, die Gegenstände mit relativ festen Oberflächen enthielten, »Penetration« galt für leicht durchdringbare Oberflächen. So erhält z. B. eine Wolke einen hohen »Penetration«-Wert, während ein Koffer einen hohen »Barrier«-Score erreicht. Von der Theorie her glauben die Autoren, so einen direkten Index für das Körper-Bild, das heißt besonders für Festigkeit und Durchlässigkeit seiner Grenzen, zu erfassen. Landis, der diese Studien sorgfältig durchsah, meint eine beinahe wechselseitig austauschbare Benutzung der Begriffe der Ichgrenzen und der Grenzen des Körperbildes beobachtet zu haben. Fisher und Clevelands Ziel war die Untersuchung psychosomatischer Hypothesen, was hier ohne Interesse ist. Als konstante Persönlichkeitsvariable meinen sie bei Versuchspersonen mit hohem Barrier-Score eine größere Identitäts-Sicherheit festzustellen. Jedenfalls zeigt diese Gruppe höhere Werte für Streß-Toleranz, Leistungsmotivation, Interaktion mit anderen, die Neigung, Ärger nach außen zu zeigen und geringere Suggestibilität.
B. Landis' Vorgehensweise ähnelt der von Fisher und Cleveland sowie der von Zucker (1958; diese Autorin untersuchte die »Fluidity« der Ichgrenzen bei Psychotikern). Er nimmt eine einzige Dimension an, deren zwei Pole er »Permeability« und »Impermeability« nennt.
Permeabilität (P) umreißt Landis als die »relative Offenheit der Grenze zwischen Ich und Nicht-Ich. Sie drückt das Ausmaß aus, in dem das Ich einer Person der Welt zugänglich ist«.
Impermeabilität (I) der Grenzen ist als »eine relativ feste, undurchdringbare ›Mauer‹ zwischen Ich und Nicht-Ich« (1970, S. 40) konzipiert.
Die Rorschach-Auswertung, über die Landis die P- und I-Werte gewinnt, unterscheidet sich von der Fisher und Clevelands. Sie ist im

Detail hier ohne Belang. Bestimmt werden bei jedem Probanden der P- und der I-Wert. Überschreitet der P-Score den I-Score, nennt Landis die entsprechende Person *»P-Dominant«*; im umgekehrten Falle bezeichnet er sie als *»I-Dominant«*. Obwohl in der ganzen Literatur feste Ich-Grenzen immer eher mit psychischer Stabilität und durchlässige eher mit psychischer Labilität assoziiert werden, hält Landis sich in dieser Frage offen. Er führt aus, daß feste Ichgrenzen natürlich Stabilität, aber auch Abgrenzung bis zur Abgeschlossenheit bedeuten können, während offene Ichgrenzen sowohl für einen massiven Mangel als auch für Flexibilität und Kreativität stehen können.

In einem weiteren Schritt seines Vorgehens läßt Landis die Rorschach-Protokolle mit extremen I- und P-Werten von einem anderen Beurteiler in der üblichen charakterologischen Form auswerten. So erhält er Persönlichkeitsmerkmale, die den P-Dominanten und I-Dominanten zugeordnet werden. Das Ergebnis ist erstaunlich:

1. Gewisse Persönlichkeitsunterschiede der zwei Gruppen lassen sich festhalten (Testprofile bei Landis auf S. 113 u. 116). Für die *P-Dominanten* fallen unter anderem auf: Geringe Impulskontrolle; Eingehen auf jeden Reiz; abgewehrte aggressive Konfliktneigung; Ambivalenz und Überempfindlichkeit in den Beziehungen zur Umwelt; emotionales Überengagement; Überwiegen von plötzlichen Attraktionen in den persönlichen Beziehungen. Beispiele für Charakterzüge von *I-Dominanten* sind: Bereitschaft zum Eingehen auf emotionale Reize; höheres Bewußtsein passiv-aggressiver Konflikte; Anpassung an soziale Forderungen; Furcht vor zu großer Nähe in menschlichen Beziehungen; Tendenz zu manipulativem Kontrollieren der Umwelt.

2. Eine dichotome Typologie ist nicht zu erstellen. Die Unterschiede scheinen mehr eine Frage des Ausmaßes als des Prinzips. Eine Reihe von gemeinsamen Zügen in beiden Gruppen fällt auf.

3. Der entscheidende Unterschied zwischen beiden Gruppen liegt auf der Ebene des Strebens nach innerer und äußerer Kontrolle. Hier kommen die I-Dominanten auf viel höhere Werte als die P-Dominanten. Landis wertet dies als Stütze seiner These, daß »wahrscheinlich die Struktur der Ich-Grenze eines Menschen den momentanen Kristallisationspunkt seiner langdauernden abwehrenden (und anderen) dynamischen Prozesse darstellt« (S. 120). Das herausragende Charakteristikum der P-Dominanten ist ihre größere Empfänglichkeit für und Verletzlichkeit durch affektive Herausforderungen.

4. Problemlöse-Aufgaben erbrachten folgende Unterschiede: Die I-Do-

minanten zeigten mehr psychische Distanz und Zurückhaltung in ihrem Umwelt und zwischenmenschliche Beziehung betreffenden Vorgehen. P-Dominante waren sozial beweglicher und boten in allen Bereichen größere Nähe.

Von besonderer Bedeutung erscheint die Frage der Beziehung von P-Dominanz und I-Dominanz zu klinischen Typologien. Nur Ansätze liegen bisher vor. Immerhin sind Untersuchungen über P- und I-Dominanz an zwei Gruppen von Neurotikern durchgeführt. Die Ergebnisse: Hysteriker zeigen (wie zu erwarten) eine etwas größere Permeabilität als »normale« P-dominante Versuchspersonen. Vielleicht heißt das, daß die Ichgrenze beim hysterischen Neurotiker tatsächlich durchlässiger ist, wie die psychoanalytische Theorie das auch annimmt. Erstaunlich ist das Ergebnis dagegen bei den Zwangsneurosen. Sie, deren »Charakterpanzerung« in der Literatur so oft beschrieben wurde, zeigen eine geringere Impermeabilität als I-dominante »normale« Versuchspersonen. Dieser Befund ließe die Interpretation zu, daß die neurotische Störung wirklich feste Ichgrenzen ausschließt und das, was beim Zwangsneurotiker nach außen hin so auffällt, etwa Isolierung und Intellektualisierung, mehr Versuche sind, Defekte der Ichgrenzen abzusichern und nicht gelungene Ich-Rekonstruktionen. Dieses Verständnis entspräche der psychoanalytischen Abwehrtheorie, die Abwehr weitgehend als Überbrückungsversuche von Ich-Schwäche ansieht.

In dieser kurzen Übersicht sollte gezeigt werden, daß mit psychologischer Methodik, aber in der Konzeption durchaus dynamisch, Variablen der Persönlichkeit beschreibbar werden, die sich von allen vorher geschilderten deutlich unterscheiden. Hier deuten sich Möglichkeiten neuer psychoanalytisch orientierter Typologien an, die vor allem des Hauptnachteils der klassischen psychoanalytischen Charakterologie entbehren, nämlich die ständige Vermischung mit Vorstellungen, die aus der Psychopathologie stammen.

2.3. Charakter zwischen Gesundheit und Krankheit: Das Konzept der Charakterneurose

Wenn schon beim Bestimmen des eigentlichen Charakterkonzeptes in der Psychoanalyse festgehalten werden mußte, daß Vieldeutigkeit und begriffliche Unklarheit die Regel sind, so gilt dies noch in verstärktem Maß für die Auffassungen von der *Charakterneurose*. Deswegen wird in einem ersten Abschnitt versucht werden herauszuarbeiten, wie dieser Begriff bestimmt und wie er von verwandten Konzepten abgegrenzt wurde. Der zweite Abschnitt gilt dann dem, was in der Literatur als die spezifische Dynamik der Charakterneurose angesehen wird. Drittens werden schließlich der Versuch einer Zusammenfassung und ein eigener Klärungsvorschlag dargestellt.

2.3.1. Zur Entwicklung und Abgrenzung des Begriffs der Charakterneurose

Die Bezeichnung »Charakterneurose« findet sich meines Wissens zum ersten Male bei Reich (1925, S. 12).[29] Alexander und Glover sprachen in Anlehnung an Freud (1900a) vom »neurotischen Charakter«.[30] Reich benützt beide Begriffe. Freud selbst sprach auch von »Charakterverbildungen« (1904a, S. 9; 1916d, S. 367) oder »Charakterveränderungen« (1913i, S. 450). Fenichel benützt 1931, alles offenlassend, »Charakterstörungen«, was er auch 1945 beibehält. Der Terminus »Persönlichkeitsstörungen« (personality disorders) entstammt der Psychiatrie, wo auch der Begriff der »Charakterstörungen« (character disorders) zumindest im angelsächsischen Raum eher verwandt wird (Michaels 1959).
Einigkeit besteht in der Literatur darüber, daß Charakterneurosen zunehmend häufiger diagnostiziert werden und einen hohen Anteil des psychoanalytischen Patientengutes ausmachen. Die Mehrzahl der Autoren hält dies für eine objektive Änderung der Neurosenstruktur (Fenichel 1945, Schwarz 1952, Greenson 1958, Easser u. Lesser 1965, Moore u. Fine 1968, Bellak 1970, Strotzka 1973a, Lazar 1973). Andere sehen darin mehr eine Verlagerung des Interesses der Diagnostiker (z. B. Redlich und Freedman 1966) oder halten beide Komponenten für bedeutsam (z. B. Sterba 1953a). Für die Annahme, daß die Verlagerung des Interesses der Analytiker bei der Beobachtung einer »fundamentalen

29 Sterba (1953a) schreibt, Alexander habe den Begriff auf dem Innsbrucker Kongreß 1927 eingeführt. Tatsächlich aber hatte Alexander dort wie auch schon früher vom »neurotischen Charakter« gesprochen (Alexander 1928). Sterba macht allerdings inhaltlich keinen Unterschied zwischen neurotischem Charakter und Charakterneurose.

30 »Neurotischer Charakter« wird von diesen Autoren und teilweise auch von Reich als Oberbegriff – weitgehend im Sinne von »Charakterneurose« – gebraucht. Glover erörtert aber schon 1926 (S. 333), ob der Begriff nicht auf eine »untergeordnete Gruppe von Charakterabnormitäten« zu beschränken sei. Fenichel (1945, S. 507) handelt den »neurotischen Charakter« dementsprechend unter der Gruppe der »acting out characters« ab.

Wende im klinischen Bild« (Fenichel 1945, S. 463) doch eine wichtigere Rolle als vermutet spielt, spricht, daß schon früh von entsprechend interessierten Autoren ein großer Anteil der Patienten als Charakterstörungen aufgefaßt wurde (Alexander 1928, Reich 1925 und später).
Am Beginn der Psychoanalyse stand das Interesse an den Symptomneurosen im Vordergrund. Sie waren die eigentliche Aufgabe, die es zu bezwingen und an der es die psychoanalytische Theorie zu bestätigen galt. Die Bearbeitung der (abnormen) Charakterbildungen setzt in den 20er Jahren ein. Glover (1925b, 1926, 1933), Alexander (1922, 1926, 1927a, 1928) und Reich (1925, 1928, 1929, 1930, 1931, 1933) wandten sich dem »neurotischen Charakter« zu. Inzwischen war aufgefallen, daß es psychische Zustände von erheblicher Pathologie gibt, die sich von den klassischen Psychoneurosen vor allem dadurch unterschieden, daß die Patienten sich meist gar nicht krank oder behandlungsbedürftig fühlten und daß die sonst so auffallenden Symptome fehlten.
Was ist mit *»Charakterneurose«* oder *»neurotischem Charakter«* gemeint? Alexander erläutert: »Ich meine jene Fälle von symptomlosen Neurosen, die der psychoanalytisch geschulte Blick ohne Zweifel als neurotisch erkennt, ohne sie in irgendeine bekannte nosologische Gruppe einreihen zu können« (1928, S. 31). Am Beginn der Beschäftigung mit der Charakter-Pathologie stand also schon die Diagnose »neurotischer Charakter«, wenn man nicht mehr recht weiter wußte. Sterba (1953a), ein Befürworter des Begriffs, sieht die Charakterneurose ähnlich als »großen diagnostischen Topf«, in den die verschiedensten Typen von Psychopathologie geworfen würden.
Alexander ordnet den neurotischen Charakter dort ein, wo er auch heute meist angenommen wird, »als Übergangsstufe zwischen den Neurotikern und Gesunden« (1922, S. 122). Für Ferenczi dagegen (1925, S. 177) sind (neurotische) Charaktereigenschaften »gleichsam ›Privatpsychosen‹« – wobei er an den Narzißmus denkt. Was Reich 1925 als »triebhaften Charakter« beschrieb, schien auch eine schwerere Störung als die Symptomneurose. So verwundert nicht, wenn Glover 1926 notiert, daß hier durchaus Verschiedenes gleich benannt werde. An Einheitlichem stellt Glover heraus, wie alle Autoren betonen, daß ein vorherrschender Zug des neurotischen Charakters sei, seine Umwelt in seine Konfliktlösungen einzubeziehen.[31] Alexander (1928) macht diesen Punkt zum ent-

31 Der neurotische Niederschlag in der sozialen Beziehung hängt eng mit dem Bestehen des neurotischen Charakters zusammen. »Eine neurotische Beziehung ist ein Verhältnis, das mit

scheidenden Differentialdiagnostikum zwischen den Charakterneurosen und den Symptomneurosen. Das neurotische Symptom ist nach ihm regressiv, autoplastisch und sein latenter Inhalt wird vom Ich abgelehnt. Bei den Charakterneurosen fehlt dagegen die autoplastische Symptombefriedigung und statt dessen besteht eine alloplastische, die Umwelt beeinträchtigende Handlungsbereitschaft mit regressiven, vom Ich abgelehnten Triebzielen – diese letztgenannten entsprechen wieder der Symptomneurose.[32] Die Psychosen und die Kriminalität preßt Alexander in gleich schematische Formeln, und man kann heute nicht einmal mehr sagen, daß sie gut klingen. Zu offensichtlich ist, daß ja gerade bei der Charakterneurose autoplastische Deformierungen geleistet werden, mag auch die Umwelt mehr unter diesen leiden; und vice versa: Hysterischen Neurosen etwa sind neben der Symptombildung noch erhebliche Umweltbeeinträchtigungen zuzuschreiben.

Faßt man zusammen, dann bestand vor 1930 Einmütigkeit vor allem darüber, daß die Charakterstörungen im Gegensatz zum Symptom offenbar ichsynton und nicht ichdyston sind und folglich kein Leiden verursachen; daß sie in Symptome übergehen können; und daß sie meist schwieriger zu behandeln sind als Symptomneurosen, worauf Freud bereits 1904 (a, S. 9) hinwies. Die weitgehend fehlende Trennung von gesundem Charakter und pathologischen Charakterstörungen, die seither in der Psychoanalyse Tradition hat, führt Glover (1926) auf das Fehlen einer Psychoanalytischen Charakterologie zurück, was man mit gleicher Berechtigung auch heute noch feststellen kann. Es war wohl die verstärkte Beachtung von Charakteren mit Neigungen zum »Agieren«, welche gegenwärtig eher mit Fenichel als »acting out characters« oder mit Strotzka als »Soziopathen« bezeichnet würden, die damals die Umweltbeeinträchtigung so in den Vordergrund treten ließ, daß man glaubte, geradezu ein Gegenstück zu den Symptomneurosen gefunden zu haben. Ein früher wie jetzt dabei entstehendes Problem ist, daß Vorgänge innerhalb der therapeutischen Situation, die aus dem Widerstand stammen (Agieren, »acting in« und »acting out«), mit Versagen der allgemeinen Impulskontrolle (»acting out«, Triebhaftigkeit, Impulshandlungen etc.) oft weitgehend gleichgesetzt werden. Diese Praxis ist schlichtweg falsch (siehe dazu auch Frosch 1977). Die Ansiedlung der

anderen Menschen eingegangen wird mit dem unbewußten Ziel, in dieser Beziehung einen neurotischen Konflikt auszuleben« (Kuiper 1966, S. 86 f.). Auf eindrucksvolle Darstellungen der neurotischen Interaktion bei Stierlin (1971) und Willi (1975) sei hingewiesen.

32 Ein genau entsprechender Gedankengang findet sich bei Glover 1925b.

Charakterneurosen bei den Psychosen, den Perversionen, den Psychopathien und der Kriminalität ist vielleicht zum Teil so zu erklären.[33] Darüber hinaus hatte Freud (1924b, S. 391) selbst die »Verschrobenheiten und Narrheiten der Menschen« in die Nähe der Perversionen gerückt. Schließlich ergibt sich so etwas wie eine genetische Pauschalierung: »Borderline-Fälle, Psychosen, Delinquenz und auch sogenannte Charakterdeformierungen« entstammen alle der gestörten frühen Ich-Entwicklung (Lampl-de Groot 1963a).
Entscheidend an der Entwicklung des Begriffs der »Charakterneurose« scheint der Wandel des Terminus im Sinne einer Begriffserweiterung zwischen 1925 und 1945, der vermutlich Fenichels Einfluß zuzuschreiben ist, auch wenn dieser selbst beharrlich von »Charakterstörungen« spricht. Sterba (1953a, S. 87) faßt zusammen, daß heute »die offensichtlich neurotischen Züge in den charakterlichen Äußerungen einer Person«, zunehmend aber auch geringere Störungen im Kontakt mit der sozialen Umwelt und die mehr oder minder deutlichen Störungen der Objekt-Beziehungen als Charakterneurosen diagnostiziert würden. Neuere Definitionen des Begriffs der Charakterneurose zeigen, daß man sich zwar insgesamt ungefähr einig ist, was man damit meint, daß aber die einzelnen Akzente durchaus verschieden liegen. Das *Betroffensein der Gesamtpersönlichkeit von der neurotischen Störung* wird von allen Autoren festgehalten. Moore und Fine (1968) betonen besonders die Störungen der Ich-Funktionen, die sich auf Frustrationstoleranz, Triebregulierung, affektives Ansprechen und Objektbeziehungen erstrecken. Als allgemeinsten Zug sehen diese Autoren eine gewohnheitsmäßige Rigidität des Verhaltens ohne ausgeprägtes subjektives Unbehagen. Laplanche und Pontalis (1967) betonen das Fehlen von isolierbaren Symptomen und die relative Integration der Charakterabwehr im Ich. Es kommt zur Verkennung des pathologischen Aspekts eines Charakterzugs, Rationalisierung, Generalisierung einer ursprünglich gegen eine spezifische Bedrohung gerichteten Abwehr in einem Verhaltensschema. Brenner (1955, S. 214) weicht von den üblichen Definitionen ab: »(Charakterneurose) bezeichnet also üblicherweise einen Typus des Funktionierens des psychischen Apparats, der für den Betreffenden hinreichend

33 Glover (1925b und 1926) sieht die Psychosenähe durch die gestörte Realitätsprüfung des neurotischen Charakters bedingt; nur gelinge es diesem, durch seine bessere Rationalisierungsleistung der Gesellschaft sein Verhalten akzeptabel zu machen, während dies dem Psychotiker mißlinge. Die Nähe zur Perversion sieht Glover in der Über-Ich-Schwäche des Charakterneurotikers.

nachteilig ist, um pathologisch genannt zu werden, der aber dessen ungeachtet ein relativ fixiertes und stabiles Gleichgewicht innerhalb der Psyche herstellt ...«. Hier wird eine Erklärung dafür gegeben, was an der Charakterneurose nun eigentlich pathologisch ist: die Benachteiligung der psychischen Funktionen ihres Trägers. Vorausgehend hatte Brenner referiert, daß heute in der Psychoanalyse der Unterschied zwischen normal und abnormal gewöhnlich danach bestimmt werde, in welchem Maße das Vermögen, Lust zu erfahren und die Fähigkeit, sich an die Umgebung anzupassen, eingeschränkt seien. Auf diese Punkte werde ich bei der Abgrenzung des gesunden vom kranken Charakter noch einmal zurückkommen.[34]

Fenichel (1931) fächerte in seiner »Speziellen Neurosenlehre« zum ersten Male das ganze Spektrum dieser Störungen auf. Inzwischen waren zahlreiche Charakterauffälligkeiten bekannt und beschrieben worden. Fenichel stellt sie 1931 relativ vollständig, aber unsystematisch dar; 1945 benutzt er eine Systematik, die ihn offenbar wenig befriedigt (er versuchte, sich am Strukturmodell der Persönlichkeit zu orientieren). Wichtiger erscheint seine große Zweiteilung in Charakterzüge, die der Abwehr dienen und solche, die Triebe befriedigen (1931b, S. 42). Dabei geht die Niederhaltung des Triebes (Reaktionsbildung) in die pathologische Richtung, während die Ersetzung des Triebes (Sublimierung) eher als gesunde Leistung angesehen wird. In der »Psychoanalytischen Theorie der Neurosen« unterscheidet Fenichel (1945) den Sublimierungs-Typ von Charakterzügen und den Reaktiven Typ. Diesen zweiten unterteilt er, wie schon ausgeführt, in Vermeidungshaltungen (phobische Züge) und Oppositionshaltungen (Reaktionsbildungen).

Die Differenziertheit in Fenichels Betrachtung kontrastiert zur einseitigen Sicht, die Reich in der »Charakteranalyse« (1933) gegenüber dem Objekt seiner Untersuchung einnimmt: Man gewinnt den Eindruck, daß für Reich Charakter per se und nicht nur der neurotische Charakter etwas Pathologisches ist: »Der Charakter besteht in einer *chronischen* Veränderung des Ichs, die man als *Verhärtung* beschreiben möchte.« (S. 166), »der Charakter erweist sich hauptsächlich und in erster Linie als

34 Nur von historischem Interesse ist H. Deutschs (1930c) Abgrenzung der »Schicksalsneurosen« von den Charakterneurosen. Die Schicksalsneurose ist gegenüber der Charakterneurose vor allem durch das deutlichere Mißlingen der Verdrängung gekennzeichnet. Beim Charakter ist der Konflikt mit der Umwelt diffuser. Aber Deutsch sagt selbst, daß der Unterschied zwischen beiden verschwimme und eher ein quantitativer sei. Der Begriff der Schicksalsneurose setzte sich nicht durch.

ein narzißtischer Schutzmechanismus« (ganz gesperrt, S. 180 f.), der Charakter des Ichs ist ein »reizschützender Panzer des Es gegen die Außenwelt« (S. 182). Dagegen Fenichel: »Manche Charakterzüge sind Sicherungen gegen Triebdurchbrüche« (1931b, S. 139). R. Sterba (1934b, 1951) notiert in seiner herben Kritik Reichs, daß für diesen Charakter und Widerstand identisch seien. Autoritär, wie er gewesen sei, habe Reich versucht, aus jenem Gebiet spezifischer Abwehr-Reaktionen des Ichs, das sein Verdienst und sein Interesse verkörperte, ein »totalitäres System« zu machen.

Hilfreicher ist Reichs theoretische Position zur *Abgrenzung von gesundem und neurotischem Charakter:* Er stellt den genitalen (gesunden) Charakter dem neurotischen (kranken) gegenüber und vergleicht. Erstens besteht die libidoökonomische Differenz. Die Befriedigung des genitalen Charakters ist »genital-orgastisch«, die des neurotischen Charakters »praegenital«. Zweitens besteht die Differenz in der sozialen Leistung: Sublimierung versus Reaktionsbildung. Balint (1932, S. 177) benutzt ebenfalls das Kriterium der Genitalität, um den »sogenannten Gesunden« vom Neurotiker abzugrenzen. E. Fromm (1932) hatte anhand des Kriteriums der sozialen Anpassung unterschieden: Der neurotische Charakter ist das Ergebnis einer nicht geglückten Anpassung der Triebe an die gesellschaftliche Realität. Der nicht-neurotische Charakter verarbeitet libidinöse Regungen auf dem Wege der Reaktionsbildung oder Sublimierung in einer relativ stabilen und gesellschaftlich angepaßten Weise. Der Unterschied zwischen »normalem« und »neurotischem« Charakter – so Fromm – sei allerdings ein ganz fließender und in erster Linie vom Grad der gesellschaftlichen Angepaßtheit her zu bestimmender. Auch bei Reich (1925) findet sich der gleiche Gesichtspunkt. Bei der Diskussion der Konzepte von Analcharakter und Zwangscharakter werde ich auf den Aspekt der gesellschaftlichen Angepaßtheit, der oben bei Brenner ebenfalls schon erwähnt wurde, wieder zurückkommen.[35]
Von der Ich-Integration her sieht Winnicott (1963) den Unterschied. Charakter ist eine Manifestation gelungener Integration. Charakter-Störung ist eine Verzerrung der Ich-Struktur, wobei die Integration dennoch erhalten bleibt. »Charakterstörung« definiert Winnicott als »die

35 Sehr typisch für die Ansicht vieler Autoren definiert Langs (1973) Charakterstörungen als »sich wiederholende, fehlangepaßte, ichsnytone Verhaltensmuster« (S. 245). Das entscheidende Problem solcher verbreiteter Betrachtung umreißt Maddaloni (1956): Wie kann auf diese Weise die Reife eines Individuums geklärt werden, ohne die Frage nach der Reife der Gesellschaft zu stellen, an die es sich anpaßt?

Verzerrung der intakten Persönlichkeit, die von den in ihr enthaltenen antisozialen Tendenzen herrührt« (S. 269).

Insgesamt auffallend ist die bei Reich, Fromm und vielen anderen Autoren prinzipiell fehlende Trennung zwischen gesunden und pathologischen Charakterzügen. Diatkine und Favreau (1956, S. 166) rechtfertigen diese Sicht: Die Neurose verstärkt bestimmte Charakterzüge; sie polarisiert sie, ohne sie zu denaturieren. »Nichts gestattet sie (die pathologischen) als qualitativ verschieden von den gesunden Charakterzügen anzusehen.« Ganz ähnlich sieht es Zetzel (1964). Die Praxis der prinzipiellen Gleichsetzung von »gesund« und »krank« wird hier sehr deutlich. Sie dominiert in der Psychoanalyse, und Autoren wie Kubie (1954), die sich dagegen wenden, sind eine Minderheit. Hier ist auch auf Hartmanns (1939b) differenzierte Überlegungen zu diesem Problem zu verweisen.

Das gleiche Problem zeigt sich bei den Schwierigkeiten zur *Abgrenzung der Charakterneurose von der Symptomneurose.* Auch hier gibt es eine Tendenz, eine prinzipielle Gleichsetzung vorzunehmen. Lewin (1930, S. 4) hatte diese Ansicht folgendermaßen vertreten: »Charakterzüge, oder in jedem Falle viele Charakterzüge, haben die gleiche psychologische Struktur wie neurotische Symptome; sie sind Modifikationen des Ichs – eingeführt zu Verdrängung oder Abwehr unerwünschter Triebregungen.« Immerhin läßt sich eine Anzahl von Unterscheidungskriterien herausarbeiten. Die ersten drei gibt Reich (1933) an, auch wenn sie ihm unwichtig erscheinen. *1.* Die »fehlende Krankheitseinsicht« sei kein absolut verläßliches, aber doch wesentliches Zeichen der Charakterneurose. *2.* Die Symptome hätten niemals so vollständige und glaubwürdige Rationalisierungen wie die neurotische Charakterbildung.[36] Beide Merkmale sind wohl klinische Umschreibungen des metapsychologischen Konzepts der *Ich-Syntonie. 3.* Das Symptom sei einfacher, der Charakter komplexer aufgebaut. In der übrigen Literatur werden über diese genannten Unterschiede hinaus *4.* das Fehlen der Symptome überhaupt und *5.* das gestörte Verhalten (»Aktionen statt Symptome«)[37] an-

36 Lustman (1962) meint, daß die Rationalisierung per se eher zur Bildung von Charakterzügen als von Symptomen führe.

37 Israel (1976) beschreibt die Charakterneurose als eine Neurose ohne Symptome, bei der die »Entwicklung der besonderen Fähigkeit des Individuums hinzukommt, seine Konflikte nicht in Symptome sondern in Aktionen umzusetzen« (S. 48). Ich verweise hier noch einmal auf die im vorigen Abschnitt (3.2.1.) referierten Vorstellungen Alexanders und Glovers hierzu.

gegeben. So sagt Alexander (1922, S. 122): »Sie leben ihre Neurose aus.« In ganz entsprechendem Sinne vermerkt Kuiper (1966), daß das neurotische Symptom bei der Umwelt Mitleid hervorruft, der neurotische Charakter hingegen Gereiztheit. Stein (1969) sieht den Charakter *6.* in sehr viel stärkerem Maße als das Symptom in die Umwelt integriert. Lasse sich die Symptombildung großenteils aus den inter- und intrasystemischen Konflikten ableiten, so fordere die Einschätzung der Funktion von Charakterzügen eine ungleich genauere Kenntnis des sozialen Feldes.[38] Auch der *7.* genetische Aspekt wird zur Unterscheidung herangezogen. Die Charakterzüge gelten bei vielen Autoren als »früher« in der Entwicklung determiniert, denn die neurotischen Symptome. Besonders deutlich wird diese Ansicht in den Grundsatzreferaten von Arlow (1963) und Lampl-de Groot (1963a) vertreten. Arlow (1964, Zusammenfassung der Diskussion) wendet sich gezielt gegen die zu starke Betonung früher (praegenitaler) Konflikte für die Symptombildung, weil die Ich-Struktur zu diesem Zeitpunkt noch zu unreif sei und andererseits ein so komplexes Geschehen wie die Symptombildung einen gewissen Grad von Ichreife voraussetze.[39] Dagegen nimmt Zetzel (1964) Stellung. Sie meint, daß praegenitales und genitales Geschehen für Charakter- *und* Symptombildung gleich bedeutsam sei. Als Unterscheidung versucht sie *8.* den Anpassungsaspekt heranzuziehen: Charakterbildung – pathologisch oder nicht – stellt immer einen progressiven Anpassungsversuch auf Herausforderungen in der Entwicklung dar. Symptombildung dagegen ist ein regressives Phänomen, auch wenn es in Entwicklungskrisen auftritt.[40] Die *9.* Art der Organisation führt Argelander 1970 (S. 330) zur Abgrenzung ein: »Charakter im psychopathologischen Sinne tritt also im Gegensatz zu psychischen Symptomformationen dort in Erscheinung, wo Strukturen organisiert sind, wo Konflikte nicht

38 So meint z. B. Miller (1977), daß symptomatische Angst entstehe, wenn das Über-Ich das Ich bedrohe, charakterliche Angst hingegen, wenn die äußeren Umstände sich änderten.

39 Balint (1935) trägt ebenfalls eine genetische Bestimmung bei. Neben der Fixierung an das Trauma selbst und der Fixierung an den Zustand vor dem Trauma ist auch die Fixierung an die *Art der Erledigung des Traumas* möglich. Dies sei bei den meisten Charakterneurosen sehr viel mehr der Fall als bei den Symptomneurosen. »Diese Personen sind nur eines bestimmten Objektverhältnisses fähig, alles andere ist für sie gleichsam nicht existent.« (S. 528.)

40 Auch wenn Lustman (1962) regressive Aspekte bei Symptom *und* Charakterzug sieht, kommt seine Meinung der Position Zetzels nahe. Die Beziehung des Charakters zur äußeren Realität sei ungleich enger als die des Symptoms. Im Sinne des Realitätssinnes leiste der Charakter die bessere Anpassung. Das stimme zumindest für das Individuum, wenn es auch nicht in jedem Falle für die Gesellschaft gelten müsse.

mehr szenengerecht, sondern strukturgerecht verarbeitet werden.« Die Symptome sind »szenengerecht«, der Charakter ist »persönlichkeitsgerecht« (S. 329). Jeder Mensch beschreitet grundsätzlich beide Wege: den der Charakterbildung *und* den der Symptombildung (1972).
Die Frage mag sich aufdrängen, ob solche Unterscheidungen überhaupt relevant sind. Reich und andere meinten: Nein. Aber eine Reihe von Autoren spricht sich nachdrücklich für eine solche Unterscheidung aus. Insbesondere sind das Ross (1960), der über ein Panel der Amerikanischen Psychoanalytischen Vereinigung berichtet, Kuiper (1966), Stein (1969) und Bergeret (1974b). Mir persönlich leuchtet die Notwendigkeit solcher Abgrenzung ein. Ich finde es aus Gründen der Diagnose, der Indikation zur Behandlung und der Therapie selbst unerläßlich, zumindest in bescheidenem Rahmen nosologische Konzepte einzusetzen. Und dazu gehört die Berücksichtigung solcher im Ergebnis doch sehr verschiedenen Verarbeitungsweisen psychischer Konflikte, wie sie Symptom und Charakter darstellen.

2.3.2. Die Dynamik der Charakterneurose

Lorand (1946, S. 152) sieht den Charakter als Abwehrbildung zur Vermeidung von Symptomen. »Allgemein gesehen dienen Charakterzüge und bestimmte Verhaltensweisen als Schutz gegen das Entstehen von Symptomen oder neurotischer Krankheit.« Das ist auch die Sicht, die Diatkine und Favreau (1956) in ihrer Studie über den »neurotischen Charakter« einnehmen. Sie halten Charaktereigenschaften für eine Abwehr gegen die Realität und gegen Symptome, für einen Versuch, gefährliche innere und äußere Objekte zu meiden. Das Problem der Abwehr primitiver Ängste steht im Mittelpunkt dieser Ausführungen. Es findet seinen Niederschlag im Aufbau der Strukturen des psychischen Apparates. Patienten mit Charakterneurosen wehren diese Ängste durch eine andauernde, nicht-psychotische Deformierung der Realität (s. auch Glover 1926) und durch Distanz zu den anderen ab. Sie leiden nicht, solange sich die anderen ihren Forderungen anpassen. Spielen die anderen nicht mehr mit, kommt es zur Krise und manchmal suchen die Patienten dann die Behandlung auf. Der Ausbruch von Symptomen kennzeichnet das Ende eines Gleichgewichtszustandes, den die Charakterbildung zwischen Ich-Struktur und Triebforderung einerseits und der Umwelt andererseits aufrechterhielt. Stellen sich in angsterregenden Si-

tuationen die narzißtische Abwehr und die Haltung gegenüber den Objekten als inadäquat heraus, kann es zur Symptombildung kommen. Zwischen Charakterzügen und Symptomen besteht ebenfalls ein Gleichgewicht. Beide dienen dem Schutz des Individuums vor Ängsten, die aus seinen unbewußten Phantasien entstehen. Soweit Diatkine und Favreau. Alexander (1922) hatte genau entsprechend angenommen, daß neurotische Charaktertypen, wenn die realen Befriedigungsmöglichkeiten einmal versagten, an einer Symptomneurose erkranken müßten. »Als letzte Konsequenz dieser Betrachtung ergibt sich, daß jeder neurotische Charakter den Keim einer bestimmten Neurosenform in sich trägt, welche bei Versagung der realen Befriedigung der neurotischen Tendenz ausbrechen muß« (S. 123 f.).
Eine einprägsame Formel für das Verhältnis von Symptom und Charakter gibt E. Kestemberg (1953) an: Der neurotische Charakterzug ist das Äquivalent eines Symptoms, welches sekundärer Bearbeitung unterzogen wurde. Die Charakterneurose verhält sich zur Symptomneurose wie die sekundäre Traumarbeit zum latenten Traumgedanken.
Freuds eigene Überlegungen zu dieser Frage liegen auf der gleichen Linie. Er geht aus vom Zwang zur Synthese, unter dem das Ich versucht, sich das dystone Symptom zu integrieren. »So wird es verständlich, daß das Ich auch versucht, die Fremdheit und Isolierung des Symptoms aufzuheben, indem es alle Möglichkeiten ausnützt, es irgendwie an sich zu binden und durch solche Bande seiner Organisation einzuverleiben« (1926d, S. 125 f.) und »Es findet eine Anpassung an das ichfremde Stück der Innenwelt statt, das durch das Symptom repräsentiert wird, wie sie das Ich sonst normalerweise gegen die reale Außenwelt zustande bringt« (S. 126). Charakterneurose wird damit zur Integration dessen, was man nicht länger abwehren kann, beziehungsweise dessen, was bereits selbst Ergebnis eines Abwehrkonfliktes ist.
Wohl aus dieser Sicht muß man die Haltung der Gruppe von Autoren verstehen, die zwischen Symptomneurose und Charakterneurose keine großen Unterschiede machen wollen. P. Schilder (1935, S. 47) sagt: »Der inneren Struktur nach sind Charakterzug und neurotisches Symptom identisch.« Beides sind Bildungen, um Angst zu vermeiden. Die Charakterneurose ist stabiler, zeitlich länger erstreckt und ichsynton; die Symptomneurose hat einen umschriebenen Beginn, ist oft akuter und ichfremd. Am deutlichsten ist W. Reich (1933, S. 59): Es »ergab sich, daß diese Unterscheidung nur insofern Sinn hat, als es Neurosen mit umschriebenen Symptomen und Neurosen ohne solche gibt: Jene wer-

den dann »Symptomneurosen«, diese »Charakterneurosen« genannt; bei jenen fallen begreiflicherweise die Symptome mehr auf, bei diesen die neurotischen Charakterzüge.«[41]

Liegt, so stellt sich die Frage, der Unterschied in der Verdrängung? A. Freud sieht die Verdrängung als Grundmechanismus der Neurosenbildung, während die »anderen Abwehrtechniken«, obschon nicht weniger pathogen als die Verdrängung, sich »in den zahllosen Verwandlungen, Verzerrungen und Deformierungen des Ichs (äußern), welche die Neurose teils begleiten, teils ersetzen können« (1936, S. 40). Für die Charakterneurose kommt dabei nach A. Freuds Auffassung der Verleugnung eine besondere Bedeutung zu. Ist die Verleugnung in der frühen Kindheit noch ein nicht-pathologisches Geschehen, so führt der Versuch, während der Latenz sich auf diese Weise Angst, Triebverzicht und Neurose zu ersparen, zur »Charakterverzerrung«, beim Erwachsenen sogar in die Nähe der Psychose (S. 64 f.). Auch Waelder (1958) meint, daß man sich die Dynamik der Charakterneurose wohl kaum einfach durch Verdrängung und Wiederkehr des Verdrängten erklären könne, wie bei den Neurosen. Dazu Balint (1932, S. 177): » . . . Demnach scheint es, daß der Charakter auch die Funktion hat, den Menschen vor einer zu intensiven Lust zu schützen. Genetisch beschrieben, heißt das: *Es gibt keine gelungene Verdrängung*, d. h. keine Verdrängung ohne Dauerveränderung im Ich. Im schlimmsten Falle resultiert ein neurotisches Symptom, in dem Falle aber, wo früher eine geglückte Verdrängung vermutet wurde, deckt die eingehende Analyse eine Reihe von mehr oder minder starren Charakterzügen auf, welche direkte Abkömmlinge, man könnte sagen: keloidartige Narben, der erfolgten Verdrängung sind.« Fenichel (1931b, S. 144) sieht diese Thematik anders: Für ihn gibt es sehr wohl die »gelungene Verdrängung«. Von den Charakterzügen nun, die eine »ichgerechte, organisierte, zielgehemmte Regung« anstelle des alten Triebwunsches institutionalisieren, die den Triebstrom »kanalisieren« und nicht »stauen« – von diesen Charakterbildungen nimmt er an, daß Freud sie mit jenem Abwehrtyp meinte, den er als »gelungene Verdrängung« bezeichnete.

Nunberg (1956) argumentiert ähnlich: In der Charakterbildung gäbe es zwei Möglichkeiten. Eine, bei der Verdrängung am Werk sei, und eine,

41 Ferenczi (1925) sagt von den Charaktereigenschaften, daß sie sich wie »Symptome ohne Krankheitseinsicht« verhielten. Schultz-Hencke (1951) spricht von »symptomlosen Neurotikern«, Alexander (1928) von »symptomlosen Neurosen«.

bei der sie fehle. Sei Verdrängung bei der Charakterbildung überhaupt tätig, dann sei sie per definitionem »gelungene Verdrängung«, denn ein Mißlingen der Verdrängung liege nur in der Symptombildung vor. Nach Nunberg fehlt die Verdrängung bei den praegenitalen Stadien der Libidoentwicklung. In diesen Fällen »bildet das Ich automatisch sehr früh Reaktionsbildungen aus, die dann integraler Bestandteil des Charakters werden« (S. 44). Bei Triebkonflikten mit genitaler Libido kommt es dagegen zur Verdrängung. Hier sieht Nunberg zwei Alternativen: (a) Die »gelungene Verdrängung«. Durch die Verdrängung genitaler Libido kommt es zur Regression, damit zur Reaktivierung praegenitaler Triebwünsche, die wiederum vom Ich bei höherem Entwicklungsstand nicht angenommen werden können. Statt dessen formt das Ich diese Impulse zu Reaktionsbildungen um, wie z. B. Übertreibungen, Vermeidungen, Verbote. Wenn es dem Ich gelingt, diese Reaktionsbildungen als Charakterzüge zu assimilieren und integrieren, so ist das Gelingen der Verdrängung gesichert. (b) Versagt die Integration, so wird ein einzelner Charakterzug autonom, die Verdrängung kann die Es-Impulse nicht mehr beherrschen, die Fixierung wird verstärkt, und es kommt schließlich zu einem Wandel von Charakterzug zu neurotischem Symptom, welches das Mißlingen der Verdrängung kennzeichnet. Die *Charakterneurose* nun liegt für Nunberg zwischen der gelungenen Verdrängung in der Charakterbildung und dem Mißlingen in der Symptombildung. Beim neurotischen Charakter kommt es auch zu einem Versagen der Integration eines Charakterzuges, er wird autonom und entzieht sich der Kontrolle des Ichs. Es schließt sich dann eine Ich-Spaltung an mit der Folge, daß ein Teil des Individuums nicht die Motive, Wünsche und Handlungen des anderen Teiles kennt. »Diese autonomen Charakterzüge können zu Konflikten mit der Umwelt führen; sie führen aber nur selten zum Bewußtsein der Abnormität des Verhaltens« (S. 45). In der psychoanalytischen Diskussion ist also die Frage, ob in der Charakterbildung das am Werk sei, was Freud gelungene Verdrängung nannte, weiterhin offen. Insgesamt finde ich Nunbergs Position hier am einsichtigsten.

Auf das Autonomwerden von Charakteranteilen, dem Nunberg meines Erachtens zu Recht soviel Bedeutung beimißt, möchte ich noch einmal eingehen. Vielleicht ist damit der gleiche Vorgang gemeint, den eine Reihe von Autoren in Begriffen der Triebtheorie diskutiert (von der Nunberg seine Position ja auch ableitet). Brenner (1951) meint, daß die Verwendung eines Triebes als Abwehr in der Regel nicht zu Symptomen, sondern zu Perversionen oder pathologischen Charakterzügen führe. Ähnlich klingt auch eine Feststellung Fenichels, daß die Reaktionsbildung von Trieben Gebrauch machen könne, deren Ziel dem des originalen Impulses widerspreche (1945, S. 152). Analog sieht Loewenstein (1964, S. 156) einen wesentlichen Zug unter anderem bei den Charakterneurosen in der »Vertrieblichung (instinctualization) der Abwehrmechanismen«. Einen engen Zusammenhang zwischen abgewehrten perversen Triebregungen und pathologischer Charakterbildung scheint Arlow (1968) anzunehmen. W. C. Menninger (1943) meinte, bei den pathologischen Charakterzügen liege ein Versagen in der Sublimierung, ein Versagen, primitive und kindliche Triebziele zu hemmen, vor. Allen diesen Aussagen ist gemeinsam, daß im Rahmen der Charakterpathologie archaische Triebziele auf unbewußte Weise wirksam werden können. Das wäre eine libidotheoretische Begründung dafür, warum bei der Charakterneurose das Leiden meist fehlt und der Lustgewinn oft kaum verstellt ist. Wie zu erwarten hat es auch hier andere Meinungen gegeben. So nimmt etwa Lewin (1930) in genauem Gegensatz zu diesen Überlegungen an, daß der Charakterneurotiker *besser* Triebregungen sublimiere als der Symptomneurotiker. Eine Ursache solcher gegensätzlichen Positionen scheint mir das grundsätzliche Bestreiten des Unterschiedes von »gesund« und »krank« zu sein.

Noch einmal zu Nunberg: Werden die autonomen Charakterzüge so übertrieben, daß sie in Konflikt mit der Restpersönlichkeit kommen, dann wandeln sie sich in ein Symptom und bewirken Leiden. »Anstelle eines Bündels von Charakterzügen oder -gewohnheiten besteht dann ein Bündel von Symptomen, die wie Charakterzüge aussehen können. In anderen Worten, die Charakterneurose ist letztlich eine Symptomneurose« (S. 45). Weil das Ich von demselben Konflikt, der auch die Symptome hervorruft, diffus durchdrungen wird, kann die Unterscheidung von Charakter- und Symptomneurose – genau genommen – nur eine gradmäßige sein (Sterba 1953a). Die referierte Ansicht Nunbergs ist von Bedeutung nicht nur wegen der starken Relativierung des Unterschiedes zwischen Symptomneurose und Charakterneurose – wie bei Reich –, sondern auch wegen der Auffassung des Charakters als einer »verdünnten Erscheinungsform einer Merkmalskombination, die sich im Symptom konzentriert äußert« (Becker 1973, S. 50).

Diese Vorstellung einer im Charakter »latenten Neurose« findet sich schon 1922 bei Alexander. Jeder neurotische Charakter, so ist zitiert worden, trage den Keim einer bestimmten Neurosenform in sich, welche bei Störung der Befriedigungsmöglichkeiten zum Ausbruch komme. Becker (1973) diskutiert unter diesem Aspekt den Charakter als »Nährboden« der Neurose. W. Reich (1933, S. 59) spricht vom »Tatbestand ..., daß die Grundlage der Symptomneurose immer ein neurotischer Charakter bildet«; alle Symptome haben eine entsprechende »charakterologische Reaktionsbasis« (S. 61).[42] Diese Annahme, daß die Neurosen auf einer charakterlichen Basis wachsen (Fenichel 1931b, S. 166) ist Gemeingut aller psychoanalytischen Richtungen. Das entsprechende Votum von Schwidder (1958) war schon in einem früheren Kapitel zitiert worden. Heigl (1964, S. 93 f.) referiert die Meinung von Horney, Fromm und Schultz-Hencke: »Das Symptom ist immer Ausdruck von *Charakterneurosen* und nicht bloß eine Erkrankung einzelner Systeme oder Instanzen der Seele.« Auch Blitzsten (1938) hatte energisch für diese Ansicht Stellung genommen. Nach dieser sehr einheitlich vertretenen Ansicht unterliegt der Symptombildung eine ihr entsprechende Charakterstruktur; der Unterschied zwischen beiden ist eher ein quantitativer als ein qualitativer (Lustman 1962).

Eigenwillig, aber in der Argumentation stringent, sieht Bergeret (1974a) diesen Zusammenhang. Die Basis des Symptoms ist nicht der Charakter, sondern die Charakterstruktur. *Charakterstruktur* (»structure de base«) ist die Ausgangsbasis, die gleichermaßen den Charakter und/oder das Symptom hervorbringt. Die Spezifität der Charakterstruktur bedingt die Spezifität von Charakter und Symptom. Bergeret bestimmt diese Spezifität über die Art der Angst, das Ausmaß der Libidoregression im Ich, die Art der Objektbeziehungen, die Art des Konfliktes, die Hauptabwehr und andere Modi. Die »Grundstruktur« des Menschen will er verstanden wissen als eine »latente psychische Funktionsweise« (S. 68), die in Charakter und Symptom manifest wird. Der *Charakter* ist nach Bergeret der Ausdruck der manifesten und nicht krankhaften Funktion der zugrundeliegenden Struktur. Das *Symptom* wird analog zum manifesten und krankhaften Ausdruck der Basisstruktur. »Krankhaft« (Symptom) und »nicht krankhaft« (Charakter) definiert Bergeret vom Zustand der Kompensation beziehungsweise Dekompensation der Charakterstruktur her. Die Basisstruktur ist kompensiert, wenn sich die inneren und äußeren Konfliktfaktoren durch ein effizientes (und nicht

42 Nur von dieser Vorstellung her ist Reichs Eifer zu verstehen, die »Charakterpanzerung« gnadenlos zu zerschlagen und so die Basis für neue Symptombildung zu beseitigen, denn: »der Charakterwiderstand bleibt bei ein und demselben Patienten stets gleich und verschwindet erst mit den Wurzeln der Neurose« (1933, S. 65).

selbst störendes) Wechselspiel der verschiedensten Abwehr- und Anpassungsmechanismen im Gleichgewicht halten. Schließlich führt Bergeret noch eine dritte Unterscheidung ein: die *Charakterzüge* (»traits de caractère«). Die Charakterzüge meinen einen Teilaspekt des Charakters, der nicht homolog zur Grundstruktur paßt, sondern eine eigene Dynamik besitzt. (Etwa: Zwanghafte Züge bei einer hysterischen Persönlichkeit). Es handelt sich um komplementäre Mechanismen, die den Zustand der Kompensation – sei es im Charakter, sei es im Symptom – mit erhalten sollen. *»Charakterneurose«* und *»neurotischer Charakter«* wird von Bergeret sehr ähnlich wie von mir selbst definiert. (Siehe Kap. 2.3.3.) – Das einzige Problem, das diese Überlegungen für mich enthalten, ist die Frage, ob die Einführung dreier struktureller Begriffe für etwas weitgehend ohnehin Strukturiertes, den Charakter, nicht mehr Verwirrung als Fortschritt bringt. Dieses Problems ist sich Bergeret selbst bewußt.
Zurück zur Beziehung Symptom – Charakter: Es stellt sich die Frage, ob bei *jedem* Symptom eine charakterliche Reaktionsbasis bestehen *muß*. Reich hatte in früheren Arbeiten eine abweichende Position für möglich gehalten: Er meinte, daß es Symptomneurosen gebe »ohne daß der Charakter, die Gesamtpersönlichkeit wesentlich pathologisch erschiene« (1925, S. 9). Auch Schjelderup (1936) meint, bei leichteren Neurosen könne die charakterliche Reaktionsbasis fehlen, bei schwereren sei sie jedoch immer vorhanden. Wenn auch dieser Autor recht oberflächlich argumentiert, so entspricht diese Sicht dennoch der täglichen klinischen Erfahrung. Jeder Psychoanalytiker, der relativ viele Patienten sieht, weiß, daß es ausgesprochen isolierte Symptombildungen gibt, die sich bei einer wenig gestörten Grundpersönlichkeit entwickeln. Diese Neurosen sind es gerade, die auf die Therapie besonders gut ansprechen und oft mit verhältnismäßig geringem Einsatz zum Abklingen gebracht werden können. Und genauso gesichert erscheint die zweite Position, daß es keine weitergehende Symptomneurose gibt, bei der die gestörte Charakterstruktur nicht auch nachweisbar wäre.
Ich möchte jetzt noch einmal die Frage der Grunddynamik bei der Charakterneurose aufgreifen. Es geht offenbar nicht um die Wiederkehr des Verdrängten, sondern um die Folgen des ursprünglichen Verdrängungsvorganges und jener Anpassungsabläufe, für die gar keine Verdrängung erforderlich ist. Diese Folgen, darüber besteht Einmütigkeit, sind vor allem im Ich zu suchen. Freud (1924b, S. 391) hatte das Problem so gesehen: »Man möchte wissen, unter welchen Umständen und

durch welche Mittel es dem Ich gelingt, aus solchen gewiß immer vorhandenen Konflikten ohne Erkrankung zu entkommen. ... Zwei Momente lassen sich aber sofort herausheben. Der Ausgang aller solcher Situationen wird unzweifelhaft von ökonomischen Verhältnissen, von den relativen Größen der miteinander ringenden Strebungen abhängen. Und ferner: es wird dem Ich möglich sein, den Bruch nach irgendeiner Seite dadurch zu vermeiden, daß es sich selbst deformiert, sich Einbußen an seiner Einheitlichkeit gefallen läßt, eventuell sogar sich zerklüftet oder zerteilt. Damit rückten die Inkonsequenzen, Verschrobenheiten und Narrheiten der Menschen in ein ähnliches Licht wie ihre sexuellen Perversionen, durch deren Annahme sie sich ja Verdrängungen ersparen.« Das Verständnis der Charakterneurose als Folge der Teilung des Ichs erhellen die Ausführungen von Nunberg. Waelder (1958) kommentiert Freud, daß es sich um Versuche handelt, die Neurose (oder Psychose) in eine mehr realitätsgerechte Form zu pressen, sie, wie beim sekundären Krankheitsgewinn, mit Funktionen für die Selbsterhaltung zu betrauen, kurz, um Versuche, sich ihrer zu erwehren und sich das anzugliedern, dessen man sich nicht erwehren kann.[43] An anderer Stelle führt Freud (1926d, S. 125 f.) aus: »So wird es verständlich, daß das Ich auch versucht, die Fremdheit und Isolierung des Symptoms aufzuheben, indem es alle Möglichkeiten ausnützt, es irgendwie an sich zu binden und durch solche Bande seiner Organisation einzuverleiben.« Es geht, wie das Zitat zeigt, ganz ohne Frage um die charakterliche Integration des Symptoms. Auch Winnicott (1963, S. 268) interpretiert die Charakterstörung beim Kinde als Versuch, seine eigenen Abnormitäten oder Mängel der Entwicklung einzuordnen. Das Krankmachende sieht Winnicott insbesondere in der Integration der antisozialen Tendenzen. Die mir eigentlich zusagende Kurzformel, daß die Charakterneurose das Symptom abwehre, muß nach Waelder (1958) etwas modifiziert werden. Ein Teil dieses Kampfes gehöre zum ursprünglichen pathogenen Konflikt, ein anderer zur sekundären Abwehr gegen das schon gebildete Symptom. Beides sei nicht immer klar zu trennen.

An dieser Stelle möchte ich eine Klarstellung einbringen. Bei der Untersuchung der Verwendung des Begriffs der Charakterneurose stellt man immer wieder fest, daß oft Zustände mit recht weitgehenden Sympto-

43 An anderer Stelle formuliert ebenfalls Waelder (1963, S. 184): Bei der Charakterneurose »wird eine drohende Neurose entweder durch geeignete Persönlichkeitsveränderungen vermieden oder eine schon entwickelte oder im Prozeß der Entwicklung befindliche Neurose ist in die Persönlichkeit integriert worden.«

men auf diese Weise bezeichnet werden. Ich selbst neige dazu, als Charakterneurose nur die symptomarme (-lose) Abwehrbildung des ursprünglich pathogenen Konfliktes zu bezeichnen. Jemanden, der manifeste Zwangssymptome *hat*, sollte man nicht als »zwanghaften Charakterneurotiker«, sondern als »Zwangsneurotiker« diagnostizieren, mag er auch charakterlich noch so gestört sein. Das sollte auch gelten, wenn die Symptome ichsynton wären, was ja ein Widerspruch in sich ist –, also die Qualität von Charaktereigenschaften hätten. Das heißt, ich ließe der Phänomenologie ihr Recht und fragte statt dessen, warum dieser Mensch das Leid seiner offensichtlichen Symptome verdrängen mußte, sich mit ihnen so arrangieren konnte, wie der oft zitierte Bürokrat mit seiner Zwangsneurose.[44]

Heute wird diese Fragestellung auch unter dem Thema »Ich-Verzerrung« oder »Ich-Deformierung« (ego distortion) abgehandelt. Es geht dabei um die autoplastische Veränderung des Ichs, um Krankheit zu vermeiden, wie sie Freud beschrieben hatte. A. Freud hatte 1936 die »Ich-Einschränkung« ausgeführt. Dabei handelt es sich um eine Einschränkung der Wahrnehmungsfunktionen des Ichs gegenüber der Außenwelt, um angstmachende Reize nicht zu perzipieren. Das Analogon wäre die »Hemmung« als versuchte Abschaltung der Reize aus dem Inneren. Wichtig ist, daß A. Freud die »Ich-Einschränkung« nicht, wie etwa die ähnlich wirkende »Verleugnung«, der Neurosenpathologie zuordnet, sondern expressis verbis als Möglichkeit der normalen Ich-Entwicklung auffaßt. Das entspricht in manchem M. Balint, der Einschränkung als einen unvermeidbaren Zug jeder Charakterbildung sieht. »Charakter bedeutet immer eine mehr oder weniger weitgehende Einschränkung der Liebes- und Haßmöglichkeiten« (1932, S. 174).

In diesen Zusammenhang gehören auch die Überlegungen zur Hemmung, die Freud selbst anstellte (1926d, S. 116 f.). Hemmung ist für ihn »Funktionseinschränkung des Ichs«, die auf drei Ursachen beruht: Das Ich verzichtet auf ihm zustehende Funktionen, um nicht in Trieb- (Es-) oder Über-Ich-Konflikte zu geraten. Dies scheint mir Ich-Einschränkungen im Sinne A. Freuds zu entsprechen. Anders ist der dritte Typ der

44 Deskriptiv orientierte Untersucher haben es hier insgesamt leichter. Foulds (1961, S. 269) trennt streng Charakterzüge von Symptomen: »Innerhalb jedes akzeptierten Bezugssystems müssen Persönlichkeitsvariablen als universal angesehen werden. Ein Persönlichkeitszug wird als eine relativ konsistente und andauernde Position in bezug auf eine Persönlichkeitsvariable angenommen. Symptome und Zeichen psychischer Krankheit lassen sich dadurch von Zügen unterscheiden, daß sie weder universal noch notwendigerweise andauernd sind.« Siehe auch Foulds u. Bedford (1977).

Hemmung. Freud geht hier von ökonomischen Überlegungen aus. Wenn das Ich intensiv mit anderen Vorgängen befaßt ist, z. B. Trauer, kommt es zu einer »Verarmung« des Ichs, die andere Funktionen weitgehend ausschließt. Das Ich unterläßt sozusagen nicht mehr »freiwillig« eine Aktion, sondern es hat dafür keine Energie mehr zur Verfügung.[45] Hier erscheinen auch die Überlegungen von Schultz-Hencke (1940) von Bedeutung, der das Wesen der Neurose über die Gehemmtheit bestimmte. Schultz-Hencke verzichtet allerdings darauf, sein Konzept der Gehemmtheit von S. und A. Freud herzuleiten, sondern benutzt eine mehr populärpsychologische Ausgangsbasis. Die Pathologie der Charakterstörung entspricht in seinen Ausführungen inhaltlich aber in großen Bereichen dem Konzept der »Hemmung«, wie es Anna Freud ausgeführt hatte. Überhaupt ist sein Ansatz als ichpsychologisch zu klassifizieren, wenngleich er selbst einen Bezug auf das strukturelle Persönlichkeitsmodell aus prinzipiellen Gründen vermeidet.

»Ich-Deformierung« meint im Gegensatz zur »Ich-Einschränkung« pathologische Veränderung des Ichs. »Da es sich um einen Anpassungsvorgang handelt, bleibt die formale Geschlossenheit der Ichorganisation bestehen, aber alle Ichfunktionen sind mehr oder weniger angegriffen« (Gitelson 1958, S. 87). Es kommt nach Gitelson jedoch nicht zu einem Zusammenbruch, zu keinem »Ich-Defekt«, auch zu keiner Ich-Schwäche, sondern zu Anpassungsleistungen, die man eher als Stärke bezeichnen muß. »Dürfen wir annehmen«, fragt Gitelson, »daß wir bei den sogenannten ›Ich-Deformierungen‹ in Wirklichkeit ein psychisches System vor uns haben, das in einem kritischen Augenblick seiner Lebensgeschichte ›geliert‹ ist, um eine Energiebilanz aufrechtzuerhalten, die sonst zu desintegrieren drohte?« (S. 103). Diese Formulierung würde gut zu dem passen, was meines Erachtens für die Charakterneurose wesentlich ist. Herabsetzung der Beweglichkeit ist ein Bestandteil jeder Charakterbildung überhaupt. Gitelson meint aber offenbar andere Krankheitsbilder. Er schlug damals den Terminus »narzißtische Persönlichkeitsstörung« anstelle von Ich-Deformierung vor, der von Kohut aufgegriffen wurde und sich durchsetzte. Glover, der den Begriff der

45 Ich finde dies die beste Möglichkeit, jene Zustände von »Ich-Verarmung« zu erklären, denen wir bei den schweren Charakterstörungen regelmäßig begegnen. Der ständige Abwehrkampf absorbiert das Energiepotential des Menschen vollkommen. Diese triebökonomische Überlegung ist meines Erachtens auch problemlos in informations- oder kognitionstheoretische Modelle zu übertragen. Die Gesamtzahl der gleichzeitig möglichen Operationen und Interessen beim Menschen ist offensichtlich begrenzt.

Ich-Deformierung für »nutzlos« und »geradezu irreführend« hält, hat wohl recht, wenn er kritisiert: »... In der Sprechstunde nützt er uns nichts ...; auf die mitspielenden ätiologischen Faktoren gibt er keinerlei Hinweise; und metapsychologisch betrachtet erschwert er durch seine Unklarheit noch das ohnehin komplizierte Problem der Klassifizierung seelischer Störungen« (1958, S. 112). Durch seinen metapsychologischen Anspruch fällt dieser Begriff deutlich aus der übrigen Diagnostik heraus, ohne mehr Klarheit zu bringen.

Glover schlägt nach seinem Verdikt vor, den Begriff der »psychopathischen Persönlichkeit« oder »Psychopathie« einzusetzen, »um die diagnostisch, wenn nicht auch prognostisch zwischen den Neurosen und den Psychosen liegenden Fälle zu bezeichnen, einer Gruppe, die trotz häufiger Überschneidungen mit Symptombildungen, sexuellen Perversionen, Alkoholismus und asozialen Reaktionen charakteristisch genug ist, um eine besondere Bezeichnung zu verdienen« (S. 116). Dieser Versuch bringt mehr neue Probleme, als er alte beseitigt. Zum einen erfordert er die Diskussion der Borderline-Erkrankungen, die von vielen Analytikern dahin gruppiert werden, wo Glover die Psychopathie ansiedelt – nämlich »zwischen Neurose und Psychose«.[46] Zum anderen ist die schon erwähnte und von vielen amerikanischen Analytikern geübte Praxis, den psychoanalytischen Begriff der Charakterneurose und den psychiatrischen der Psychopathie in sehr ähnlicher Bedeutung zu benutzen, bedenklich. Strotzka (1973a, S. 41) meint, daß der Psychopathie ein »völlig anderer« klinisch beobachteter Tatbestand zugrundeliege als der Charakterneurose. Bei der Charakterneurose sei das Über-Ich »streng«, bei der Psychopathie »schwach und lückenhaft«. Die ausgezeichneten Ausführungen von Kuiper, der sich ebenfalls strikt dagegen wehrt, Charakterneurose und Psychopathie gleichzusetzen, hatte ich bereits einleitend (Kap. 1) dargestellt. Gillespie (1958, S. 108) setzt sich auch vom Begriff der Ich-Deformierungen ab: »Dagegen handelt es sich bei der Frage der Ich-Störungen meines Erachtens mehr um das, was wir Charakteranalyse zu nennen gewohnt sind; bekanntlich ein Großteil der heutigen analytischen Praxis, einschließlich des Sonderfalls der Lehranalyse.« (Offensichtlich liegt hier eine Verwechslung von Charakteranalyse und Charakterneurose vor.)

Um diese Überlegungen abzuschließen, möchte ich noch einmal auf A. Freud (1936) eingehen. Wenn sie von den zahllosen Verwandlungen,

46 1925 (b, S. 25) versuchte Glover, Charakterbildungen zwischen Neurose und Psychose als »psychotische Charaktere« zu beschreiben.

Verzerrungen und Deformierungen des Ichs spricht, welche die Neurose teils begleiten und teils ersetzen, dann meint sie die Charakterneurose. Sie definiert diese über die Dysfunktion des Ichs in der Abwehr. Auch später (1968, 1970) hat A. Freud konsequent die Parallelbetrachtung von Charakter und Neurose vertreten. Die Art der Charakterstörung (oder des Symptoms) wird bestimmt durch die Spezifität von triebhafter Fixierung, abgewehrter Phantasie und eingesetzter Abwehrmaßnahme. Wahrscheinlich ebenfalls auf A. Freud geht eine Unterscheidung zurück, die heute von größter Wichtigkeit geworden ist: Die Betrachtung des Ausgangs der gestörten Entwicklung unter dem Aspekt des *Konfliktes* und des *Defektes.* Traditionell hatte die Psychoanalyse im Rahmen der klassischen Neurosen nur mit den Konflikten zu tun. Der Bereich der Ausfälle aber, der *strukturellen Ich-Störungen* wie Fürstenau (1977) sie bezeichnet, gerät zunehmend stärker in die Betrachtung. Ursprünglich hatte man strukturelle Ausfälle bei den Suchten, schweren Perversionen, bei der Delinquenz und anderen weitgehenden Störungen angenommen, die nicht zum engeren Kreis der Neurosen gehören. Über die Vorstellungen von der Ich-Deformierung, der Ich-Verzerrung, wie sie oben referiert wurden, zeigen die strukturellen Ausfälle, die Defekte, aber zunehmend eine Neigung, mit Charakterstörungen gleichgesetzt zu werden. Auch diese Tendenz ist bei A. Freud (1968) nachweisbar, wobei sich die Autorin hier allerdings auf Michaels beruft. Diese Praxis erscheint mir problematisch. So überzeugend die Parallelbetrachtung von charakterlicher und symptomatischer Störung einerseits ist, so ungenau ist andererseits die Koppelung des Begriffs der Symptomneurose mit dem Konflikt und des Begriffs der Charakterneurose mit dem Defekt. Tatsächlich verhält es sich doch so, daß in der Charakterentwicklung sehr wohl Konfliktfolgen nachweisbar sind, die keinesfalls als strukturelle Defizite verstanden werden dürfen. Auch kennen wir eine Reihe von Neurosen, in erster Linie die klassische Angstneurose (nicht zu verwechseln mit der Phobie), bei der die Symptombildung sehr viel mehr Ausdruck eines Versagens der Abwehr, eines strukturellen Ausfalls mit Verlust der Möglichkeit zur Angstbewältigung ist, als daß auf diese Weise ein innerer Konflikt verarbeitet würde. Zumindest für die schweren Formen der Angstneurose ist dies mit Sicherheit der Fall. Die Betrachtung der Charakterneurose gewinnt aus dynamischer Sicht erheblich, wenn auch über die Einführungen der Vorstellung vom inneren Konflikt und von der strukturellen Ich-Störung hinaus Charakter und Symptom prinzipiell parallel betrachtet werden.

2.3.3. *Versuch einer Zusammenfassung und Klärung*

Auf eine Kurzformel gebracht, sind Charakterneurosen Unzulänglichkeiten oder pathologische Formen des Umgangs mit der äußeren Welt, den inneren Trieben und den Forderungen des Über-Ichs, beziehungsweise Störungen der Art und Weise, in der diese verschiedenen Aufgaben miteinander kombiniert werden (Fenichel 1945, S. 467). Wie die Symptomneurosen, sind sie pathologische Konfliktlösungen, unterscheiden sich jedoch von diesen durch ihre Ich-Syntonie, das ist klinisch durch fehlendes Krankheitsgefühl und bessere Rationalisierung. Dynamisch kann man formulieren, daß die Charakterneurose das Symptom abwehrt, genetisch kann man sie als eine parallele Entwicklung zur Symptombildung ansehen. Wesentlich für die Entstehung der Charakterneurose ist eine pathologische Ich-Spaltung mit Autonomwerden von einzelnen Charakterzügen. Diese sind aus dem Motivationszusammenhang der Gesamtperson abgespalten, es fehlt ihnen aber das für die Symptome charakteristische Fremdheitsgefühl. Eine triebhafte Besetzung der Abwehrvorgänge ist dabei wahrscheinlich. Das Arrangement mit der Umwelt zur Problemlösung ist intensiver als bei den Symptomneurosen. Zum Übergang in Symptome und zur eigentlichen Erkrankung kommt es oft, wenn die äußeren Befriedigungsmöglichkeiten versagen. Im Gegensatz zum gesunden Charakter werden bei der Charakterneurose die Sublimierungen von den Reaktionsbildungen überwogen.

Die pathologische Charakterstruktur, beziehungsweise die Charakterneurose, besteht *vor*, *neben* und *nach* der Symptomneurose. Implizit in den bisherigen Ausführungen sind drei Auffassungen von Charakter, die bereits eingangs kurz dargestellt wurden:

1. Charakter als Basis der Neurose; 2. Charakter als Alternative zur Neurose; 3. Charakter als Parallele zur Neurose

Zu 1.: Charakter als *Basis* der Symptomneurose ist die klassische psychoanalytische Auffassung. Sie wurde in den Arbeiten aller wichtigen Autoren so sehr betont und bereits dargestellt, daß sie hier nicht noch einmal ausgeführt werden muß. Charakter in dieser Funktion wird meist als »Charakterstruktur«, »Grundstruktur«, »Grundpersönlichkeit« oder »charakterliche Basis« bezeichnet. Charakter als Basis der Symptomneurose ist zum einen eine generelle Aussage. Zum anderen enthält diese Vorstellung ein quantitatives Konzept: Wenn die charakterliche Verarbeitung nicht (mehr) ausreicht, dann kommt es zur Entwicklung eines Bildes ichdystoner Symptome, das in einer engen Beziehung zur begründenden Charakterstruktur steht. Die Bedingungen für den Übergang der basalen Charakterstörung in eine Symptomneurose sind ungeklärt. Am weitesten scheint mir A. Freud (1968) mit ihren neueren Ausführungen zur Abwehrtheorie dabei Fortschritte erzielt zu haben. Sie gibt vier Dimensionen an, auf denen das Versagen der Abwehr beschreibbar wird. Im einzelnen handelt es sich dabei um die *Altersgemäßheit* (Abwehrformen, die zu einem gewissen Alterszeitpunkt normal sind, sind in der späteren Entwicklung erheblich störend), das *Gleichgewicht* (Differenzierter Einsatz verschiedener Abwehrformen gegenüber verschiedenen Gefahren), die *Intensität* (Ausmaß der eingesetzten Abwehrformen) und die *Dauer* (besteht die Abwehr über die Gefahr hinaus?). Ich habe keine Schwierigkeit, mir den Übergang von Charakterneurosen in Symptomneurosen durch ein Dekompensieren in diesen vier Dimensionen vorzustellen. Weitere Bedingungen, die stärker sozial bestimmt sind, kommen hinzu. So wird immer das »Aussteigen« der sozialen Objekte aus dem pathologischen Arrangement als in besonderem Maße den Symptombeginn fördernd beschrieben.

Zu 2.: Die neben der Neurose bestehenden Charakterformen lassen sich in eine alternative und in eine parallele Form unterteilen. Wenn sich aus den Entwicklungskonflikten der Charakter *alternativ* zur neurotischen Erscheinung (charakterlich oder symptomatisch) entwickelt, so liegt am ehesten das vor, was als seelische Gesundheit, ungestörte Charakter- oder Persönlichkeitsentwicklung bezeichnet wird. Es handelt sich hier um eine per definitionem ichsyntone Verarbeitungsform. Diese ist an die inneren Bedürfnisse des Individuums und die äußeren Forderungen der Umwelt in ausreichender Weise angepaßt.

Zu 3.: Anders ist die Lage der Charakterentwicklung, die ich als *parallel* zur Neurose entstehend ansehe. Hier werden die Konflikte zwar ebenfalls ichsynton verarbeitet, das Ergebnis ist jedoch individuell und sozial unzureichend. Die (ichdystonen) Symptome der sich parallel entwikkelnden Neurose werden in jedem Stadium charakterlich integriert, rationalisiert, ichsynton gemacht. Das Ich erleidet Verzerrungen. Hier tritt genau das ein, was Freud in den mehrfach zitierten Passagen beschrieb, wo er die Versuche des Ichs schildert, sich das ichfremde Symptom einzuordnen. Es entsteht ein neurotischer Charakter, besser, eine *Charakterneurose* (»Charakter als Abwehr der Neurose«).[47] Auch wenn

47 Dazu sagt Glover (1958, S. 115): »Viele ausgedehnte Charakterstörungen können recht genau durch den Grad klassifiziert werden, in welchem sie als Äquivalente wohlbekannter neurotischer Symptombildungen funktionieren.«

keine Symptome entstehen, handelt es sich meines Erachtens dennoch um eine mißlungene Abwehr. Kriterien sind dabei für mich das Versagen in der Anpassung und – wie noch auszuführen sein wird – das Entstehen von subjektivem Leiden. Damit haben wir ein entscheidendes Kriterium, das sonst nur bei den Symptomneurosen vorliegt.

Es mag aufgefallen sein, daß ich an dieser Stelle die pathologische Charakterbildung, die ohne subjektive Betroffenheit einhergeht, unterschlagen habe. Ich möchte mit einem Versuch der Klärung dieses Problems die Überlegungen zu diesem Punkt abschließen.

Versucht man, zu einem weiterführenden Standpunkt zu kommen, so stößt man auf die dargestellten Mehrdeutigkeiten, denen der Begriff der »Charakterneurose« unterliegt. Vorrangig ist die Schwierigkeit, daß Zustände nahe der Gesundheit und Zustände nahe der Psychose ebenso bezeichnet wurden. Eine Diskussion des psychoanalytischen Normalitätskonzeptes erscheint kaum zu umgehen. Den Begriff zu meiden, wie es viele Analytiker tun, ist die eine Möglichkeit. Dem steht entgegen, daß es wohl unbestritten eine Zunahme von Patienten gibt, die wenig oder gar keine Symptome haben, die aber an sich, oder an denen die anderen erheblich leiden – um Schneiders (1950) Definition der Psychopathie einmal zu paraphrasieren – und die man irgendwie diagnostisch erfassen muß. Fragen der psychoanalytischen Nosologie werden unter Analytikern gerne mißachtet. Immerhin halten Autoren wie Strotzka (1973b) und Bergeret (1974b) sie für eine sehr wichtige oder wie Glover (1958) für die vordringlichste Aufgabe der künftigen Forschung überhaupt.

Einerseits könnte man den alten psychoanalytischen Begriff der »Charakterneurose« bewußt als vorläufiges Sammelbecken benutzen, bevor man so sublime Diagnosen wie »narzißtische Persönlichkeitsstörung« oder »Borderline-Zustand« stellt, was ja oft erst nach längerem analytischen Prozeß möglich ist. Das entspräche der Meinung Sterbas (1953a). Hilfreich könnte dabei die Unterscheidung Kestembergs (1953) sein, die vier Untergruppen der Charakterneurose herausarbeitet, wovon allerdings zwei a priori weitergehende Symptome haben und deswegen besser entfallen sollten. Es blieben dann (1.) Patienten, die wegen allgemeiner Gefühle von Unzufriedenheit und »Unglück«, besonders in sozialen Situationen, Hilfe suchen. Der Verlauf der Analyse kann dabei durchaus (oder sollte sogar) Symptome aufdecken oder herbeiführen. (2.) »Patienten« ohne Krankheitsgefühl, deren pathologische Charakterzüge sie ständig in Konflikt mit ihrer Umwelt bringen.

Die zweite Gruppe wird praktisch nie spontan einen Analytiker aufsuchen. Sie geraten mit ihren Mitmenschen und mit den sozialen Institutionen in Konflikt oder sind die zitierten »Sonderfälle der Lehranalyse«. Mir erscheint es einleuchtend, diese Gruppe heute als *»neurotische Charaktere«* im engeren Sinne zu bezeichnen. Diese Menschen sind nicht krank, ihnen fehlt das für unseren Krankheitsbegriff – mag er noch so unvollkommen sein – erforderliche Leiden.[48] Das Leiden, so schreibt Alexander (1926), sei das Hauptmerkmal des Symptoms. Das Leiden sei bei der Neurose der Generalnenner, mit dem die Gewissensansprüche beglichen würden. Diese Verwendung des Begriffes »neurotischer Charakter« käme damit dem Sinn sehr nahe, den Alexander ihm ursprünglich gab.
Die erstgenannte Gruppe aber hat dieses Leiden, dieses Gefühl persönlicher Betroffenheit, wenngleich in diffuser Form. Sie sucht wegen dieses Leidens aktiv den Psychotherapeuten auf, ohne jedoch nennenswerte Symptome zu bieten. Diese Patienten sind krank, sie sind »Neurotiker«. Diese Gruppe, so möchte ich vorschlagen, wäre als *»Charakterneurosen«* im engeren Sinne zu bezeichnen. Damit wird nichts von dem oben Ausgeführten genommen: Die Patienten leiden diffus, sie bringen ihre Krankheit jedoch nicht in den gleichen direkten Zusammenhang mit ihren Charaktereigenschaften, wie es der Symptomneurotiker mit seinen Symptomen tut. Die Charaktereigenschaften sind ich-synton, wie beim neurotischen Charakter im engeren Sinne – wenn es auch Differenzen gibt. Der Unterschied läge in Diagnose und Prognose. Die einen sind eher analysierbar – die anderen eher nicht. Die Erfahrung bei der Auswahl der zukünftigen Psychoanalytiker, daß »zu gesunde« Kandidaten nicht die besten Psychoanalytiker werden, würde mit dieser Einteilung eher bestätigt. Insgesamt entspricht die Unterscheidung von Charakterneurose und neurotischem Charakter einer vorwiegend in Frankreich verbreiteten Praxis.[49]
Neurotische Charaktere in diesem Sinne wären dann z. B. die Soziopa-

48 Wie schwierig es auch um das Leiden als Kriterium für eine Neurose steht, zeigt sich an den Ansichten von Socarides, der auch für die Homosexuellen annimmt, daß es in ihnen einen »tiefen, unbewußten Wunsch« gibt, sich von ihrer Homosexualität zu befreien (1968, S. 21). Selbst wenn das so ist, verschenkt man durch eine derartige Annahme von verdrängtem Leiden diese Möglichkeit als Unterscheidungskriterium für unser Neurosekonzept. Denn dann leiden alle, nur die einen wissen es und die anderen wissen es nicht.

49 Sauguet (1966) unterscheidet anders als ich selbst: Der neurotische Charakter ist eine mildere, die Charakterneurose eine weitergehende Störung. Alby (1958), dessen Originalarbeit mir nicht zugänglich war, scheint auch zu differenzieren. Bouvet

thie, die Delinquenz, die nichtneurotischen Formen der Perversionen und die nichtneurotischen Formen der Sucht. Bei Einbeziehung der Überlegungen zur inneren Struktur dieser Bilder wird rasch deutlich, daß die so definierte Charakterneurose offenbar eher etwas mit inneren Konflikten zu tun hat und der so definierte neurotische Charakter eher etwas mit strukturellen Ich-Störungen (Defekten). Das muß aber keinesfalls immer so sein. Obwohl beide genannten Formen in den Bereich der charakterlichen Verarbeitung gehören, müßte man sie von ihrer inneren Struktur her als unterschieden ansehen. Die Charakterneurose wäre ähnlich den Symptomneurosen strukturiert. Der Unterschied läge darin, daß bei den Charakterneurosen das Gefühl der subjektiven Betroffenheit (Leiden) relativ diffus wäre, bei den Symptomneurosen hingegen um ein Symptom zentriert.[50] Das würde auch besagen, daß die Bewältigung der Entwicklungsstörung in der Charakterneurose gutartiger verlaufen wäre und insgesamt weniger eine Ich-Syntonie erzwungen hätte, als dies der Fall bei den neurotischen Charakteren wäre. Beide Formen möchte ich als Extreme auf einem Kontinuum ansehen – mit allen möglichen Übergangsformen.

Gegen eine mögliche Fehlinterpretation muß ich mich vorsorglich verwahren: Geht man von Schneiders Psychopathie-Definition aus, dann hat Charakterneurose, so definiert, fraglos etwas mit den »Leidern« und neurotischer Charakter etwas mit den »Störern« zu tun. Wie J. E. Meyer (1972) ausführt, besteht eine Tendenz – offensichtlich vor allem in der Psychiatrie –, die »Leider« eher als psychoreaktiv und die »Störer« eher als anlagebedingt aufzufassen. Das aber ist hier an keiner Stelle gesagt oder gemeint. Wie auch immer der Faktor der Konstitution sich im Rahmen der Persönlichkeitsstörungen niederschlägt, – in meiner Betrachtung liegt der Akzent auf der Psycho- und Soziogenese beider Bilder. Dabei scheint die Traumatisierung während der Entwicklung nach allem, was wir heute darüber wissen, bei den »neurotischen Charakteren« früher, schwerer und längerdauernd zu sein als bei den »Charakterneurosen«.

(1956) geht in einem Nebensatz auf die Berechtigung der Unterscheidung von neurotischem Charakter und Charakterneurose ein – leider ohne seine Überlegungen auszuführen. Bergeret (1974a), der ebenfalls den neurotischen Charakter von der Charakterneurose abgrenzt, bedient sich der gleichen dynamischen Kriterien wie ich selbst.

50 Auf einen anderen Aspekt des Leidens in der Neurose geht Strupp (1978) ein. Er untersucht, inwieweit die traditionelle Aussage zutrifft, daß nur die »leidende« Neurose therapierbar ist. Dabei kommt er zu einer deutlichen Relativierung dieses Postulats, was mir für die Therapie der Charakterneurosen von Interesse erscheint.

2.4. *Typologische und klassifizierende Ansätze*

> Die Beschreibung pathologischer Charaktertypen ist ziemlich verwirrend.
>
> *O. Fenichel 1945* (S. 525)

2.4.1. *Probleme der Typologie*

Das allgemeinste Problem aller typologischen Ansätze ist die *Reduzierung*, die notwendigerweise erfolgen muß. Der Gesichtspunkt, nach dem typisiert wird, wird zum bestimmenden. Alle anderen Eigenschaften oder Merkmale werden entsprechend vernachlässigt. Sobald ein »Typ« festgelegt wird, erfolgen unvermeidliche Abstriche von der individuellen Realität und die Gefahr rigide fixierter Systeme rückt in Reichweite. Hinzu kommen weitere Schwierigkeiten, die allen psychologischen Typen anhängen, wie Probleme der Validierung, der Generalität und andere (s. dazu Strunz 1960).
Die Bedenken von psychoanalytischer Seite überschneiden sich teils mit den allgemein psychologischen Bedenken, teils sind sie besonderer Natur. Eine Theorie, die wie wenige die multifaktorielle Genese (»Überdeterminierung«) psychischer Phänomene betont hat, wird sich schwer tun mit einer meist monofaktoriellen Typologie. Diesen Gesichtspunkt meint Fenichel (1931b, S. 195), wenn er feststellt, daß die psychoanalytische Charakterologie nicht einfach »wie andere«, »einander ausschließende Grundkategorien« bilden könne. Die Kritik von Diatkine und Favreau (1956) richtet sich primär gegen die »Verarmung«, die die individuelle (überdeterminierte) Motivation durch jede Art von Typisierung erfährt. Ähnlich stellt Carp (1954) fest, daß die Typologie ihren Wert als Schema habe, aber beim Individuum versage. An der Richtigkeit dieser Kritik wird man kaum zweifeln können. Auch die mangelnde Dynamik jeder Form von Typologie ist als der Psychoanalyse grundsätzlich widersprechend angesehen worden – solche Versuche gehörten in die Psychiatrie! (Diatkine und Favreau.) So bleibt die Frage, was eigentlich *für* den Versuch spricht, Typen zu bilden. Viele Autoren haben sich bei Anerkennung der Bedenken dennoch für Versuche in dieser Richtung ausgesprochen (darunter Fenichel 1945, Brierly 1951 und Michaels 1959).
Das für mich stärkste Argument für die Berechtigung typologischer

Ansätze ist die Einsicht, daß im Rahmen der klinischen Tätigkeit aus Gründen der Arbeitsökonomie immer typisiert wird – ob man es schätzt oder nicht. Jede Fallvorstellung, jede Diagnose, mag sie noch so personzentriert sein, enthält typisierende Elemente, die zur rascheren Mitteilung komplexer Sachverhalte dienen. Alle die Termini, die wir als Psychoanalytiker ständig zur Beschreibung dynamischer Sachverhalte verwenden, sind reduzierend, manche sogar in anstößig grober Weise. (Die Grobheit wird dabei am ehesten vom Patienten wahrgenommen, wenn ihm unsere Art, über ihn zu sprechen, zufällig einmal zu Ohren kommt.) Ich will damit sagen, daß wir uns der Probleme der Typologie bewußt sein, uns andererseits aber nicht scheuen sollten, da, wo klinisch von Vorteil, auch explizit reduzierend vorzugehen. Die Kategorien, mit denen wir dann Persönlichkeiten beschreiben, »sind ganz offensichtlich keine Krankheitseinheiten, wie sie durch medizinische Modelle der Ätiologie, Pathologie und spezifischen Therapie definiert werden« (Salzman 1974, S. 226). Es handelt sich nach meinem Verständnis vielmehr um (Kurz-) *Formeln, die die Kommunikation über strukturelle Grundbedingungen der Persönlichkeit eines bestimmten Menschen erleichtern.* Die Dimension, in welcher die Kommunikationsformel gewonnen wird, kann sehr differieren. Neben dem Verständigungsaspekt können solche Kurzformeln auch der eigenen Konzeptbildung dienen, wobei mir hier von besonderer Wichtigkeit erscheint, sie in diesem Falle so früh wie möglich durch die Erfassung der in Frage stehenden individuellen Struktur zu ersetzen.

2.4.2. Allgemeine Klassifikationsansätze

Von W. Reich (1925, 1931) stammt der erste Versuch einer grundsätzlichen Einteilung. Er stellt dem *triebhaften Charakter* die Gruppe der *triebgehemmten Charaktere* gegenüber. Triebhaft sind in seinen Worten die Psychopathen, triebgehemmt sind der hysterische, der zwanghafte und der depressive Charakter. Die triebgehemmte Verarbeitungsform entspricht der der Neurosen – Einsatz etwa von Reaktionsbildungen –, die triebhafte Form ist etwas grundsätzlich anderes: Hier werden eigentliche Triebimpulse selbst in den Dienst der Abwehr gestellt. Aus Reichs klinischer Beschreibung geht hervor, daß das gemeint ist, was A. Freud später als Entwicklungsausgänge in »Konflikt« und »Defekt« umriß. Als spezielle Form ist der triebhafte Charakter im Sinne Reichs eine der ersten Beschreibungen der heute als Borderline-Syndrom umrissenen Persönlichkeitsstörung. Im Sinne meiner oben gegebenen Unterscheidung stünde dem »neurotischen Charakter« die Gruppe der »Charakterneurosen« gegenüber.

Hauptmerkmal dieser Klassifikation ist somit die Art des Umgangs mit Triebimpulsen durch das Ich. Das gilt für die meisten der (wenigen) grundsätzlichen Einteilungsversuche. Fenichel (1931b, 1945) geht von zwei Gruppen aus: dem *Sublimierungstyp* und dem *Reaktiven Typ* von Charakterzügen. Die Sublimierung leitet zu gesunden Zuständen (»gelungene Verdrängung«), die reaktive Verarbeitung führt zu gestörten Erscheinungen. Der Reaktive Typ zeigt noch einmal zwei Unterformen: die eine arbeitet vorwiegend mit *Vermeidungshaltungen* (phobisch), die andere eher mit *Oppositionshaltungen* (Reaktionsbildungen). Sehr interessant ist Fenichels Bemerkung, daß die reaktive Verarbeitung sich nicht nur auf Triebkonflikte, sondern auch auf solche des Selbstwertgefühls erstrecke. Damit scheinen auch narzißtische Persönlichkeitsbilder zumindest prinzipiell sich hier einordnen zu lassen. Die in diese Klassifikation fallenden speziellen Bilder sind im wesentlichen die der klinischen Typologie (siehe unten). Die entscheidende Bestimmung der Reaktiven Typen erfolgt über die Beschreibung der spezifischen Abwehrformen.

Eine zweite grundsätzliche Einteilung ist dem »Strukturmodell« der Persönlichkeit angelehnt. Fenichel (1945) versucht sie, indem er das pathologische Verhalten auf Es, Über-Ich und Außenwelt bezieht. Er ist mit dieser Klassifikation sichtlich unzufrieden, gewinnt so aber Möglichkeiten, Charakterbilder einzuordnen, die er als reaktive oder sublimierende Typen nicht so gut erfassen kann. Unter dem gestörten Umgang mit dem *Es* behandelt er die triebegenetische Typologie (oral, anal, phallisch usw.) sowie Persönlichkeitsbilder mit ausgeprägter Triebunterdrückung, Rationalisierung und Idealisierung (»Asketen«). Das gestörte Verhältnis zum *Über-Ich* gestattet es, so gegensätzliche Bilder wie »moralischen Masochismus« und Delinquenz zu betrachten. Der Unterschied liegt im Zuviel und Zuwenig an Schuldgefühl. Aber es treten hier auch die »Leistungs-Don-Juans«, die agierenden Charaktere und die »Schicksalsneurosen« auf. Gestörte Beziehungen zur *Außenwelt* schlagen sich charakterologisch als »persistierende Ambivalenz«, Eifersucht, Pseudosexualität oder soziale Angst nieder. Es wird rasch ersichtlich, daß dieser Ansatz deutlich unsystematischer als der erstgenannte ist.

Im Hintergrund steht hier Freuds (1931a) Konzeption »Über libidinöse Typen«. Dort war der Ich-bestimmte narzißtische Typ, der Über-Ich-

bestimmte Zwangstyp und der Es-bestimmte erotische Typ – sowie zusätzlich die hauptsächlichen Mischformen – dargelegt worden. Wie berichtet war dieser Klassifikation die Anerkennung weitgehend versagt geblieben.
Michaels (1959) hat in seinem Handbuchartikel wieder versucht, die Charakterbilder triebgenetisch zu systematisieren. Was dabei herauskommt, ist kaum mehr als die Gleichsetzung von »genital« mit »hysterisch«, »oral« mit »narzißtisch« und »anal« mit »zwanghaft«. Andere Bilder müssen dann beziehungslos angehängt werden. Aber schon die Gleichsetzungen sind in dieser Form fragwürdig, wenn man sie mit den differenzierten Überlegungen Blums (1953) vergleicht.
Der aktuellste Ansatz einer allgemeinen Klassifizierung der Charakter-Pathologie stammt von O. F. Kernberg (1970). Kernberg intendiert in gleicher Weise *Typen und Grade* der Störung zu systematisieren und die Beziehung zwischen der deskriptiven Charakterdiagnose und der psychoanalytischen Strukturannahme zu klären. Die strukturelle Aussage Kernbergs bezieht sich auf die (a) Pathologie des Ichs und Über-Ichs, (b) die Pathologie der internalisierten Objektbeziehungen und die (c) Störung der Entwicklung der libidinösen und aggressiven Triebabkömmlinge. Über diese Bezugspunkte erfolgen die Definitionen der speziellen Einteilung.[51] Die stark rezipierten Ergebnisse von Kernbergs Untersuchung sind folgende. Er unterscheidet drei Grade von Charakterpathologie:

1. Die Charakterstörungen »höherer Organisationsordnung« (higher level)

Bei diesen Schwierigkeiten ist das Über-Ich relativ gut integriert, aber streng und strafend. Auch das Ich ist gut integriert. Die Ich-Identität,

51 Zum Vergleich: In enger Anlehnung an Rangell (1965) bestimmt Bergeret (1974a) die Differenz der »Grundstrukturen« jeweils nach der (1.) Art der latenten Angst, (2.) Art der Objektbeziehung, (3.) den Hauptabwehrmechanismen und (4.) der habituellen Ausdrucksart des Symptoms. Cornfield u. Malen (1978) haben ebenfalls Kategorien angegeben, anhand derer sie das Ausmaß der Charakter-Pathologie bestimmen: 1. Qualität der allgemeinen psychischen Funktionen (beschreibt hauptsächlich, was gewöhnlich als Ich-Stärke benannt wird), 2. Persönliche Beziehungen (entspricht den Objektbeziehungen), 3. Soziale Produktivität (beschreibt Vermögen zu Leistung, Kreativität u. a.), 4. Entwicklungsfaktoren (versucht das Ausmaß der Traumatisierung zu erfassen). – Bei aller Unterschiedlichkeit wird im Detail doch manche Überschneidung sichtbar.

ein stabiles Selbstkonzept und eine verläßliche Repräsentanz der äußeren Welt sind vorhanden. Die massive Abwehr unbewußter Konflikte zentriert sich um die Verdrängung. Die abwehrenden Charakterzüge sind nur wenig triebhaft infiltriert. In den Objektbeziehungen, die stabil und intensiv sind, kann Trauer, Schuld und eine Vielzahl affektiver Neigungen wahrgenommen werden.
Dieser Stufe ordnen sich die meisten hysterischen Charaktere, die zwanghaften und die depressiven und masochistischen Persönlichkeitsbilder zu.

2. Die Charakterstörungen »mittlerer Organisationsordnung« (intermediate level)

Auf dieser Stufe der Charakterpathologie ist das Über-Ich sogar noch strenger als auf der zuvor geschilderten, aber schlechter integriert. Es toleriert z. B. widersprüchliche Forderungen von sadistischen und verbietenden Über-Ich-Kernen einerseits und recht primitiven (magischen, überidealisierten) Formen des Ich-Ideals auf der anderen Seite. Die unzureichende Über-Ich-Integration führt auch zu teilweiser Projektion von Über-Ich-Kernen, die sich dann in der reduzierten Fähigkeit des Patienten, Schuldgefühle zu erleben und in paranoiden Neigungen zeigen. Im Abwehrsystem wird die pathologische Charakterabwehr sichtbar, die massive Reaktionsbildungen einerseits bei gleichzeitigem Ausdruck von Triebimpulsen andererseits beinhaltet. Die hemmende Charakterabwehr ist schwächer als auf der zuerst geschilderten Stufe und auch die Triebinfiltration der Charakterzüge selbst ist ausgeprägter. Dennoch steht weiterhin die Verdrängung an erster Stelle der Abwehrvorgänge zusammen mit anderen Formen wie Intellektualisierung, Rationalisierung und Ungeschehenmachen. Projektion und Verleugnung sind bereits stärker eingesetzt. Die Objektbeziehungen der Menschen mit solchen Störungen zeigen eine ausgeprägte Ambivalenz und konflikthafte Natur, aber sie sind insgesamt noch stabil und ausreichend intensiv.
Zur Art dieser Störungen auf mittlerem Niveau zählt Kernberg die als »oral« beschriebenen Typen, die sogenannten »passiv-aggressiven«, die sadomasochistischen Persönlichkeiten und die besser funktionierenden infantilen oder hysteroiden Persönlichkeiten (diese Bilder werden unter 3.2.6.2. ausführlich diskutiert). Auch die meisten narzißtischen Persön-

lichkeiten und eine Reihe von sexuellen Verhaltensabweichungen gehören in diese Gruppe.

3. Die Charakterstörungen »niederer Organisationsordnung« (lower level)

Auf dieser Organisationsebene ist das Über-Ich minimal integriert und es besteht eine ausgeprägte Neigung zur Projektion von primitiven und sadistischen Über-Ich-Kernen. Betroffenheit und Schuldgefühl können nur sehr bedingt erlebt werden und paranoide Züge sind ausgeprägt. Die Abgrenzung zwischen Ich und Über-Ich verschwimmt vollkommen. Primitive, narzißtisch bestimmte Formen des Ich-Ideals sind kaum unterscheidbar von primitiven Formen narzißtischer Ich-Wünsche nach Macht, Wohlstand und Bewunderung. Die Abwehr zentriert sich um eine primitive Dissoziation oder Spaltung. Die pathologische Charakterabwehr ist vorwiegend triebhaft, wobei gleichzeitig direkte Abfuhr von Triebabkömmlingen wie auch Reaktionsbildungen gegen dieselben zugelassen werden. Im Selbstbild dieser Patienten bestehen nebeneinander widersprüchliche (»gute« und »schlechte«) Selbst- und Objektbilder. Das schlägt sich in den schwergestörten Objektbeziehungen nieder, die sich im wesentlichen über die Projektion der eigenen Bedürfnisse strukturieren. Eine Wahrnehmung der Ganzheit eines sozialen Gegenübers ist unmöglich. Ein integriertes Selbstkonzept fehlt. Die »Innenwelt« ist bevölkert mit Karrikaturen von entweder ganz guten oder ganz schlechten Aspekten der Menschen, die für sie wichtig gewesen sind. Es besteht eine ausgeprägte Identitätsdiffusion. Die Fähigkeit zur Neutralisierung von Triebenergie versagt vollkommen. Klinisch ist eine Ich-Schwäche weitgehenden Ausmaßes nachweisbar.
Von den klinischen Bildern rechnet Kernberg zu diesem Typ die meisten »infantilen« Persönlichkeiten und eine gewisse schwergestörte Gruppe der narzißtischen Persönlichkeiten. Hierher gehören auch alle Patienten mit antisozialer Persönlichkeitsstruktur, der sogenannte psychotische Charakter, die »Als-ob«-Persönlichkeiten, beziehungsweise die Gesamtheit der Störungen, die dem Borderline-Syndrom zugeordnet wird.
Für die Definition aller dieser gestörten Persönlichkeitsbilder ist von entscheidender Wichtigkeit die Beachtung der Gesamtheit der Internalisierungsvorgänge, insbesondere mit den zwei entscheidenden Folgen (1.) der Differenzierung der Selbstbilder von den Objektbildern und (2.) der Integration der Selbst- und Objektbilder.

Dieser Klassifikationsversuch von Kernberg ist aus systematischer Sicht ein großer Schritt vorwärts, weil er seinem expliziten Ziel gerecht wird, nämlich die dynamisch-strukturellen Aussagen der Psychoanalyse mit den deskriptiven Beschreibungsformen in Einklang zu bringen. Wenn man sich Übung erwirbt, in dieser Weise zu klassifizieren, dann bekommt man ein Gefühl dafür, in welche Richtung Kernbergs Bemühungen offenbar zielen. Aber hier liegt auch schon das Problem dieser Art von Klassifikation. Wenn zwei Diagnostiker sich vielleicht noch einigen können, ob ein Patient hysterische Züge hat oder nicht, so dürften sie in diesem differenzierten Ansatz der Zuschreibung (man bedenke die Vielzahl der Bezugspunkte, auf denen die Klassifikation beruht) kaum zu einem einhelligen Urteil kommen. Man kann fast sicher sein, daß insbesondere zwischen den mittleren und den niederen Organisationsformen die Einschätzungsergebnisse sich nach Zufallswahrscheinlichkeit verteilen, wenn nicht sehr genaue Einschätzungsabsprachen erfolgt sind und diese von den betroffenen Beurteilern intensiv vorher geübt worden sind. Das gleiche Problem besteht etwa bei dem sehr viel mehr ins Detail gehenden, dafür aber auch klareren Einschätzungsansatz von Prelinger und Zimet (1964), auf den ich noch eingehe. Eine weitere Schwierigkeit des Kernbergschen Ansatzes scheint mir zu sein, daß man so profunde Kenntnisse der Struktur des Patienten, um eine Aussage in allen diesen Kategorien machen zu können, meist erst am Ende einer Behandlung und nicht bereits nach einem »strukturierten Interview« im Sinne Kernbergs hat. Aber auch hier kann fraglos eine intensive Übung Fortschritte erbringen.

2.4.3. *Spezielle Klassifikationsansätze*

Mit speziellen Ansätzen sind nachstehend klassifizierende Entwürfe gemeint, die sich auf eine begrenzte Anzahl von Typen beziehen. Während Kernberg (1970) in der graduellen Einteilung von Charakterstörungen am weitesten fortgeschritten ist, gilt dies unter typologischem Gesichtspunkt für den französischen Psychoanalytiker J. Bergeret. Dieser Autor hat sich seit Jahren mit Problemen der psychoanalytischen Charakterologie befaßt und seine Erkenntnisse in einer Monographie (1974a) zusammengefaßt. Die Unterscheidung von Charakterstruktur, Charakter und Charakterzügen, die Bergeret trifft, war bereits oben (2.3.2.) dargestellt worden. Seine spezielle Gliederung sieht nun wie folgt aus:

I. Die großen Grundstrukturen
1. Die psychotischen Strukturen
   A) Die schizophrene Struktur
   B) Die paranoische Struktur
   C) Die melancholische Struktur
2. Die neurotischen Grundstrukturen
   A) Die zwanghafte Struktur
   B) Die hysterische Struktur
      a) die angsthysterische Struktur
      b) die konversionshysterische Struktur

II. Der Charakter
1. Die neurotischen Charaktere
   A) Der konversionshysterische Charakter
   B) Der hysterophobische Charakter
   C) Der Zwangscharakter
2. Die psychotischen Charaktere
   A) Der schizophrene Charakter
   B) Der paranoische Charakter
3. Die narzißtischen Charaktere
   A) Der Verlassenheits-Charakter (Charactère abandonnique)
   B) Der Schicksalscharakter (Charactère de destinée)
   C) Der narzißtisch-phobische Charakter
   D) Der phallische Charakter
   E) Der depressive Charakter
   F) Der hypochondrische Charakter
   G) Der psychasthenische Charakter
   H) Der psychopathische Charakter
   I) Der hypomanische Charakter

III. Die Charakterzüge
1. Strukturelle Charakterzüge
   A) Neurotische Charakterzüge
      a) Hysterische Charakterzüge
      b) Zwanghafte Charakterzüge
   B) Psychotische Charakterzüge
      a) Schizophrene Charakterzüge
      b) Paranoische Charakterzüge
   C) Narzißtische Charakterzüge

2. Triebhafte Charakterzüge
   A) Libidinöse Charakterzüge
      a) Orale Charakterzüge
      b) Anale Charakterzüge
      c) Urethrale Charakterzüge
      d) Phallische Charakterzüge
      e) Genitale Charakterzüge
   B) Aggressive Charakterzüge
      a) Sadistische Charakterzüge
      b) Masochistische Charakterzüge
      c) Selbstbestrafende Charakterzüge
   C) Charakterzüge, die auf Ich-Triebe zurückgehen

Durch die etwas verwirrende und mit Problemen behaftete Dreiteilung des Charakterbegriffs in Charakterstruktur (Grundstruktur), Charakter und Charakterzüge schafft es Bergeret, eine in sich geschlossene und – wenn man die Schwierigkeiten berücksichtigt – auch überzeugende Klassifikation vorzulegen, die in gleicher Weise (trieb-) genetische und klinische Aspekte wahrt. Die Definition der einzelnen Untergruppen kann in diesem Rahmen nicht ausgeführt werden. Sie erfolgt im Sinne Bergerets dezidiert strukturell nach der Art der Ängste, des Ausmaßes der Libido-Regression im Ich, der Art der Objektbeziehungen, der Art des Konfliktes, der Hauptabwehr und nach weiteren Gesichtspunkten. Hier wird eine ausgesprochene Ähnlichkeit zur Betrachtungsweise von Kernbergs gradueller Einteilung der Charakterstörungen sichtbar.
Sieht man sich Bergerets Klassifikation näher an, dann basiert auch sie letztlich auf jenen zwei Ansätzen, die ich als triebgenetisch und klinisch bezeichne. Die eine Form ordnet nach Fixierungsorten in der Triebentwicklung, die andere nach Abwehrmaßnahmen. Das ist auch der lapidare Schluß, den Rycroft (1968) in seinem »Dictionary« zieht. Hinzu kommen die psychosozial definierten Typen der Neopsychoanalyse und als vierte Gruppe ein eklektischer Sammeltopf.

2.4.3.1. Die triebgenetische Charaktertypologie

Hier handelt es sich um jene Form der Typologie, die ihre einzelnen Unterformen nach der Art der libidinösen Fixierung bezeichnet. Also: oraler, analer, urethraler, phallischer und genitaler Charakter. In diese

Typologie gehören von der Sache her auch der passiv-feminine Charakter und der Begriff des Kastrations-Charakters, der sich nicht durchsetzte. Heute in gängigem Gebrauch sind nur noch die Formen des oralen, des analen und des phallischen (-narzißtischen) Charakters. Diese Art von Klassifizierung ist aus systematischer Sicht die geschlossenste, die die Psychoanalyse entwickelt hat. Wegen der besonderen Wichtigkeit erfolgt eine eingehende Bearbeitung und Diskussion in Kapitel 3.1.

2.4.3.2. Die klinische Charaktertypologie

Diese Form von Klassifizierung ist die in der Psychoanalyse und gegenwärtig wohl überhaupt meist verwandte geworden. Ursprünglich aus der Psychiatrie stammend erfuhr sie eine dynamische Umformulierung, die im Detail ebenfalls unten ausgeführt wird (3.2.). Es geht um Persönlichkeitsbilder, deren Bezeichnung sich von weitergehenden Störungen (Neurosen und Psychosen) ableitet. Also: zwanghafter, hysterischer, schizoider, depressiver, masochistischer, phobischer und andere Charaktere. An dieser Stelle interessiert der Entwurf von Typologien, die sich auf eine umschriebene Auswahl der -zig möglichen Bilder beschränken.

D. Feigenbaum gab 1930 ein Sonderheft der »Medical Review of Reviews« heraus, das zwei Themengruppen bearbeitete: Eine Aufsatzsammlung zur Neurasthenie, die hier ohne Interesse ist, und ein Symposium über Charakterpathologie. Hierbei wurden folgende Typen herausgestellt:

1. Der Neurasthenisch-hypochondrische Charakter (P. Schilder)
2. Der Angstcharakter (E. Jones)
3. Der Hysterische Charakter (F. Wittels)
4. Der Zwangscharakter (B. D. Lewin)
5. Der Reaktive Charakter (A. S. Lorand).

Mit Reaktiver Charakter ist hier nicht der Oberbegriff, sondern eine besondere Form gemeint. Insgesamt wurden diesen offensichtlich als Charakterneurosen (in meiner Interpretation) verstandenen Bildern noch drei Aufsätze zum

6. Neurotischen Charakter »als Kriminellem« angefügt.[52]

52 Die Originalzeitschrift ist über den deutschen Bibliotheksverkehr nicht erhältlich. Allerdings existieren Besprechungen der Sondernummer in den zeitgenössischen Zeitschriften: Int. Journal of Psa. 1931 (Jones), Int. Zeitschr. f. Psa. 1931 (Fenichel), Rév. franç. de Psa.

Diese erste psychoanalytische Zusammenstellung einiger Charakterbilder ist sicher ohne großen systematischen Entwurf erfolgt. Immerhin gibt sie eine Information darüber, was 1930 als irgendwie zusammengehörig angesehen wurde. Reich gibt 1931 als triebgehemmte Charaktere drei Bilder an: das hysterische, das zwanghafte und das depressive. Diese Arbeit ist im Prinzip systematisch. 1933 ist die Systematik wieder gelockert (Überschrift: »Einige umschriebene Charakterformen«). Von den klinischen Bildern ist der depressive Charakter entfallen und der masochistische aufgenommen. Andere Bilder, die triebgenetisch definiert werden, kommen hinzu.

Fenichels (1945) grundsätzliche Einteilung wurde oben dargestellt. Speziell die klinischen Bilder (»reaktive Charaktere«) werden jetzt zu folgenden vier Gruppen zusammengefaßt: 1. Phobische und hysterische Charaktere, 2. zwanghafte Charaktere, 3. zyklische Charaktere und 4. schizoide Charaktere. Diesen werden die vielfältigen anders benannten Formen untergeordnet.

Wenn man von Details absieht, dann sind das eben die vier Formen, die Schultz-Hencke nach mehreren Ansätzen 1951 festschreibt: Hysterisch, zwanghaft, schizoid und depressiv. Eine fünfte Form (den neurasthenischen Charakter) fügt er »als Reserve gewissermaßen« hinzu. Die Differenz in der Typologie gegenüber Fenichel besteht nur in der unterschiedlichen Bezeichnung von depressiven respective zykloiden Typen. Inhaltlich ist sehr ähnliches gemeint. Ein weiterer Unterschied besteht allerdings in der Rigorosität der Begrenzung auf vier »Hauptneurosestrukturen«. Bei Fenichel war ja eine Vielzahl von Typen in verschiedenen anderen Klassifikationen aufgeführt. Bei Schultz-Hencke gibt es nur noch diese vier Typen oder ihre Kombinationen untereinander. Auch seine eklektischen Bilder von 1940 nimmt er später nicht wieder auf.

Von größtem Interesse ist natürlich die Frage: Warum gerade diese vier Charakterbilder? Warum nicht zwei oder sechs? Wie oben beschrieben meint Bergeret (1974a) mit zwei oder drei »Grundstrukturen« auszukommen: der zwanghaften und der hysterischen (mit der konversionsneurotischen und der phobischen Unterform). Schultz-Hencke führt aus, daß die vier Charakterstrukturen sich »allmählich herausgehoben« hätten. Ähnlich sieht es Schwidder (1958), der meint, die vier Grundformen seien die empirischen Ergebnisse einiger Tausend Krankenge-

1930/31 (Frois-Wittmann). Die wichtigsten Arbeiten sind auch an anderen Orten erschienen oder von den Autoren in ähnlicher Form publiziert (Schilder 1931, Wittels 1931, Lorand 1933, Lewin 1973).

schichten, die Schultz-Hencke als Leiter des Berliner Instituts der AOK für psychogene Erkrankungen vorgelegen hätten. Das aber ist gewiß ein Irrtum. Charakterologische Typen ergeben sich nicht einfach aus dem Material, wie Faktoren in der Faktorenanalyse, sondern sie werden konzipiert und dann am Material überprüft. Man kann Schultz-Hencke nur gerecht werden, wenn man sagt, daß ihm die vier »Hauptneurosestrukturen« ausreichend erschienen, allein oder in vielfacher Kombination untereinander, die klinisch vorkommenden Phänomene zufriedenstellend einzuordnen.

Ich beginne mit kritischen Überlegungen hierzu. Die in dieser Form vorliegende Typologie erfaßt *nicht* gut: Angsthafte und phobische Züge – diese müssen der hysterischen Charakterstruktur zugeschlagen werden; masochistische Züge – fallen an die depressive Struktur; paranoide Züge – fallen unter schizoid; impulshaftes Verhalten – gar nicht einzuordnen oder hysterisch; Suchtverhalten, Perversionen und andere Bilder. Auch die narzißtischen Persönlichkeiten (Selbstwertthematik) fehlen als Gruppe. Sie werden ebenfalls irgendwo anders eingeordnet. Diese erzwungene Unterordnung der nicht expliziten Bestandteile stimmt in dieser Form einfach nicht. Eine phobische Struktur ist etwas anderes als eine Persönlichkeit, die schlecht Angst tolerieren kann. Angstneurose und Phobie haben eine grundlegend verschiedene Dynamik. Im einen Fall erfolgt der Angstdurchbruch als Ich-Versagen, im anderen Falle erfolgt eine differenzierte Konfliktlösung mit Verschiebung der Angst aus unbewußten Phantasien in die Außenwelt. Die hysterische Charakterstruktur gilt allenfalls für diesen zweiten Mechanismus. Die häufigen masochistischen Charaktere schaden sich unablässig durch ihre ständige Autoaggression, aber sie sind keineswegs alle depressiv. Die paranoiden Charaktere (Kretschmer: Sensitive Persönlichkeiten), ebenfalls regelmäßig anzutreffen, sind genausowenig immer schizoide Persönlichkeiten. Geradezu das Gegenteil ist für die Mehrzahl zutreffend. In den Beschreibungen von Schultz-Hencke, Schwidder, Riemann, Seibt und anderen erfolgt die Definition von hysterisch, zwanghaft, schizoid und depressiv von vornherein so, daß die genannten Bilder auch noch in diese Beschreibungskategorien fallen. Das ist aus der Sicht der Klassifikation völlig berechtigt. Die Frage ist, ob es nicht eine Möglichkeit der Klassifikation gibt, die der beschreibbaren Dynamik weniger Gewalt durch »Kompression« antut.

2.4.3.2.1. *Ein alternativer Entwurf der typologischen Beschreibung von Charakterstörungen*

Zusammen mit W. Hoffmeister bin ich zu Überlegungen gekommen, die einige der genannten Schwierigkeiten verringern könnten.
Auf der einen Seite kennen wir klinische Grundmechanismen, die wir über ihre Hauptabwehrmechanismen dynamisch bestimmen können. Es sind dies der hysterische (Verdrängung), der phobische (Verschiebung), der zwanghafte (Reaktionsbildung), der depressive (Wendung der Aggression gegen das Selbst), der schizoide (Isolierung vom Affekt) und der paranoide Mechanismus (Projektion). Es erscheint berechtigt, diese Mechanismen/Strukturen als *»spezielle« Ich-Leistungen* zu benennen.
Von den speziellen deutlich abgrenzbar sind die *»generellen« Ich-Leistungen*, die nicht über bestimmte Abwehrformen funktionieren, sondern etwas mit der Gesamtleistung des Ichs zu tun haben. Das heißt: bestimmte Abwehrfunktionen beeinflussen die generellen Ich-Leistungen zwar mit, bestimmen aber nicht direkt ihre Funktion und Wirkung (wie bei den speziellen). Solche Ich-Leistungen wären: Impulskontrolle, Realitätsprüfung, Angsttoleranz, Wahrnehmung, Sublimierungsfähigkeit, Selbstwertgefühl. Diese Zahl ließe sich natürlich erweitern, aber uns scheint, daß man mit diesen sechs Elementen ein Stück voran kommt. Der Vorteil unseres Vorschlags besteht in der Möglichkeit, generelle Ich-Funktionen zu speziellen Ich-Mechanismen in Beziehung zu setzen. Eine Einfach-Typologie entfällt auf diese Weise, aber eine ausreichend reduzierte Beschreibung von Charakterstrukturen ist möglich, wobei die Dimension der Ich-Stärke/Schwäche noch besser sichtbar wird. Denn die Insuffizienz in den allgemeinen Funktionen des Ichs ist der traditionelle Indikator für jene Zustände, die wir Ich-Schwäche nennen. Die Zahl der speziellen und generellen Funktionen ist mit sechs und sechs zufällig gleich groß. Sie ist prinzipiell offen. Wenn sich herausstellen sollte, daß die »Spaltung« im Sinne Kernbergs (1967) ein ausreichend spezifischer Abwehrmechanismus für das Borderline-Syndrom ist, dann wäre zu überlegen, ob man diese Kategorie mit einbezieht. Für einen ersten Entwurf erscheinen uns diese Dimensionen ausreichend.
Trägt man diese Dimensionen in ein Koordinatensystem ein, dann wird der wechselseitige Bezug rasch sichtbar. Dabei liegt die Aussage über das Ausmaß der Charakterpathologie deutlich mehr auf seiten der generellen Ich-Funktionen als auf seiten der speziellen Ich-Funktionen, die eher Ausdruck der individuellen Struktur sind.

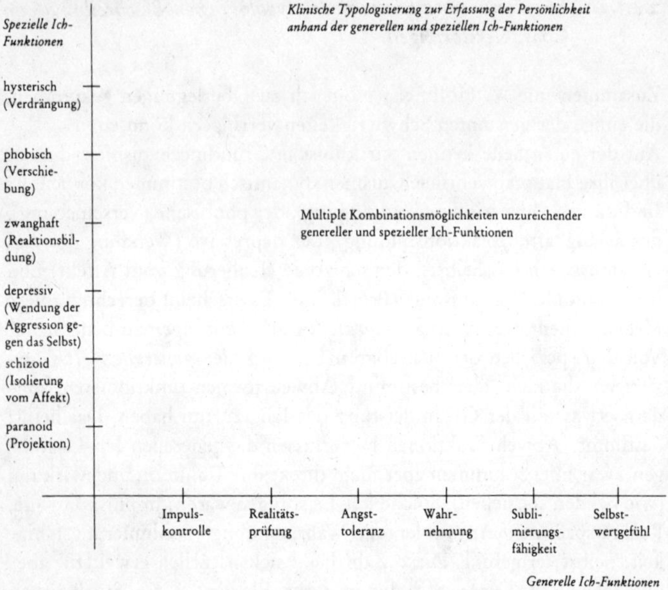

Diese Übersicht soll kein neues Schema sein, in das Punkte eingetragen werden, die zweidimensional die strukturellen Einschränkungen des Ichs darstellen. Obwohl das möglicherweise mehr als die eindimensionale Beschreibung (»schizoide Struktur«) wäre. Die vorrangige Intention ist vielmehr, die jeweiligen Dimensionen der Reduzierung bewußt zu machen. Es handelt sich nämlich um ganz andere Dimensionen des Versagens, wenn man »hysterischer« und wenn man »impulshafter« Charakter sagt. So aber kann man das impulshafte Moment sowohl zu einer hysterischen, wie zu einer schizoiden, wie zu einer phobischen Abwehr zuordnen. Oder zu allen dreien gleichzeitig, wenn die Abwehrstruktur gemischt ist. Typologisierung aus dieser Sicht erfordert mehrere beschreibende Sätze, wahrt aber noch die Möglichkeiten einer Kurzmitteilung.

2.4.3.3. Psychosoziale Ansätze in der Typologie

Charakter, so sagt E. H. Erikson dem Sinne nach, ist der bleibende Niederschlag der psychosozialen Konflikte im Ich. Wörtlich spricht er von der »allmählichen Entfaltung der Persönlichkeit durch phasenspezifische, psychosoziale Krisen«, nach deren Ablauf es zu einer »mehr oder weniger dauernden Lösung« (1959, S. 148 u. 149) komme. Oder noch deutlicher: »Jedes aufeinanderfolgende Stadium und jede Krise hat eine spezielle Beziehung zu einer der grundlegenden institutionalisierten Bestrebungen des Menschen« (1974^2, S. 107).
Die Entwicklungskonflikte sind von Erikson psychosozial als Ich-Konflikte definiert worden und seine antinomischen Formeln zu deren Beschreibung haben weitgehende Beachtung gefunden. In der letzten Ausarbeitung seines Entwicklungsschemas (1959, S. 150) sind die bleibenden Niederschläge »nur« für die Pubertät festgelegt. Erikson hat betont, daß er das Schema für ein offenes halte. Daß aber gerade die Pubertät als Eingang zum Erwachsenenalter ausgearbeitet wurde, hängt mit Eriksons Einschätzung der Wichtigkeit des Konzeptes der Identität zusammen. »Identität versus Identitätsdiffusion« ist sowohl phasenspezifisch die Krise der Pubertät als auch deren bleibender Niederschlag. Von hier an datiert das Gefühl einer festgelegten Identität oder das Selbstgefühl bleibt weiterhin ständigen Krisen unterworfen. Wenn man einen Moment zurückdenkt an die Ausführungen zum Charakter als Folge und Weise des Erlebens und der Darstellung des Selbst (2.2.4.), dann war ja gerade dort auf die Bedeutung des Identitätsgefühls und des Selbstgefühls für die Bearbeiter dieses Ansatzes hingewiesen worden.
Auch wenn Erikson keinen typologischen Ansatz im eigentlichen Sinne präsentiert, so ist seine Ausarbeitung dennoch der am weitestgehenden systematisierte Ansatz der psychoanalytischen Charakterologie aus psychosozialer Sicht geworden. Aber – und das verdient besondere Betonung – wenngleich dieser Ansatz systematisiert ist, so ist er doch gleichzeitig dynamisch und entwicklungsbezogen. Die Grundannahme Eriksons ist, daß gerade *kein* einfach bleibend nachweisbarer Charakterzug entsteht, sondern daß in jedem Lebensalter eine *besondere Form* des Niederschlags phasenspezifischer Krisen sich nachweisen läßt. So entspricht am Beispiel der *Identität*, die sich als solche erst in der Pubertät manifestiert, dieser im Säuglingsalter (triebgenetisch: orale Phase) die »Unipolarität«, im Kleinkindesalter (anale Phase) die »Bipolarität«, im Spielalter (phallische Phase) die »Spiel-Identifikation«, im Schulalter

(Latenz) die »Arbeits-Identifikation«. Man könnte diese Manifestationen in früheren Stadien als Vorläufer der Identität ansehen. Im frühen Erwachsenenalter kommt es zum Niederschlag der Identität als »Solidarität«. Die weitere Ausführung fehlt. Um einen Einblick in Eriksons Konzept zu ermöglichen, ist sein bekanntes Diagramm in der letztveröffentlichten Form hier dargestellt (Tab. S. 132/33).

C. G. Jung (1921) beschrieb zwei »allgemeine Einstellungstypen«, die er als *»extravertiert«* und *»introvertiert«* bezeichnete. Letztlich sind das Typen mit einer langen Tradition, die schon vor Jung bestanden (er selbst beruft sich auf Jordan) und auch nach ihm unabhängig vor allem von Eysenck benutzt wurden. Diese Typologie ist eine der bekanntesten überhaupt geworden. Die Darstellung Jungs unter den Gesichtspunkten des Denkens, Fühlens, Empfindens und der Intuition verdeckte zeitweise, daß die eigentlichen Definitionen dieser Typen psychosozial über die besondere Subjekt-Objekt-Beziehung erfolgt. Diese Typen stellen für Jung grundlegende »Anpassungsverhältnisse« dar: Der Extravertierte ist umweltbezogen, expansiv, aktiv. »Interesse und Aufmerksamkeit folgen den objektiven Vorkommnissen, in erster Linie denen der nächsten Umgebung. ... Dementsprechend richtet sich auch das Handeln nach den Einflüssen von Personen und Dingen« (S. 362). Der Introvertierte unterscheidet sich vom Extravertierten dadurch, »daß er sich nicht ... vorwiegend am Objekt und am objektiv Gegebenen orientiert, sondern an subjektiven Faktoren« (S. 406). Das introvertierte Bewußtsein sieht zwar die äußeren Bedingungen, läßt sich aber von den subjektiven Erlebnissen bestimmen. – Jung entwickelt auf Mann und Frau, sowie auf die vier »psychologischen Grundfunktionen« (siehe oben) bezogen eine verfeinerte Typologie, die hier nicht ausgeführt zu werden braucht. Eine Reihe weiterer Variationen der Jungschen Typen finden sich bei Hinkle (1930), ohne daß diese besonderen Einfluß erlangt hätten.

In Deutschland weitgehend in Vergessenheit geraten ist Ranks (1929) Festschreibung einer dreifachen Typologie. Er unterscheidet den »Angepaßten Typ«, den »Kreativen Typ« und den »Neurotischen Typ«. Die Definition erfolgt über den Willen und die Beziehung zur Umwelt. Der *Angepaßte* hat seinen Willen aufgegeben und den Willen der Umwelt akzeptiert. Gegenüber dem Kreativen ist er weniger schöpferisch, gegenüber dem Neurotiker weniger konflikthaft. Demgegenüber kann der *Neurotiker* seinen Willen weder der Gruppe unterordnen, noch sich selbst bestimmen. Er steht zwischen dem Druck von seiten der inneren

Konflikte und dem äußeren Druck von seiten der Gesellschaft. Der *Kreative* hat sich voll angenommen und bestätigt sich. Es besteht eine Harmonie zwischen Möglichkeiten und Idealen. Die Sexualität ist dem Willen untergeordnet. Innere Spannungen werden konstruktiv genutzt. In Ranks Worten: »Der angepaßte Typ bedarf des äußeren Zwanges; der neurotische Typ wehrt sich gegen jede Art äußeren und inneren Zwanges; der kreative Typ hat den Zwang durch Freiheit überwunden.« (S. 266). Diese sehr idealen Typen sieht Rank als Entwicklungsschritte an.
Als nachhaltiger wirksam sind die Typen Horneys anzusehen. Auf Horneys Ablehnung triebdefinierter Typologie (1937, 1939) wird noch einzugehen sein. 1945 entwirft sie dann eine Trilogie, die zentral über die Bewegung auf den sozialen Partner hin definiert wird. Die Autorin meint, daß drei Grundbezüge möglich sind: Man kann auf den anderen zu, von ihm weg und gegen ihn gehen. Den Menschen, der auf die anderen zugeht, nennt sie den *Gefügigen (compliant) Typ*. Wünsche nach Intimität und Abhängigkeit in der sozialen Beziehung zeichnen ihn aus. Sein Selbstwertgefühl wird von den anderen bestimmt. Aggressive Impulse sind bei ihm stark verdrängt. Der *Abgelöste (detached) Typ* strebt nach emotionaler Distanz von den anderen. Er trachtet danach, sich affektiv unabhängig von den Mitmenschen zu machen und gerät in Bedrängnis, wenn deren Nähe zu groß wird. Es besteht eine generelle Tendenz zur Gefühlsunterdrückung. Der *Aggressive Typ* wendet sich gegen die anderen. Er will die Umwelt kontrollieren, da jeder Mensch für ihn potentiell bedrohlich ist. Er ist in eine Art emotionaler »Vorwärtsverteidigung« eingetreten, die beim einen direkt aggressiv, beim anderen mit kalt-ablehnender Höflichkeit erfolgt. Gefühle der Weichheit und Zuneigung muß er unterdrücken.
In manchem erinnert Silbermans (1957) Zweiteilung der praeödipalen Charakterbilder an Horney. Silberman bezieht sich zwar auf triebdefinierte Entwicklungsstadien, stellt aber die Objektbeziehungen in den Vordergrund. Er unterscheidet die *autistische Charakterstörung* und die *symbiotische Charakterstörung*. Beide sind Extreme der Abwendung vom und der Hinwendung zum sozialen anderen. Auf Balints »Oknophilen« und »Philobaten« gehe ich in Kap. 3.1.1.2. ein.
Wohl am bekanntesten geworden ist Fromms (1947b, »Man for Himself«) Einteilung in fünf Charaktertypen. Auf Fromms Beiträge wird noch mehrfach eingegangen werden (3.1.1.1. und später). An dieser Stelle geht es um das System psychosozial definierter Typen, das bei aller Kritik Fromms an der Libido-Theorie, diese als offensichtlich »im Hin-

	1	2	3	4
I Säuglings-alter	Urvertrauen gg. Mißtrauen			
II Kleinkind-alter		Autonomie gg. Scham und Zweifel		
III Spielalter			Initiative gg. Schuld-gefühl	
IV Schulalter				Werksinn gg. Minder-wertigkeits-gefühl
V Adoleszenz	Zeitperspek-tive gg. Zeitdiffusion	Selbstgewiß-heit gg. pein-liche Identi-tätsbewußt-heit	Experimentie-ren mit Rollen gg. negative Identitätswahl	Zutrauen zur eigenen Leistung gg. Arbeits-lähmung
VI Frühes Er-wachsenen-alter				
VII Er-wachsenen-alter				
VIII Reifes Er-wachsenen-alter				

Die acht Entwicklungsstadien nach Erikson mit den zugehörigen charakterologischen Niederschlägen (nach Erikson 1959, S. 50 u. 51).

5	6	7	8	
Unipolarität gg. vorzeitige Selbst-differenzierung				I Säuglings-alter
Bipolarität gg. Autismus				II Kleinkind-alter
Spiel-Identifikation gg. (ödipale) Phantasie-Identitäten				III Spielalter
Arbeits-identifikation gg. Identi-tätssperre				IV Schulalter
Identität gg. Identitäts-diffusion	Sexuelle Identität gg. bisexuelle Diffusion	Führungs-polarisierung gg. Autori-tätsdiffusion	Ideologische Polarisierung gg. Diffusion der Ideale	V Adoleszenz
Solidarität gg. soziale Isolierung	Intimität gg. Isolierung			VI Frühes Er-wachsenen-alter
		Generativi-tät gg. Selbst-Absorption		VII Er-wachsenen-alter
			Integrität gg. Lebens-Ekel	VIII Reifes Er-wachsenen-alter

terkopf« des Autors weiterhin existent wahrscheinlich macht. Ich gestatte mir in der Folge, Fromms Typen jeweils die triebgenetische Definition in Klammern anzufügen. Im einzelnen handelt es sich um folgende Bilder:

1. *Die rezeptive Orientierung* (triebgenetisch: oral-passiv)
Die Grundbeziehung zur Umwelt ist eine passiv-abhängige. Beim rezeptiven Charakter besteht eine feste Überzeugung, daß die Gesellschaft ihm Versorgung und Befriedigung schuldet. Vieles in der Beschreibung Fromms erinnert direkt an Abrahams Darstellung des oralen Charakters.

2. *Die ausbeutende Orientierung* (triebgenetisch: oral-sadistisch)
Der Versorgungsanspruch gleicht dem bei der rezeptiven Orientierung, aber der Bewältigungsmodus ist ein aktiver geworden. Der Ausbeuter bringt an sich, was nicht niet- und nagelfest ist. Alles steht ihm zu. Auch geistiges Eigentum anderer eignet er sich an. Und wieder finden sich Hinweise auf die »Bissigkeit« und andere Details, die in fast gleicher Beschreibung bei Abraham zu finden sind.

3. *Die hortende Orientierung* (triebgenetisch: anal)
Diesem Typ geht es um das Festhalten dessen, was er hat. Das Hergeben wird zum Geschehen, das bedrohlich ist. Ordentlichkeit, Reinlichkeit, Pünktlichkeit und Eigensinn kennzeichnen sein Verhalten. Die Parallele zum »Analcharakter« ist unübersehbar und wird von Fromm auch ausgeführt.

4. *Die schachernde (marketing) Orientierung* (triebgenetisch: »passiv-feminin«)
Die schachernde Orientierung paßt sich den Wünschen der Umwelt an. Ihre Persönlichkeit ist prinzipiell erwerbbar und verkäuflich. Eine genuine Charakterbasis fehlt – die jeweilige Selbstdarstellung entspricht den gerade bestehenden Forderungen im sozialen Felde.

5. *Die produktive Orientierung* (triebgenetisch: genital)
Die vorangehenden Typen sind im Sinne Fromms unproduktiv. Produktivität, Kreativität ist eine Entwicklungsstufe, die Fromm nicht nur dem Künstler zugesteht, sondern dem selbständig denkenden, erwachsenen, unabhängigen Menschen. Er kann seine Möglichkeiten voll einsetzen und steht im inneren Einklang mit seinen Emotionen.

Gerade die Frommschen Typen sind so lebensnah geschildert, daß die Lektüre des Originals oder der ausgezeichneten Kurzfassung bei Blum (1953), dem ich in diesem Abschnitt folge, immer von Interesse ist. Ich habe nur bei den Frommschen Typen die klassische triebgenetisch defi-

Synopsis einiger Charaktertypen mit unterschiedlichem Definitionsbezug, die verwandt oder identisch sind (in Anlehnung an Blum 1953)

Bezug trieb-genetisch	klinisch	psychosozial	andere (eklektische) Bezüge
oral-passiver Charakter (Abraham, implizit)		angepaßter Typ (Rank) gefügiger Typ (Horney) rezeptive Orientierung (Fromm)	Gefügiger (Schultz-Hencke)
	cycloider/depressiver Charakter (Fenichel)		
oral-sadistischer Charakter (Abraham, implizit)		aggressiver Typ (Horney) ausbeutende Orientierung (Fromm)	Ultraradikaler Kritiker (Schultz-Hencke)
Analcharakter (Freud)	Zwangscharakter (Lewin)	hortende Orientierung (Fromm) Introversion (Jung) Abgelöster Typ (Horney)	Ultrakonservativer (Schultz-Hencke)
phallisch-narzißtischer Charakter (Reich)		Extraversion (Jung)	»Leistungs-Don-Juans« (Fenichel) »acting out character« (Fenichel) Hochstapler (Schultz-Hencke)
	hysterischer Charakter (Wittels) phobischer Charakter (Fenichel)		
passiv-femininer Charakter (Reich)		schachernde Orientierung (Fromm)	Unterwürfiger (Schultz-Hencke)
genitaler Charakter (Abraham)		produktive Orientierung (Fromm) kreativer Typ (Rank)	

nierte Charakterform angefügt, aber die vielfachen Überschneidungen in den einzelnen Typologien sind ins Auge springend. In der erwähnten Schrift von Blum findet sich ein Ansatz zu einer Synopsis verschiedener Typen. In einigen Punkten stimme ich Blum dabei nicht zu, andererseits würde ich noch andere – nicht bei Blum einbezogene – Typen berücksichtigen. Ein Versuch würde sich gemäß Tab. S. 135 folgendermaßen darstellen.

2.4.3.4. *Eklektische Typologien*

Eine ganze Reihe von Typenbezeichnungen, die auch großenteils schon erwähnt wurden, ist eklektischer Art. Die Zahl dieser Typen ist inzwischen kaum noch überschaubar. Sie beginnt mit Freuds (1916d) Hinweis auf »die Ausnahmen«, »die am Erfolge scheitern«, und »Verbrecher aus Schuldbewußtsein«. Von den wichtigeren Beschreibungen dieser Art ist vielleicht der ambivalente Charakter (Nunberg), der »als-ob«-Charakter (H. Deutsch), der »unharmonische, zerrissene Charakter« (Fenichel), der »acting out character« (Fenichel) und die »Don-Juans of achievement« (Fenichel) zu nennen. Beschreibungen dieser Art erfolgen bis in die jüngste Zeit. So stellt Heigl-Evers 1965 den Charaktertyp der »dienenden Magd« vor. Es wird gerade bei ihr deutlich, daß sie keinerlei systematische Ansprüche erhebt, sondern nur eine prägnante Persönlichkeitsstudie vorlegen will.
Wenn überhaupt jemals eine Systematik solcher eklektischen Bilder angestrebt wurde, dann ist das noch am ehesten der Fall bei den Typen, die Schultz-Hencke (1940) beschreibt. Der Begründer der deutschen neopsychoanalytischen Tradition versucht mit 16 typologischen Darstellungen »typische Entwicklungsbilder« zu fassen. Diese 16 Typen sind sehr plastisch geschildert, so daß die Lektüre des Originals nicht ersetzbar ist. Nachteil wohl aller psychoanalytischen Typen aber im besonderen dieser eklektischen Bilder ist natürlich die völlig unzureichende Möglichkeit der Validierung. Im einzelnen beschreibt Schultz-Hencke (1.) das stille Kind, (2.) das überlaute Kind, (3.) den gehemmten Jugendlichen, (4.) den Duckmäuser, den Streber, (5.) den haltlosen Jugendlichen, (6.) den Vagabunden, (7.) die Pubertät und (8.) den Gefügigen. Vom Typ des Gefügigen gliedert er drei Unterformen auf: den Unterwürfigen, den Gesellschaftslöwen und den Ultrakonservativen. Die Aufzählung geht weiter mit (9.) dem »unschuldig Verfolgten«, (10.) dem Lügner,

(11.) dem Hochstapler, (12.) dem unberufenen Propheten, (13.) dem ultraradikalen Kritiker. – Weitere Beschreibungen eklektischer Typen finden sich bei Graber (1965). Sie zeigen aber keinen Ansatz zur Systematisierung (»Streiflichter«).

3. Spezielle psychoanalytische Charakterologie

3.1. Die triebgenetische Typologie

3.1.1. Darstellung der historischen Entwicklung und Übersicht

Es besteht Übereinstimmung, daß »Charakter und Analerotik« der eigentliche Beginn zur psychoanalytischen Erforschung des Charakters ist. Bis dahin hatte das Interesse an den Symptomen alles dominiert – jetzt hatte Freud einen entscheidenden Hinweis gegeben, der rasch aufgenommen wurde. Der neue Ansatz bestand in der Feststellung Freuds, daß die infantile Sexualität nicht nur die Neurosen präge, sondern auch die Charakterbildung: »Die bleibenden Charakterzüge sind entweder unveränderte Fortsetzungen der ursprünglichen Triebe, Sublimierungen derselben oder Reaktionsbildungen gegen dieselben« (1908b, S. 209). Dieses Resümee ist die Grundlage der bisher einzigen ausgearbeiteten Charakterologie, die die Psychoanalyse als genuinen Beitrag vorgelegt hat. Bei der Charakterentwicklung sind demnach drei Möglichkeiten von Bedeutung: Entweder der ursprüngliche Trieb setzt sich durch oder er wird sublimiert, oder es findet eine Reaktionsbildung auf ihn statt.

In der nachstehenden Darstellung soll ausschließlich auf das triebtheoretische Charakterkonzept eingegangen werden, soweit es genetisch orientiert ist.[53] Beabsichtigt ist eine historische Darstellung desselben. Analyse und Kritik dieses Konzeptes bilden den Anschluß.

In dem erwähnten Aufsatz »Charakter und Analerotik« ordnet Freud eine Trias von Eigenschaften, die er beobachtet hatte, nämlich Ordnungsliebe, Sparsamkeit und Eigensinn, den Triebfolgen der Analerotik

53 Das nicht-genetische triebtheoretische Charakterkonzept besteht aus zwei Ansätzen Freuds, die beide keine nennenswerte Weiterbearbeitung fanden. 1931 (a) hatte Freud einen »erotischen« (Es-bestimmt), einen »narzißtischen« (Ich-bestimmt) und einen »Zwangstyp« (Über-Ich-bestimmt) beschrieben. 1937 (c) erfolgt eine spekulativere Einteilung. Personen mit besonderer »Klebrigkeit der Libido« stehen solchen gegenüber, bei denen die Libido leicht beweglich erscheint. Eine dritte Gruppe meint Menschen mit herabgesetzter Plastizität der Libido. – Zumindest am Beginn der psychoanalytischen Forschung gab es noch einige andere Ansätze zur Charakterologie, die triebtheoretisch waren, aber sich nicht auf Stadien der Libido bezogen (z. B. Burrow 1914, Emerson 1916, Long 1920, Jones 1913c). Alle hatten keine nennenswerte Nachwirkung.

zu. Diese Kombination von Eigenschaften nannte er »Analcharakter«. Es lag nun nahe, nach Charakterformationen zu suchen, die auch den anderen Phasen der psychosexuellen Entwicklung entsprachen, zumal Freud selbst am Rande (»Man müßte in Erwägung ziehen ...«) auf diese Möglichkeit hingewiesen hatte. Ihm falle nur der »brennende Ehrgeiz« der früheren Enuretiker in diesem Zusammenhang ein. Diesen Vorschlag greift Jones (1915) in einer Arbeit über »Urethralerotik und Ehrgeiz« auf. Abraham umreißt dann 1924 den »oralen Charakter« und 1925 den »genitalen Charakter«. Reichs 1926 eingeführter »phallisch-narzißtischer« Charakter überschreitet bereits teilweise die Grenze der triebtheoretischen Charakterologie.
Der Zusammenhang zwischen umschriebenen Charakterbildungen und organdefinierten Triebformen ist das am ausführlichsten bearbeitete Gebiet der psychoanalytischen Charakterologie. Diese Charakterbestimmungen sollen nachstehend einzeln dargestellt und gewürdigt werden.

3.1.1.1. Der Analcharakter

Die Arbeiten über Analerotik erstreckten sich in den ersten Jahrzehnten nach der Einführung dieses Konzeptes durch Freud auf hauptsächlich fünf Gebiete. (1.) Am ältesten und ausgearbeitetsten sind die Beziehungen zur Zwangsneurose (hier soll der Hinweis auf Freud 1913i, Jones 1913a, genügen) und (2.) zur Charakterbildung. (3.) Daneben wurde die Beziehung zu den Psychosen, insbesondere zum Verfolgungswahn, untersucht (Ferenczi 1911, Stärke 1919, Van Ophuijsen 1920, Berkeley-Hill 1921, Bender 1934 und andere). (4.) In den 30er Jahren begann die Bearbeitung der Bedeutung der Analität für die Psychosomatosen – dies ist das gegenwärtig wahrscheinlich am meisten weiteruntersuchte Gebiet (z. B. Rickmann 1921, Alexander 1934, Pickford 1948, Orbach u. Mitarb. 1957). (5.) Auch die Bearbeitung der technischen Probleme bei der Behandlung analer Konflikte hat unveränderte Aktualität bis heute (z. B. Abraham 1919, Coriat 1926, Reich 1933, Badal 1958). Schließlich gibt es noch Autoren, die sich gleichzeitig auf mehrere dieser Gebiete beziehen (z. B. Alexander u. Menninger 1936). – In unserem Zusammenhang soll ausschließlich dem Konzept des Analcharakters nachgegangen werden.
Die Grundaussage wurde schon referiert: Freud glaubte, eine Trias von

Charakterzügen, nämlich Ordnungsliebe, Sparsamkeit und Eigensinn, beobachtet zu haben. Diese faßte er als unveränderte Fortsetzung, Reaktionsbildung gegen die und Sublimierung der analen Triebregungen auf, als charakterliche Folgen der »Aufzehrung der Analerotik« (1908b, S. 204) und »als die nächsten und konstantesten Ergebnisse der Sublimierung der Analerotik« (S. 205). Freud meinte, bei allen diesen Menschen ein verstärktes Interesse an den Vorgängen der Defäkation beobachtet zu haben und nahm an, daß die Auseinandersetzungen um die Reinlichkeitserziehung, insbesondere der Versuch, entgegen der sozialen Aufforderung, auf dem Töpfchen den Stuhl zurückzuhalten, auf einer Weigerung beruhen, diese infantilen Lustquellen zu verlassen. Auch die unbewußte Gleichsetzung von Geld und Kot – das ist die (anal) triebhafte Besetzung des Geldes – wird von Freud erwähnt.

Eine erste Resonanz der Beobachtungen Freuds liegt bei Sadger (1910a) vor. Dieser stellt bereits die Frage, ob nicht eine der analen Eigenschaften allein auftreten könne. Er habe zumindest bei den Damen der besseren Kreise oft ausschließlich die Ordnungsliebe (»Wirtschaftswut«) angetroffen, während Trotz und Geiz meist fehlten. Vielleicht hänge letzteres damit zusammen, daß diese Frauen ja ohnehin mit Geld nichts zu schaffen hätten. Dann weist Sadger auf Eigenschaften hin, die seither zu den klassischen Qualitäten des Analcharakters gehören: das Mißtrauen in die Arbeit anderer (»niemand kann es so gut wie ich machen«), das unerschütterliche Ausharren beim einmal begonnenen Vorhaben und endlich das scheinbare Gegenstück dazu: das Hinausschieben bis auf den letzten Moment. – Sadgers Aufsätze hatten des öfteren schlechtes Niveau, wie etwa der von 1913 zum gleichen Thema. Vielleicht ist deshalb diese treffende klinische Studie in Vergessenheit geraten und ganz hinter den Beiträgen von Jones und Abraham verschwunden.

Brill stellt 1912 dem englischsprachigen Publikum die Thematik vor. Er orientiert sich in der Begriffsbestimmung ganz an Freud und erörtert eigene Fälle. Verdienstvoll an Brills Arbeit ist der Hinweis auf die Art, wie sich Pedanterie, Geiz und Trotz in der Übertragung während der Therapie zeigen. Dies ist der Beginn zu einer Reihe von Arbeiten über die technischen Probleme bei der Behandlung von Analcharakteren. Zugleich eröffnen diese Kasuistiken eine ungute psychoanalytische Tradition, die zwischen Zwangsneurose und Analcharakter nur unscharf unterscheidet. Natürlich ist es schwierig, eine Charakter- und eine Neurosenformation, die gleiche Konflikte verarbeiten, exakt zu trennen. Daß es aber durchaus möglich ist, pragmatisch so zu verfahren, zeigen zwei

Aufsätze von Jones über Analerotik in der Zwangsneurose (1913a) und im Charakter (1919). Jones' erstgenannter Beitrag wurde von Freud (1913i) im gleichen Jahre bestätigt. Diese Arbeit Freuds ist für unser Thema insofern von Wichtigkeit, weil sie eine eigene »praegenitale« Stufe der Libidoorganisation einführt, in der die Koppelung von Sadismus und Analerotik eine bestimmende Rolle spielt. Praktisch handelt es sich um die Einführung der analen Phase in das Konzept der psychosexuellen Entwicklung, was für die weitere Arbeit am Konzept des Analcharakters von richtunggebender Bedeutung war.

Der sich zeitlich anschließende Beitrag von v. Hattingberg (1914) wird in der Literatur selten erwähnt, obwohl sich dieser Autor als einer der ersten nach Freud explizit vorgenommen hatte, zum charakterologischen Beitrag der Analerotik Stellung zu nehmen. V. Hattingberg fragt (wie schon zuvor Sadger), ob die Trias immer in dieser Kombination vorkommen müsse, oder ob auch bei sonst ausgeprägter Analerotik eine Eigenschaft allein auftreten könne. Er bezieht sich dabei auf den Eigensinn, den er wiederholt isoliert von Ordnung und Sparsamkeit vorfand. Den Eigensinn leitet v. Hattingberg triebpsychologisch aus der Beobachtung ab, daß die Analerotik etwas mit »Angstlust« zu tun hat. Die Angst vor der Bestrafung für den analen Lustgewinn führe bei einigen Kindern zu einer Angst, die selbst als in hohem Maße lustvoll erlebt werde. Während die normale Angst zum Verlassen der unlustvollen Situation dränge, liege hier eine Lustkomponente in der Angst vor, die das Hinauszögern und Aufsuchen der Situation bedinge. Das Kind wird trotzig, das heißt Aggression tritt noch hinzu, die Drohungen und Sanktionen der Eltern steigern sich, die Angstlust steigt. Dieses lustvolle Erhalten von Angstsituationen sieht v. Hattingberg als die analerotische Wurzel des Eigensinns, und er sieht Beziehungen zu Charakterhaltungen wie Lust an gefährlichem Sport und den Glückspielen (»alles oder nichts«). Angstlust will der Autor vom Masochismus geschieden wissen, der eher Unterwürfigkeit als Eigensinn zeige.

V. Hattingbergs Beitrag wurde in seiner Bedeutung später unterschätzt. Selbst der so gründliche Fenichel (1945) zitiert ihn nicht, wenn er feststellt, daß Sturheit oder Dickschädeligkeit Versuche seien, andere Menschen als Mittel in die Auseinandersetzungen mit dem eigenen Über-Ich einzubeziehen. Indem andere zu Ungerechtigkeiten verleitet werden, steht der Eigensinnige mit dem Gefühl moralischer Überlegenheit da, die er zur Regulierung seines Selbstgefühls braucht: »Der Gerechte muß viel leiden.« Olden (1943), die durchaus überzeugend Eigensinn vorwiegend als Abwehr von Angst und Schuld versteht, entgeht der Gesichtspunkt des Lustgewinns aus der Angst fast ganz.

Was v. Hattingbergs und Sadgers Ansicht angeht, daß eine Qualität aus der Trias innerhalb eines anal determinierten Charakters auch isoliert vorkommen könne, so wurden sie von Freud selbst bestätigt. In einer Arbeit über »Triebumsetzungen, insbesondere der Analerotik« revidiert Freud (1917c) das Konzept des Analcharakters dahingehend, daß die Trias von Geiz, Pedanterie und Eigensinn nur ein Extrem darstelle, während jede einzelne der Eigenschaften für sich genommen erwiesenermaßen analerotischen Ursprungs sei. Die Erkenntnisse aus »Die Disposition zur Zwangsneurose« (1913i) wendet Freud in dieser Arbeit nun auf den Analcharakter an: Der Sadismus, als der Analerotik wesenhaft zugehörig, spielt auch bei der analen Charakterbildung eine entscheidende Rolle. Die anale Bedeutung von Penis, Kind und Geld wird ausgearbeitet, während der Eigensinn, anders als bei v. Hattingberg, als Beharren auf dem eigenen Willen, das ist triebpsychologisch das Beharren auf autoerotischer anstatt objektbezogener Befriedigung, verstanden wird. Hier wird von Freud der wenig zuvor erarbeitete Begriff des Narzißmus (1914c) einbezogen.

Es blieb späteren Bearbeitern wie z. B. Müller-Braunschweig (1928) nicht verborgen, daß Freuds ursprüngliche Formulierung über den Analcharakter (1908b), was die Aufzählung der spezifischen Eigenschaften angeht, *phänomenal-deskriptiv*, was dagegen das Konzept des Charakters selbst (unveränderte Triebregung und/oder Sublimierung und/oder Reaktionsbildung) angeht, *genetisch-dynamisch* ist. Dieses genetisch-dynamische Moment, das extrem widersprüchliche Eigenschaften auf den gleichen Ausgangskonflikt zurückzuführen gestattet, ist *der* konzeptuelle Fortschritt der triebtheoretischen Charakterologie überhaupt, verglichen mit allem, was vorher an Persönlichkeitsverständnis in Psychologie und Medizin existierte. Für die ursprüngliche Beschreibung des Analcharakters blieb Freud jedoch im Deskriptiven stehen. Der Sprung zur Formulierung der analen Charaktereigenschaften aus genetisch-dynamischer Sicht gelang als erstem E. Jones.

Jones (1919) trennte erst einmal zwei Dinge, die als Analerotik bis dahin vermengt worden waren: die Lust am Defäkationsvorgang und die Lust am Defäkationsprodukt. Nicht bei allen Charaktereigenschaften ist diese Trennungslinie scharf zu ziehen, aber genetisch sind es unterschiedliche Dinge. Eigensinn hat sicher mehr zu tun mit dem Vorgang der Defäkation (»ich bestimme, wann ich will«) und Interesse an Geld mit dem Produkt (»ich will das leicht Verlierbare erhalten«). Dann wendet sich Jones der analen Dynamik zu. Der Defäkationsvorgang weist für Jones zwei typische Züge auf. Zum einen den Versuch, dabei soviel Lust wie möglich zu gewinnen, zum anderen die Bemühungen des Kindes, das Selbstbestimmungsrecht darüber zu bewahren. Jones, obschon triebtheoretisch denkend, erfaßt hier bereits deutlich jenen Aspekt der Analität, den Erikson (1950) in seinen ichpsychologischen Formulierungen mit »Autonomie gegen Scham und Zweifel« bezeichnet. Die Lust des Kindes an der Defäkation sieht Jones im »Besitzen« und »Schaffen«, *Retention* und *Exkretion*. Dieses Begriffspaar, das seither die Literatur beherrscht, stammt meines Wissens originär aus dieser Arbeit.

Jones untersucht die Charakterfolgen von Retentions- und Exkretionslust und verfolgt sie jeweils in ihren Umwandlungen als Sublimierung und Reaktionsbildung. Er betont die verarmende Reduktion dieser Vorgehensweise, aber er unternimmt eigentlich nur, das durchzuführen, was Freud in einem Aphorismus (siehe oben) angeregt hatte. So ergeben sich vier Gruppierungen. 1. Die Folgen der Sublimierung der Retentionslust: Dazu gehört die Sparsamkeit aus der Freudschen Trias, die sich zum Geiz steigern kann; weiter eine Vorliebe für das Besitzen und Pflegen von Dingen mit einer großen Fähigkeit zur Zärtlichkeit, solange die geliebte Person unterwürfig bleibt. 2. Die Folgen der Reaktionsbildung auf die Retentionslust. Hierzu gehört die Ordentlichkeit aus der Freudschen Trias. (Jones ordnet die Ordentlichkeit der Reinlichkeit zu. »Dirt is matter in the wrong place!« Die Dinge auf ihren rechten Platz zu schaffen, heißt, den Mist zu beseitigen.) Die Übertreibung der Ordentlichkeit ist die Pedanterie und Unduldsamkeit gegen Unordnung. Verläßlichkeit und Organisationstalent sind angesehene Eigenschaften dieser Reaktionsbildung. 3. Die Folgen der Sublimierung der Exkretionslust: Dies sind vor allem Freigebigkeit und Verschwendungslust, Produktivität und Schaffensfreude. Unterscheiden lassen sich die Folgen der Sublimierung des primitiven Herumschmierens (künstlerische Fähigkeiten) und die Sublimierungsfolgen des Wunsches, das Produkt umzuformen (eine Reihe von Fähigkeiten relativ einfacher Art wie das Modellieren mit Plastilin bis zu höchst komplexen Abläufen, wie die Lust an Bildhauerei, Architektur, industriellen Produktionsvorgängen). 4. Die Folgen der Reaktionsbildung auf die Exkretionslust: Widerwille gegen Schmutz und übertriebene Reinlichkeit. Jones betont, daß diese Reaktionsbildung sich deutlich von der liebevollen Sorgfalt gegenüber den Dingen der Umgebung unterscheidet, wie sie die Sublimierung der Reentionslust auszeichnet. Die Reaktionsbildungen leisten auch bedeutende Beiträge zum Aufbau ästhetischer Neigungen.

Der Stand des Konzeptes vom Analcharakter erweist sich durch Jones vom Aspekt der Triebdynamik her deutlich systematisiert, wenn auch nicht ohne gewisse Widersprüche. Es fehlt weiterhin der Aspekt der Objektbeziehung, wenngleich Jones bei keinem Triebschicksal versäumt, es auf die Objektinteraktion zu beziehen. Diesen Fortschritt bringt auch der berühmte Aufsatz von Abraham nicht.

K. Abraham verfaßte 1923 seine »Ergänzungen zur Lehre vom Analcharakter«. Neben Freuds Originalarbeit dürfte dies wohl der bekannteste Beitrag zum Thema sein. Abraham schließt sich Jones (1919) voll und ganz an; er wolle ihm nirgends widersprechen und ihn lediglich ergänzen, das Thema überfordere einen einzelnen. Nachstehend sollen die Punkte weggelassen werden, wo Abraham Jones bestätigt, und lediglich die Ergänzungen ausgeführt werden. Der Exkretionslust ordnet Abraham das Gefühl von Leistung als psychischer Befriedigung zu, das seither ein Spezifikum analerotischer Charaktere ist. Auf seine Leistungen, Produkte, ist das Kind stolz. (Auch dieser Zusammenhang von exkretorischer Leistung und hohem Selbstgefühl stammt von Jones.) Abraham geht dann zum Gefühl von Macht versus Ohnmacht über, das der Analcharakter mit seinen Produkten verbindet. Das Gefühl der Einzigartigkeit kann der Übersteigerung solcher Erlebnisse entstammen. Vor Abraham nicht erwähnt ist seine Beobachtung, daß Passivität in allen Lebensbereichen auf anale Passivität zurückgeht, was wohl kaum zu halten sein dürfte. Den Zwangscharakter (weitgehend mit Analcharakter gleichgesetzt) sieht Abraham durch seine hohe Ambivalenz im Umgang mit den analsadistischen Triebregungen gekennzeichnet. Eine der häufigen Reaktionsbildungen ist seine Weichheit bis hin zur Übergüte und Unterwürfigkeit, was die dynamische Kehrseite der Münze Eigensinn ist.[54] Eine andere der Aktivitätseinschränkungen, die den Analcharakter auszeichnet, ist seine Tendenz, Leistungen hinauszuschieben, was Abraham auf die Retentionslust zurückführt. Der endliche Beginn der Arbeit sichert dem Zwangscharakter dann wieder einen Gewinn, die Exkretionslust. Festhalten und Loslassen können – wie auch Jones meinte – das Leben solcher Menschen beherrschen. Die Sparsamkeit leitet Abraham vom Interesse am dauernden Besitz ab. Alles, was den Magen-Darm-

54 Die Ergänzung des Eigensinns in der analen Trias durch sein dynamisches Gegenstück, die Unterwürfigkeit, ist der in der Literatur wohl am meisten rezipierte Beitrag Abrahams zu diesem Thema.

Kanal passiert, ist verloren. Das Interesse am Geld kann sich auf die Zeit verschieben.
Es ist reizvoll, bereits an dieser Stelle Fenichels Ausführungen zur Gleichsetzung von *Kot, Geld* und *Zeit* zu betrachten (1945, S. 281 f.). Alle drei Produkte sind desindividualisierter, gleich aussehender, zu verwechselnder, verlierbarer Besitz. Die fehlende Ich-Qualität, die diesem Besitz nicht wie anderem Besitz anhaftet, macht ihn für Verlust gefährdet. Hier setzt die Reaktionsbildung des Analcharakters ein: Er muß solche Verluste vermeiden. – Zurück zu Abraham: Den Analcharakter kennzeichnet auch das lustvolle Betrachten der eigenen geistigen Produkte: Briefe, Manuskripte etc. Sind sie doch, um an Fenichel anzuschließen, in hohem Maße unverwechselbar, dem Ich nicht mehr verlierbar. Einfache Reaktionsbildungen sind das Nichthergebenkönnen jeglichen Trödels, alles muß gespeichert, bewahrt werden. Die Verschwendungssucht sieht Abraham beim Analcharakter ungleich seltener. Er erinnert an die Verschwendungssucht bei Frauen, die das »Vermögen« ihres Mannes auf diese Weise anal entmachten. Die auffälligsten Widersprüche beim Analcharakter sind für Abraham dessen Verhalten in bezug auf Ordnung und Reinlichkeit. Hinter gepflegten Fassaden herrscht oft der Schmutz – real in der Kleidung, moralisch im Verhalten. Schließlich geht Abraham noch auf den Eigensinn ein, das Prinzip, es in jedem Fall anders zu machen als die anderen. Auch ihn hält Abraham für ein typisches Relikt der analerotischen Triebumsetzungen.
Vergleicht man Abrahams Beitrag mit der Arbeit von Jones (1919), dann wird deutlich, daß die Nachwelt Abrahams Originalität in bezug auf den Analcharakter eher überschätzte und die von Jones eher unterschätzte.[55] Abrahams Arbeit ist voll von brillanten Schilderungen und zudem stilistisch ansprechend. Man sollte ihn aber beim Wort nehmen. Er ergänzt Jones tatsächlich – die meisten Neueinführungen, die nachwirkten, stammen von diesem. Die systematischen Ansätze von Jones hat Abraham wieder verlassen, obwohl er sich implizit ständig auf Sublimierung und Reaktionsbildung beziehungsweise auf die Retentions- und Exkretionslust bezieht. Dahinter braucht man kein Unvermögen Abrahams anzunehmen; wahrscheinlich wollte er die Überdeterminiertheit von den triebhaften Gegensätzen her bei jedem einzelnen Charakterzug des Analneurotikers betont wissen.
Fenichel (1931b, S. 155 ff.) faßt die bis dahin vorliegenden Beiträge

55 Z. B. Fenichel 1945 (S. 284) schreibt Abraham Beiträge zur Erfassung des Analcharakters zu, die dieser bei Jones entlehnt hatte.

zusammen, ohne Neues hinzuzufügen. Seine Darstellung ist in ihrer Kürze und Prägnanz bemerkenswert. Fenichel betont noch einmal den genetisch-dynamischen Aspekt der analen Charakterzüge. Zum Teil entsprechen sie dem triebgemäßen Widerstand gegen die Außenwelt, zum Teil der Unterwerfung und zum größten Teil sind sie Kompromisse zwischen beiden Einstellungen. Die Zusammenfassung, die Fenichel 1945 (S. 278 ff.) gibt, ist wohl noch ausgewogener als die frühere. Man kann sie als *die* psychoanalytische Beschreibung des Analcharakters ansehen. An Neueinführungen sind zu erwähnen: Eine erweiterte Definition von Sublimierung, die nicht nur Verschiebung des Triebziels, sondern auch des -objektes meint. Fenichel betont auch, daß anale Retention sich immer aus zwei Komponenten aufbaue, der Lust an der Retention und der Reaktionsbildung gegen die Angst vor Verlust. Wahrscheinlich ist das eine der Ursachen, warum auch Fenichel nicht versucht, Sublimierung und Reaktionsbildung in bezug auf die Retentions- und Exkretionslust genau zu unterscheiden. Fenichels besonderer Beitrag zur Psychologie des Besitzes und des Verlustes war schon erwähnt worden. Freuds »anale Trias« sieht Fenichel jetzt so: Sparsamkeit ist die Folge der Retentionslust; manchmal ist sie durch die Verlustangst mitbestimmt. Ordnung ist die Unterwerfung unter, Eigensinn die Rebellion gegen die Forderung der Umwelt, soweit sie die exkretorischen Funktionen betreffen. Zumindest für zwei Reaktionsbildungen sind jetzt soziale Bestimmungen eingeführt.

Fenichel bleibt aber bei aller Offenheit gegenüber sozialen Fragen letztlich Triebpsychologe. Den Versuch K. Landauers (1939), den Analcharakter nicht nur vom Triebschicksal, sondern auch vom Objektschicksal her zu sehen, kritisiert er (1941b, 1945). Dabei hatte Landauer – aus heutiger Sicht sehr überzeugend – herausgearbeitet, daß die Forderungen zur Reinlichkeit die ersten nennenswerten sozialen Verpflichtungen im Leben des Kindes bedeuten, hinter denen die Personen der Eltern stehen. Die Forderung nach Leistungen von seiten der Eltern ist für das Kind eine endlose Kette: Ist es bei Tag sauber, so soll es das auch in der Nacht sein. Beherrscht es das kleine Einmaleins, so ist davon nicht mehr die Rede, und es soll jetzt auch das große lernen. Jede Leistung wird nur so lange belohnt und führt nur so lange zur Freude der Eltern, bis sie beherrscht wird. Dann kommt die nächste Forderung. »Das ganze Leben wird (der Mensch) ständig daran erinnert, daß das Geheimnis des Glücks in Dingen ruht, die er nicht machen kann, an Orten, wo er nicht ist« (S. 422).

Wenn das Kind nun die erworbene Leistung aufgibt und regrediert, dann zwingt es die Eltern, den früheren Leistungen wieder Aufmerksamkeit – Lob und Strafe – zuzuwenden. Den *Eigensinn* interpretiert Landauer daher folgendermaßen: »Viele Menschen bewältigen nicht die notwendige Entwertung früherer Ziele. Sie haben das Gefühl, daß sie von ›denen da oben‹ betrogen wurden. Indem sie mit unterwürfigem Gehorsam reagieren, schreiben sie wertlosen Dingen hartnäckig einen hohen Wert zu – immer in der hoffnungslosen Hoffnung, daß irgendwann die Eltern der Kindheit sich beschwören ließen. Und wieder können die dummen und verräterischen Personen, die die Autorität über das Kind innehaben, durch Gehorsam getäuscht und durch Pedanterie gequält werden« (S. 423). In dem nicht entwerteten Triebvorgang will das Kind seine Lust befriedigen und gleichzeitig erfahren, daß es geliebt wird. Fenichels (1941b) Replik ist sinngemäß die folgende: Alles schön und gut, aber Reaktionsbildung und Sublimierung beziehen sich auf den Trieb. Damit ist die Grenze eines Konzeptes erreicht, das sich an den genetischen Stufen der Triebformationen orientiert. Umfassende Arbeiten wie die von Sadger, Jones, Abraham und Fenichel fehlen nach 1945. Fast sieht es so aus, als wenn diese Art von Charakterpsychologie mit dem Zurücktreten des psychoanalytischen Triebkonzeptes aus seiner zentralen Bedeutung sich nicht mehr als fruchtbar erweist.

Beziehungen zwischen Trieb und Gesellschaft hatten bisher unter dem Zepter der Triebtheorie gestanden. Der Kapitalismus ist – überspitzt ausgedrückt – kaum mehr als eine besondere Spielart der Analerotik (Ferenczi 1914, Coriat 1921, 1924a). Fenichel (1938, 1945) weiß natürlich selbst, daß die Verknüpfung des Triebimpulses »Festhalten« mit der Vorstellung von Geld nur in einer spezifischen sozialen Situation entstehen kann. Er betont auch, daß die soziale Situation Art und Stärke des Triebwunsches beeinflußt, insbesondere die Struktur des Triebes, was seine Verteilung auf genitale und prägenitale Libido angeht. Aber die soziale Situation ist für Fenichel selbst das Ergebnis des Versuches der früheren Generationen, ihre Triebbedürfnisse zu befriedigen. Indem er diesen »historisch kontinuierlichen Prozeß« so sieht, entfällt für Fenichel die Möglichkeit, die Autoren zu würdigen, die den Analcharakter noch radikaler als Landauer von der Triebtheorie ablösten. Es sind dies vor allem Alexander, French, Horney und Fromm.

Alexander (1935a) hatte die Sprache der Libidotheorie vermieden und mit »emotionalen Syllogismen« operiert. Eine entscheidende Rolle spielen dabei die sogenannten Vektor-Tendenzen: »Inkorporation«, »Elimination« und »Retention«. Sie sind Grundqualitäten des Umganges mit den Objekten und bilden untereinander stabile dynamische Konstellationen. In gewissem Sinn treten sie an die Stelle der libidinösen Grundbedürfnisse. Leider geht Alexander nur am Rande auf den Analcharakter ein. Er sieht ihn durch eine Relation von Bekommen und Zurückhalten ausgezeichnet. Der bekannteste Syllogismus besagt für den Analcharakter: »Ich bekomme nichts, und deshalb muß ich an meinem Besitz festhalten.« Alexander sieht von hier aus eine entscheidende Dynamik bei der chronischen Obstipation.

French (1942) geht noch einen Schritt weiter. Charakterentwicklung ist für ihn ein progressiver Anpassungsprozeß. Anstatt den Charakter als Sublimierung von Partialtrieben zu betrachten, schlägt French vor, die Wahl der einen oder anderen erogenen Zone als durch die Anpassungsbedürfnisse des Kindes bedingt zu sehen. Der Analcharakter, umformuliert in eine »Sprache, die dynamische, adaptive und organisierende Prozesse in der Entwicklung der Persönlichkeit berücksichtigt«, ist dann gekennzeichnet durch seine Selbstgenügsamkeit. Er lebt in einer unpersönlichen Welt, in der die Menschen wie Dinge behandelt werden und alles unpersönlichen Gesetzen unterworfen ist. So vermeidet er die atavistischen »Gefahren des Dschungels« und die Notwendigkeit einer Integration in die soziale Welt. Man könnte ergänzen: Er ist autark, er genügt sich selbst, er versorgt sich selbst.

K. Horney denkt ähnlich. Charakter ist nicht letztlich Folge triebhafter, wenn auch durch das Milieu beeinflußter Bedingungen, sondern ausschließlich Folge des Milieus. Die Libidotheorie hat sie fallengelassen. Während aber French sich bemüht, den libidotheoretisch konzipierten Analcharakter umzuformulieren, und während Fromm (1947a) ihn explizit als klinisch hoch validiert, nur theoretisch falsch begründet ansieht, entfällt er bei Horney. Die Suche nach Macht, Anerkennung und Besitz sieht sie (1937) zwar als »Aspekte eines einzigen Problems« an, ohne allerdings einen spezifischen Charakter zu beschreiben. Aber durch ihren Hinweis, daß Freud Macht und Besitz mit der analen Phase in Verbindung brachte, wird klar, daß es sich am ehesten um das handelt, was die Autorin als Analogon zum Analcharakter annimmt. Das Ansehen gehört nach Freud in der Tat nicht dazu. Dagegen spricht auch schon die klinische Erfahrung, daß vielen, wenn nicht den meisten Analcharakteren, wenig am Ansehen liegt. Sie versuchen sich ja gerade von der Meinung anderer unabhängig zu halten. Horney sieht ihre Trias vorwiegend als zur Abwehr von Angst entstanden. In der Auseinandersetzung mit der klassischen Position schreibt Horney (1939, S. 50): »Ein Mensch hat nicht schmale Lippen wegen der Straffheit seines Mundschließmuskels, sondern beide sind straff, weil seine Charakteranlage auf ein Ziel hingerichtet ist, nämlich fest zu halten, was er hat, und nie etwas wegzugeben, sei es Geld, Liebe oder irgendeine Art spontanen Fühlens.«

Fromm schließlich (1947a) hält den Analcharakter, was seine klinische Deskription angeht, für »einen der größten Beiträge auf dem Gebiet der Charakterologie« (S. 88). Der libidotheoretischen Erklärung folgt er zu diesem Zeitpunkt seines Verständnisses nicht mehr. Wie French will er den Analcharakter als eine besondere Beziehung zur Welt verstanden wissen. Diese Menschen ziehen sich in eine befestigte Position zurück. Aus ihrer Verschanzung soll nichts nach außen gebracht werden, während sie versuchen, soviel wie möglich einzunehmen. Isolierung ist für sie Sicherheit, Intimität wird zur Gefahr. Geiz wird zur Sicherung der Isolation gegen Verlust, Pedanterie ist ein Versuch, die Dinge in ihre Schranken zu weisen, abzuwehren. Pünktlichkeit weist der Welt ihre zeitliche Ordnung zu, Pedanterie ihre räumliche. Eigensinn ist der Ausdruck desselben Abwehrprozesses den Menschen gegenüber wie Pünktlichkeit und Pedanterie den Dingen gegenüber. (Später [1947b] wird der Analcharakter bei Fromm zur »hortenden Orientierung«.)

Daß diese Sichtweise nicht nur bei den Autoren möglich ist, die die Libidotheorie fallengelassen haben, dafür wurden schon Beispiele gezeigt. Hier soll noch einmal der Blick auf die Anfänge gerichtet werden, wo L. Andreas-Salomé (1916) eine Beschreibung gebraucht, die stark an die 40 Jahre später entstandene von Fromm erinnert. »Unter den Eigenschaften, die Freud dem Analcharakter zuschreibt, richten sich zwei – der Trotz und der Geiz – gegen die Außenwelt, die sich aus ihrer Unzertrennlichkeit mit uns löste und zu einem fremden Gegenüber aufrichtete; vor der man in die eigene Egoität sich flüchten muß, der eigenen Haut sich wehren, den selbstischen Genuß in Sicherheit bringen. Der dritte Zug im Analcharakter – Pedanterie, auch als Hypermoralität (gleichsam als moralischer Waschzwang) – kehrt sich nicht nur gegen die Welt, sondern trägt die Gegenbesetzung bereits ins eigene Innere, zwiespältig geworden bezüglich eben jener Anallust, die in Trotz und Geiz noch selbst-einig, ob auch schon sublimiert, überlebte« (S. 251). Aber auch bei neueren Autoren, die sich der klassischen Psychoanalyse verpflichtet fühlen, ist der gleiche Aspekt gesehen worden. P. Heimann (1962/63) schreibt vom »Arbeitsmodell« der analen Phase (im Gegen-

satz zum oralen Arbeitsmodell), daß es Rückzug aus der Gemeinsamkeit, Einsamkeit und Autonomie erfordere. Sie interpretiert die Analität als Prototyp der kreativen Ich-Leistungen.
Mit dem Hinweis auf L. Andreas-Salomé wird der Bezug zu den Autoren, die den klassischen Analcharakter bearbeiteten, noch einmal aufgenommen. Der Bericht über die Forschung an diesem Charakterbild wäre ohne die Erwähnung von W. C. Menninger (1943) unvollständig. Von Menninger stammt die letzte große Untersuchung über den analen Charakter und die anale Symptombildung. Spätere Autoren wie P. Heimann (1962/63) haben zum eigentlichen analen Charakter nicht mehr Stellung genommen.
Menninger verzichtet darauf, für den Analcharakter neue Eigenschaften zu »entdecken«. Sein Verdienst ist der Entwurf der gründlichsten systematischen Bearbeitung, die das Konzept des Analcharakters überhaupt erfahren hat. Menninger betont die Wichtigkeit der Unterscheidung von Defäkationsvorgang und Defäkationsprodukt, die von Jones eingeführt wurde. Er selbst steuert die, wenn sie sich halten läßt, sehr originelle Feststellung bei, daß aus den mit dem Defäkationsprozeß zusammenhängenden Lust- und Unlustvorgängen vor allem charakterliche Haltungen und Einstellungen würden, während aus den Vorgängen, die im Zusammenhang mit dem Defäkationsprodukt stehen, Interessen und das Verhältnis zu Dingen (symbolische Äquivalente) erwüchsen. Menninger nimmt Freuds Aussagen über den Charakter als unveränderte Fortsetzung der Triebe, ihre Sublimierung oder Reaktionsbildung gegen sie noch einmal sehr wörtlich. Er untersucht einzeln sechs Qualitäten triebhaften Erlebens innerhalb der analen Phase jeweils auf ihren kindlichen (autogenen) und elterlichen (exogenen) Anteil hin. Er stellt dann dar: Die unveränderten Fortsetzungen, die sozial unerwünschten und die sozial erwünschten Charakterzüge (Sublimierungen), die Reaktionsbildungen und die Symptombildungen. Die sechs Qualitäten anal-triebhaften Erlebens beim Kind, von denen Menninger ausgeht, sind (a) die Defäkationslust, Schmutzen, Schmieren, (b) die Überschätzung der eigenen Produkte, (c) die Neugier, (d) der Trotz, (e) die Retention zum Lustgewinn und/oder Ärgern der Eltern, (f) das Hergeben, um Lob zu ernten. Die ersten drei Erfahrungsweisen gehören zur anal-expulsiven Phase, die zweiten drei zur anal-retentiven Phase.
Am Beispiel der Defäkationslust (a) einmal durchgeführt, ergibt sich folgendes Bild: Die autogenen Stimulationen des Kindes sind Defäkationslust, Lust am Schmutzen und Schmieren. Die exogenen Reize (El-

tern) sind Beachtung der Vorkommnisse, Reizung der Analzone beim Windelwechsel. Als direkte Fortsetzung der ursprünglichen Trieblust im Erwachsenenalter zeigen sich erotische Lust bei der Defäkation, lustvolle Flatulenz, Lektüre auf der Toilette. Als sozial nicht akzeptable Charakterzüge entstehen Verschmutzungsneigung, Schlampigkeit, Vernachlässigung der Kleidung, Neigung zum Schmieren und zu Toilettenkritzeleien. Sozial anerkannte Charakterzüge sind dagegen kreatives Schreiben, Handwerk, Malerei, Plastik, Geschäftstüchtigkeit, musische Neigungen, besonderes Interesse an Blasinstrumenten, Reinlichkeit. Dementsprechend sind die Reaktionsbildungen Überreinlichkeit, »außen hui und innen pfui«, Aversion gegen Schmutz, extrem moralische Reinheitseinstellungen, exzessiver Parfumgebrauch. Die Symptombildungen werden schließlich durch das Spielen mit Faeces, anale Perversionen, Schmutzphobien und analen Pruritus dargestellt.

An diesem Beispiel wird deutlich, daß Menninger den systematischen Entwurf von Jones an Konsequenz (und Widerspruchsfreiheit) noch übertrifft. Nur stellt sich dem Leser die kritische Frage, ob psychische Prozesse in der Realität so verlaufen, wie es solche Übersystematisierungen zu erfassen behaupten. Das spätere charakterliche Verhalten ist bei Menninger Konsequenz eines spezifischen Wechselspiels zwischen Kind und Eltern (autogen-exogen), zwischen Triebimpuls und Objektreaktionen, aus deren verschiedenen Schicksalen sich die bleibenden Charakterzüge ergeben. Durch die Unterscheidung von sozial akzeptierten und sozial abgelehnten Charakterzügen gelingt es Menninger, die Schwierigkeiten des Sublimierungskonzeptes zu umschiffen, während die Reaktionsbildungen ungleich einfacher zu fassen sind. Bei der Darstellung der ursprünglichen Trieberlebnisse durch Menninger, deren Schicksal er dann weiterverfolgt, fühlt man sich an Alexanders Vektor-Tendenzen (Inkorporation, Elimination, Retention) erinnert, die – wenngleich triebfrei und in kleinerer Anzahl konzipiert – eine Art Grundelemente darstellen, von denen aus die Charakterzüge, je nach ihrem Schicksal und ihrer Kombination untereinander, ableitbar wären. Genau genommen war es schon K. Abraham (1924a, S. 208), der ein »möglichst günstiges Verhältnis« eben dieser drei Tendenzen zueinander als entscheidenden Schritt zur Herstellung der sozialen Beziehungen des Individuums ansah.

Ein Vorteil an Menningers Schema, das hier nicht vollständig dargestellt werden kann, ist auch, daß Verhaltensweisen als anal erfaßt werden können, die keinen festen Platz in der ursprünglichen Trias von Freud beziehungsweise in den späteren Erweiterungen des Bildes vom Analcharakter haben. Merill (1951) beschrieb eine kleine Anzahl von Patienten, denen ihre teilweise virtuose Beherrschung der Flatulenz innerhalb ihres sozialen Feldes eine zweideutige Berühmtheit verschafft hatte. Diese fünf beschriebenen Fälle waren alle begabt, ohne es zu etwas zu bringen, neigten zu aggressiven Durchbrüchen und hatten ein problematisches Verhältnis zu Frauen. Die »netten Mädchen« verehrten sie, während sie Prostituierte aufsuchten. Hier läßt sich mit dem Schema von Menninger und seinen triebhaften Erlebnissen gut arbeiten. Das gilt auch für die aggressive Seite der Flatulenz (Berkeley-Hill 1930, Lorand 1931), die ebenfalls auf diese Weise einzuordnen ist. In nahem Zusammenhang mit solchen Verhaltensweisen steht auch als isolierte Charaktereigenschaft die verstärkte Freude an Gerüchen, die schon von Ferenczi (1914) auf die ursprüngliche Freude an den eigenen analen Gerüchen zurückgeführt worden war (siehe auch Brill 1932 und Pratt 1942). Vielleicht ist neben der Systematisierung Menningers entscheidendes Verdienst, daß er vom Konzept her der Analität dynamisch einen Großteil dessen zuordnen konnte, was ihr bis dahin vom Phänomen her (»Analcharakter«) en masse zugeschrieben worden war.

Unter den klassischen psychoanalytischen Autoren steht Menninger neben Fenichel und A. Freud am Ende einer Reihe, die den Analcharakter – mit den beschriebenen Einschränkungen – vorwiegend triebtheoretisch sah.

A. Freud (1951) ist noch einmal kurz auf den Analcharakter eingegangen. Ihr ist eine Klärung der spezifischen Abwehrkonstellation zu verdanken. Als spezielle Mechanismen der Triebbewältigung in der analen Phase arbeitet sie Verdrängung, Reaktionsbildung und Sublimierung heraus. Kann die anale Konfliktverarbeitung ruhig verlaufen, so dominiert die Sublimierung. Besteht jedoch ein vermehrter Druck seitens des Ichs oder der Realität, dann wird die Verdrängung verstärkt eingesetzt. Gegen die Versuche der Triebimpulse, sich der Verdrängung durch (erneutes) Bewußtwerden zu entziehen, richtet sich dann die Reaktionsbildung: Diese »schafft eine manifeste Überlagerung von Eigensinn, Ekel vor Schmutz und extremer Ordentlichkeit und Pünktlichkeit in bezug auf Zeit und Geld (dies in besonderem Gegensatz zur ursprünglichen Verschmutzungsneigung, Schlampigkeit und Unordentlichkeit des Individuums). Mit diesen sind eng verbunden Haltungen von Mitleid und Sympathie für die Unterlegenen, Rechtschaffenheit in moralischen Dingen und ein allgemeiner Mangel an freien, gesunden und aggressiven

Ausdrucksmöglichkeiten (im Gegensatz zu den früheren sadistischen Impulsen)« (1951, S. 136). An der Triebgenese des Analcharakters läßt A. Freud keinen Zweifel: Wo Ordentlichkeit, Pünktlichkeit und Geiz als manifeste Verhaltensweisen angetroffen werden, kann mit Sicherheit auf die Existenz starker unbewußter frustrierter analer Bedürfnisse geschlossen werden.

Der Aspekt der analen Objekt-Beziehungen wurde in dieser Art von Theorie ausschließlich unter dem Primat der Triebbedürfnisse gesehen. Landauer, Balint, Fromm bleiben ohne jeden Einfluß. Eine Spätblüte erlebt diese Sichtweise bei Grunberger. Wie schon zur Erfassung der Objekt-Beziehungen des oralen Charakters hat Grunberger (1960) auch versucht, die analen Objekt-Beziehungen zu präzisieren. Ausgang seiner Überlegungen ist der retentive Triebimpuls, den er mit der Beherrschung der Motilität in Verbindung setzt. (Hierin gleicht er dem Verständnis Schultz-Henckes.) Wie der Oralcharakter strebe die anale Variante nach narzißtischer Einzigartigkeit, setze dafür jedoch andere Mittel ein. An dieser Stelle wird sichtbar, daß Narzißmus für Grunberger in allen Stadien der Triebentwicklung erfaßbar ist. Wo jedoch der orale Charakter versucht, die libidinös besetzten Objekte zu introjizieren, da setzt der Analcharakter *distanzierende Grenzen*, die ihm die *Eroberung* und *Beherrschung* des Objekts ermöglichen. Dabei richtet sich die Besetzung weniger auf das Objekt als auf den »energetischen Rapport«, der den Analcharakter an das Objekt bindet und den Trieb unterstützt.[56] Die anale Objekt-Beziehung wird zur typischen Subjekt-Objekt-Beziehung, bei der der Analcharakter als Funktion dessen lebt, demgegenüber er seine Triebregungen abreagiert. Die anale Objekt-Beziehung ist damit eine *soziale* Objekt-Beziehung par excellence. – Diese letzten Aussagen sind ausgesprochen unspezifisch, denn in der oralen oder in jeder anderen Objekt-Beziehung ist das Subjekt genauso auf das Objekt angewiesen. Wie man etwa bei Willi (1975) nachlesen kann. So korrekt Grunberger im Detail sein mag – gegenüber Eriksons ein Vierteljahrhundert älterem Versuch ist er rückständig, da soziale Beziehung für ihn ausschließlich Triebfolge ist.

Eriksons (1950, 1959) berühmter Entwurf einer Übersetzung der Stadien der psychosexuellen Entwicklung in Stadien der Entwicklung eines sozialen Ichs versucht, den Aspekt der gesellschaftlichen Wirksamkeit mit dem der Libidoentwicklung zu verbinden. Er nähert sich sicher am

56 Hier wird eine Beziehung zu Freuds »Bemächtigungstrieb« und Hendricks »instinct to master« deutlich; siehe dazu Hoffmann 1972.

weitesten einer Synthese dieser beiden Aspekte, wobei er die Triebtheorie sehr eigenwillig umformuliert; dennoch muß auch sein Ansatz als in mancher Hinsicht unbefriedigend bezeichnet werden. Die zu lösenden theoretischen Probleme waren zu lange nicht beachtet worden und erweisen sich in mehr als einer Hinsicht als sehr komplex. – Die charakterliche Dynamik der analen Phase umreißt Erikson als »Autonomie versus Scham und Zweifel«. Nach den passiven Abhängigkeitserlebnissen der oralen Entwicklung erhält das Kind nun durch die Entwicklung der Motorik und der intellektuellen Fähigkeiten die Möglichkeit, sich eigene Bereiche zu erobern, die es zum ersten Male mit dem Erlebnis einer (gewissen) Unabhängigkeit, der Entscheidung, Dinge zu tun oder zu lassen, konfrontiert. Die entscheidende Modalität ist nicht mehr das Bekommen und Nehmen, sondern das Hergeben und Festhalten. Der entsprechende Konflikt kann durch das Verhalten der sozialen Umwelt entweder zu feindlichen oder zu freundlichen Erwartungshaltungen führen. »So kann das Festhalten zu einem zerstörenden und grausamen Besitz- und Zwangsverhalten, aber auch zu einem vorgeprägten Verhalten von Sorge und Fürsorge führen: halte fest, was Du hast. Auch das Loslassen kann zum böswilligen Freisetzen zerstörerischer Kräfte werden, oder es wird zum entspannten Gehen-lassen und Sein-lassen« (1950, S. 246). Wird dem Kinde die allmähliche und gelenkte Erfahrung der Autonomie der freien Wahl vorenthalten, so kehrt es seinen Erkenntnis- und Forscherdrang gegen sich selbst. Zweifel an sich selbst und Scham sind die Folgen. Zwangsneurosen und Hypochondrie können im Erwachsenenalter sich anschließen. (Ich komme noch einmal grundsätzlich auf Eriksons Entwurf zurück.)

Auch Balint (1959, 1968) sieht seinen »Oknophilen« selbst in der Nähe des Analcharakters, aus bestimmten Gründen möchte ich ihn aber unter dem oralen Charakter abhandeln (siehe unten). In jedem Falle geht Balints Ansatz von den Objektbeziehungen aus, denen die Triebaspekte deutlich nachgeordnet sind.

Es bedurfte einer langen Entwicklung der Psychoanalyse, bis aus dem triebhaften Lustgewinn an Retention und Exkretion der Ich-Aspekt der Autonomie, das Gegenstück der Abhängigkeit, herausgearbeitet werden konnte. Und doch ist auch dieser Aspekt von einzelnen Autoren schon früh gesehen worden. Etwa bei Müller-Braunschweig (1928) ist die »Selbständigkeit« die entscheidende Folge der analen Phase (die ältere Dimension Passivität/Aktivität war noch viel enger durch die Triebfunktion, beziehungsweise als weiblich-männlich definiert) und auch

Jones (1919) hatte, wie berichtet, auf die Bemühungen des Kindes um sein Selbstbestimmungsrecht explizit hingewiesen.
Diese Übersicht sollte nicht abgeschlossen werden ohne einen Hinweis auf die Studie von Adorno und Mitarbeitern (1950) zum »Autoritären Charakter«. Der »geistige Vater« der »authoritarian personality« ist fraglos Freuds Analcharakter mit seiner Neigung zum Konservieren, Bewahren, Erhalten und Beharren auf seiner eigenen Meinung. Die Autorengruppe beruft sich auch bei Teiluntersuchungen auf das Konzept des analen Charakters, das aber – soviel wird deutlich – psychologisch insgesamt etwas anderes darstellt als jene speziell amerikanische Variante des Faschismus (»Law and Order«), die Adorno zu erforschen suchte. Noch näher am Analcharakter steht dagegen der »autoritäre Charakter« oder der »autoritär-masochistische Charakter«, den Fromm 1936 umriß. Fromm sieht dieses Bild explizit als eine Erweiterung des Konzepts vom Analcharakter an. Der autoritäre Charakter ist durch seine besondere Beziehung zur Macht ausgezeichnet. Wer ihn züchtigt, den liebt er, und wer sich ihm gegenüber schwach zeigt, den läßt er Verachtung und Haß spüren. Fromm hat hier – wohl unter Adornos Einfluß – eine weitere sozialpsychologische Dimension des Analcharakters aufgezeigt, die allerdings für das soziale Miteinander eine ganz andere Relevanz hat als die Frage, ob Menschen ordentlich sind oder nicht.

3.1.1.2. Der orale Charakter

Ist die Grundthematik des Analcharakters immer unter dem Aspekt des Festhaltens und Loslassens gesehen worden, so geht es beim oralen Charakter um das Grundthema des Nehmens und Bekommens. Insgesamt hat der orale Charakter nur einen Bruchteil des Interesses gefunden, das der anale auf sich zog. Die beiden entscheidenden Bearbeiter sind K. Abraham und E. Glover. Aufgenommen wurde das Thema allerdings wesentlich früher von E. Jones (1913b). In einer Arbeit über Zwangsneurosen erörtert Jones anhand des Falles eines Patienten mit ausgeprägter Oralität, ob ein solcher »Munderotismus« auch von bestimmten Charakterzügen begleitet sei, wie Freud das für die Analerotik gezeigt habe. Außer einigen Vermutungen (wie etwa bei Männern mit starker oraler Fixierung liege eine ausgeprägte Mutteridentifizierung vor), fühlt sich Jones aber »nicht berechtigt, irgendeine derartige Beziehung zu formulieren« (S. 73).

K. Abraham (1924a) geht von der Grundthese aus, daß diejenigen Anteile der kindlichen Sexualität, welche von der Verwendung im Sexualleben des Erwachsenen ausgeschlossen sind, zum Teil der Umwandlung in Charakterzüge unterliegen. Also Sublimierung und Reaktionsbildung im Sinne Freuds. (Es ist auffallend, wie Freuds Meinung, daß auch die direkten Fortsetzungen der Triebe zu Charakterzügen werden könnten, nie auf eine rechte Würdigung stieß. Eine Ausnahme bildet W. C. Menninger.) Nachdem heute die grundlegende Bedeutung einer befriedigenden oralen Entwicklung allgemein anerkannt ist, erscheint Abrahams Ansicht beeindruckend, daß eine »geglückte Verarbeitung der oralen Erotik die erste und somit vielleicht wichtigste Voraussetzung eines späteren normalen Verhaltens in sozialer wie in sexueller Beziehung bildet« (S. 208 f.). Und Abraham, von seinen Zeitgenossen selbst mit allen Vorzügen des oralen Optimisten ausgestattet beschrieben, lag in diesem Verständnis zu jener Zeit deutlich vor Freud selbst.

Abraham geht von seiner bereits eingeführten (1924b) Unterteilung der oralen Phase aus. Der erste Abschnitt der Oralität, etwa während der ersten sechs Lebensmonate, ist durch konfliktloses Saugen geprägt. Er ist weitgehend ambivalenzfrei. Der zweite Abschnitt, etwa die zweite Hälfte des ersten Jahres, ist durch die Zahnung mit der zunehmenden Lust des Kindes am Beißen und deutlicher Ausprägung der Ambivalenz gekennzeichnet. Untersucht werden von Abraham nun die Folgen von Verwöhnung und Frustration in diesem Zeitraum.

Typologisch ergeben sich zwei Bilder: der *oral Befriedigte* und der *oral Frustrierte* (»Optimist« und »Pessimist«). Menschen mit einer weitgehenden *Befriedigung* ihrer Bedürfnisse in der oralsaugenden Periode sieht Abraham durch eine tief in ihnen wurzelnde Überzeugung ausgezeichnet, daß es ihnen immer gut gehen müsse. Sie stehen dem Leben mit unerschütterlichem Optimismus gegenüber. In manchen Fällen resultiert eine Passivität zusammen mit der Erwartung, daß sich ihrer stets eine gütige, fürsorgende Umwelt (Mutter) annehmen werde. Diesen oralen Charaktertyp kontrastiert Abraham mit dem schwerblütigen Ernst des Analcharakters, der sich alles schwer machen muß und oft bereits seine Wurzeln in einer Enttäuschung seiner oralen Bedürfnisse hatte. Die direkten charakterlichen Folgen beim *oral Frustrierten* sieht Abraham in einem ständig verlangenden Anspruch gegenüber der Umwelt, die ihm all das gewähren soll, was ihm einmal entging. An ihren sozialen Objekten »saugen« sich diese Menschen fest, Alleinsein ist ihnen unerträglich. Diese Beschreibung umreißt das, was im angelsächsischen Schrifttum als Charakteristika der oral-depressiven Persönlichkeit angegeben wird: »dependent and demanding« – abhängig und fordernd. Abraham (1924b) hatte selbst die manisch-depressive Krankheit auf Störungen der Oralität zurückgeführt.

Je mehr bei diesen beiden Grundreaktionen auf Verwöhnung und Frustration nicht die frühere, sondern die spätere orale Stufe betroffen ist, desto stärker prägt sich charakterlich die Ambivalenz aus, die Vermengung aggressiver und libidinöser Strebungen in bezug auf das gleiche Objekt. Ist die Anspruchsform der primären oralen Stufe durch intensives Begehren und Streben, konfliktfreies Habenwollen gekennzeichnet, so gilt für die sekundäre Stufe eine Habsucht, die deutlich durch objektzerstörende Tendenzen geprägt ist. Und während sich – als dynamisches Gegenstück – die frühere orale Stufe durch Freigebigkeit auszeichnet, in der sich der Orale mit der spendenden Mutter identifiziert, so sind die charakterlichen Folgen der späteren oralen Stufe durch Neid, Mißgunst und Eifersucht geprägt. Im sozialen Verhalten ist die erste Gruppe heiter und umgänglich, die zweite Gruppe hingegen feindselig und bissig – während der Analcharakter nach Abraham hier eher mürrisch, unzugänglich und verschlossen wirkt. Einen weiteren Unterschied zwischen oralem und analem Charakter sieht Abraham in der Offenheit und Zugänglichkeit des Oralen für alles Neue, während der Anale konservativ und neuerungsfeindlich ist. Auch ist der orale Charakter durch Drängen, Hast, Ruhelosigkeit und Ungeduld geprägt, was mit der Geduld, Beharrlichkeit und Ausdauer des Analcharakters deutlich kontrastiert. Abschließende Bemerkungen Abrahams weisen auf die Sublimierung der kindlichen Lust am Saugen als intellektuelles und wissenschaftliches Interesse hin, wobei offenbar noch der »Wißtrieb« eine Rolle spielt (diese letzte Feststellung hat eine gewisse Aktualität, weil der primären Neugier besonders der Primaten auch in der Experimentalpsychologie erhebliche Bedeutung als motivierende Kraft zugesprochen wird).

Abraham fiel natürlich auf, daß das von ihm dargestellte Bild des oralen Charakters nicht annähernd so geschlossen ausfiel wie das des Analcharakters. Er führt dies auf zwei Gründe zurück:

1. Die Oralerotik unterliegt in unserer Gesellschaft viel weniger der Verdrängung als die Analerotik. Sie wird in einem größeren Ausmaß als diese in der reifen Sexualität gestattet und bildet deshalb weniger Sublimierungen und Reaktionsbildungen aus.
2. Orale und anale Züge sind in besonderem Maße miteinander vermischt und in der Regression schwierig zu trennen, zumal die analen

Züge sich meist erst auf den oralen aufbauen. – Mir scheint insbesondere dem ersten Argument erhebliche Bedeutung zuzukommen.
Glover (1924) wandte sich zuerst der Frage der Oralität ohne besondere Würdigung ihrer charakterlichen Konsequenzen zu. Hier sei nur referiert, daß er die Folgen der oralen Frustration für deletärer hält als die Folgen oraler Verwöhnung. Das entspricht der heutigen Einschätzung. Entscheidend für die Abläufe der Oralität ist die noch nicht bestehende Trennung von Subjekt und Objekt. Indem das Kind das Objekt (hier die Brust der Mutter) in den Mund nimmt, entsteht eine physiologische Bahnung für die spätere Introjektion von Objekten in das Ich. – Glovers (1925a) eigentliche Studie über die orale Charakterbildung baut ganz auf Abraham auf. In der Phänomenologie kommt kaum ein neuer Charakterzug hinzu, es besteht fast völlige Übereinstimmung mit dem von Abraham geschilderten Bild. Ich möchte Glovers Bemerkungen zu den oral Passiven wegen ihrer gewissen Aktualität – man hat den Eindruck, daß heute zunehmend mehr Menschen meinen, die Gesellschaft, der Staat, sei ihnen dies und jenes, insbesondere aber alles, schuldig – zitieren: »Diese Menschen haben eine unwiderlegbare Überzeugung von der Berechtigung, durch die Gesellschaft versorgt zu werden« (S. 137). Unter phänomenologischem Aspekt beschreibt Glover auch die auffallende Stimmungslabilität des oralen Charakters. Abwechselnd sind diese Menschen sanguinisch und optimistisch, bedrückt und deprimiert. Ein Abgleiten in die Depression ist nicht selten. Das besondere Redeverhalten des Oralen, von der Geschwätzigkeit bis zur Schweigsamkeit reichend, wird – wie schon von Abraham – betont. Der Unterschied zu den Ausführungen Abrahams liegt in den grundsätzlichen Überlegungen, die bei Glover einen sehr viel weiteren Raum einnehmen, aber auch hier wird er nicht kontrovers. Seine Einsicht, daß Störungen der oralen Phase Einflüsse auf jede nachfolgende haben werden, stand schon ebenso bei Abraham. Abraham hatte sogar durch eine viel zitierte Metapher (die Verschiebung der oralen Saugimpulse auf den analen Sphinktermechanismus) eine quasi organische Begründung für die enge Zusammengehörigkeit dieser beiden Phasen gegeben. Nur glaubt Glover offenbar viel weniger als Abraham an die Möglichkeit, überhaupt ein orales Charakterbild umreißen zu können; ständig weist er darauf hin, daß anales, urethrales und phallisches Material hier ebenfalls eine Rolle spielt. Je mehr man versuche, verschiedene Charakterzüge miteinander zu korrelieren, desto mehr werde deutlich, daß man es mit Prägungen aus allen Libidophasen zu tun habe. Aus den Prägungen lasse sich dann ableiten

der Einfluß der verschiedenen prägenitalen Stadien auf das bestimmte Individuum, die relative Wichtigkeit der verschiedenen Leitzonen, die wirksamen Triebimpulse und die Art der Objektbeziehungen. Glover meint weiter: Trotz dieser großen Überschneidungen der prägenitalen Triebeinflüsse ist es für die Therapie wichtig zu unterscheiden, ob es sich bei den oralen Phänomenen um Erscheinungen der Regression oder um eine archaische Disposition handelt. Ein »Kastrationscharakter«, der, obwohl vorwiegend genital determiniert, auch orale Regressionen zeigen kann, ist ungleich leichter zu behandeln als ein »oraler neurotischer Charakter«, der auf seine prägenitale Befriedigung angewiesen ist. Es geht für Glover zentral um die Frage, inwieweit die Charakterzüge eine Beziehung zur direkten Triebbefriedigung (zum Es) und zur Kontrolle der Triebbefriedigung (zum Über-Ich) haben. Je näher die Beziehung der originalen Aktivität zum Ende des Ödipuskomplexes, je differenzierter also die Ich-Struktur ist, desto weniger handelt es sich bei den Charakterzügen um kaum verdeckte Triebbefriedigungen; dem steht allerdings eine stärkere Regressionsneigung gegenüber. Je früher das Stadium, das der Charakterzug vertritt, desto wahrscheinlicher werden ursprüngliche Triebbefriedigungen.

Fenichels Kommentar von 1927, Glover habe den bisher vollständigsten Beitrag zum oralen Charakter geleistet, gilt fünfzig Jahre später noch genauso, wenn man von Fenichels eigenem Übersichtsreferat absieht. Sullivans (1925) Entwurf zum »Oralen Komplex« enthält nur wenige charakterologische Hinweise. Es handelt sich eher um einen Versuch, Oralität psycho-physiologisch zu umreißen. Innerhalb des ersten halben Jahres hängen die physiologischen Vorgänge um den Mundbereich eng zusammen mit den psychischen Erlebnissen fehlender Trennung von den Objekten und universaler Befriedigung.[57] Das hatte Ferenczi schon früher und eindrucksvoller herausgearbeitet (1913). Eine Untersuchung Berglers (1934) nimmt sich den oralen Pessimisten zum Thema, anhand des Beispiels von C. D. Grabbe. Bergler vertritt hier folgende These: beim oral geprägten Pessimismus muß das infantile Allmachtsgefühl sehr früh massive Schläge erhalten haben. Der Pessimismus ist eine narzißtische Schutzmaßnahme des Ichs, das durch gedankliche Vorwegnahme so die Enttäuschung verhindert. Bergler geht hier wohl mit der

57 In Grunbergers (1959) Darstellung der oralen Objekt-Beziehungen sind diese kaum von narzißtischen schlechthin abzugrenzen. Das orale Universum ist offen und grenzenlos. Profuse Introjektion, die nur in der Libido-Ökonomie ihre Grenze hat, ist die alles überragende Qualität im Objektbezug.

heute gängigen Ansicht konform. Dann interpretiert er: »Der orale Pessimist leitet aus diesen ständigen Enttäuschungen die Berechtigung zu seinem Haß gegen die erhöhte Mutterimago ab, da (...) der orale Pessimist gar nicht der Erfüllung seiner Kinderwünsche, sondern der Kindheitsenttäuschung nachjagt« (S. 331). Diese Reinszenierung des infantilen Konfliktes ist in der Psychoanalyse als Wiederholungszwang immer wieder beschrieben worden. An dieser Stelle erfolgt sie unter dem speziellen Aspekt von gleichzeitigem unbewußtem Lustgewinn und Strafbedürfnis. Insofern bringt Berglers Verständnis erklärerisch keine nennenswerten Fortschritte. Das gilt letztlich auch für seine erneute Aufnahme des Themas 1947.

Fenichel hat 1931 und 1945 seine bekannten Zusammenfassungen des oralen Charakters gegeben. Auch ihm fällt auf, daß das Bild lange nicht so überzeugend wie das des Analcharakters ist. In der Erklärung dieser Phänomene schließt er sich Abraham an. Während die anale Phase für die erste Triebkontrolle und die Möglichkeit von Bedeutung ist, etwas anderen Menschen zuliebe zu tun und ihnen so zu gefallen, ist die orale Phase für das Entstehen von Objekten überhaupt und für die Art der Beziehung zu ihnen bedeutsam. Jegliche positive oder negative Betonung von Nehmen und Bekommen weist auf orale Ursprünge hin, meint Fenichel. In der Beschreibung des oral Verwöhnten und des oral Frustrierten folgt er Abraham und Glover. »Wenn ein Mensch an die Welt der oralen Wünsche fixiert bleibt, wird er in seinem Gesamtverhalten eine Weigerung, sich um sich selbst zu kümmern, zeigen, und er wird von den anderen fordern, für ihn zu sorgen« (1945, S. 489). Diese ansaugende Objektbeziehung ist gelegentlich – durchaus diskriminierend – als an das Verhalten von Vampiren erinnernd beschrieben worden. Auffallend ist eine Identifizierung mit dem primären Objekt: »Wie ich Dich mit Liebe überschütte, so will ich überschüttet werden«, oder beim Frustrierten: »Weil ich nicht erhielt, was ich wollte, gebe ich auch den anderen nicht, was sie wollen.« Das Selbstwertgefühl ist sensibel, hochgradig narzißtisch verletzbar, und die Objekte werden zu seiner Regulierung dringend gebraucht.[58] Die Abhängigkeitswünsche werden oft mit betonter Unabhängigkeit, der Unfähigkeit, das kleinste Geschenk anzunehmen, abgewehrt, und die passiven Bedürfnisse führen gelegentlich in eine hyper-maskuline Reaktionsbildung. Direkte orale Befriedigung findet sich noch in vielen Haltungen gegenüber dem Essen,

58 Auf diesen Befund baut sich Bibrings (1951) Verständnis der Depression auf, das von anderen Theorien über die Depression deutlich abweicht.

Trinken, Rauchen und Küssen. Durch Verschiebung des Hungers auf das intellektuelle Feld kommt es zu forschender Neugier. Verschiebungen vom Mund auf andere Wahrnehmungsapparate führen z. B. zu Tendenzen, »mit den Blicken zu verschlingen«, »mit den Augen aufzufressen«, wo schon in der sprachlichen Beschreibung der alte orale Gehalt wieder sichtbar wird.

Fenichel (1945, S. 65 f.) hat die Gründe zur oralen Fixierung, also der Vorbedingung des oralen Charakters folgendermaßen zusammengefaßt: 1. exzessive orale Verwöhnung, 2. exzessive orale Frustration, 3. spätere Frustrationen, die Folge der geminderten Frustrationstoleranz infolge der Nachwirkung von Punkt 1 oder Punkt 2 sind. 4. Abrupter Wechsel von Verwöhnung und Frustration. 5. Triebbefriedigung im Zusammenhang mit Beseitigung von Angst. Zum letzten Punkt sagt Fenichel, daß er die stärkste Fixierung verursache. Dem will man gern zustimmen, aber anzunehmen ist doch, daß da immer ein Objekt (Mutter) ist, das dem Kinde die Angst nimmt oder an das sich bei der Triebbefriedigung zumindest die Phantasie klammert. Dieser Punkt entgeht Fenichel immer wieder, was – ähnlich wie bei Reich – merkwürdig zusammenhanglos neben seiner sonstigen Offenheit für soziale Fragen steht.

O. Fenichel war der letzte bedeutende Analytiker, der den Beitrag auch der Oralität für die Charakterbildung so ausschließlich unter dem Aspekt der Libidotheorie sah und sich energisch gegen Kardiner wehrte, der soziale Aspekte einbrachte. Die seitherigen Versuche von Bedeutung, die charakterologische Dimension der Oralität zu umreißen, basieren entweder auf den Objektbeziehungen (Balint) oder auf den sozial bestimmten Ich-Leistungen (Erikson).

M. Balint lehnt schon die erste klassische Triebposition, die des »primären Narzißmus«, ab. »Nach meiner Theorie wird das Individuum in einem Zustand von sowohl biologisch wie libidinös intensiver Bezogenheit zu seiner Umwelt geboren« (1968, S. 82). Das ist in Übereinstimmung mit der Position Bowlbys und E. Jacobsons, nicht in Übereinstimmung dagegen mit R. Spitz, A. Freud und M. S. Mahler. Von diesem primären Interesse an sozialen Objekten leitet Balint zwei Charaktertypen ab: den »Oknophilen« und den »Philobaten« (1959, 1968). Der Oknophile reagiert auf Objekte, indem er sich an sie klammert, sie introjiziert, sich ohne sie verloren und unsicher fühlt. Balint vermutet eine libidinöse Überbesetzung der Objektbeziehungen. Beim Philobaten sind dagegen die Ich-Funktionen überbesetzt. Er wirkt in hohem Maße gewandt und erreicht es, mit wenig oder gar keiner Hilfe von

Objekten auszukommen. Oknophilie und Philobatismus sind Folgen der »Grundstörung«. Mit Grundstörung bezeichnet Balint etwas, was viel mit einer tiefgehenden oralen Frustration – als psychischer Zustand, nicht als Aktivität – zu tun hat. Mir will scheinen, daß diese beiden Typen Balints unter dem Aspekt der Objektbeziehung weitgehend dem entsprechen, was unter dem Aspekt der prägenitalen Triebentwicklung als Störungen durch massive Verwöhnung und Frustration erfaßt ist: Die immer wieder beschriebene Anklammerung des oral Verwöhnten an die Objekte (»dependent and demanding«) und die feindselige Absetzung des oral Frustrierten von den Objekten beziehungsweise jene Charakterfolgen, die nach Abraham durch die spätere orale Phase besonders geprägt sind. Aufgrund der starken Übergänge der Oralität in die Analität kann man im zweiten Typ auch viele Züge des Analcharakters, insbesondere das Bedürfnis nach emotionaler Autonomie und Autarkie, wiederfinden; solche Überschneidungen wurden immer beobachtet und erörtert. Balint selbst zieht es vor, den Oknophilen eher mit analen und den Philobaten eher mit phallisch-exhibitionistischen Tendenzen zu korrelieren (1959, S. 109). In der Beschreibung aber, die er gibt, passen diese Charaktertypen meines Erachtens besser zu den oralen (respektive analen) Triebformationen. Auch hat die Entstehung solcher grundlegender Haltungen zu den sozialen Objekten sicher mehr mit den Erlebnissen des frühen als des späteren Lebens zu tun, wie Balint selbst überzeugend dargelegt hat. Weitere Beziehungen stellt Balint zu Freuds (1914c) narzißtischem und Anlehnungstyp sowie zu Fenichels (1939) phobischem und kontraphobischem Typ her.

Die grundlegende charakterologische Dimension, welche Erikson (1950, 1959) als einheitliche Folge der Oralität ansieht, nennt er »Urvertrauen versus Urmißtrauen«. Mechanistische Triebvorstellungen sind weitgehend geschwunden, zentral geht es um die Qualität der Mutter-Kind-Beziehungen: »Dazu muß jedoch gesagt werden, daß die Summe von Vertrauen, die das Kind seinen frühsten Erfahrungen entnimmt, nicht absolut von der Quantität an Nahrung und Liebesbezeugungen, sondern eher von der Qualität der Mutter-Kind-Beziehung abhängt ... Hier formt sich die Grundlage des Identitätsgefühls, das später zu dem komplexen Gefühl wird, daß man ›in Ordnung‹ ist, daß man ein Selbst besitzt und daß man das Vertrauen der Umwelt rechtfertigt, indem man so wird, wie sie es von einem erwartet« (1950, S. 243). »Urmißtrauen«, »Grundstörung«, »massive orale Frustration« (als Zustand) scheinen mir Umschreibungen des gleichen emotionalen Sachverhaltes. Und

Eriksons Skizze der geglückten Identitätsbildung läßt einen wieder an Abrahams gesunden Optimismus denken (nicht an dessen passive Entartung).
Die letzte Veröffentlichung zu unserem Thema von Sandler und Dare (1970) gibt eine sehr ausgewogene Übersicht über das Konzept des oralen Charakters, die hier nicht wiederholt zu werden braucht. Aus ihrer Würdigung des Beitrages von Abraham ist nachzutragen, daß seine Konzeption einer früheren und späteren oralen Phase (oral-saugend und oral-kannibalistisch) seinerzeit die Integration des von Freud wenig zuvor (1920g) konzipierten Aggressionstriebes in das Konzept der psychosexuellen Entwicklung gestattete. Entscheidend scheint mir die besondere Betonung, die Sandler und Dare der Genese der oralen Phantasien zuwenden. Sie halten diese Phantasien, im Gegensatz zu M. Klein und vielen anderen, als *nicht* während der oralen Zeit entstanden, sondern für Produkte des zweiten und späterer Lebensjahre. Es widerspreche allen entwicklungspsychologischen Kenntnissen, dem Kind während der oralen Phase die Fähigkeit zu Phantasien über die eigenen Beziehungen zu anderen zuzusprechen. Insbesondere spreche die unvollkommene Trennung von Selbst und Umwelt dagegen. Dagegen stehe außer Zweifel, daß es das Leben bestimmende Phantasien und Haltungen oralen Inhalts gebe. Die Autoren fassen zusammen: »Wir lehnen die Vorstellung ab, daß Phänomene wie die zuvor erwähnten ›oralen‹ Charakterzüge fortbestehende Phantasien über die Beziehungen des Säuglings zur Mutter (oder Teilen der Mutter) repräsentieren, die in der oralen Phase gebildet wurden. Wir gehen andererseits damit überein, daß Versagungserlebnisse in den ersten Lebensmonaten z. B. zu einer pessimistischen und verbitterten Lebenseinstellung führen können, und daß die Gestaltung von Phantasien über Versorgt- und Genährtsein dann anschließend infolge weiterer Versagungserlebnisse zustandekommt (. . .)« (1970, S. 782). Sandler und Dare wenden sich dann gegen die Praxis, Oralität mit Abhängigkeitserlebnissen gleichzusetzen und bei jedem späteren Befund von Abhängigkeitsbedürfnissen orale Traumata anzunehmen. Sie stützen sich dabei auf Bowlby und wenden sich insbesondere gegen Alexander und French. »Sämtliche Charaktermerkmale, die man als oral beschrieben hat (wie Charaktermerkmale überhaupt), lassen sich unter dem Gesichtspunkt der Objektbeziehungen betrachten« (S. 783). Die »ansaugende« Beziehung des Kindes zur Mutter und den späteren Objekten entsteht jedoch nicht zum Zeitpunkt des Stillens selbst, sondern später, nämlich dann, wenn dem Kind bewußt wird, daß

es von der Mutter getrennt ist, und sich sehnt, wieder eins mit ihr zu sein. Diesen, viel psychoanalytischen Wirrwarr klärenden Bemerkungen, ist nichts hinzuzufügen.

3.1.1.3. Urethrale Charakterzüge

Die einschränkende Überschrift zu diesem Abschnitt weist auf die Tatsache hin, daß für die Charakterfolgen der Urethralerotik nie ein geschlossenes Bild beschrieben wurde wie das des Analcharakters oder ein relativ geschlossenes wie das des oralen Charakters. Ehrgeiz, besonderes Interesse an Wasser und Feuer, (weniger einheitlich) Scham und Ungeduld sind die Charakterzüge, die auf Umwandlungen urethralerotischen Triebmaterials bezogen wurden. Die Abgrenzung von den übrigen Phasen dieses auch im Entwicklungskonzept schlecht ausgearbeiteten psychosexuellen Stadiums stößt auf besondere Schwierigkeiten. So bestehen unter anderem enge Beziehungen zum Kastrationskomplex, zur analen Scham- und Leistungsthematik und zur oralen Ungeduld.
Regelmäßig wurde von fast allen Bearbeitern die große Nähe zu den analen Vorgängen hervorgehoben. Das leuchtet insofern ein, als die Reizzonen der Organe anatomisch nahe beieinanderliegen und die Reinlichkeitserziehung sich zum gleichen Zeitpunkt auf beide Bereiche erstreckt. Coriat (1924b, S. 430) schreibt: »Dieser bisher nur wenig bearbeitete Charaktertyp hat viele gemeinsame, ja geradezu identische Züge mit dem anal-erotischen Charakter ...« In der Tat sind fast alle diese Eigenschaften kaum vom analen Charakter abzugrenzen. Jones (1915) hatte als erster Freuds Anregung von 1908 über »den unmäßigen brennenden Ehrgeiz der einstigen Enuretiker« aufgegriffen. Schon seine Beschreibung schildert einen zwanghaften, also eher anal determinierten Menschen, dessen Leistungsthematik sich in einer urethralen Symbolsprache verstehen ließ. Für Hitschmanns (1923) Fall gilt das gleiche.
Wenn man sich Sadgers (1910b) Ausführungen über die Urethralerotik (deren Triebschicksal sich ja im urethralen Charakter niederschlagen müßte) ansieht, dann besteht der Lustgewinn in Exkretion und Retention des Urins, gekoppelt mit Liebes- und besonderen Haßgefühlen (»jemanden anpinkeln«), darüber hinaus wird ein deutlicher exhibitionistischer und voyeuristischer Lustgewinn sichtbar. Insgesamt sind alle diese Triebkomponenten für die analen Vorgänge identisch angegeben, was auch allen Bearbeitern auffiel. Wenn ich es recht sehe, ergeben sich

insbesondere beim männlichen Kind folgende von den analen abgrenzbaren Möglichkeiten am Lustgewinn: Die rascher einsetzende, schmerzhafte Aufstauung des Urins in der Blase, die Möglichkeit, ihn in Fraktionen abzugeben (Pollakisurie), die besonderen Hautsensationen bei der Enuresis, schließlich die unter Jungen ritualisierten Wettbewerbe, die alle Variationen des steuerbaren Harnstrahles ausschöpfen. Die direkten Fortsetzungen solcher Lust im Erwachsenenalter, etwa das gemeinsame Urinieren nach gemeinsamem Saufen mit deutlich homoerotischer Komponente, kann man kaum als stabile Charakterzüge beschreiben. Eher gilt dies für die Berufswahl, die bei bestimmten »nassen« Berufen und Sportarten eine Rolle zu spielen scheint. Sadger und Hitschmann gehen auf solche Sublimierungsformen ein.
Leistungsbezogenheit und Ehrgeiz – seit Freud auf die Urethralerotik zurückgeführt – lassen sich tatsächlich auch kaum von den analen Triebformen unterscheiden. Ferenczi (1925) hat hier originelle Einfälle beigetragen, die vielleicht in besonderem Maße für die urethrale Lust gelten. Der anatomische Bau und ihre Funktion mache die Sphinkteren zur Erzeugung, Anhäufung und Abfuhr von Spannungen in hohem Maße geeignet. Vielleicht sei dies ein Modell für die Vorstufen des Über-Ichs, eine quasi halb noch physiologische Moral, die Ferenczi »Sphinktermoral« nennt. Vom »leicht entflammten Urethralcharakter« meint Ferenczi, daß er »auch psychisch keine Spannung ohne sofortige Entladung« (S. 154) ertrage. Nun ist die Unfähigkeit zum Spannungsaufschub (Ungeduld) überzeugender auf orales Triebverhalten zurückgeführt worden. Fenichel (1945) kritisiert auch an Ferenczi (1924) dessen reduzierenden Versuch, alle Exkretionslust auf urethrale und alle Retentionslust auf anale Vorgänge zurückzuführen. Die Kritik erscheint berechtigt. Wollte man so verfahren, müßte das ganze Konzept des Analcharakters bereits von seiner systemimmanenten Logik her revidiert werden. Den Versuch, einen vom Analcharakter abgrenzbaren Urethralcharakter zu umreißen, kann man als gescheitert ansehen. Auch Fenichels (1945) Resümee fällt recht wortkarg aus. Diese Einsicht scheint sich durchgesetzt zu haben, denn weitere Beiträge blieben aus. K. Menninger (1941) interessiert sich nur noch unter dem psychosomatischen Aspekt für die Urethralerotik. Zwei Jahre später stellt W. C. Menninger fest, daß der Begriff der analen Phase sich auf urethrale und anale Vorgänge beziehe. »Die spezifischen streng urethralen Einflüsse, im Gegensatz zu den spezifisch streng analen, sind wahrscheinlich sehr wenige und nur fragwürdig abgrenzbar« (1943, S. 162).

3.1.1.4. Die Charakterfolgen der phallischen Phase

Die Charakterfolgen der phallischen Phase sind die des Ödipuskomplexes. Wenn man bedenkt, daß mit dem Ende des Ödipuskomplexes die für Ich und Über-Ich entscheidenden Identifizierungsvorgänge abgelaufen und damit grundlegende Strukturen des Charakters gelegt sind (Freud 1923b), dann wird klar, daß nicht nur aus neurosenpsychologischer, sondern auch charakterologischer Sicht dem Ödipuskomplex eine besondere Bedeutung zukommt. Unter den Belastungen der ödipalen Phase kann es zu Regressionen auf die früheren Fixierungen und damit zu entsprechenden Charakterbildungen kommen. Die anale und orale Thematik kann wieder belebt werden. Oder es kommt gegenüber solchen Regressionsgefahren zu einer Art »Vorwärtsverteidigung«, wie Reich das beim phallisch-narzißtischen Charakter beschrieben hat. In jedem Falle wird der Ablauf des Ödipuskomplexes entscheidend durch den Verlauf der prägenitalen Entwicklung bestimmt (z. B. Mack Brunswick 1940, Lampl-de Groot 1952, Marmor 1953). Freud selbst hatte, beeindruckt von der zunehmend deutlicher werdenden Wichtigkeit der präödipalen Entwicklung, sogar die Rolle des Ödipuskomplexes als Kernkonflikt der Neurosen abgeschwächt – zumindest für die Mädchen (1931b). Das entscheidende triebbezogene Konfliktfeld in dieser Phase ist für Junge und Mädchen der Kastrationskomplex. Die dadurch mobilisierten Ängste führen zu praktisch jeder Neurosenform und jeder Charakterstörung, jeweils in Abhängigkeit von den Objektbeziehungen und der früheren Entwicklung. So gesehen könnte dieser Abschnitt die gesamte analytische Literatur umfassen. Deswegen soll hier ausschließlich von den Charakterfolgen des Kastrationskomplexes als des zentralsten der vielen psychologischen Faktoren dieser Phase (Lampl-de Groot 1952) gesprochen werden. Da gibt es zum einen Abrahams Konstrukt des »genitalen Charakters«, die Ausarbeitung des Zustandes der ideal abgelaufenen Entwicklung. Wilhelm Reich umriß einen »phallischen Charakter«, dem als Reaktionsbildung eine gewisse Spezifität für den Ödipuskomplex zukommt. Alle übrigen beschriebenen Typen sind so multipel definiert, daß sie hier fortgelassen werden sollen.

Die weitere Entwicklung hat in der klassischen Analyse keine einheitliche Meinung darüber ergeben, ob der für die Neurosengenese behauptete Primat des Ödipuskomplexes auch für die Charakterbildung gelte. Arlow (1963) und Lampl-de Groot (1963) sprechen sich für die Betrachtung von Charakter und Symptom als parallele Entwicklungen aus, wobei beide für das Symptom eine gewisse Ich-Reife, also eher eine »spätere«, und für den Charakter eine eher »frühere« Entstehung annehmen. Ich entnehme daraus eine nicht so zentrale Bedeutung des Ödipuskomplexes für den Charakter. Rangell (1972) jedoch will den Ödipuskomplex nicht nur als Kernkomplex der Neurosen, sondern auch der Charakterbildung verstanden wissen. Hier kommt das voll zum Ausdruck, was Wilhelm Reich (1931, S. 58) so umriß: »Die Charakterbildung setzt ein als eine bestimmte Form der Überwindung des Ödipuskomplexes«.[59]

3.1.1.4.1. Der genitale Charakter

Die Vorstellung eines genitalen Charakters stammt aus einer Arbeit von K. Abraham (1925). Diese ist aus mehreren Gründen bemerkenswert. Zum einen ist sie im Rahmen des Abraham und der damaligen Zeit möglichen am stärksten sozial und am relativ wenigsten triebtheoretisch ausgeführt. Zum anderen befaßt sie sich weniger mit einem Ist-Zustand als mit einem Soll-Zustand des Charakters. Abraham beschreibt, wie übereinstimmend festgestellt wurde (z. B. Reich 1931, Fenichel 1945, Michaels 1959), ein Idealkonzept. Es geht um die Frage der psychischen Norm.[60] Die Psychoanalyse hat, wenn überhaupt, immer nur mit Idealnormen gearbeitet. Eine solche Idealnorm ist der genitale Charakter. Abraham geht von der Definition aus, Charakter umfasse die »Gesamtheit der triebhaften Reaktionen des einzelnen auf das Gemeinschaftsleben« (S. 218). Der genitale Charakter ist die Charakterbildung, die aus der gelungenen Überwindung des Ödipuskomplexes resultiert. Die prägenitalen Formen der Libidobefriedigung sind durch die genitale abgelöst. Die Bedingungen für die »vollkommene Einordnung des Individuums in den Interessenkreis der Gesamtheit« (S. 218) sind nun gegeben. Bewältigung des Ödipuskomplexes stellt den entscheidenden Schritt zur Überwindung des ursprünglichen Narzißmus und der objektfeindlichen Tendenzen dar. Die Vorherrschaft des Lustprinzips wird durch das Rea-

59 Neuere Arbeiten zur Rolle des Ödipus-Komplexes insbesondere in der Charakterpathologie stammen von Shapiro (1977) und Robbins (1977; Panel-Report).

60 Normbildung ist generell auf zwei verschiedene Arten möglich. 1. Als statistische Norm durch Bestimmen von Mittelwerten des Verhaltens an großen Populationen. Das Verhalten der einzelnen Individuen wird dann als Minus- oder Plusvariante dieser Mittelwertsnormen beschrieben. 2. Durch Definition von Idealnormen und Beschreibung des Verhaltens des Einzelindividuums als Minusvariante dieser Idealnorm.

litätsprinzip abgelöst. Der genitale Charakter ist »relativ unnarzißtisch«, und die Ambivalenz ist – ebenfalls relativ – überwunden. Abraham schließt, daß die definitive Gestaltung des Charakters bei jedem Individuum von den Schicksalen des Ödipuskomplexes abhängig ist, »insbesondere aber von der erreichten Fähigkeit, Sympathiegefühle auf andere Personen oder auf die Gesamtheit zu übertragen« (S. 220). Voraussetzung für die Entwicklung einer »zärtlichen Triebkomponente«, die wiederum erst die optimale soziale Integration ermöglicht, sind soziale Verhältnisse, in denen dem Kind Sympathie und zärtliche Gefühle entgegengebracht werden. »Als normal im sozialen Sinne dürfen wir eine Person betrachten, die nicht durch besondere, extreme Ausprägung bestimmter Charakterzüge daran gehindert wird, sich den Interessen der Gesamtheit anzupassen« (S. 222 f.). Die prägenitalen Züge sind voll integriert. Aufnahmebereitschaft und Energie aus der Oralität, Ausdauer und Beständigkeit aus der Analität, Durchsetzungsfähigkeit im Existenzkampf aus der sadistischen Phase. Das eigentliche Charakteristikum des genitalen Charakters ist die Ausgewogenheit und Proportion.

Dieses eindrucksvolle Konzept wird bei Reich und Fenichel wieder rein triebtheoretisch, wobei man berücksichtigen muß, daß für Reichs Überlegungen die Befreiung des Sexualtriebes aus der Herrschaft des Über-Ichs ihre eigentliche Bestimmung in der Befreiung der arbeitenden Klasse aus der Herrschaft des Kapitals hat. Es ist aber eigentümlich, wie gerade Reich, der in seiner Charakterauffassung den Ich-Aspekt (Widerstand) wie kein zweiter betont hat, immer wieder in eine rein triebhafte Betrachtung zurückfällt. Und es berührt, wie sich gerade ihm, der von der Forderung her so sehr auf die sozialen Verhältnisse hinwies, durch diese Verpflichtung gegenüber dem Triebkonzept ganz entscheidende soziale Sichtweisen verschließen. Wo Abraham von »Zärtlichkeit« und »sympathischen Gefühlen« spricht, die der genitale Charakter erlebt haben muß, um sie weitergeben zu können, da steht für Reich (1929) die Sexualökonomie. Er vergleicht den »genitalen Charakter« mit dem »neurotischen Charakter«. Die »quantitative« Seite sieht so aus: Die Befriedigung des genitalen Charakters ist genital-orgastisch, die des neurotischen Charakters prägenital. Besteht hier ein geordneter Libidohaushalt mit allen Möglichkeiten des Wechsels von Spannung und Befriedigung, so kommt es dort zu Libidostauungen. »Qualitativ« ist im Es des genitalen Charakters der Ödipuskomplex untergegangen, der Inzestwunsch ist aufgegeben und auf andere Objekte übergeleitet. Die prägenitalen Tendenzen sind teils sublimiert und teils der Genitalität als Vorlust untergeordnet. Das Über-Ich des genitalen Charakters ist sexualbejahend. Es besteht ein hoher Einklang zwischen Es und Über-Ich. Sexuelle Über-Ich-Verbote bestehen praktisch nicht. Zwischen Ich-Ideal und Real-Ich bestehen keine unüberwindbaren Spannungen. Das Ich kann die genitalen Libido- und bestimmte prägenitale Impulse des Es ohne Schuldgefühle übernehmen. Seine Sozialität beruht nicht auf verdrängter, sondern auf sublimierter Aggression und auf seiner Eingeordnetheit in die Realität. Aus sozialer Sicht überwiegt beim genitalen Charakter die Sublimierung die Reaktionsbildung. Das führt zu einer weiteren Harmonisierung des Libidohaushaltes, weil Sublimierung einen freien Abfluß und Reaktionsbildung eine Aufstauung bewirkt. – Man hat das Gefühl, daß Reich auf dem Gebiete der »Sexualökonomie« nichts entgeht, daß seine Beschränkung auf dieses Gebiet aber seine Schwäche ausmacht.[61] Fenichel (1945) sieht die Dinge ähnlich, sagt es aber eleganter: Das Erreichen des genitalen Primats bringt entscheidende Fortschritte in der Charakterbildung, die vor allem libidoökonomische sind.

Novey hat 1955 (a) noch einmal das Thema des genitalen Charakters aufgenommen. Er will diesen Begriff über die libidoökonomische Definition Fenichels hinaus um den Aspekt der bisher vernachlässigten aggressiven Triebe und der Objektbeziehungen bereichert wissen. Novey arbeitet heraus, daß auch beim genitalen Charakter als Idealdefinition Dinge akzeptiert werden müssen, die wir sonst in den Bereich der Pathologie ordnen. Indem so zu dem sonst eher leicht »entrückten« Konzept des reifen Menschen unerläßliche Beschränkungen nachgetragen werden, hilft Novey, es wieder in die Nähe von uns Durchschnittsneurotikern zu verbringen. Ein Idealkonzept bleibt es weiterhin. Einige Details an Noveys Ausführungen verwirren mehr als sie klären. (In manchem hilfreich ist die Besprechung, die Lander 1956 dieser Arbeit widmet).

Weil dieses Idealkonzept in der Literatur sonst kaum noch erwähnt

61 Zur Bedeutung von Trieb und Sexualökonomie für Reich s. Dahmer 1972. – In meiner Ambivalenz W. Reich gegenüber, den ich als in gleicher Weise fortschrittlich wie schrecklich vereinfachend empfinde, entlastet mich eine Bemerkung Freuds zu L. Andreas-Salomé. Er schreibt dort: »Wir haben hier einen Dr. Reich, einen braven, aber impetuösen jungen passionierten Steckenpferdreiter, der jetzt im genitalen Orgasmus das Gegengift jeder Neurose verehrt. Vielleicht könnte er aus Ihrer Analyse der K [...] in etwas Respekt vor der Komplikation des Seelischen lernen.« (Brief vom 9. 5. 1928, S. Freud – L. Andreas-Salomé: Briefwechsel, S. 191).

wird, kann man annehmen, daß eine treffendere Beschreibung an seine Stelle getreten ist. Denn ohne ein Idealkonzept von psychischer Gesundheit, auf das hin, wenn auch implizit, gearbeitet wird, kann die Psychoanalyse nicht auskommen. Dieses neuere Konzept scheint mir das Gesundheitskonzept der Ich-Psychologie oder der Aspekt der Ich-Leistungen im allgemeinen und der der Ich-Stärke im besonderen zu sein. Eine noch auf Freud zurückgehende Definition bestimmt psychische Gesundheit als die Fähigkeit zu Genuß und Leistung (1916-17, S. 476). Insbesondere unter dem Einfluß Hartmanns (1939b) verstehen wir heute unter psychischer Gesundheit die Fähigkeit zu lieben, zu arbeiten und genießen, Freiheit von Symptomen, Möglichkeit zur Anpassung (autoplastisch und alloplastisch) und eine gewisse Toleranzfähigkeit gegenüber Depression und Frustration. Diese funktionellen Bestimmungen sind es vor allem, die nach meinem Verständnis das Konzept des genitalen Charakters in den Hintergrund gedrängt haben.

3.1.1.4.2. Der phallisch-narzißtische Charakter und andere charakterliche Folgen des Kastrationskomplexes

K. Abraham (1921) beschreibt zwei Reaktionsbildungen, die Versuche darstellen, mit den Kastrationsängsten und -gefühlen fertig zu werden: den »Wunscherfüllungstyp« und den »Rachetyp«. Er wandte diese Form damals nur auf das weibliche Erlebnis an, im Vergleich mit dem Mann kastriert zu sein. Fenichel (1945) benutzt diese Einteilung auch für die männlichen Kastrationsängste. Als Wunscherfüllungstyp meinte Abraham, Frauen erfassen zu können, die im Leben, innerhalb eines ziemlich weiten Spektrums zwischen Neurose und Gesundheit, die eigene Penislosigkeit verleugnen und kompensatorische Phantasien und Leistungen an ihre Stelle setzen. Als unbewußte Formel ausgedrückt: »Ich bin doch so vollkommen wie die Männer.« Der Rachetyp umfaßt Frauen, die die Kränkung der Penislosigkeit nie überwinden konnten und sich dafür rächen – an den Frauen, weil ihre Mutter sie penislos in die Welt setzte, – an den Männern, weil die so ungerechtfertigt bevorzugt sind. Dieser Schrecken der Männer wird auch als »kastrierend« oder als »phallische Frau« bezeichnet. Der »Syllogismus« würde lauten: »Ich bin zwar unvollkommen, aber die anderen sollen es auch sein.« Der erste Typ lehnt seine Weiblichkeit ab, der zweite akzeptiert sie und setzt sie als Rache für die Kränkung ein.

Es würde zu weit führen, das hart umstrittene Konzept des »Penisneides« hier weiter auszuführen. Freud glaubte vom Penisneid, daß er »unvertilgbare Spuren in seiner Entwicklung und Charakterbildung« hinterlasse (1933a, S. 134). Dies scheint ein Befund zu sein, der in den meisten Analysen weiblicher Patienten bestätigt wurde. Ich habe den Eindruck, daß es bei den Auseinandersetzungen um diesen Begriff weniger darum ging, das Phänomen des Penisneides zu bestreiten, sondern vielmehr war der Diskussionspunkt die Genese dieses Phänomens. Im wesentlichen standen sich zwei Lager gegenüber. Die einen hielten den Penisneid für eine quasi naturgegebene Sache (Freud: »Die Anatomie ist das Schicksal« 1924d, S. 400), die vor allem darauf beruht, daß das Mädchen sieht: Der Junge hat etwas, und ich habe nichts. Die Folge davon ist eine narzißtische Kränkung. Auch diese Beobachtung wird von den sachlicheren Kritikern nicht bestritten, sondern der entscheidende Einwand lautet: Diese Wahrnehmung eines anatomischen Unterschiedes kann neurosenpsychologisch überhaupt nur relevant werden durch die soziale Bevorzugung, die die Männer gegenüber den Frauen haben. Das Mädchen stelle ganz zu Recht fest, daß es zu kurz gekommen sei. Von den Autoren, die sich von der klassischen Psychoanalyse abwandten, vertrat Karen Horney (1939) diese Ansicht am nachhaltigsten, während sie innerhalb der klassischen Psychoanalyse vor allem von M. Balint getragen wurde (1963, 1968).

Helene Deutsch hatte 1925 als Reaktionsbildung auf das Kastrationserlebnis der Frau auch zwei Grundtypen angenommen, mit denen sie Abraham ergänzen wollte. Die eine Gruppe erlebe die phantasierte Kastration als Bestrafung.[62] Es komme zu charakterlichen Minderwertigkeitsgefühlen (einerseits wegen der körperlichen Minderwertigkeit, andererseits wegen der Schuldgefühle). Die andere Gruppe erlebe eine narzißtische Kränkung durch das vermeintlich erlittene Unrecht. Es bestünden dabei intensive Rachetendenzen, die sich vor allem auf den bevorzugten Bruder richteten. Diese Reaktion entspreche dem Rachetyp Abrahams.

Auf das Erlebnis der Frau, im Leben gegenüber dem Mann benachteiligt zu sein, hatte Freud bereits hingewiesen. Er ordnete dieses Gefühl in seinem Aufsatz über »Einige Charaktertypen aus der psychoanalyti-

62 Diese Ansicht vertrat auch Freud, dessen Position sich aus dem angeführten Zitat als zu simpel darstellen könnte. Die emotionale Kausalkette sähe so aus: Aggressive Impulse – Schuldgefühle – Wahrnehmung der Penislosigkeit – Vorstellung der Kastration als Bestrafung.

schen Arbeit« (1916d) den »Ausnahmen« zu. Van Ophuijsen (1918) prägte das Wort vom »Männlichkeitskomplex«, das Abraham aufgriff. Van Ophuijsen beschrieb Frauen, die am ehesten dem folgen, was Abraham dann als Wunscherfüllungstyp bezeichnete, allerdings fiel dem Autor schon die aggressiv gegen den Mann eingesetzte Weiblichkeit auf. Den Männlichkeitskomplex versuchte van Ophuijsen vom Kastrationskomplex anhand des fehlenden Schuldgefühles abzugrenzen. Die Genese dieses Konfliktes wird hier noch rein auf den Peniswunsch bezogen und auf vorwiegend ödipaler Ebene gesehen. Spätere Publikationen mit kasuistisch ähnlich gelagerten Fällen betonen dagegen die Abwehr prägenitaler Ängste durch das Männlichkeitsstreben (z. B. Wayne 1954). Relativ früh wurde auch deutlich, daß die übertriebene Weiblichkeit mit dem gleichen Konflikt zu tun hat, zum Unterschied jedoch quasi den Weg der Unterwerfung unter die Forderung der Umwelt beschreitet (Rivière 1929). Hier werden Rache und Minderwertigkeitsgefühle durch eine Art Überanpassung abgewehrt.

Diese beiden Grundmöglichkeiten des Umgangs mit der Kastrationsangst und dem Gefühl des Kastriertseins finden sich gleichermaßen beim Manne. Die protzige Reaktionsbildung beschreibt vor allem Reich als *»phallisch-narzißtischen Charakter«*. Der Begriff hat sich am deutlichsten durchgesetzt und wird schon von Reich für Männer und Frauen verwandt. Auf ihn wird noch eingegangen werden. Die entgegengesetzte Reaktionsbildung nennt Reich den *»passiv-femininen Charakter«*. Von hier aus bestehen nahe Beziehungen zum moralischen Masochismus, wie etwa eine Kasuistik Alexanders (1922) verdeutlicht: Ein Charakterneurotiker muß seine aktiven Kastrationswünsche dadurch abwehren, daß er sich selbst passiv ständig kastrieren läßt, in diesem Falle lustvoll duldet, wie er nach und nach von seinen »Freunden« um sein ganzes Vermögen gebracht wird. Ein ähnliches Verhalten zeigen die von Lorand (1939) beschriebenen Männer, von denen er als dynamisch gemeinsames Merkmal annimmt, daß sie die infantile Phantasie vom Einheitsgeschlecht, von den auch einen Penis besitzenden Frauen, nicht aufgegeben haben. Gegenüber Frauen zeigen diese Männer sexuelle, gegenüber Männern soziale Störungen. Sie suchen sich Vorgesetzte und ältere Freunde, die gütig und verständnisvoll sind – nach Lorand »mütterliche Väter« oder »vaginale Väter«. Der ursprüngliche Wunsch, den Vater zu ersetzen, löst entsprechende Kastrationsängste aus, die dann durch die Wahl der gütigen Vatergestalten gegenstandslos gemacht werden. Lorand betont hier für die Genese dieser Charakterbilder neben dem

Wunsch, den Vater zu ersetzen, auch einen ausgesprochenen Wunsch nach infantiler Passivität.

Nun zum *phallischen Charakter*: Wilhelm Reich beschrieb zuerst 1926 (unveröffentlichter Vortrag), dann gerafft 1931 und ausführlich 1933 eine spezifische Charakterbildung, die er phallisch-narzißtischen Charakter nannte. Später bürgerte sich die Kurzform »phallischer Charakter« ein (Fenichel 1945). Reich meint, mit dieser Beschreibung eine Charakterform zu umreißen, die zwischen dem hysterischen und dem Zwangscharakter steht. Diese Menschen sind im Auftreten selbstsicher, manchmal arrogant, elastisch, kräftig, oft imponierend. Sie geben sich überlegen innerhalb einer Varianz zwischen kalt-zurückhaltend und höhnisch-aggressiv. Ihr Narzißmus äußert sich betont selbstbewußt. In ihren sozialen Leistungen sind zumindest die weniger neurotischen Vertreter dieses Typs impulsiv, energisch, treffsicher, meist produktiv. Die phallisch-narzißtischen Männer sind erektiv potent, orgastisch eher impotent. Überhaupt hat ihre Sexualität eine stark aggressive Note. Sie dient vorwiegend ihrer eigenen narzißtischen Bestätigung und der abwertenden Erniedrigung der Frauen. Der Akt ist ein phantasiertes Durchbohren und Zerstören der Partnerin. Für die phallisch-narzißtischen Frauen dient die Sexualität ganz entsprechend der Rache am Mann, seiner Kastration, dem Bemühen, ihn impotent zu machen, ihn zu entmachten. Solche Neigung zum Niederkämpfen des Rivalen dürfte sich bei beiden Geschlechtern auf berufliche Karrieren begünstigend auswirken. Es fiel schon Reich auf, daß die Vorstellung des Phallischen sich bei diesem Typ auf das gesamte Ich und damit den ganzen Körper erstreckt. Lewin (1933) hat die klassische Studie über dieses Phänomen verfaßt.

Den entscheidenden dynamischen Ablauf sieht Reich in der Abwehr der Regression zur Passivität und zur Analität. Also die Abwehr prägenitaler Regungen durch eine protzige Genitalität. Erst Fenichel (1945) fügte eigentlich den Aspekt der abgewehrten Kastrationsangst hinzu, also eine innerhalb der genitalen Phase selbst entstehende Angst, die aber nicht regressiv, sondern progressiv abgewehrt wird. Dieser progressiven Abwehr entsprechen die guten Ich-Leistungen des phallischen Charakters und auch die relativ gute Prognose in der analytischen Psychotherapie. Die genetische Hypothese, daß zum phallisch-narzißtischen Charakter die Identifizierung mit einer männlichen Mutter auf der phallischen Ebene, zum passiv-femininen hingegen die Identifizierung auf analer Basis führe, ist von Reich (1931) ziemlich lax niedergeschrieben und auch nicht weiter begründet. Sie will in dieser Form nicht recht einleuchten. (Es fällt überhaupt auf, daß Reich an den vielen Vorveröffentlichungen, die er 1933 zur »Charakteranalyse« zusammenfaßte, wenig Veränderungen oder Überarbeitungen mehr vornahm.) Andererseits: Die deutliche Nähe des phallisch-narzißtischen Charakters zur Homosexualität, auf die Reich auch hinweist, wird so besser verstehbar. Die These, daß eine Fixierung auf der phallisch-narzißtischen Ebene zur Homosexualität führt, wird auch von Jones (1933) und Benedek (1934) gestützt. In neuerer Zeit hat Bak (1968) die Rolle der Phantasie der »phallischen Frau« bei Perversionen bearbeitet.

Mir scheint der phallisch-narzißtische Charakter Reichs und auch in beschränktem Maße der passiv-feminine eine glückliche Einführung zu sein, die allerdings noch erheblicher Bearbeitung bedürfte. Auffallend ist, daß seither in der Literatur um vieles mehr von den »phallischen Frauen« als von deren männlichen Gegenstücken die Rede ist. Männer dürfen in unserer Gesellschaft wohl insgesamt sehr viel mehr »phallisch« agieren, bevor das im goldenen Buch der Neurosenpsychologie vermerkt wird.

Folgt man der Studie von Mack Brunswick (1940), dann bestehen für die gesamte Libidoentwicklung drei grundsätzliche Antithesen: 1. aktiv-passiv, 2. phallisch-kastriert, 3. männlich-weiblich. Die erste Dimension beherrscht nach der Autorin vorwiegend den prägenitalen Abschnitt, die zweite die ödipale Phase, die dritte die Pubertät. Aktivität und Passivität werden demnach durch die Frage: phallisch oder kastriert? neu aktiviert. Man kann in gutem Einklang mit den Reichschen zwei Typen eine aktive und eine passive Bewältigung dieser Entwicklungsfrage postulieren. Aktiv oder passiv abgewehrt werden können dann sowohl die *Penislosigkeit* beziehungsweise das Gefühl, kastriert zu sein, wie auch der *Besitz des Penis* wegen einer phantasierten ständigen Kastrationsbedrohung. Diese Unterscheidung ist in der Literatur wenig beachtet worden. Es ist sowohl emotional wie theoretisch ein Unterschied, ob man sich penislos fühlt – sei es als Realitätsverleugnung beim Mann oder in der weiblichen Phantasie –, oder ob man befürchtet, der Penis könnte einem genommen werden – sei es als Phantasie beim Mann oder als Realitätsverleugnung bei der Frau. Einmal ist die Katastrophe bereits erfolgt, das andere Mal droht sie. Die Abwehr beider Erlebnisse muß sich unterscheiden.

Auch bei Erikson (1950, 1959) geht es in der phallischen Phase um die Aktivität und Passivität, beziehungsweise um die Versuche, eine eigene

geschlechtsspezifische Form von Aktivität und Passivität zu finden. Seine Formel für diese Phase lautet: Initiative versus Schuldgefühl. »Initiative« heißt für Erikson »Machen«, »Sich-an-etwas-Heranmachen«. Dieses Wort »deutet zugleich das Vergnügen an, das in Angriff und Eroberung erlebt wird. Beim Knaben liegt der Akzent auf phallisch-eindringenden Verhaltensweisen, beim Mädchen mehr auf Verhaltensweisen des Bekommens, und zwar entweder in der aggressiven Form des Wegnehmens und eifersüchtiger Besitznahme, oder in der milderen Form des Schmeichelns und Sich-Liebkind-Machens« (1950, S. 250). Mir scheint, einiges von dem, was Erikson in seinen ausführlichen Beschreibungen umreißt, schlägt sich in Reichs Prototypen des phallisch-narzißtischen und des passiv-femininen Charakters nieder, wenn man betont, daß beides Charakterbildungen sind, die Mann und Frau gleichermaßen betreffen können.
Die *Zusammenfassung* der Ergebnisse dieses Abschnitts erfolgt im anschließenden Abschnitt »konzeptueller Stand« (3.1.2.1.1.).

3.1.2. Kritische Erörterung des Konzeptes der triebgenetischen Charakterologie

3.1.2.1. Der Aspekt der Formalisierung

3.1.2.1.1. Konzeptueller Stand

Der Analcharakter ist die einzige Charakterbildung, die konzeptuell auf einen zufriedenstellenden Stand gebracht ist. Für die fünf entscheidenden Bearbeiter Sadger, Jones, Abraham, Fenichel und Menninger besteht, cum grano salis, eine ausreichende Übereinstimmung, was die Grundzüge des analen Charakters angeht. Für den oralen Charakter kann man, insbesondere aufgrund der Beiträge von Abraham und Glover, für Teilbereiche das gleiche sagen.
Mit konzeptueller Übereinstimmung ist hier gemeint, daß eine ausreichend einheitliche Meinung darüber besteht, welche ursprünglichen Triebimpulse den entscheidenden Anstoß zur Entstehung eines bestimmten Charakterbildes gaben, durch welche hauptsächlichen Verarbeitungsweisen diese Impulse integriert werden und welche verschiedenen phänomenalen Endresultate das charakterliche Ergebnis sind. – Ich werte es als Bestätigung dieser Ansicht, daß in Sterbas (1931) klassischer

Darstellung der Libido-Theorie nur diese beiden Charakterfolgen aufgeführt werden.
Die urethralen Charakterzüge sind nur schwer vom Analcharakter abzugrenzen. Sie sind in keiner Phase soweit ausgearbeitet, daß sie eigenes Profil gewinnen.
Der genitale Charakter ist als Idealtyp konzipiert und einheitlich so verstanden worden. Er fand nur wenig Bearbeitung und wurde vor allem durch einen auf der Basis von Ich-Funktionen bestimmten Gesundheitsbegriff ersetzt.
Der phallische(-narzißtische) Charakter ist systematisch eigentlich nur von W. Reich bearbeitet. Er fand aber nachhaltige Rezeption in der Literatur und ist auch leidlich als Konzept umrissen. Am schwächsten erscheint am Konzept die unzureichende Klärung, ob diese Charakterformation eher die prägenitalen oder die Kastrationsängste abwehrt. Derartige genetische Überschneidungen finden sich allerdings auch bei den anderen Bildern (siehe unten).

3.1.2.1.2. Probleme der nosologischen Abgrenzung

Das vorrangigste Problem der triebgenetischen Charakterologie unter nosologischem Aspekt ist die unzureichende Trennung von Gesundheit und Krankheit. Sie hat ihre Hauptursache im klassischen psychoanalytischen Neurose-Modell (Impuls → Konflikt → Symptom), das ursprünglich zur Erklärung pathologischer Phänomene entwickelt wurde. Diese Erklärungsweise macht gleichsam einen Umweg, indem sie das Normale, Ungestörte, von dem das Neurotische nur ein Sonderfall ist, mit Hilfe von Begriffen definiert, die offensichtlich primär auf etwas Pathologisches bezogen sind (Wyatt 1957). Erst die Ausarbeitung der psychoanalytischen Ich-Psychologie ändert hier das erklärerische Rüstzeug deutlich zugunsten weniger »pathophiler« Begriffe.
Freuds (1908b) erste Umschreibung des Analcharakters – diese Menschen seien ordentlich, sparsam und eigensinnig – kann man noch ganz als Normvariante auffassen. Aber Freud fügte bereits hinzu, daß die Sparsamkeit bis zum Geiz gehen könne, der Eigensinn bis zu Trotz, Wut und Rachsucht, also eher gestörten Verhaltensweisen. In den Beschreibungen ist der Analcharakter rasch ins Pathologische oder in seine Nähe abgeglitten. Die vielen Fallbeispiele der klassischen Literatur umfassen häufig stark auffällige Personen, »Sonderlinge«, Charakterneurotiker in

des Wortes späterer Bedeutung. Von einzelnen Autoren wie Reich (1925, S. 8) oder Carp (1928) ist der Analcharakter explizit als »nicht neurotisch« bezeichnet worden; dennoch war er auch für diese vom »Zwangscharakter« kaum getrennt. Gleiches gilt auch für den oralen Charakter. Wie beim analen Charakter sind hier prinzipiell, insbesondere aufgrund des Sublimierungskonzeptes, alle Normvarianten möglich. Beschrieben werden aber die pathologischen Fälle. Günstigenfalls kann man annehmen, daß solche Fälle einfach wegen der Plastizität, wegen der »Übertreibung« ihrer Charakterzüge, bevorzugt ausgesucht wurden. Ich möchte aber vermuten, daß das ursprünglich nur krankheitsbezogene Erklärungsmodell der Psychoanalyse in erster Linie dafür verantwortlich ist. Eine Ausnahme macht der genitale Charakter, der explizit als Gesundheitsideal entworfen ist. Von hier aus könnte man die Rolle des Grundmodells für den Hang zur Pathologie wieder etwas entlasten. Gegen eine solche Entlastung spricht die nur geringe Bedeutung, die der genitale Charakter immer hatte.[63]

Für den phallisch-narzißtischen Charakter implizierte Reich eine Bandbreite vom Unneurotischen zum Neurotischen. Das zeigt sich schon daran, daß er ihn bei »produktiven Frauen« gehäuft beobachtete. Aber auch dieser Charakterzug entging der Verschiebung zum pathologischen Pol nicht. Das Attribut »phallisch« – für Männer ohnehin kaum gebraucht – hat auch in der Kommunikation unter Psychoanalytikern für Frauen einen eher unerfreulichen Beigeschmack, ganz zu schweigen von der Karikatur, die in der Sekundärliteratur daraus wurde. Während andere psychoanalytische Charaktertypologien, wie z. B. die klinische, die sich an den schweren Krankheitsbildern zur Bezeichnung bestimmter Charakterformationen orientiert, schon »pathophil« per se sind, hätte die triebgenetische eine Chance gehabt, von den a priori nosologisch indifferenten Entwicklungsphasen aus eine »normalere« Charakterologie zu werden. Diese Chance konnte wegen des zwischen 1910 und 1930 vorherrschenden psychoanalytischen Grundmodells, das zur Klärung pathologischer Zustände konzipiert war, nicht realisiert werden. Zum ersten Mal unter charakterologischem Aspekt weitgehend überwunden ist diese »Pathophilie« bei Erikson (1950), der, obschon mit einem »theoretischen Abkömmling« der Libido-Theorie arbeitend, ein eher idealisierendes Entwicklungsmodell entwirft.

63 Blum (1953) ist sich der dargestellten Problematik offensichtlich bewußt, wenn er zur Sprachregelung vorschlägt, die triebgenetischen Typen als Normvarianten aufzufassen (»to designate arbitrarily ... as falling within the normal range ...« S. 159).

Ein zweites nosologisches Problem geht nach meinem Verständnis auf die gleichen Ursachen zurück. Es ist die Frage der Klassifikation der genetischen Typologie. Ist im älteren psychoanalytischen Krankheitsmodell der Aspekt des pathogenen Triebimpulses stärker betont, so liegt im neueren Modell (wirksam ab Ende der zwanziger Jahre) der eindeutige Akzent auf den Reparations- und Abwehrleistungen des Ichs. »Analcharakter« oder »oraler Charakter« sind die Bezeichnungen ganz im Sinne der älteren Gewichtung: *Die Klassifikation erfolgt nach dem die Charakterbildung anstoßenden (pathogenen) Impuls*, genauer: der Entwicklungsphase, der dieser Impuls angehört; hier im Sinne einer nicht differenzierenden Sammelbezeichnung (oral, anal). »Phallischer Charakter« hat zwar dem Namen nach etwas mit einer bestimmten Phase der Triebentwicklung zu tun, ist aber von Reich eindeutig als Ich-Leistung konzipiert. »Der Charakter ist nicht dadurch gekennzeichnet, was er abwehrt, sondern durch die Art, wie und mit welchen Triebkräften das Ich es tut« (1933, S. 231). Speziell heißt das, daß der phallisch-narzißtische Charakter nach Reichs Verständnis anale und passive Wünsche mit phallischen Reaktionsbildungen abwehrt. Wollte man nach dem Impuls, also genetisch, klassifizieren, so müßte man konsequent von »Analcharakter« sprechen. Dies scheint auch gemacht worden zu sein, denn Reich wendet sich gegen diese Praxis. Genetisch betrachtet ist das durchaus konsequent, würde aber das Konzept des Analcharakters sinnlos ausweiten. Denn dann könnte man jegliche Charakterbildung, in der anale oder orale Wünsche abgewehrt werden, jeweils nach der phasenspezifischen Genese des abgewehrten Wunsches bezeichnen. Und das müßte ja, da die Regressionsneigung ein weitverbreitetes Phänomen ist, für fast alle gelten. In diesem Sinne gäbe es dann nur noch orale oder anale Charaktere. Eine solche Ausweitung des triebtheoretischen Charakterkonzeptes wäre sinnlos und ist wohl auch von niemandem angestrebt worden. *»Genetische Charakterologie«*, wie Hartmann sie vertritt, kann nach meinem Verständnis nur *Triebimpuls mit phasenspezifischer* (und nicht regressiver oder progressiver) *Abwehr* meinen. Das heißt, daß z. B. orale Impulse mit spezifischer oraler Reaktionsbildung als oraler Charakter zu beschreiben sind, nicht dagegen z. B. die anale Abwehr von oralen Impulsen.

Dieser Punkt ist deshalb von entscheidender Bedeutung, weil nur so eine Klassifikation nach der Spezifität des ursprünglichen Impulses überhaupt sinnvoll ist. Um also diese Klassifikation vernünftig zu gebrauchen, ist bereits gleichfalls die Betrachtung der spezifischen Formen

nötig, die das Ich zur Abwehr einsetzt, auch wenn der Akzent noch auf der Art des Impulses liegt.
Diese Betrachtungsweise löst zwar einige Probleme, aber sie wirft andere auf. Die größte Schwierigkeit besteht darin, daß eine feste Beziehung zwischen spezifischem Triebimpuls und spezifischer Ich-Reaktion fehlt. A. Freud (1951) weist auf diesen Mangel hin, hält aber dagegen, daß zumindest für die anale Phase die Beziehung von Es- und Ichkräften »remains fairly constant« (1951, S. 135). Wie schon in der Darstellung des Bildes vom Analcharakter (3.1.1.1.) erwähnt, sieht A. Freud drei regelmäßige Ich-Reaktionen (Sublimierung, Verdrängung, Reaktionsbildung) als Folge der sexuellen und aggressiven analen Triebimpulse. Weitere Arbeit in dieser Richtung erscheint dringend erforderlich.
Andere Schwierigkeiten kommen hinzu. Ich berichtete schon, daß es einem aufmerksamen Beobachter, wie Müller-Braunschweig (1928), nicht entging, daß gerade der Analcharakter, wie Freud ihn beschrieb, eher *deskriptiv-phänomenal* als genetisch war. Die Beschreibung Freuds erfaßt deskriptiv vor allem jene Eigenschaften, die, genetisch betrachtet, Reaktionsbildungen auf den Teilfaktor Retentionslust sind. Ich komme darauf noch zurück. Der phallische Charakter wäre konsequent innerhalb der genetischen Betrachtungsweise, wenn er nur die Kastrationsängste abwehrte. Dann läge ein ödipaler Impuls vor, beziehungsweise die Folge eines solchen Impulses, die Kastrationsangst, die mit ödipalen Mitteln abgewehrt würde. Das entspräche Fenichels Verständnis des phallischen Charakters. Reichs Definition ist, wie dargestellt, davon abweichend. Aus dieser theoriekritischen Sicht sind der anale und der orale Charakter vom triebgenetischen Konzept her viel eher »reine Typen« als der phallische Charakter, der wohl auch Impulse abwehrt, die nicht der gleichen Phase entstammen wie die eingesetzten Mechanismen. Sinngemäß gilt das gleiche für den passiv-femininen Charakter. Der genitale Charakter nimmt ohnehin eine Sonderstellung ein.
Analcharakter und oraler Charakter – so lautete ein sich abzeichnendes Zwischenergebnis der Untersuchung – sind jeweils zu unterscheiden als »phänomenal-deskriptive« und »genetische« Einheiten. Dieser Punkt ist nur vereinzelt in der Literatur gesehen und in seiner Wichtigkeit allgemein unterschätzt worden. Teilweise hat er auch zu großen Mißverständnissen geführt. In der *Praxis* der Psychoanalyse sind die genannten Charakterbezeichnungen fast überwiegend als phänomenal-deskriptive verwandt worden. Analcharaktere waren dann einfach Leute mit einer bestimmten Beziehung zur Zeit, zum Geld, zur Ordentlichkeit – mit

geringer Flexibilität, geringer Fähigkeit zum Genuß, starker Gewissensbildung und einer allgemeinen Tendenz, sich von anderen Menschen zu isolieren. Daß die genetische Interpretation ein deutlich unterschiedenes phänomenales Bild als Analcharakter bezeichnen kann, wurde in den theoretischen Schriften zwar betont, hatte aber – nach meiner Einschätzung – für die Praxis keine allzu große Relevanz. Die Mißverständnisse, zu denen diese Praxis dann führte, sind eklatant und diesen Gewohnheiten der Psychoanalytiker selbst mit anzulasten. Im Abschnitt über Fragen der empirischen Validierung wird darauf eingegangen werden (3.1.2.2.). An dieser Stelle nur ein Beispiel: Eysenck und Wilson (1973, S. 84) glauben feststellen zu können, daß »oraler Charakter« dem Stereotyp fettsüchtiger Menschen entspreche. Hier wird nur noch mit dem Phänomen gearbeitet, nichts wird mehr von einer dynamischen Konzeption wahrgenommen. Zur Entlastung der Psychoanalytiker muß man allerdings anführen, daß Eysenck sich jederzeit echt bemüht hat, sie mißzuverstehen, wo es nur möglich war.[64]

3.1.2.1.3. Der genetische Aspekt

W. Reich definierte die Quintessenz genetischen Verständnisses mit folgendem Satz: »Zwischen der äußeren Erscheinung des Charakters, seinem inneren Mechanismus und seiner spezifischen Entstehungsgeschichte müssen also jeweils bestimmte Beziehungen bestehen« (1933, S. 213). Genetisch heißt in der Psychoanalyse praktisch immer *triebgenetisch*, das heißt auf die spezifischen Triebkonflikte der psychosexuellen Entwicklung bezogen. Die Probleme solcher Betrachtungsweise wurden von Anfang an beobachtet und werden unter charakterlichem Aspekt deutlich in W. C. Menningers Feststellung, daß kein Charakter rein oral, anal oder genital sei (1943, S. 162). Und auf die Neurosen bezogen sagte Schilder (1925, S. 95): »Wir müssen ja annehmen, daß selbst die von der psychologischen Seite her rein faßbaren Neurosen wie Zwangsneurose und Hysterie, nur unter Zwang und höchst schematisch auf einheitliche Fixierungsstellen reduziert werden können.« Diese Aussagen beinhalten, daß die Abläufe *einer* Phase der psychosexuellen Entwicklung genetisch nicht allein für das nach ihr benannte Charakterbild ursächlich sein können. Derartige Überschneidungen in der Relevanz einzelner Triebstadien sind in der Psychoanalyse immer wieder beschrieben worden, z.

64 Siehe dazu auch Stewart, Powell und Tutton (1973).

B. betonen von Hattingberg (1914) und Ferenczi (1925) das Nebeneinander von analen und urethralen Strebungen, Abraham (1924a), Glover (1925a), Coriat (1926), Landauer (1939) und Fenichel (1945) das Überschneiden von oralen und analen Vorgängen, Marmor (1953) sah orales neben genitalem Material, und W. C. Menninger (1943) sieht alle drei Stufen ineinander verschwimmen. Das ist nur eine Auswahl, die sich beliebig erweitern ließe. Daraus folgt, daß die sich ausbildenden Charaktertypen in sich nicht präziser umrissen sein können als die sie begründende Phase der psychosexuellen Entwicklung es ist.

Balints (1935) in allen Punkten noch aktuelle Kritik an der Lehre von den prägenitalen Libidoorganisationen hatte die uneinheitliche zeitliche Abgrenzung der einzelnen Phasen – dabei hob er vor allem auf M. Klein mit ihrem Nach-vorn-Verlegen aller entscheidenden Konflikte ab – problematisiert. Insbesondere sind so zentrale Annahmen wie die Koppelung sadistischer Partialtriebe an die anale Phase oder der Ambivalenz an die orale Phase unzureichend gesichert, während andere Partialtriebe genetisch gar nicht berücksichtigt werden. Hartmann (1950b, S. 115) erörtert die Schwierigkeiten, eine bestimmte Eigenschaft einer bestimmten Phase der Entwicklung zuzuordnen. Er glaubt zwar generell an die Spezifität von Phasen und Konflikten, aber einzelne Erscheinungen (wie die Reaktionsbildungen Ordentlichkeit und Sauberkeit, die sonst der analen Phase zugeordnet werden) können z. B. durch vorzeitige Reifung autonomer Ich-Anteile wirksam werden, bevor die eigentlichen Probleme der Analität überhaupt auftreten. Knight resümierte kritisch: »... Der Versuch, eine Klassifikation psychischer Störungen aufzubauen, indem bestimmte klinische Bedingungen mit jeder Ebene der libidinösen Fixierung verbunden werden, hat eine einseitige libidinöse Theorie menschlichen Funktionierens hervorgebracht. Dieser psychoanalytische Beitrag hat seinen entscheidenden Wert, aber er muß ausgiebig mit den Ergebnissen der Ich-Psychologie ergänzt werden, die bisher nur unzureichend in die Libido-Theorie integriert wurden.« (1953, S. 101).

War bisher von »interphasischen« Überschneidungen als speziellen Schwierigkeiten die Rede, so soll noch darauf hingewiesen werden, daß auch »intraphasisch« in psychoanalytischer Sicht eine Multiplizität von Vorgängen abläuft (z. B. aggressive, motorische, kognitive Vorgänge, Reifungsabläufe etc.) und, daß unter diesem Aspekt die Beschränkung auf die psychosexuelle Entwicklung zur Kennzeichnung eines Charakterbildes natürlich eine Reduzierung darstellt. Die wichtigste Ursache dieser eingeschränkten Sicht ist die zentrale Rolle, die Freud der Sexualität im Neurosenkonzept zuschrieb. Daß Freud 1923 (b) die Rolle der Sexualität für die psychoanalytische Charakterologie durch das Konzept der Identifizierungen im besonderen und der Strukturtheorie im allgemeinen deutlich modifizierte, ist innerhalb der trieborientierten Charaktertheorie nicht zum Tragen gekommen. Genaugenommen bedeuten diese Einführungen Freuds das Ende des rein triebpsychologischen Charakterkonzeptes. Insofern trifft die ältere Kritik an einer ausschließlich triebbezogenen Charakterologie zu, wie sie etwa von Allers (1924) und Prinzhorn (1928) formuliert wurde.[65]

Wahrscheinlich spielt bei dieser einseitigen Betonung von Triebvorgängen das Regressionskonzept, das immer a posteriori eingesetzt wird, und dadurch jede Einseitigkeit toleriert, zusätzlich eine entscheidende Rolle (Arlow 1963, Stein 1969). Hier ist von den Direktbeobachtungen an Kleinkindern eine deutliche Korrektur unseres Wissens aus den Behandlungen zu erwarten.

Ein weiteres Problem aus genetischer Sicht ist die bei den ausgearbeiteten Phasen fast völlig vernachlässigte Rolle der Adoleszenz. Zwar nimmt Freud an, daß die Entwicklung mit dem Abschluß des Ödipuskomplexes entscheidend geprägt sei, aber die unzureichende Berücksichtigung der Pubertät ist eine allgemeine Schwäche der Psychoanalyse. Gesehen und teilweise korrigiert wurde dieses Versäumnis unter anderem von Gitelson (1948), Lidz (1968), Blos (1962, 1968) und unter charakterologischem Aspekt besonders von Erikson (1950, 1959).

Diesen Schwierigkeiten einer psychoanalytisch-genetischen Charakterologie stehen ihre Vorteile gegenüber: Während bei der phänomenologischen Charaktertypologie das Ähnliche als verwandt angesehen wird, gilt für die *genetische Betrachtung, daß verwandt ist, was gemeinsamen Ursprung hat* (Hartmann 1929).[66] Hier ist der Einfluß der Biologie mit ihrer Neigung zur genetischen Klassifikation deutlich. Dieses entwick-

65 Später, z. B. 1929, verfiel Allers, der gewiß gute Kenntnisse der psychoanalytischen Theorie hatte, in undifferenzierte Polemik (Pansexualismus, Hedonismus, mit der katholischen Weltanschauung unvereinbar, dem Marxismus nahestehend etc.). Dadurch entwertete er seine frühere, eher sachliche Auseinandersetzung mit der Psychoanalyse und begab sich in das Lager solcher wenig informierter Kritiker wie Raimann (1924), Bumke (1931), Hoche, Weygandt, Aschaffenburg und viele andere (s. dazu Jones 1962, Bd. II, S. 134 ff.).

66 Diese Position wird von Hartmann und Kris (1945) und Hartmann (1950b) noch weiter ausgeführt. Irreführend ist das Attribut »genetisch« in Allendys (1929) charakterologischer Verwendung. Dieser Autor benutzt es nur zur Bezeichnung der Abfolge der Entwicklungsphasen, etwa wie Erikson (1950) »epigenetisch«.

lungsgeschichtliche Ordnungsprinzip geht in der dargestellten Typologie von den Triebregungen und den Reaktionen auf die Triebansprüche aus. Daraus ergeben sich weitere Vor- und Nachteile, die im nächsten Abschnitt erörtert werden.

3.1.2.1.4. *Dynamische und soziale Gesichtspunkte*

Ich möchte mit einer Diskussion der *Vorteile* der triebgenetischen Typologie fortfahren:

1. Den entscheidenden Vorteil einer dynamischen, das ist hier einer trieborientierten Typologie beschreibt Hartmann (1950b, S. 109): »Diese Charaktertypen können Elemente enthalten, die in rein beschreibendem Sinne einander widersprechen: Habgier und Verschwendung, Sadismus und Mitleid usw. Dieses Vorgehen erweist sich als überlegen, weil es uns gestattet, die dynamischen Möglichkeiten solcher Charakterzüge zu bewerten und auf diese Weise verläßliche Voraussagungen zu machen.« Ich möchte annehmen, daß dies *die* Berechtigung ist, eine trieborientierte Typologie, trotz aller Schwierigkeiten, zu vertreten. *An die Stelle einer phänomenalen Zusammenfassung des Ähnlichen tritt das Verständnis der Persönlichkeit aus ihrer entwicklungsgeschichtlichen Situation heraus.* Ein der Psychoanalyse gegenüber aufgeschlossener Psychiater wie Hadley (1938) sah darin gar eine »Klärung« des Problems der Persönlichkeitstypen, was – leider – wohl verfrüht war. Individuelle Entwicklung war in der Psychoanalyse sehr lange auf den Aspekt der Triebentwicklung beschränkt. Und die zunehmend besser herausgearbeiteten anderen Bereiche (intellektuelle, kognitive, ichautonome, objektbezogene und andere) sind von einer Integration in die psychoanalytische Persönlichkeitstheorie noch weit entfernt. Dennoch scheint mir diese von der Psychoanalyse aufgewiesene Betrachtungsdimension in ihrer Wichtigkeit kaum zu überschätzen zu sein.
2. Von allgemeinerer Bedeutung und weniger für die psychoanalytische Charakterologie spezifisch ist ein weiterer Gesichtspunkt. Die Triebtheorie gestattet wie keine zweite Theorie der dialektischen Interaktion von Innen und Außen, von Ererbtem und Erworbenem, von Individuellem und Sozialem, von Konstitutionellem und Erlerntem gerecht zu werden. Die jeweils erste Dimension ist mit dem Trieb einheitlich definiert. Die zweite trägt in der Psychoanalyse mehrere Namen. Der Umweltaspekt generell wird meist als »Außenwelt« oder »Realität« bezeich-

net.[67] Der mehr soziale Aspekt der Umwelt sind die »Objekte« oder die »Objektbeziehungen«.[68] Die besondere Beziehung zwischen intrinsischem und exogenem Faktor zu erfassen, hat sich die Psychoanalyse im Laufe ihrer Geschichte immer bemüht. Über diese Frage ist es auch zur Revision der sogenannten Neopsychoanalyse (insbesondere von Horney und Fromm) gekommen. Fenichel (1945, S. 488) stellt fest: »Jedes psychische Phänomen ist erklärbar als Resultat der Interaktion von biologischer Struktur und Einfluß der Umwelt«.[69] Dem Umwelteinfluß entsprechen intrapsychisch die mit dem Alter zunehmende Modifikation der Triebimpulse durch das Ich, die Ansammlung von Erfahrung über den Umgang mit diesen Ansprüchen, die Entwicklung spezieller, für den einzelnen Menschen charakteristischer Ich-Techniken zu diesem Ziel. D. Rapaport hat unter diesem Gesichtspunkt den »genetischen Ansatz« der Psychoanalyse wie folgt beschrieben: »Die Methode – ... – besteht darin, daß von einer gegebenen Situation oder Verhalten ausgegangen wird, und dann Abfolgen vorangehenden Verhaltens zurückverfolgt werden. Alle diese bestehen aus Versuchen, das gleiche Problem zu lösen, welches durch die ansteigende Intensität eines Triebes in verschiedenen Situationen und verschiedenen Stadien der Entwicklung entsteht. Je weiter man in einer solchen Serie zurückgeht, desto mehr nimmt die relative Bedeutung des (akzidentellen) Erfahrungsfaktors ab, und desto stärker tritt der Trieb (der intrinsische Reifungsfaktor) und die spezifi-

67 Dieser Begriff stammt aus dem Gegensatz Trieb = innerer Wunsch und Realität = äußere (frustrierende) Wirklichkeit. Freud hatte Realitätswahrnehmung zuerst als die Möglichkeit der Beurteilung eines Reizes auf seine innere oder äußere Entstehung hin definiert (zur Begriffsklärung siehe Hurvich 1970 und Schafer 1970).

68 Dieser für menschliche Beziehungen unschön klingende Begriff war bei Freud zuerst triebpsychologisch definiert (Libido, mit der Objekte besetzt werden); er gewinnt später zunehmend eine ichpsychologische Dimension und wird heute eher in diesem zweiten Sinne verwandt.

69 Rot (1972) und Jacoby (1975) haben Fenichel als den psychoanalytischen Autor gewürdigt, der die dialektische Beziehung zwischen Trieb und Umwelt erkannt und gegen Akzentverschiebungen zur einen oder anderen Seite hin verteidigt habe. Ich selbst verstehe Fenichel als eher zur Betonung der Triebseite neigend, wie schon mehrfach ausgeführt, bin mir aber meiner Position in diesem Punkte nicht sicher. (Man sehe dazu auch Fenichels Verrisse von 1940 und 1944 der gerade erschienenen Hauptwerke von K. Horney und E. Fromm.) – Von Wichtigkeit erscheinen mir hierzu Rapaports Äußerungen über die Ich-Autonomie (1957b, insbesondere S. 726 f.), wo die kongenitale Bezogenheit des Menschen auf Trieb und Umwelt als jeweils wechselseitig zur Autonomie gegenüber eben dieser Bezogenheit beitragend verstanden wird. Zu dieser Frage siehe auch K. Brede (1976), die Freuds Triebtheorie als ideale Möglichkeit zur Systematisierung der psychologischen Folgen individueller Vergesellschaftung ansieht.

sche Entwicklungsphase, in der das Problem ursprünglich entstand, und in der das Muster für seine endgültige Lösung festgelegt wurde, in den Vordergrund« (1960a, S. 823).

Die entscheidenden *Nachteile* des triebgenetischen Charakterkonzeptes scheinen mir unter diesem Gesichtspunkt drei zu sein. 1. Das Problem, alle noch so verschiedenen Charakterzüge auf wenige umschriebene Triebformationen zurückführen zu müssen. 2. Die Koppelung von Organisationsstufen der Libido und Entwicklungsstufen der Objektbeziehungen. 3. Die Gefahr des »genetischen Trugschlusses« (Hartmann). An 4. Stelle wären die allgemeinen Probleme der Triebtheorie zu nennen.

Zu 1.: Die Vielzahl menschlicher Verhaltensweisen aus nur ganz wenigen »Urkonflikten« erklären zu müssen, ist schon lange als eines der Hauptprobleme der psychoanalytischen Charakterologie erkannt worden. H. A. Murray (1938)[70] verließ deshalb in seinen »Explorations in Personality« die schmale psychoanalytische Basis und führte ein: 13 viscerogene (organische) »needs«, 28 psychogene »needs«, dazu eine Reihe weiterer Konzepte wie »press«, »actone«, »cathexis«, »vector« und andere mehr. Mit diesem Instrumentarium konnte Murray dann aufgrund einer sorgfältigen Untersuchung kleinere Verhaltens- und Haltungseinheiten widerspruchsfrei erklären. Diese Einheiten erfordern allerdings soviel erklärerischen Aufwand, daß man (leider) nicht schließen kann, die Erhöhung der Zahl der Grundbedürfnisse (Murray vermeidet es, von Trieben zu sprechen) und eine sorgfältige, durchdachte Art, sie miteinander zu kombinieren, stelle einen Fortschritt dar. Dieses Vorgehen ist weder im wissenschaftstheoretischen Sinne besonders »sparsam«, noch wird die Einsicht in charakterologische Zusammenhänge gegenüber der Annahme weniger Grundbedürfnisse nennenswert erhöht. Ich stelle das mit Sympathie für Murray fest, der die psychoanalytischen Probleme durch Änderung ihrer Basisannahmen verringern wollte. Interessant ist, daß Murray seine 13 viscerogenen needs in drei Gruppen zusammenfaßt: »lacks« (zur Einfuhr führend), »distentions« (zum Ausstoß führend), »harms« (zum Rückzug führend). Das erinnert an Alexanders (1935a) 3 Vektor-Tendenzen: Inkorporation, Elimination und Retention, beziehungsweise an Abrahams (1924a) »Quellen körperlicher und psychischer Befriedigung«: Nehmen (oral), Besitzen (anal), Geben (genital).

70 H. A. Murray ist ein vor allem von Freud, Mc Dougall und K. Lewin inspirierter Forscher. Seine »needs« stehen in engem Zusammenhang mit dem Konzept der »propensities« bei Mc Dougall (1937).

Das begriffliche Rüstzeug von Erikson (1950) erscheint mir hier am heuristisch nützlichsten, abgesehen von den schon erwähnten anderen Vorzügen seines Ansatzes. Er unterscheidet Zonen, Modi und Modalitäten. Die Zonen sind deutlich umfassender definiert als Freuds erogene Zonen. Modi sind die basalen organischen Vorgänge (triebhaft), Modalitäten sind die psychosozialen Korrelate. Läßt man die feineren Unterscheidungen und die Veränderungen von 1959 weg, dann stellt sich Eriksons Modell wie folgt dar: Der Modus der »oral-respiratorisch-sensorischen« Phase ist die Inkorporation in einer erst saugenden, dann zugreifend-beißenden Form. Die Modalitäten sind das Bekommen und das Nehmen. Die Modi der »anal-urethral-muskulären« Phase sind Retention und Elimination, die zugehörigen Modalitäten Festhalten und Loslassen (Hergeben). Die Modi der »infantil-genital-lokomotorischen« Phase sind das Eindringen (Intrusion) und das Aufnehmen und Umschließen (Inklusion).[71] Alle Modi haben neben ihrer Phasenspezifität eine generelle Bedeutung. Am Beispiel des Ausscheidungsmodus: Auch für den Säugling gibt es schon oral-eliminierende Erfahrungen, die anal-eliminierenden liegen auf der Hand ebenso wie die urethral-eliminierenden; schließlich gibt es bei der genitalen Sexualität des Erwachsenen die Erfahrung genitaler Ausscheidungen. Auf diese Weise wird Eriksons Modell breit in der Anwendungsmöglichkeit, ohne sich in längerer Katalogisierung von Trieben zu verlieren.

Menninger (1943) hatte versucht, sechs triebhafte Grunderlebnisse innerhalb der analen Phase einzuführen und tendiert damit in die gleiche Richtung, nämlich die Anzahl abgrenzbarer motivierender Faktoren zu erhöhen, während die meisten anderen Autoren bei der Analität mit drei Qualitäten gearbeitet hatten: Dem Interesse am Produkt, der Exkretions- und der Retentionslust innerhalb des Defäkationsvorganges. Für eine zufriedenstellende Formalisierung ist allerdings zu fordern, daß diese *triebhaften Grundmotive* auf gleichem Abstraktionsniveau stehen, das heißt innerhalb des Beschreibungssystems der gleichen Kategorie angehören. Das ist bei Menninger sicher nicht der Fall. Seine sechs triebhaften Grundmotive der analen Phase (Defäkationslust, Schmutzen, Schmieren; Überschätzung der eigenen Produkte; Neugier; Trotz; Retention zum Lustgewinn und/oder Ärger der Eltern; Hergeben, um Lob zu ernten) sind bemerkenswert uneinheitlich. Defäkationslust, Neugier und Retentionslust sind deutlich ursprünglicher, durch andere

71 Ich habe teilweise die lateinisch-englischen Namen der Modi belassen, da sie ungleich prägnanter sind als die deutschen Übersetzungen.

Motive weniger bestimmt als die Überschätzung der eigenen Produkte, Trotz und reaktives Hergeben, die schon in ihrer Definition die Folgen von Objektinteraktionen deutlich machen. Die Suche nach solchen Grundmotiven ist quasi die Suche nach motivationalen Primfaktoren. In diesem Sinne ist die Exkretionslust viel eher ein Primfaktor, als Trotz es ist. Trotz ließe sich bereits als Folgezustand der Retentionslust auffassen, wie das in der psychoanalytischen Literatur oft geschehen ist. Aber auch die Retentionslust selbst kann partiell als eine Folge von (Reaktionsbildung auf) Ängsten konzipiert werden, alles zu verlieren, hergeben zu müssen (Fenichel). Also auch noch kein Grund-, sondern ein Folgemotiv. So ergeben sich für Menningers sechs Motive vielleicht folgende drei Abstraktionsebenen: Die Exkretionslust ist wohl das originärste Motiv; »Folgemotive erster Ordnung« sind Retentionslust und Neugier; »Folgemotive zweiter Ordnung« sind die Überschätzung der eigenen Produkte, Trotz und reaktives Hergeben. – Unter diesen Aspekten sind Alexanders Vektor-Tendenzen und erst recht Eriksons Modi und Modalitäten als Grundmotive deutlich einheitlicher und damit konzeptuell besser. Im Rahmen zwischen einem und sechs triebhaften Grundmotiven für eine Entwicklungsphase liegt vermutlich der Bereich, innerhalb dessen sich klinisch schon und noch sinnvoll arbeiten läßt.[72]

Das ist eine Forderung, die von dem besonders in Deutschland stark rezipierten H. Schultz-Hencke, teilweise erfüllt wird. Schultz-Hencke (1940, 1951) hat die Libido-Theorie ganz verlassen und spricht von »Antrieben«, die er entwicklungsspezifisch bestimmt. Das der Oralität entsprechende Antriebserleben nennt der Autor »kaptativ«. In den gleichen Zeitraum fällt die Entstehung des »intentionalen« Antriebserlebens – die über die Sinnesorgane auf die Welt gerichtete emotionale Zuwendung. Befriedigung dieses Antriebserlebens führt zu Vertrautheit und Bekanntheit mit der Umwelt. Das »Zärtlichkeits-Antriebserleben« ist das dritte Moment der frühen Entwicklung. Aus dem analen wird bei

72 In der Ansicht, daß nicht die Ausweitung der »triebhaften Bedürfnisse«, sondern die Beachtung der Ichfunktionen aus charakterologischer Sicht weiterführt, sehe ich mich auch durch A. Freud bestätigt. Sie schreibt: »Eine große Breite von Ich-Mechanismen wird eingesetzt, um mit einer vergleichsweise kleinen Zahl von Triebbestandteilen fertig zu werden. Dies ist völlig in Übereinstimmung mit der Tatsache, daß die Erforschung von Einzelpersonen durch die Psychoanalyse zeigt, daß man die Differenzen zwischen ihren Es-Strebungen vernachlässigen kann. *Es sind die Unterschiede in der Ich- und Über-Ich-Struktur, die für die unbegrenzte Vielfalt menschlicher Persönlichkeiten und klinischer Bilder verantwortlich sind«* (1951, S. 131; meine Hervorhebung, S. O. H.).

Schultz-Hencke das »retentive« Antriebserleben. Ein urethrales Antriebserleben hängt mit dem aggressiven und der Willkür eng zusammen.[73] Hinzu kommen das aggressive und das sexuelle Antriebserleben. Letzteres ist jetzt auf die Genitalität (im Gegensatz zu Freud) beschränkt. – Eine überschaubare Anzahl triebhafter Grundmotive ist ein Vorteil dieser Einteilung. Für die Oralität scheint mir der Rahmen mit »Haben-Wollen«, Zärtlichkeitsstreben und Intentionalität sehr gut umrissen. Unbefriedigend ist dagegen die Reduktion der Analität auf das »Behalten-Wollen«. Das Hergeben hat für Schultz-Hencke untergeordnete Bedeutung, und das Interesse am Produkt ist eine Reaktionsbildung auf die kulturellen Verbote. Ein aggressives Grundmotiv – eher im Sinne des adgredi, des aktiven Herangehens an die Welt – ist ein weiterer Vorteil dieser Einteilung und deckt sich, sieht man vom fehlenden Triebkonzept ab, weitgehend mit Eriksons Verständnis der Aggression. Die genitale Sexualität entbehrt der Unterdifferenzierung der Konflikte, die sie bei Freud hatte (Inzestwünsche, Kastrationsangst, Ödipuskomplex), wenngleich die entsprechenden Konflikte als kulturabhängige weiter gelten. Nachteilig ist, daß einzelne Begriffe, wie z. B. der der Intentionalität, zumindest bis Ende der fünfziger Jahre in der Fachliteratur wenig rezipiert wurden (Schwidder 1958), wie überhaupt der einheitliche Guß der Konzeptbildung, wie er Erikson auszeichnet, bei Schultz-Hencke nicht so deutlich wird. Andererseits ist die Klassifikation der primären Impulse in dieser Form für die klinischen Belange gut geeignet.
Glover (1956) sagt in einer Nachschrift zu seiner Arbeit über den oralen Charakter (die 30 Jahre nach dem ursprünglichen Erscheinen verfaßt wurde) über diese triebhaften Grundmotive, daß sie nur grobe Annäherungen seien, die ausgeweitet und unterteilt werden sollten. Wie ich am Beispiel Murrays zu zeigen versuchte, kann man so verfahren – für die Praxis ist es allerdings unökonomisch. Ich stimme Glover hingegen zu, daß eine Charakterologie, die sich *nur* auf Elemente des Sexualtriebes stützt, in jedem Falle veraltet ist. Die Funktion der Ich-Strukturen, die Rolle der Objektbeziehungen, die Ausarbeitung der triebhaften nichtsexuellen Elemente (zum Konzept der Ich-Triebe s. Hoffmann 1972) müssen in ganz anderem Maße berücksichtigt werden, als das bisher geschah. Ein früher Versuch in dieser Richtung stammt von Hendrick

73 Schultz-Hencke hält die Bezeichnungen oral, anal usw. für geeignete, meidet sie aber und will sie ersetzen, weil sie infolge der libidotheoretischen Verwendung bei Freud »in einer so groben Weise tendenziös vorbelastet« seien (1940, S. 27), daß man sie nicht mehr verwenden könne.

(1936), der unter charakterologischem Aspekt konsequent versucht, der Triebentwicklung, beziehungsweise ihrer Störung, die zugehörige Ich-Störung zuzuordnen.

Zu 2.: Die Koppelung von Triebentwicklung und Entwicklung der Objektbeziehungen ist vor allem Abraham (1924b) zu verdanken, beziehungsweise ihm anzulasten. Wenn auch Hartmann (1927, S. 213) mit einem kleinen Absatz die Objektbeziehungen unter Berufung auf Freuds Konzept der Identifizierung (1923b) noch schnell an die genetische Charakterologie bindet, muß man hier bereits an die sehr aufwendigen Konstruktionen (»Neutralisierung«) denken, die Hartmann in den folgenden Jahrzehnten entwickelte, um – unter anderem – den Aspekt der Objektbeziehungen, der meiner Meinung nach recht lose neben der Triebtheorie steht, fester an diese zu binden. M. Balint sagt 1937 von der primären Objektliebe: »Diese Form der Objektbeziehung ist nicht an irgendeine erogene Zone gebunden, sie ist nicht orale, oralsaugende, anale, genitale und dergleichen Liebe, sondern ist etwas für sich, wie die anderen Formen der Liebe es sind, wie Autoerotik, Narzißmus, Objektliebe« (S. 94). J. Bowlby (1969) ist einer der bekanntesten zeitgenössischen Autoren, die sexuelle Triebentwicklung und Objektbeziehung als nicht primär zusammenhängend ansehen. Es ist aber keine Frage, daß alle klassischen Bearbeiter der triebgenetischen Charakterbildungen eben dies taten.[74] Insofern kamen manche Autoren, die Charakter nicht als *nur* von Triebschicksalen abhängig sehen wollten, rasch in Konflikt mit diesem Konzept. Während Kardiner (1940, 1945), Landauer (1939) sowie der frühe Fromm (1932) die Stadien der Triebentwicklung nicht in Frage stellen, sondern nur ihre soziale Bedingtheit betonen, wenden sich der spätere Fromm (1941, 1947a und b), Schultz-Hencke (1940), French (1942), Horney (1937, 1939) direkt gegen die triebgenetischen Konzepte. Fromm (1947a): Solche Annahmen könne er allenfalls als »symbolisch« akzeptieren. Die Schwierigkeit dieser neuen Interpretationsweisen ist, daß der genetische und dynamische Aspekt entfallen (was teilweise angestrebt ist). Fromms Formulierungen über den Analcharakter bleiben zwar brillant, jedoch ist nicht zu übersehen, daß unter seinen Händen die Ansätze der psychoanalytischen Charakterologie wieder in

74 Die mir bekannten jüngsten Ausarbeitungen in dieser Richtung sind die Arbeiten von Edgcumbe und Burgner (1972) und Burgner und Edgcumbe (1972). Allerdings ist hier die reine Triebtheorie schon gebrochen, insofern ständig von Bedürfnissen (needs) die Rede ist, und auf den letzten Seiten die besondere Wichtigkeit der Affektzustände (also Ich-Qualitäten) betont wird.

Unklarheit verschwimmen, soweit sie einmal auf eine einheitliche Theorie bezogen waren. Vollends ist das bei Horney der Fall. French gelingt es immerhin – ähnlich wie Fromm – triebtheoretische Charakterkonzepte in seine Beschreibungssprache zu übersetzen. Reich (bis 1933) und Fenichel (1945) hatten Trieb und soziale Umwelt – wenn auch mit unterschiedlicher Konsequenz – als in einer dialektischen Interaktion stehend verstanden und waren daher nie in den Bereich eines revidierten Triebverständnisses geraten (siehe Anmerkung 69).

Ich habe den Eindruck, daß das Konzept einer psychoanalytischen trieborientierten Charakterologie eigentlich nur jene Modifikationen zuläßt, die von Anfang an implizit sind. An die Grenzen dieser Implikationen stoßen der frühe Fromm und Alexander vor, während Landauer und Menninger im Rahmen der ursprünglichen Möglichkeiten bleiben. Die Grenzen des Konzeptes sind abgesteckt durch Freuds Definition, Charakter sei »zum guten Teil mit dem Material sexueller Erregungen aufgebaut« (1905d, S. 140). Eine entscheidende, noch systemimmanente Erweiterung war durch die Definition Abrahams erfolgt, die besagte, daß der Charakter »die Gesamtheit der triebhaften Reaktionen des einzelnen auf das Gemeinschaftsleben« umfaßt (1925, S. 218). *Das soziale Milieu prägt die Triebentwicklung* – mehr scheint mir innerhalb dieses charakterologischen Ansatzes nicht möglich.[75] Die festgelegte Abfolge der Organisationsformen, wie Freud sie umriß, und die Vorgänge der Reifung (Hartmann) bilden zusammen eine *Matrix der Charakterbildung, die durch soziale Vorgänge modifiziert, aber nicht mehr grundsätzlich verändert werden kann.* Für weitergehende Interpretationsabsichten muß die trieborientierte Charakterologie fallengelassen werden.

Zu 3.: Auf eine Gefahr der genetischen Betrachtung, die er »genetischen Trugschluß« (genetic fallacy)[76] nannte, hat H. Hartmann (1960) hinge-

75 L. Kubie (1948), der – ganz klassisch – die Triebe als die Forderungen des Körpers an den seelischen Apparat definiert, hält sie dennoch durch Erfahrung für modifizierbar. Das entspricht dieser Interpretation. Fenichel hatte in Anlehnung an Fromm definiert: »Die triebhaften Bedürfnisse sind das Rohmaterial, das durch die sozialen Einflüsse geformt wird; Aufgabe einer psychoanalytischen Soziologie ist es, die Details dieser Formung zu untersuchen« (1945, S. 588) und »Es verhält sich nicht so, daß die Triebe biologisch und die Triebobjekte sozial determiniert wären; vielmehr hängt die Triebstruktur selbst, insbesondere die relative Verteilung der Libido zwischen Genitalität und Prägenitalität, von sozialen Faktoren ab« (1945, S. 488).

76 In der Übersetzung von »genetic fallacy« folge ich Rosenkötter (Kohut 1971), der »genetischer Trugschluß« übersetzt. Ich verlasse an dieser Stelle die Übersetzung von M. Eckardt-Jaffé (»genetischer Irrtum«, Hartmann 1960), auf die ich mich hier sonst stütze.

wiesen. Das Verständnis einer ethisch höherstehenden Handlung als Reaktionsbildung auf einen ethisch niedriger eingestuften Wunsch, verleitet zur abschätzenden Bewertung der Handlung. Der Tenor lautet so: »Sie sind ein sehr reinlicher Mensch, aber das heißt nur, daß sie in Wirklichkeit schmutzig sein möchten« (S. 46). Diese Tendenz der Psychoanalyse kann heute zwar als überwunden gelten, mit Sicherheit aber war sie Jahrzehnte nachweisbar. Dabei handelt es sich von vornherein um ein Mißverständnis. Freud hatte das Problem bereits 1900 (a) gesehen und gegen diese Praxis votiert. Er wies zwar auf den »viel durchwühlten Boden ..., auf dem unsere Tugenden sich stolz erheben« (S. 626) hin, plädierte aber dafür, sich »für das praktische Bedürfnis der Charakterbeurteilung des Menschen« an »die Tat und die bewußt sich äußernde Gesinnung« (S. 626) zu halten. Die Kritiklosigkeit, die die Psychoanalyse sich dann Jahre hindurch in dieser Frage leistete, kann heute nur noch verstanden werden aus der naiven Gewißheit, die eigentlichen, die ursächlichen Motive, hinter die alle anderen zurückzutreten hätten, entdeckt zu haben. Hartmann (1960) meint, daß dieser genetische Trugschluß vor allem deswegen irrelevant geworden sei, weil die Entwicklung der Ich-Psychologie unsere Ansichten über die Hierarchie der Motivationen erweitert habe. Historisch gesehen war diese Haltung bereits seit den Arbeiten von Waelder (1930) über das »Prinzip der mehrfachen Funktion« (des Ich) und Nunberg (1930) über »Die synthetische Funktion des Ich« obsolet.

3.1.2.1.5. Exkurs über die Frage der Notwendigkeit der Triebtheorie in der Charakterologie

Im bisher Erörterten schwingt eine Frage mit, die als solche noch explizit gestellt werden muß: Inwieweit sind die von mir so benannten »triebhaften Grundmotive« triebhaft – beziehungsweise müssen sie als triebhaft gedacht werden?

Freud sah den Trieb als einen konventionellen »vorläufig noch ziemlich dunklen Grundbegriff« (1915c, S. 211), den er vorgefunden hatte und aufgriff. Er definierte ihn als »psychische Repräsentanz einer kontinuierlich fließenden, innersomatischen Reizquelle« (1905d, S. 67). Freud war sich – anders als viele seiner Schüler – darüber im klaren, daß es sich um eine begriffliche *Setzung* handelt und nicht um eine »Entdeckung«. Im späteren Werk neigte Freud dann allerdings stärker zu einer Verding-

lichung des Triebes, insbesondere beim Dualismus der Lebens- und Todestriebe. Trieb soll nachstehend als *hypothetisches Konstrukt* im Sinne von Mac Corquodale und Meehl (1948) betrachtet werden.
Jener Teil der Triebtheorie, der sich auf die eigentliche Libido-Theorie bezieht, ist in sich logisch widersprüchlich (Rubinstein 1967) und mit den biologischen Daten nicht in Übereinstimmung (Rosenblatt und Thickstun 1970, 1977a).[77] Er ist von den metapsychologischen Ecksteinen der schwächste und wird im Laufe der Entwicklung wohl aus der psychoanalytischen Theorie verschwinden. Dies Schicksal wird von einzelnen Autoren auch der Strukturtheorie (Wiedeman 1972) und der Metapsychologie selbst (Holt 1975) vorausgesagt. Zum gegenwärtigen Zeitpunkt scheint es mir gerechtfertigt, von der Libido-Theorie jene Aspekte weiter zu verwenden, die für die Psychoanalyse charakteristisch sind. Es handelt sich dabei vorwiegend um die dynamische und – teilweise – um die ökonomische und genetische Betrachtung. Eine Stützung der Libido-Theorie ist damit nicht intendiert, sondern eine Verwendung im Sinne von »als-ob«-Annahmen, bis ein besserer konzeptueller Rahmen vorliegt. R. Holt (1976) hat den Vorschlag gemacht, an die Stelle des Triebes Freuds altes Konzept des Wunsches zu setzen. Das sei ohne allzu großen theoretischen Aufwand möglich. Die dynamischen Qualitäten des Triebdruckes fielen dann an das Motiv des bewußten und unbewußten Wunsches.[78] Dieser Weg erscheint mir die beste momentan realisierbare Lösung.
Für die Phasen der psychosexuellen Entwicklung ist ein triebhafter Aspekt im Sinne Freuds dadurch gegeben, daß psychische Vorgänge (Repräsentanzen) sich auf relevanten physiologischen Vorgängen (z. B. Nahrungsaufnahme, Defäkation) aufbauen. Die organischen Vorgänge bilden eine Leitlinie, die die psychischen in ihrer Ausprägung und Entwicklung mitbestimmt. Nahrungsaufnahme ist für den Säugling das Modell, nach dem ein Großteil seiner Wahrnehmung und Kognition sich

77 Hier gilt P. E. Meehls zurückhaltende Forderung gegenüber der psychoanalytischen Theoriebildung: »Alles, was man legitim fordern kann, ist, daß psychoanalytische Konzepte nicht *inkompatibel* sein dürfen mit gut bestätigten Theorien des Lernprozesses oder der Funktion des Nervensystems.« Meehl fährt resigniert fort: »Aber die Situation in diesen beiden Feldern ist selbst so widersprüchlich, daß diese negative Forderung der psychoanalytischen Theoriebildung nur eine sehr schwache Begrenzung auferlegt« (1973, S. 105). Zu ergänzen wäre: und das wenige Gesicherte wird nicht zur Kenntnis genommen.
78 Holt (1976, S. 194) über das Triebkonzept: »Freuds Konzept des *Triebes* hatte in seiner eigenen theoretischen Entwicklung eine sinnvolle Funktion. Für uns ist es ein Anachronismus ohne Hoffnung auf Rehabilitation.«

aufbaut. Die Internalisierung von Nahrung bildet die organische Basis für alle jene psychischen Vorgänge, die als Inkorporation, Introjektion und Identifizierung beschrieben werden.

Analog bildet die Exkretion der Faeces eine organische Leitlinie für die psychischen Externalisierungsvorgänge, in erster Linie für die Projektion. Psychische Abläufe dieser Art sind im Sinne der Psychoanalyse um so triebhafter, je mehr die an den organischen Vorgang gebundenen Lusterlebnisse sich auf den von ihm abgeleiteten psychischen Vorgang erstrecken. Aus dieser Sicht vermag ich kein Problem darin zu sehen, auch heute Vorgänge der psychosexuellen Entwicklung als triebhaft zu bezeichnen.[79] Mit der Libido-Theorie hat dieser Aspekt von Triebhaftigkeit keine notwendige Verbindung.

Anders sieht es dagegen aus, wenn man *alle* Vorgänge der Entwicklung so fassen will. Es wurde berichtet, daß etwa Balint und Bowlby ein Großteil der Mutter-Kind-Beziehung als eine Dynamik sui generis ansehen. Bowlby sieht in der Mutterbindung auch des Menschenkindes eine primäre Beziehung, die eher etwas mit dem phylogenetisch älteren Anklammerungsverhalten des Primatenjungen an die Mutter zu tun hat, als mit Vorgängen der oralen Sexualität.[80] Hartmann hatte mit der Einführung des Konzeptes der »Reifung« bereits weite Entwicklungsbereiche den Bedingungen der psychosexuellen Entwicklung entzogen. Und es ist natürlich kein Zufall, daß die Psychoanalyse in erster Linie die emotionale Entwicklung bearbeitete, während die Ansätze der Denkpsychologie und kognitiven Entwicklung kaum ausgearbeitet sind. Piaget hat für die Intelligenzentwicklung gezeigt, daß Triebannahmen hier überflüssig sind oder eine untergeordnete Rolle spielen (die aber zu bearbei-

79 Daß für den Experimentalpsychologen diese triebhafte Basis kognitiver und emotionaler Vorgänge nicht gesichert ist oder als typische Übertreibung der Psychoanalytiker angesehen wird, beruht in erster Linie auf methodologischen Vorentscheidungen. Akzeptiert man nur experimentell gesicherte Daten, dann muß konsequenterweise diese Sicht auf Ablehnung stoßen. Akzeptiert man hingegen die regressiven Phantasien der Patienten, die in einer Unzahl von Psychoanalysen von einer Unzahl von Analytikern immer wieder beobachtet wurden – und unterstellt man nicht polemisch die Naivität der Entdeckerfreude an den selbst versteckten Ostereiern –, betrachtet man ferner die schweren Zustände der Psychopathologie, wo Hemmungen, die den Erwachsenen im Umgang mit Triebmaterial auszeichnen, abgebaut sind, als Beweise, dann wird es im Prinzip kaum einen Zweifel an der hohen Wahrscheinlichkeit dieser Feststellung geben. Im Detail ist vieles an Korrektur und Neuinterpretation möglich und nötig.

80 Schur (1960) und Jacobson (1964) kritisieren diese Sicht als ein Mißverständnis und eine zu enge Interpretation des Konzeptes der Oralität. – Zum Anklammerungsverhalten stammen die ersten psychoanalytischen Beiträge von Hermann (1936).

ten interessant wäre[81]). So ist es nur konsequent, wenn in der ausführlichsten vorliegenden psychoanalytischen Entwicklungsbeschreibung, der von T. Lidz (1968) eine ständige Ergänzung durch Piaget und andere vorgenommen wird. In dieser Darstellung sind emotionale und kognitive Entwicklung in Ansätzen synthetisiert. Die Ausführungen von Spitz (1965) über die Wahrnehmungsfunktion von Mund, Haut und Labyrinth in der oralen Phase, sein Konzept der »Organisatoren« der Entwicklung, wie auch die Betonung der Oralität als Modell des Erfahrens und Erfassens der Welt durch Sandler und Dare (1970), gehören in diesen Zusammenhang. Auch in weniger anspruchsvollen Darstellungen der klassischen psychoanalytischen Entwicklungspsychologie, wie etwa der von Buxbaum (1959), werden die Termini oral, anal und phallisch als in ihrer entscheidenden Funktion auch kognitive erklärt.[82] Der wohl bekannteste Versuch einer Synthese der triebpsychologischen Entwicklungsphasen mit Aspekten der psychoanalytischen Ich-Psychologie und der Sozialpsychologie stammt von E. H. Erikson (1950, 1959), auf den schon mehrfach hingewiesen wurde. Erikson arbeitet auf vier Grundlinien: (a) der epigenetischen Konzeption der Ich-Entwicklung, die aus einer Reihe von Entwicklungsphasen und phasenspezifischen Krisen besteht, (b) den fürsorgenden Personen, die die Reaktion der Gesellschaft auf diese Krisen repräsentieren, (c) den phasenspezifischen Bedürfnissen des heranwachsenden Individuums, denen komplementäre Bedürfnisse der Pflegepersonen entsprechen, (d) den resultierenden Verhaltensformen, wie sie von der Gesellschaft akzeptiert werden. War es bei Freud die Triebmatrix, so ist bei Erikson die Gesellschaft die Matrix des resultierenden Verhaltens (Rapaport 1959).
Es sollte gezeigt werden: Auch von der klassischen Psychoanalyse werden keineswegs alle Entwicklungsphänomene auf das Triebgeschehen zurückgeführt. Und: Selbst das Modell der Phasen der psychosexuellen Entwicklung enthält wesentliche Bereiche, die nicht mit der Triebtheorie

81 Kurze Hinweise auf immanente Triebaspekte in Piagets Theorie geben Alexander und Selesnick (1969), ausführlich geht P. H. Wolff (1960) darauf ein. Peterfreund (1971) erörtert unter informationstheoretischem Aspekt Piagets Bedeutung für die Psychoanalyse. Ein Übersichtsreferat über die gesamte psychoanalytische Auseinandersetzung mit Piaget gibt Haynal (1975). Von besonderer Bedeutung erscheinen mir die Ausführungen von A.-M. Sandler (1975), die früher Assistentin Piagets war und jetzt Kinderanalytikerin ist.

82 Für den deutschen Sprachraum sei auf die sehr schöne Darstellung der psychoanalytischen Entwicklungspsychologie von Ohlmeier (1973) hingewiesen, die einen Teil der hier angeschnittenen Probleme diskutiert. Speziell unter charakterologischem Aspekt geht Blum (1953) auf diese Fragen ein.

beschrieben zu werden brauchen. Insofern stellt sich zu Recht die Frage, ob für die von mir so benannten triebhaften Grundmotive, die die einzelnen Entwicklungsphasen prägen und die dann die – aus dieser Sicht – entscheidenden Ausgangspunkte der charakterlichen Verarbeitung werden, eine Beschreibung als Triebelemente unerläßlich ist.
Bei der Darstellung der (im engeren Sinne) empirischen Untersuchungen zu diesem Punkt wird sich zeigen, daß die von vielen Analytikern noch vertretene These einer engen Korrelation von einem bestimmten Erziehungsverhalten einerseits – z. B. der Reinlichkeitserziehung – und charakterlichen Zustandsbildern andererseits, in dieser schlichten Form nicht zu halten ist. Offensichtlich ist das Kausalitätsgefüge komplexer. Redlich und Freedman nehmen hier eine Position ein, die sich mit der von mir vertretenen vollständig deckt. Sie schreiben: »Es könnte vielmehr so sein, daß das Kind ein breites Spektrum der verschiedensten Erfahrungen und Anpassungsleistungen in seiner Vorstellung nach dem vertrauteren Muster seiner Körperfunktionen und seiner magischen Theorien begreift, die sich mit dem Erleben der Entstehung, Ausscheidung und Zurückhaltung der Faeces und mit der Periodizität dieser Funktionen verbinden« (1966, S. 555). »Triebhaft« wird hier weiterhin durch Körperfunktionen definiert; das ist noch ganz im Sinne Freuds. Der Unterschied zum Verständnis Freuds liegt darin, daß nach dieser Interpretation triebhafte Vorgänge nicht mehr als primäre Ursache, sondern als möglicherweise erst *sekundäre Übertragung von sozialisationsbedingten Erfahrungen auf die Körperfunktionen* angesehen werden. In der Terminologie von Erikson heißt das, daß Modus (triebhafte Körpererfahrung) und Modalität (psychosozialer Bedeutungsgehalt) nicht primär, sondern sekundär verbunden sind. Der körperliche Vorgang wird gleichsam »im nachhinein« zum Strukturierungsmodell des psychischen; er verursacht ihn nicht. Das ist natürlich eine erhebliche Relativierung der klassischen Position. Ich würde vorschlagen, beide Betrachtungsweisen nebeneinander bestehen zu lassen, bis sich bessere Möglichkeiten zur Klärung dieser Frage ergeben. Konsequenzen für die Therapie ergeben sich ohnehin nicht.
Fasse ich es kurz zusammen, so sehe ich zum gegenwärtigen Zeitpunkt noch keine theoretische Alternative, die die Vorteile der Triebtheorie wahrte und ihrer unübersehbaren Nachteile entbehrte. Die entscheidenden Nachteile, insbesondere die ökonomischen Annahmen der eigentlichen Libido-Theorie[83] sind von Psychoanalytikern wiederholt aufge-

83 Zum Konzept der Ökonomie bedarf es einer Erklärung: Soweit er sich auf die klassische Libido-Theorie, auf das Operieren mit Energiequanten bezieht, ist der Begriff nicht zu

zeigt worden. Vielleicht ist die Kritik von Rubinstein (1967), Gill (1977) und Swanson (1977) die scharfsinnigste, während Colby (1955), Modell (1963), Kardiner u. Mitarb. (1966), Rosenblatt und Thickstun (1970, 1977a), Applegarth (1971, 1977), Horowitz (1977) und Wallerstein (1977) die Probleme im engeren Rahmen aufweisen und Kuiper (1973) am heftigsten – dabei sehr sympathisch – polemisiert. Keiner der genannten und der vielen anderen Kritiker konnte eine geschlossene Theorie vorzeigen, die an die Stelle der Triebtheorie treten könnte.

Der Akzent dieser Feststellung liegt auf »geschlossen«. Einzelne Aspekte sind zufriedenstellend alternativ erklärt worden. Dabei stellt meist die moderne Neurophysiologie das Faktenmaterial und die Informationstheorie die Modelle. L. S. Kubie hat sein ganzes Leben die Notwendigkeit betont, neurophysiologische Ergebnisse zur Überprüfung psychoanalytischer Thesen zu verwenden (1953, 1974). In den 50er Jahren stand er mit dieser Forderung durchaus isoliert da. Rubinstein (1965, 1967) besteht auf einer Umformulierung der psychoanalytischen Theorie in »protoneurophysiologischen« Begriffen, die gleichermaßen für neurophysiologische wie psychologische Sachverhalte gelten. Er hat 1967 auch insbesondere für das Triebkonzept neurophysiologische Ersatzkonzepte angegeben. Gleiches gilt für die Arbeiten von Rosenblatt und Thickstun (1970, 1977a), die für Teilbereiche überzeugend mit den Konzeptionen von Erregungskreisen, Aktivationsmustern, zentraler Hemmung und anderen, Triebannahmen überflüssig machen. Aber Rubinstein selbst hat nur zu gut erfaßt, was diese Entwürfe von der alten Triebtheorie unterscheidet: »Einer der Gründe, aus denen die Energiekonzeption die psychoanalytische Theoriebildung so hartnäckig im Griff hält, ist, daß die angenommene universale Gültigkeit solch allgemeiner klinischer Hypothesen wie die der motivationalen Determiniertheit und des Motivdrucks, vom Energiekonzept ableitbar ist und durch dieses – zumindest scheinbar – erklärt wird« (1967, S. 71). Das ist in der Tat mehr als gegenwärtig jede Ersatzvorstellung anbieten kann. Das andere Motiv, das vor einer weitergehenden Umformulierung der Theo-

halten. Insofern er sich allerdings auf klinische Phänomene bezieht, wo der Gebrauch von ökonomischen Begriffen wie Besetzung, Verarmung, Verschiebung etc. nur noch ein metaphorischer ist, ist der Begriff unentbehrlich. In der Psychologie der Neurosen gibt es ganz offensichtlich ökonomische Abläufe, sie müssen aber nicht notwendig triebökonomische sein. Aus der Informationstheorie ist die zahlenmäßige Begrenzung gleichzeitiger Abläufe in einem System bekannt. Die Kapazität von Untersystemen spielt dort eine entscheidende Rolle. Wahrscheinlich sind von hier aus neue Modellvorstellungen zu gewinnen (siehe auch Fußnote Nr. 45).

rie zurückschrecken läßt, nennt Gedo (1977, S. 319): »Unsere theoretische Last aus dem 19. Jahrhundert wäre allgemein aufgegeben, wenn die Aufgabe einer konzeptuellen Rekonstruktion, die eine so radikale Revision erfordert, nicht quantitativ ein schier enormes Ausmaß hätte.«
Immerhin existieren bereits einige Ansätze, die über den Austausch von Teilvorstellungen hinausgehen. In einem Aufsatz aus dem Jahre 1967 über »Peremtory Ideas« versucht G. S. Klein, eine trieblose Konzeptualisierung von »peremtory motives«, – vielleicht als »dranghafte Motive« zu übersetzen. Das Entscheidende ist, daß er diese Motive nicht von der Ich-Psychologie her angeht. Er verfällt also nicht in den zeitgenössischen Fehler, alle triebpsychologischen Aspekte in ichpsychologische zu überführen, um so das Problem zu lösen. Statt dessen umreißt er »ideomotorische Systeme«, die sowohl für impulshaftes wie kognitives Verhalten verantwortlich sind. Statt des Energiekonzeptes arbeitet Klein mit Information und Feedback innerhalb eines strukturellen Modells, in dem Denken und Motive Raum haben. Neurophysiologische Begriffe (Bahnung, Hemmung, Lustzentrum, Unlustzentrum) werden von Klein einleuchtend zur Erklärung psychischer Phänomene eingesetzt. Dieses Modell ist tatsächlich kaum mehr als ein erster Hinweis, wie vielleicht einige der beschriebenen Probleme gesehen werden könnten, aber mir will scheinen, daß er in eine fruchtbare Richtung weist.
In ähnliche Richtung bewegt sich E. Peterfreund (1971, kurzgefaßt auch 1975) mit seiner Monographie über »Information, Systems and Psychoanalysis«. Nach einer umfassenden Kritik der metapsychologischen Basiskonzepte der Psychoanalyse versucht Peterfreund ein informationstheoretisches Modell zu entwerfen, das sich um den psychoanalytischen Prozeß zentriert. Im Gegensatz zu G. S. Klein ist Peterfreunds Anspruch deutlich weitreichender – bei aller Betonung von Vorläufigkeit und Entwurfscharakter des Ansatzes. Und dieser Anspruch steht dann neben der Feststellung des Psychoanalytikers, für seinen bisherigen theoretischen Bezugsrahmen ein vergleichsweise dürftiges Referenzsystem einzutauschen. Das Ungewohnte des informationstheoretischen Konzepts erschwert sicher den Vergleich. Auch habe ich wenig Zweifel, daß entscheidende theoretische Verbesserungen in der Psychoanalyse durch die Einbeziehung der Kybernetik zu erwarten sind. Diese Verbesserungen sind aber eher im Bereiche der Formalisierung als der inhaltlichen Neubestimmung zu erwarten.[84]

84 Hier setzt auch die Kritik von Friedman (1972) und Damson (1974) an: Peterfreund wolle mit einem Instrument, der Kybernetik, *zugleich* eine formale und eine inhaltliche Neuorien-

R. Schafer (1973, 1976a, 1976b, 1978) hat einen Versuch in anderer Richtung unternommen. Er kritisiert ebenfalls die metapsychologischen Annahmen (von denen hier nur das Triebkonzept interessiert)[85] und bezieht sich dann auf das Konzept der »Aktion« (action). Dieses Aktionsmodell ist ebenfalls ungewohnt, steht aber dem traditionellen psychoanalytischen Bezug deutlich näher als Peterfreund. Verglichen mit diesem ist der Ansatz aber wenig systematisiert. Schafers Tendenz geht dahin, die klinischen Phänomene ausschließlich in Aktionsbegriffen zu fassen. Was wir den Konflikt nennen, ist die Interferenz von Aktionen in Schafers Definition. »Aktion« umfaßt funktionale Einheiten von zielgerichtetem, sinnvollem, intendiertem menschlichem Verhalten. Schafer belegt eindrucksvoll, wie sich in der therapeutischen Praxis mit diesen Einheiten arbeiten läßt, ohne daß auf metapsychologische Konzepte Bezug genommen werden muß. Wie der Autor das Problem der Motivation löst, ohne auf Triebelemente zurückzugreifen, ist kaum in Kürze darzustellen. Im wesentlichen beruht sein Umschiffen dieser Klippe darauf, daß er konsequent verstehbar (intellegible) mit intendiert (intended) als Qualität der Aktion gleichsetzt.[86] Für mich ist Schafers Ansatz trotz aller Vorläufigkeit die bisher ausgearbeitetste Alternative zur Metapsychologie, die das meiste von dem erhält, was man als spezifisch für die psychoanalytische Praxis ansieht. Als Neuformulierung der Metapsychologie ist nur das Nachlaßwerk von G. S. Klein (1976) vergleichbar. Es wirkt weniger radikal als Schafers Entwurf (1976b), dafür über weite Bereiche stringenter. Hier interessiert nur Kleins Motivationspsychologie, die er vom andauernden Einfluß primärer Lust-Erfahrungen herlei-

tierung des psychoanalytischen Gedankenguts erreichen. Wegen ihres hohen Abstraktionsgrades sei die Kybernetik dazu ungeeignet. – Vgl. dazu die sehr interessanten informationstheoretischen Formalisierungsentwürfe abgegrenzter Aspekte der Psychoanalyse wie der Abwehrtheorie von Moser, Zeppelin und Schneider (1968a, 1969, 1970, 1972), Zeppelin und Moser (1973), Zeppelin (1966), Bastiaans (1970). Die ersten Ansätze auf psychoanalytischer Seite in dieser Richtung stammen von Colby (1963, 1964, 1965, 1967). Eine gute Zusammenfassung dieser Arbeiten geben Colby und Gilbert (1964).

85 Schafer stellt seinen Entwurf – um den »korrekten historischen Kontext« zu bestimmen – in die Nachfolge solcher wichtiger Studien wie die von G. S. Klein (1967), Apfelbaum (1966), Guntrip (1967), Haymann (1969), Applegarth (1971), Schafer (1968a), Holt (1967), Sandler und Joffe (1969) und Gill (1963). Der gemeinsame Bezug dieser Arbeiten ist die Bestandsaufnahme und Revision der metapsychologischen Konzepte der Psychoanalyse (vollständige Literatur bei Schafer, 1974). – Holt (1975) hat den inzwischen ausgeführten Ansatz von Schafer nachdrücklich gewürdigt, während Gedo (1977) sich vorsichtig kritisch äußert.

86 Den Hinweis auf dieses implizite Vorgehen Schafers verdanke ich U. Rabenschlag, Freiburg im Breisgau.

tet. Im Detail beläßt er es dann bei miteinander im Konflikt liegenden Motiven.

Der dynamische Gesichtspunkt (»alles Verhalten ist letzten Endes triebbestimmt« – Rapaport 1959) hatte in den 35 Jahren seit Hartmanns »Ich-Psychologie und Anpassungsproblem« bereits Abstriche erfahren. Dabei hatten Hartmanns Konzepte der »Automatisierung« von Motiven (1939a) und der »Neutralisierung« von Triebenergie (mit Kris und Loewenstein 1949) die Richtung gewiesen (siehe auch Rapaport 1960b). Die hier geschilderten Ansätze sind aber ungleich radikaler. G. S. Klein folgt dabei noch der Empfehlung ihrer aller Lehrer Rapaport, der »aus taktischen aber nicht strategischen Überlegungen« (1967b, S. 789) die Isolierung von psychischen Prozessen aus ihrem Motivationszusammenhang zur Untersuchung für möglich hielt. Peterfreund und Schafer revidieren den Motivationszusammenhang selbst, wenn auch in ganz verschiedener Weise. – Auf die neueste Übersicht über die psychoanalytische Motivationstheorie (Rosenblatt u. Thickstun 1977b), die fast alle angesprochenen Punkte diskutiert, kann ich nur hinweisen.

Unter charakterologischem Aspekt sind dies bedeutende Anregungen zu einer formalen und inhaltlichen Verbesserung der psychoanalytischen Theorie. Genaugenommen sind aber die älteren, bereits vorliegenden Konzepte noch nicht einmal in eine psychoanalytische Charakterologie integriert – die ohnehin in ihrer Gesamtheit erst zu schaffen bleibt –, etwa die genannten ichpsychologischen Konzepte, insbesondere die über frühe Ich-Strukturen (z. B. Hartmann 1939a, Hartmann, Kris und Loewenstein 1946, Erikson 1950) und die Konzepte der frühen Objektbeziehungen, die auf Direktbeobachtungen basieren (z. B. A. Freud 1968, A. Freud und Burlingham 1971, Spitz 1965, Mahler 1968, 1975, Bowlby 1969; die Arbeiten von Robertson und Robertson, z. B. 1962, 1971, 1972 sind leider noch nicht zusammenfassend dargestellt). Bisher stehen sie zum Teil sogar isoliert neben dem älteren Triebkonzept (sehr deutlich bei Mahler), und von jener Geschlossenheit, die dieses Konzept immerhin hatte, ist momentan noch nichts zu spüren.

Mit dem Wechsel und Wandel theoretischer Positionen ist es offenbar eine besondere Sache. In bezug auf das Triebkonzept bemerkt Gill resigniert: »Diskussionen über die psychische Energie scheinen wie Diskussionen über Religion und Politik. Sie kehren regelmäßig wieder, die Disputanten wiederholen ihre bekannten Argumente und kein Mensch ändert seine Meinung« (1977, S. 581). Solche allgemein menschlichen Probleme behindern jede Form von Wissenschaft – darunter auch die

Psychoanalyse. Vielleicht ist der Durchbruch für die psychoanalytische Charaktertheorie wirklich erst zu erzielen, wenn die Fesseln der alten Metapsychologie gesprengt sind. Braucht die Psychoanalyse essentiell zwei Theorien, fragt G. S. Klein (1970, 1976), eine psychologische und eine neuro-physiko-biologische, die Metapsychologie genannt wird? Gibt es wirklich einen nennenswerten Zusammenhang zwischen der »klinischen Theorie«, die eine psychologische ist, und der Metapsychologie? G. S. Klein verneint die Frage. Die klinische Theorie reiche für alle Belange. In anderem Zusammenhang werde ich unten wieder auf dieses Problem zurückkommen.[87]

3.1.2.1.6. Zusammenfassung der wichtigsten Punkte:

1. Konzeptuell ist von den genetischen Charaktertypen nur der Analcharakter auf einen zufriedenstellenden Stand gebracht.
2. Unter nosologischem Gesichtspunkt ist ein Hauptproblem der genetischen Charaktertypen ihre unzureichende Trennung von Gesundheit und Krankheit (»Pathophilie« dieser Typologie). Die Ursache hierfür ist das auf pathologische Phänomene bezogene Grundmodell der Psychoanalyse.
3. Die genetische Betrachtung basiert auf der Annahme, daß verwandt ist, was gemeinsamen Ursprung hat. Die Klassifikation (oral, anal usw.) erfolgt nach der Entwicklungsphase, welcher der die spezielle Charakterbildung anstoßende Impuls angehört. Um nicht zu einer sinnlosen Ausweitung des Konzeptes zu kommen, muß für die Klassifikation von Anfang an eine gleichzeitige Bestimmung der jeweiligen Charakterbildung durch eine phasenspezifische Impulsabwehr impliziert werden.
4. Als Vorteile der genetischen Typologie werden angesehen: Die Möglichkeit der Zusammenfassung phänomenal gegensätzlicher Züge und die Möglichkeit der Erfassung der dialektischen Interaktion von Individuum und Gesellschaft.
5. Die entscheidenden Nachteile der genetischen Typologie sind: die Notwendigkeit, die individuelle Vielfalt phänomenaler Charakterzüge auf wenige Triebformationen zurückzuführen, die Koppelung von Organisationsstufen der Libido an Entwicklungsstufen der Objektbezie-

87 M. M. Gill (1976) und andere Autoren des Gedächtnisbandes zur Erinnerung an G. S. Klein (Hrsg.: Gill u. Holzman 1976) haben diese Thesen nachdrücklich und eindrucksvoll argumentierend gestützt.

hungen und die Gefahr des »genetischen Trugschlusses« (Hartmann). Die Erfassung des sozialen Einflusses auf die Charakterbildung wird durch die Formel »Das soziale Milieu prägt die Triebentwicklung« begrenzt.
6. Ein Exkurs untersucht die Notwendigkeit von Triebkonzepten für die psychoanalytische Charakterologie. Als problemlos und vorteilbringend wird die Definition von Triebhaftigkeit über die basalen Körperfunktionen angesehen. Problematisch und logisch nicht vertretbar ist die klassische Libido-Theorie. Die Vorteile der Libido-Theorie, insbesondere die dynamische Betrachtung, sind bisher durch Nachfolgekonzepte nicht eingebracht, so daß eine »Als-ob«-Annahme von Teilen der Libido-Theorie bis auf weiteres unumgänglich erscheint.

3.1.2.2. Der Aspekt der Validierung

3.1.2.2.1. Empirische Forschung zu den triebgenetischen Typen

Mit empirisch sind hier quantitative und experimentelle Studien gemeint. Ich teile nicht die Ansicht, daß Fallstudien oder methodisch weniger strenge Untersuchungen per se nicht empirisch wären, aber die Probleme der Validierung sind groß genug, um mich abzuschrecken, auch diese Art von Studien hier einzubeziehen. Von der inzwischen sehr umfassend gewordenen Literatur zu diesem Thema kann nur ein Teil dargestellt werden. Übersichten über quantitative Studien geben Sears (1943), A.-E. Meyer (1972) und Kline (1972). Insbesondere das Buch von Kline vereinigt Sachlichkeit, Verständlichkeit und Vollständigkeit. In der methodischen Beurteilung der entscheidenden Arbeiten bin ich ihm gefolgt, während ich den Bezug zur psychoanalytischen Theorie gelegentlich anders sah als er. Wo ich auf von Kline nicht studierte Arbeiten eingehe, habe ich versucht, mich an seinen Beurteilungsmaßstab anzulehnen.
Zwei Fragen sollen untersucht werden:
1. Inwieweit sind die genetischen Charaktertypen qua Persönlichkeitssyndrom objektivierbar?
2. Inwieweit sind die Annahmen über ihre spezifische (psychosexuelle) Entstehung zu validieren?
Die meisten modernen Untersuchungen zur Typologie sind faktorenanalytische. Alle Faktorenanalysen basieren auf Einzelaussagen (Items),

die entweder Selbsteinschätzungen (Fragebögen) oder Fremdeinschätzungen (Skalen) entstammen. Die numerischen Indizes des Zusammenhanges zwischen den einzelnen Items (Korrelationskoeffizienten) bilden das Basismaterial der Faktorenanalyse. Ziel der Faktorenanalyse ist die Herstellung eines beschreibenden Modells, in dem die den Items zugrundeliegenden Dimensionen – die Faktoren – erfaßt werden. In der Regel werden heute die Hauptkomponenten (principal components) in der Reihenfolge ihrer relativen Bedeutung bestimmt. Diese Bedeutung wird durch den Anteil der Varianz (= Quadrat der Streuung) ausgedrückt. Die Rotation, orthogonal oder oblique durchgeführt, dient der besseren Interpretierbarkeit der Faktoren und verändert mathematisch nicht die Beziehung der Items zueinander. Das Ausmaß, in dem ein Faktor zum Wert eines Items beiträgt, wird als Ladung bezeichnet. Eine sogenannte Q-Matrix bezieht sich auf Träger- und eine R-Matrix auf Merkmalsähnlichkeit. – Zur Prüfung von Hypothesen aus der psychoanalytischen Charakterologie ist festzustellen, daß die Faktorenanalyse ein letztlich dafür ungeeignetes Instrument und die übliche orthogonale Rotation die dem psychoanalytischen Phasenmodell weniger entsprechende Rotationsform ist. Vorteilhafter erscheint hier die noch wenig verwandte frequenzielle Konfigurationsanalyse von Lienert (A.-E. Meyer 1972, S. 675 ff.).
Die ältesten Untersuchungen zum oralen Charakter stammen von F. Goldman-Eisler (1948, 1950, 1951). Dabei fand die Autorin zwei Faktoren, den oralen Optimisten und den oralen Pessimisten, die eine erstaunliche Ähnlichkeit mit den psychoanalytischen Beschreibungen von Abraham, Glover, Jones und Bergler aufweisen (1948). Eine ätiologische Bestätigung des Zusammenhanges zwischen oralem Pessimismus und früher Entwöhnung fand Goldman 1950. Methodisch ist die unzureichende Validität der Skala und die unzureichende Datenbasis für die Ernährungsgewohnheiten der Säuglinge problematisch. Zudem ist der Entwöhnungszeitpunkt allein ein nur fraglich der psychoanalytischen Theorie entsprechender Hinweis auf orale Frustration. – Lazare, Klerman und Armor (1966, 1970) arbeiteten mit Goldmans Skalen. Sie fanden einen oralen Faktor, der sich weniger deutlich als bei Goldman zum oralen Optimisten und Pessimisten aufgliederte. Dagegen ist der anale (zwanghafte) Faktor sehr ausgeprägt und validiert stark die phänomenale Evidenz des analen Charaktersyndroms. Die Studie von 1968 stellt eine Wiederholung an einer unausgelesenen Population dar und erhöht, da sie die Ergebnisse wieder voll einbringt, den Wert der ersten Untersu-

chung. Der orale Faktor in dieser Arbeit setzt sich wie folgt zusammen: Abhängigkeit (0,74), Pessimismus (0,61), Angst vor Sexualität (0,60), Selbstzweifel (0,57), Egozentrizität (0,56), Passivität (0,49); der anale Faktor basiert auf emotionaler Einengung (0,67), Ordnungsliebe (0,66), Sparsamkeit (0,63), Rigidität (0,61), Über-Ich-Stärke (0,55), Beharrlichkeit (0,50). Ein hysterischer Faktor ist hier nicht von Interesse. Mein Verständnis, daß diese beiden Untersuchungen zu den momentan besten Stützen der psychoanalytischen Theorie zählen, wird durch die weitere Wiederholung von van den Berg und Helstone (1975) bestätigt: An einer holländischen Population fanden sich identisch fast die gleichen Faktoren. – Beller (1957) hatte den von der Psychoanalyse angenommenen Zusammenhang von Oralität und Passivität einerseits und Analität und Autonomie andererseits untersucht. Seine Ergebnisse sprechen für den vermutlichen Zusammenhang, wobei die zuerst genannte Beziehung klarer herauskam.

Andere Skalen als Goldman-Eisler verwandten Gottheil (1965a, 1965b), Gottheil und Stone (1968, 1970, 1974) und Stone und Gottheil (1975). Die Autoren fanden einen oralen und einen analen Faktor mit je zwei Unterfaktoren, die der psychoanalytischen Theorie entsprechen (oral-saugend, oral-aggressiv, anal-retentiv, anal-expulsiv); die letzteren aber nur mit geringer Ladung. Der orale Faktor basierte auf Abhängigkeit, Passivität und Forderung, der anale Faktor auf Rigidität, Grübeln, Perfektionismus, Unklugheit und Sachlichkeit. Kline (1972) wertet diese Ergebnisse nicht als Validierung der psychoanalytischen Theorie, insbesondere wegen der mangelnden Konstruktvalidität der Skalen. 1973 konnte Kline auch weitergehende Mängel an Gottheils »oral trait-scale« nachweisen.

Einig mit Kline in der Ablehnung der Face-Validität als unzureichend geht Miles (1954), der meint, daß eine Übereinstimmung von Fachleuten in der Zuordnung von Unterkategorien bei solchen »Kleiderbügel-Begriffen« (an die man alles hängen kann) wie Analcharakter nichts beweise, als daß bestimmte Leute bestimmte Begriffe gleich verwendeten. Man muß hier allerdings entgegenhalten, daß das gar nicht so wenig ist, wenn man an die sorgfältige Studie von Meyer u. Mitarb. (1970) denkt, die keine sonderlich guten Werte in der Inter-Beurteiler-Korrelation der Items fanden. Sie hat allerdings im Gegenteil zu Gottheil (1965) nur wenig Beurteiler (3) und mehr Grundkategorien.

Ein relativ gutes Meßinstrument scheint die Krout personal preference scale (KPPS) zu sein (Krout und Krout 1954). Der Anspruch – die

Messung von 10 Entwicklungsniveaus – geht über die klassische psychoanalytische Theorie hinaus; die Ergebnisse waren auch dementsprechend wenig deutlich, aber Validität und Releabilität der Skalen ließen sich gut belegen. Die Studien von Stagner, Lawson und Moffit (1955) und Stagner und Moffit (1956) verwandten die KPPS und gingen damit weit über die psychoanalytische Theorie hinaus. Insbesondere die prägenitalen Faktoren waren kaum nachweisbar, während die hier nicht zur Debatte stehenden – masculine, intrafamiliäre Sublimierung, soziale Sublimierung – deutlich wurden. Es spricht viel für die Annahme, daß diese Autoren die psychoanalytische Theorie nicht geprüft und nicht widerlegt haben (Kline 1972).

Aus der KPPS entwickelte Grygier (1961) den Dynamic personality inventory (DPI). Grygiers Validitätsanspruch für diese Skalen ist hoch, jedoch nicht belegt. Kline (1968a) fand in einer Validitätsprüfung des DPI nur die anale Skala valide. Stringer (1970) unterzog Klines Faktorenanalyse (1968a) einer erneuten obliquen Faktorenanalyse und gewann Faktoren zweiter Ordnung, die er im Sinne der Theorie sieht. Stringers eigene Faktorenanalyse mit dem DPI kam zu sehr interessanten Ergebnissen: drei bipolare oral-anale Faktoren, ein analer, drei phallische, zwei feminine, ein genitaler Sublimierungsfaktor und ein pränataler oraler Faktor resultierten. Kline meint 1972 hierzu, daß man nach der Theorie nur zwei orale und zwei anale Faktoren erwarten dürfe. Dagegen ist zu sagen, daß mit Sicherheit drei anale Faktoren theoriekonsistent sind (retentiv, expulsiv, Interesse am Produkt). Ein Problem sehe ich wie Kline in der Bipolarität von oral und anal, dagegen sind drei phallische Faktoren wieder durchaus theoriekonsistent. Zu einem pränatalen Faktor fällt mir nichts ein (!). Orale Faktoren dürften nur zwei zu erwarten sein (oral-saugend, oral-aggressiv). – Ebenfalls mit einer sehr komplexen Skala arbeitet Barnes (1952). Von seinen 11 Faktoren stützen nur drei die psychoanalytische Theorie, davon ist allein der Faktor 1 (peinliche Genauigkeit, Ordentlichkeit, Zuverlässigkeit, Gesetzestreue, Reinlichkeit) hier als analer interessant. Unter seinen sechs relevanten Faktoren fand auch Finney (1961) einen eindeutig analen Faktor (Reaktionsbildung). Die Faktorenanalyse dieses Autors basiert auf dem MMPI, der Gough-Scale und der California-F-Scale.

Eine weitere gute Stütze für den Analcharakter brachte Beloff (1957). Die sorgfältige Studie leidet unter einer nur kleinen Ausgangspopulation. Die Autorin fand einen Analfaktor, der mit der psychoanalytischen Theorie ziemlich konsistent war. Im ätiologischen Teil ihrer Studie fand Beloff, daß zwischen strenger Sauberkeitserziehung und Analcharakter keine signifikante Beziehung bestand, dagegen ließ sich eine solche eindeutig nachweisen zwischen Analcharakter der Mutter und Analcharakter des Kindes. Dieses Ergebnis ist von Interesse, weil es die ätiologischen Annahmen der klassischen Psychoanalyse eher falsifiziert und die der Neopsychoanalyse (Horney, Fromm) eher verifiziert. (In Kap. 2.2.2. war ich auf die Konzepte vom Charakter als Folge von Konflikten und als Folge der sozialen Anpassung eingegangen.)

Bei dieser Übersicht wird rasch deutlich, daß der Analcharakter offenbar ungleich leichter zu validieren ist als der Oralcharakter. Die besten Studien, denen dies für den Analcharakter gelang, sind die nachstehenden. Kline (1968b, 1969) arbeitete mit einer sorgfältig validierten Skala (der Ai_3), die in mehreren Untersuchungen zur Konstruktvalidität, Diskriminanz und Releabilität getestet wurde; eine positive Korrelation besteht zu den Analskalen von Sandler und von Beloff. Die Hauptstudie (1969) wurde in Ghana durchgeführt und wies eindeutig eine anale Charakterstruktur nach; ätiologisch ergibt sich eine (nicht sehr ausgeprägte) Beziehung zur Sauberkeitserziehung. 1968 (b) kam auch Kline zu dem Ergebnis, daß neben dem klassisch analen Syndrom (Ordnung, Sparsamkeit und Hartnäckigkeit sowie verwandte Züge) ein zweites faktorenanalytisch davon unabhängig ist: Der Zwangscharakter mit leichten Zwangssymptomen, -befürchtungen, -einfällen und Ängsten. Das ist insofern ein erstaunlicher Befund, als er der psychoanalytischen Theorie auf den ersten Blick widerspricht. Man würde das eine wie das andere Bild auf der gleichen Dimension erwarten. Dieser Befund war zum ersten Mal in der Untersuchung von Sandler und Hazari (1960) erhoben worden. Diese Autoren nannten die beiden Faktoren »reaktiv-narzißtisch« und »zwanghaft«. In methodisch gleich exakten Studien wurden diese Ergebnisse mehrfach repliziert (Delay, Pichot und Perse 1962, Foulds 1965 zusammenfassend). In der Abhandlung über den Zwangscharakter wird auf diese Arbeiten eingegangen. Alle diese Studien belegen die Existenz des analen Syndroms nachdrücklich. Hill (1976) sieht in den meisten dieser Untersuchungen methodische Probleme, was jedoch von Kline (1978) bestritten wird.

Noch nicht veröffentlicht ist eine Studie von A.-E. Meyer u. Mitarb.,[88] die an Ausführlichkeit alle vergleichbaren Arbeiten übertrifft und zugleich durch Beherrschung der (psychoanalytisch-) theoretischen und

88 A.-E. Meyer, Hamburg, der mir früher vorläufige Ergebnisse und jetzt das unveröffentlichte Manuskript seiner Untersuchungen überließ, sei dafür herzlich bedankt. Meyer u.

(statistisch-) methodischen Probleme besticht. Die Autoren fanden bei Männern und Frauen einen deutlich geschiedenen analen Typ. Der männliche »Zwangstypus« (1 M) basiert auf Ordentlichkeit, Sparsamkeit, Eigensinn, Rigidität und Mißtrauen. Der weibliche (1 F) basiert auf »Überich-gerechter Sparsamkeit und Ordentlichkeit«. Eigensinn und Rigidität fehlen hier völlig! Das heißt, daß für Frauen eine Duo-Variante des Analcharakters gilt und die Verlängerung zum Zwangstyp entfällt (siehe auch 3.2.5.1.). Das ist ein ausgesprochen interessantes Ergebnis, das weiterer Abklärung bedarf. Züge, die die ursprüngliche Analität (»Anale Triebhaftigkeit«) ausleben, fanden sich bei beiden Geschlechtern (7 M, 7 F), wenn auch mit unterschiedlichem Akzent. Die oralen Charakterzüge erscheinen erwartungsgemäß als uneinheitlicher. Eine oral-pessimistische Typ-Intension (5 M, 5 F: Urmißtrauen/Paranoid/Schuldgefühl/Selbstunsicherheit) tritt deutlich hervor. Auch in Trennungsangst bei Frauen (9 F) und Trennungsangst und Minderwertigkeitsgefühlen bei Männern (9 M) werden »orale« Züge sichtbar. Die gefügige prägenitale Abhängigkeit bei Frauen (10 F; 10 M nicht interpretierbar) gehört ebenfalls hierhin. Gefühle der Selbstsicherheit und Überlegenheit (6 M) interpretiert Meyer als dem phallisch-narzißtischen Bild am nächsten.

Einige Arbeiten widmen sich dem Zusammenhang genetischer Charaktersyndrome mit einzelnen Eigenschaften. So kommt Farber (1955) zum Schluß, daß eine signifikante positive Korrelation zwischen Analität und politischer Aggression vorliege. Die Studie ist methodisch aber unzulänglich (nur fünf sehr fragwürdige Items für beide Skalen), so daß sie nicht als Bestätigung gewertet werden kann. Da waren Adorno u. Mitarb. (1950) in ihrer Untersuchung des autoritären Charakters, der ja mit dem Analcharakter verwandt ist (siehe auch Fromm 1936), deutlich weiter gekommen. Das soziale Verhalten von Analcharakteren versuchte G. M. Rapaport (1955) zu erfassen, ohne zu einer Bestätigung seiner Hypothesen zu kommen. Hier ist die Methode schwer zu beurteilen, da mir nur eine größere Zusammenfassung seiner Arbeit vorlag. Das gilt auch für Mandels (1959) Ansatz, der mit der Q-Sort-Methode Hinweise für eine frühe und späte Form des oralen und des analen Charakters fand. Methodisch exakt – sieht man von der Verwendung eines projektiven Tests ab, was für viele Psychometriker bereits einen argen Verstoß gegen

Mitarb. arbeiteten mit dem von ihnen entwickelten PSACH (Psychoanalytischer Charaktertyp-Fragebogen), der 210 Items umfaßt. Der Auswertung liegen die Ergebnisse von 1097 Vpn. zugrunde.

die Reinheit der Methodologie darstellt – gingen Fisher und Fisher (1975) vor, die den Zusammenhang der Oralität mit der Reaktion auf Zigarettenentzug untersuchten. Sie kommen zum Schluß, daß der Oralitätsindex, den Holtzman für seinen Inkplot-Test (HIT) angab, nicht nur den momentanen Zustand der oralen Frustration, sondern offenbar eine charakterologische Variable beschreibt. Das war auch das Ergebnis einer ähnlichen Untersuchung von Jacobs und Spilken (1971) gewesen.
Es liegen noch weitere interessante Studien zum Thema der Oralität vor. Ich lasse alle Untersuchungen fort, die Beziehungen zwischen Oralität und (früh-) *kindlichem* Verhalten (z. B. die sehr interessante Studie von Yarrow 1954) aufweisen; das gleiche gilt für Tierexperimente (wie die bekannte Untersuchung von Levy 1934). Die Wichtigkeit der Oralerotik, Analerotik und Ödipalität an sich interessiert hier nur am Rande. Zentral geht es mir um den Zusammenhang zwischen psychosexuellen Stadien und den Charaktersyndromen beim Erwachsenen (oder älteren Kind). Eine der interessantesten Arbeiten hierzu ist das klassische Buch von Whiting und Child (1953). An transkulturellen Studien zu dieser Frage gab es bis dahin spezielle Arbeiten wie etwa die von Erikson (1950), Devereux (z. B. 1947, 1951) oder Muensterberger (z. B. 1950, 1951); vielleicht kann man auch die Untersuchungen von Mead (z. B. 1935), Malinowski (z. B. 1927) oder Kardiner (1945), die von der Psychoanalyse beeinflußt waren, hinzuziehen. Keine dieser Studien arbeitet quantitativ. Das ist der grundsätzliche Fortschritt bei Whiting und Child. Die Autoren formulierten die zu prüfenden Annahmen auf eine Weise operational um, die den psychologischen Einfluß der Yale-Schule (C. L. Hull), zu der sie sich bekennen, sichtbar werden läßt. Sie definieren fünf »Verhaltenssysteme« (oral, anal, sexuell, Abhängigkeit und Aggression), die sie unter dem Einfluß von positiver und negativer Fixierung (Verwöhnung und Frustration) verfolgen. Whiting und Child untersuchten nicht charakterologische Einheiten beim Erwachsenen, sondern haben für die Persistenz der psychosexuellen Tendenzen eine andere Operationalisierung gewählt (Verhalten unter Angstdruck im Krankheitsfall). Basismaterial sind Berichte verschiedenster Forscher über 75 Stämme primitiver Gesellschaften und eine Kontrollgruppe aus dem amerikanischen Mittelstand. Die Einschätzung erfolgt über drei unabhängige Beurteiler auf entsprechenden Skalen. Die Ergebnisse sind vielfältig. In aller Kürze zusammengefaßt: Es konnte eine eindrucksvolle Evidenz für bleibende Effekte des Verhaltens gegenüber Kleinkindern für die Gebiete der Oralität, der Abhängigkeit und der Aggression

aufgewiesen werden – sehr viel deutlicher bei negativer als bei positiver Fixierung. Die psychoanalytische Dimension der Oralität als Charaktervariable erfährt eine gute Bestätigung. Die Analität und die genitale Sexualität konnten nur als Tendenz im Sinne der Hypothesen erfaßt werden, deutlicher bei positiver als bei negativer Fixierung. Diese Studie steht und fällt mit der Exaktheit der Berichte der beschreibenden Ethnologen. Hier erwachsen aus psychoanalytischer Sicht wohl erhebliche Fehlerquellen. Forscher etwa, die die Abwehr in der westlichen Kultur gegenüber analen Themen teilen, werden kaum im hier relevanten Sinne vorurteilsfreie Berichte über die Sauberkeitserziehung verfassen. Da liegen dem Europäer die Berichte über Ernährungs- und Stillgewohnheiten ungleich mehr. Aber auch hier sind Fehlerquellen verborgen, zumindest wenn diese Berichte von den Müttern selbst stammen.

Robbins (1963) konnte bei Langzeitstudien nachweisen, daß bereits einige Jahre später die in Frage stehenden Ernährungsgewohnheiten und Reinlichkeitsmaßnahmen in der Erinnerung der Mütter von den Protokollen der damaligen Beobachter erheblich abwichen. Das ist in der Psychoanalyse seit langem bekannt und trägt unter anderem zur praktizierten Geringschätzung von Fremdanamnesen bei. Die innere Wirklichkeit schiebt sich in der Erinnerung rasch vor die äußere. Unter dieser Crux leiden alle Studien, die das Verhalten Erwachsener in Beziehung zu den Berichten ihrer Mütter über ihre Kindheit setzen, etwa die bereits dargestellten Arbeiten von Goldman-Eisler und Beloff. Die bekannteste Studie dieser Art ist »Patterns of Child Rearing« von Sears, Maccoby und Levin (1957). Diese ergebnisreiche Untersuchung hat für unsere Frage neben dem bereits Erörterten noch einen weiteren Nachteil: Die Kinder sind fünf Jahre alt. Eine klassische anale oder orale Charakterkonstellation ist in diesem Alter nicht zu erwarten, daher können die negativen Ergebnisse in bezug auf die hier interessierende Fragestellung auch nicht die psychoanalytische Theorie falsifizieren.

Das gilt auch für eine Reihe anderer Studien, die in diesem Zusammenhang angeführt werden, wie z. B. die methodisch gute Arbeit von Hetherington und Brackbill (1963). Ordnungsliebe, Sparsamkeit und Hartnäckigkeit hatte Freud als ein Syndrom am Erwachsenen und nicht am Vorschulkind beschrieben. Die Verarbeitung der in Frage stehenden Ätiologie kann man sich in diesem Alter mühelos anders vorstellen, während sich (vielleicht) erst beim Erwachsenen die charakteristischen Sublimierungen und Reaktionsbildungen zeigen.

Eine weitere Serie von Untersuchungen zu dieser Fragestellung soll wieder unter dem Aspekt des Meßinstrumentes zusammengefaßt werden. Es sind dies Arbeiten, die mit den »Blacky pictures« von Blum (1949, 1950, 1962) arbeiten. Die Blacky pictures sind ein projektiver Test, der explizit zum Studium der Relevanz der psychosexuellen Entwicklung entworfen wurde. Anhand der Darstellung eines kleinen Hundes (»Blacky«), dessen Geschlecht nicht definiert ist, und seiner Familie in phasenspezifischen Situationen sollen Sensibilität und Abwehr gegenüber damit verbundenen Konflikten und Haltungen untersucht werden. Kline (1972) hat auch hier alle Releabilitäts- und Validitätsstudien gesichtet und kommt zu dem Ergebnis, daß beide Dimensionen, wenn auch nicht ideal, so doch ausreichend seien. Erstaunlich ist allerdings das Ergebnis der Untersuchungen von Kline (1970), daß die oralen Skalen des DPI keine Korrelation zu den oralen Skalen der Blacky pictures zeigen. 1952 versuchten Blum und Miller einen Beitrag zum Oralcharakter. Da sie mit Kindern arbeiteten, gilt das bereits Ausgeführte. In einer anderen Studie von Blum und Kaufman (1952) wurde eine passiv-orale Prädisposition für das Magenulcus sehr deutlich. Hypothesengemäß wird man bei oraler Charakterbildung vermehrt Magenulcera finden. Klines Untersuchung (1968b) über den Analcharakter erbrachte eine positive Korrelation der Analität in den Blacky pictures zur Beloff- und zur Ai_3-Skala, was die Berechtigung des Konzeptes vom Analcharakter weiter stützt. Eine Serie interessanter Untersuchungen führten Noblin, Timmons und Kael (1963, 1966), Timmons und Noblin (1963) und Cooperman und Child (1971) durch. Interessant, weil sie lerntheoretische Konzepte (verbale Konditionierbarkeit) mit psychoanalytischen (orale und anale Charaktertypen mit den Blacky pictures ermittelt) kombinierten. Die Arbeiten bestätigen zum Teil die Hypothesen, daß Orale und Anale verschieden auf verbales Reinforcement reagieren: Die analen Typen (Eigensinn) sprechen besser auf negative als auf positive, die oralen (Abhängigkeit) besser auf positive als auf negative Verstärkung an. Der Bezug dieser Arbeiten zur psychoanalytischen Theorie des analen oder oralen Charakters ist mir nicht klar. Wahrscheinlich stützen sie eher die Berechtigung einer solchen Unterscheidung. Tribich und Messer (1974) weisen hypothesengemäß nach, daß Orale und Anale (mit Blacky pictures klassifiziert) sich in ihrer Suggestibilität deutlich unterscheiden. Das psychoanalytische Bild des oralen und analen Charakters wird eher gestützt: In einem Wahrnehmungsexperiment sind die abhängigen Oralen in Anwesenheit einer Autoritätsperson sehr viel suggestibler als es die Analen sind.

Als letzter Punkt soll auf die Relevanz der genetischen Charakterdimension im Werk der drei auf Faktorenanalyse basierenden Persönlichkeitstheoretiker Cattell, Guilford und Eysenck eingegangen werden. Keiner dieser Autoren hat speziell die psychoanalytische Charaktertheorie geprüft, es geht vielmehr um die Frage, ob es in ihren Persönlichkeitsmodellen Parallelen zum psychoanalytischen Konzept gibt. Kline (1972) hat in seiner Monographie auch diese Frage untersucht. Er meint weder im GZTS (Guilford und Zimmermann), noch im EPI (Eysenck und Eysenck), noch im MMPI einzelne Faktoren zu finden, die den psychosexuellen Syndromen entsprächen. Im sehr breiten Konzept Cattells gibt es etliche Hinweise. Kline meint, daß keiner der »source-traits« psychoanalytische Konzepte validiere – auch wenn Cattell das annimmt –, dagegen gelte das eher für die »surface-traits«, von denen H_1 und A_2 klar dem Analcharakter und AB_4, D_5 sowie F_1, $_2$ und $_3$ (weniger klar) den oralen Charakter und das phallische Syndrom (CB_3) stützten.

3.1.2.2.2. Allgemeine kommentierende Bemerkungen

Die genetische psychoanalytische Charaktertheorie ist in den letzten 25 Jahren in erstaunlichem Maße empirisch studiert worden. Ich habe hier nur auf die wichtigsten Studien zurückgegriffen.

1. Die Untersuchungen sind in der Mehrzahl von Nicht-Psychoanalytikern durchgeführt worden, die zu diesen Arbeiten eine sicher sehr unterschiedliche Motivation hatten. Man kann sich ein Spektrum denken, das von H. J. Eysenck, dem es in erster Linie um den Nachweis der Unwissenschaftlichkeit der Psychoanalyse geht,[89] bis hin zu P. Kline

89 Man muß Eysenck eigentlich dankbar sein, mit welcher Offenheit er seine Motive immer wieder dargelegt hat. 1973 (zusammen mit Wilson) hat er endlich geklärt, warum die Psychoanalyse noch immer nicht auf dem Kehrrichthaufen der Wissenschaftsgeschichte gelandet ist, wo sie hingehört: ein gütiger »Zeitgeist« (deutsch im engl. Org.) hat ihr das Überleben ermöglicht (S. 393). Das muß des Rätsels Lösung sein. Man denke an die freundliche Zustimmung, die die Psychoanalyse sofort allerorten, besonders in Psychiatrie und Psychologie fand; man denke an die liebenswürdige Förderung durch die Kirchen, die Berufsverbände und die politischen Parteien (in erster Linie die Nationalsozialisten); man denke auch an die streng sachliche Aufklärung, die die Watsons, Wolpes und Eysencks seit Jahrzehnten Generationen von Psychologiestudenten in Sachen Psychoanalyse geben. Nur so kann man den Erfolg einer Wissenschaft erklären, an der nichts, aber auch gar nichts, dran ist. – Ich möchte hier ein Zitat anfügen, das dem Ergänzungsband zum Standard-Lehrbuch über die Persönlichkeitstheorien von Hall und Lindzey entstammt. Dort heißt es in bezug auf die Psychoanalyse: »Keine andere Theorie neben dem Behaviorismus hat so viele Untersuchungen

reicht, der obwohl gewiß methodenorientiert, der psychoanalytischen Theorie als solcher Interesse wie Bereitschaft zu sachlicher, naturwissenschaftlicher Prüfung entgegenbringt. Mit der Unterschiedlichkeit solcher Motive steht und fällt bereits ein Teil der Chancen der Psychoanalyse, sich experimentell zu bewähren. Jeder, der auf dem Gebiete der statistischen Prüfungsmethoden Erfahrungen und Kenntnisse hat, weiß wie leicht es ist, Experimente von vornherein so zu planen, daß »nichts« oder daß »etwas« herauskommt. Eine einwandfreie Methodik ist natürlich vorausgesetzt. Die Experimentalpsychologie zeigt generell eine hinreißende Naivität gegenüber den Motiven der Experimentatoren.

2. Ein weiteres Problem ist die Operationalisierung. Zur Prüfung ist es unumgänglich, daß psychoanalytische Aussagen jeder Komplexität in relativ einfache, kontrollierbare umgewandelt werden. Hier sehe ich die größten sachlichen Schwierigkeiten. Orale Verwöhnung oder Frustration wurden z. B. ausschließlich durch den Zeitpunkt des Abstillens oder durch die Frage Brust- oder Flaschenernährung definiert. Es gibt zwar bei einigen psychoanalytischen Autoren solche naiven Gleichsetzungen, aber in der Gesamtheit der psychoanalytischen Theorie sind sie nicht repräsentativ. Und je jünger der Zeitpunkt des Theoriestands, desto mehr wird – um beim Beispiel der Oralität zu bleiben – dieser Begriff ein ausgesprochen komplexer Triebaspekt, der im wesentlichen die emotionale Beziehung von Mutter und Kind im ersten Lebensjahr erfaßt und mit den Ernährungsgewohnheiten nur sekundär etwas zu tun hat (siehe dazu Sandler und Dare 1970). So ist für den Psychoanalytiker eigentlich erstaunlicher, daß bei solch reduzierender Betrachtung überhaupt etwas herauskommt (z. B. bei Goldman-Eisler), als daß nichts herauskommt. Auf der anderen Seite sind (z. B. bei Whiting und Child 1953) dem Psychoanalytiker zwar ungewohnte, aber ausgesprochen durchdachte und auch im Sinne der Theorie begründbare operationale Reduzierungen durchgeführt worden und möglich. Hier wäre einfach ein stärkeres Engagement von psychoanalytischer Seite nötig, den kooperationswilligen Experimentator zu beraten, welche Reduktion eher theoriegemäß und welche es nicht ist. Whiting und Child wurden in diesem Sinne von J. Dollard beraten.[90]

ersten Ranges angeregt; und keine gängige Theorie neben dem Behaviorismus hat so viele Hypothesen hervorgebracht, die bestätigt wurden.« (Lindzey, Hall und Manosewitz 1965, S. 1). Ähnlich ist die Meinung von Mussen, Conger und Kagan (1963^2) in ihrem ebenfalls weithin anerkannten Lehrbuch »Child Development and Personality« (s. dort S. XIII).

90 Ohne auf generelle Probleme psychoanalytischer Forschungsmethodik einzugehen, sei auf die kurze Zusammenfassung von P. E. Meehl (1973) hingewiesen, der – als klinischer

3. Eine dritte Schwierigkeit hängt eng mit der vorigen zusammen. Die Psychoanalyse hat immer die relative Bedeutung des seelischen Traumas (Frustrationsfolge) betont. Die gleiche, objektiv beobachtbare Frustration, kann je nach der Art der konstitutionellen Triebbedürfnisse (stark oder schwach), der persönlichen Geschichte des Individuums, der Stabilität oder Schwäche seiner Ich-Funktionen usw. die ganze Bandbreite psychischer Folgen haben: Von einem kurzzeitigen Streß bis hin zu einem massiven seelischen Trauma. *Nicht die äußere, sondern die innere Realität ist für die Psychoanalyse relevant.* Man kann sich leicht vorstellen, welche Vergewaltigung solcher Betrachtung die experimentelle Festlegung auf meßbare Daten bedeutet. Ich vermute, daß insbesondere hier das Scheitern der ätiologischen Validierung psychoanalytischer Charakterannahmen begründet ist.
4. Die methoden-monistische Argumentation aus naturwissenschaftlicher Sicht sollte kein Grund sein, daß die Psychoanalyse sich solchen Forderungen generell beugt, andererseits kann statistische Prüfung viel dazu beitragen, die Beliebigkeit und Vielfalt psychoanalytischer Theoriebildung sinnvoller zu gestalten. Das soll nicht bedeuten, daß die genuine Forschungsmethode der Psychoanalyse – die Materialgewinnung im analytischen Prozeß – zu vernachlässigen wäre. Etwa die ethnologischen Studien von Parin, Morgenthaler und Parin-Matthéy (1972, 1973) sind für die transkulturelle Psychiatrie und Psychotherapie Materialsammlungen, wie es sie bis dahin nicht gab. Die Autoren führten Psychoanalysen an Angehörigen verschiedener Afrikanerstämme durch, die Zugang zum Bereich der bewußten und unbewußten Phantasien, Ängste und Wünsche dieser Menschen brachten, – Bereiche, die sich sonst dem Zugriff der Forschung entzogen hatten.[91] Aber generell ist wohl zutreffend, daß die Psychoanalyse im Bereich des Findens von Hypothesen um vieles kreativer war als im Bereich der Prüfung derselben.

Methodologe renommiert – die besonderen Schwierigkeiten der Prüfung psychoanalytischer Thesen darstellt.

91 Ich möchte noch einmal auf den klinischen Psychologen P. E. Meehl (1973) verweisen, der schreibt: »Als persönliche Bemerkung möchte ich sagen . . ., daß ich meine eigene Erfahrung auf der Couch und meine klinische Erfahrung, wenn ich den freien Assoziationen der Patienten zuhörte, überzeugender fand, als jede veröffentlichte Untersuchung, die angeblich die psychoanalytische Theorie prüfte. Ich sage nicht, daß das gut oder schlecht sei; ich möchte es nur festgehalten wissen« (S. 106). Das ist das Fazit eines – wie schon gesagt – anerkannten Experten klinischer Methodologie.

3.1.2.2.3. *Zusammenfassung der speziellen Ergebnisse*

1. Das psychoanalytische Konzept des Analcharakters qua charakterologisches Syndrom ist gut validiert.
2. Das psychoanalytische Konzept des oralen Charakters qua charakterologisches Syndrom ist validiert, aber weniger gut als das des analen Charakters.
3. Andere genetische Charaktertypen (urethraler, phallischer Charakter) sind nur wenig untersucht und dabei nicht validiert worden.
4. Die ätiologische Theorie des analen und oralen Charakters ist nicht zweifelsfrei valide. Es gibt Studien, die eine Tendenz in dieser Richtung aufzeigen. Das Konzept der Oralität (Oralerotik) ist gut validiert, das der Analität teilvalidiert.

3.2. *Die klinische Typologie*

3.2.1. *Einführung*

Neben der triebgenetischen Typologie ist die heute in der Psychoanalyse verbreitetste eine klinische. Die Persönlichkeitsbilder werden als hysterischer, Zwangs- oder zwanghafter, phobischer, schizoider, paranoider, zykloider und depressiver Charakter beschrieben.[92] Dies sind nur die gängigsten Bezeichnungen. Daneben wird noch eine ganze Reihe weniger gebräuchlicher verwandt. Die Implikationen dieser Vorgehensweise sind in der Psychoanalyse bekannt. Hárnik (1934, S. 107) macht bereits deutlich, daß es sich um den Versuch handelt, »typologische Gegenstücke zu den psychiatrischen Krankheitsbildern zu gesellen«. Dynamischer ist jedoch das Verständnis von Brierley (1951, S. 195), die von den »mental patterns« und dem »modus vivendi« spricht, welche bei Persönlichkeitstyp und »korrespondierender Krankheit« übereinstimmten.

92 Verschiedene Kollegen, die Vorfassungen dieses Manuskripts lasen, haben kritisch angemerkt, daß die triebgenetische Typologie nicht weniger »klinisch« als die von mir sogenannte klinische Typologie sei. Dazu möchte ich feststellen: 1. Das ist zutreffend. Mir geht es hier allerdings nur um eine Bezeichnung, um ein Etikett für eine bisher namenlose Typologie. 2. Da die theoretischen Voraussetzungen beider Typologien so verschieden sind, erscheint es mir berechtigt und notwendig, sie gesondert zu untersuchen. 3. Die »Wiederzusammenführung« beider Typologien als in ihrem Wesen »klinische« läßt bei mir zu wünschen übrig. Ich unternehme das gezielt bei Analcharakter und Zwangscharakter. Ich vernachlässige diesen Aspekt zum Teil beim hysterischen Charakter.

In der Psychiatrie hat dies Verfahren eine Tradition, auf die nicht näher eingegangen werden soll. Am bekanntesten sind Kretschmers (1921) Begriffe »schizothym« und »zyklothym« geworden. Schneider (1950) nennt das Verfahren recht treffend »Pathocharakterologie«. Wenn die »Pathophilie« bereits bei der triebtheoretischen Charakterologie als Schwäche festgestellt werden mußte, dann darf man erwarten, daß sich diese Schwäche bei der im folgenden dargestellten, von mir als klinische Charakterologie bezeichneten Spielart, noch nachhaltiger zeigen wird. Riemann (1961) muß diese Gefahr empfunden haben, als er bestritt, daß seine den Schultz-Henckeschen entsprechenden Charakterstrukturen von den Neurosen abgeleitet seien. Er formuliert euphemistisch: »Die vier großen Neuroseformen erscheinen dann als Zerrformen und Extremvarianten von normalen Persönlichkeitsgefügen« (S. 18). Das kann man als Absichtserklärung akzeptieren und schätzen. Von der Theorieentwicklung her gesehen werden die Verhältnisse auf den Kopf gestellt.

Nach Fenichels (1945) Feststellung beziehen sich diese Benennungen auf die Neurosen. Das ist entweder unexakt oder die Psychosen sind als eine besondere Form »narzißtischer Neurosen« miteinbezogen. Diese Zusammenfassung von »Übertragungsneurosen« (Neurosen im engeren Sinne) und »narzißtischen Neurosen« (Psychosen im engeren Sinne) stammt von Freud. Auch der heute fallengelassene Begriff der »Abwehr-Neuropsychosen« (Freud 1894a) könnte hier mitgewirkt haben. Dabei ist zu berücksichtigen, daß die psychiatrische Nomenklatur am Beginn des Jahrhunderts noch wenig festlag. Genaugenommen ist sie heute ja auch noch uneinheitlich genug. Tatsächlich lehnen sich die Bezeichnungen der klinischen Charakterologie an Neurosen und Psychosen an. Im Falle des depressiven Charakters ist die Frage kaum zu entscheiden; wahrscheinlich war hier die entsprechende Neurose namengebend.

Wenn man die entscheidenden Arbeiten, die sich mit der klinischen Typologie befassen, genauer untersucht, ergeben sich einige interessante Aspekte. Ich bin an anderem Ort[93] so vorgegangen und habe insbesondere zu klären versucht, *welche* Einzeltypen für die wichtigsten angese-

93 Hoffmann (1976b); im einzelnen handelt es sich um folgende untersuchte Arbeiten: Feigenbaum (1930), Freud (1931a), Glover (1932), Reich (1933), Hárnik (1934), Kemper (1938), Fenichel (1945), Schultz-Hencke (1951), Diatkine u. Favreau (1956), Grañén (1956), Michaels (1959), Shapiro (1965), Kuiper (1966), Lidz (1968), Moore u. Fine (1968²). – Autoren, die sich in ihrer Typenaufzählung *explizit* auf einen anderen, schon bearbeiteten Autor berufen, wurden nicht noch einmal einbezogen. Das gilt insbesondere für die Schule Schultz-Henckes.

hen werden und wie die Übereinstimmung der wichtigsten Bearbeiter diesbezüglich aussieht. Auf den ersten Blick ergeben sich einige erstaunliche Befunde.

1. Es gibt keinen Bearbeiter des Themas überhaupt, der nicht den *Zwangscharakter* untersucht oder genannt hätte. Das deckt sich mit der in der Literatur seit Fenichel einhelligen Meinung, daß dieses Charakterbild das psychodynamisch am besten ausgearbeitete sei.

2. Fast das gleiche gilt für den *hysterischen Charakter*. Er fehlt explizit nur in Glovers Klassifikationsentwurf, aber Glover leitet die Gruppe der Angst-Charaktere eindeutig von der Hysterie-Gruppe ab, so daß man mit einer gewissen Berechtigung auch bei diesem Autor die Annahme einer »hysteroiden« Charakterbildung feststellen darf. Kritisiert wird dieser Begriff vor allem von Diatkine und Favreau; diese Autoren kritisieren die klinische Charakterologie allerdings generell.

3. Am nächsthäufigsten – aber schon mit weitem Abstand – wird der *phobische Charakter* genannt.

4. Schließlich bringt es nur noch der *schizoide Charakter* auf eine nennenswerte Zahl von mehr oder minder selbständigen Bearbeitungen.

Für die Untersuchung ergibt sich: Besondere Ausführlichkeit ist dem hysterischen und dem Zwangscharakter zu widmen. Das entspricht dem traditionellen Interesse der Psychoanalyse (Wittels 1931, Namnum 1974, Bergeret 1974a). Ein Anfang soll mit der bewußt kurzen Untersuchung der begrifflichen Herkunft des hysterischen und des Zwangscharakters in ihrer Bedeutung für die Psychoanalyse gemacht werden. Auch wenn ich Psychiatrie-historischen Ansprüchen damit sicher nicht gerecht werde, schiene es mir unzulässig, die Genese dieser Vorstellungen quasi im luftleeren Raum stehen zu lassen.

3.2.2. Der hysterische und der Zwangscharakter Allgemeiner Teil: Die Herkunft der Konzepte

K. Abraham schreibt 1923 (S. 185) in seinen »Ergänzungen zur Lehre vom Analcharakter«: »Damit fiel ein neues Licht sowohl auf die Symptomatik der Zwangsneurose als auch auf die charakterologischen Besonderheiten der an ihr Leidenden, also auf den sogenannten ›Zwangscharakter‹.« Diesen Begriff verwendet Abraham mehrfach (1923, 1924, 1925). An dieser Formulierung fallen mehrere Dinge auf. (1.) Abraham wechselt in einer Erörterung über den Analcharakter – ein vorwiegend genetisches Konzept – plötzlich die Begriffe und benutzt einen mehr deskriptiven. Der Kontext läßt kaum eine andere Interpretation zu, als daß die Begriffe – an diesem und anderem Ort – weitgehend synonym benutzt werden. Eine Abgrenzung erfolgt nirgends. (2.) Abrahams Umschreibung der Bezeichnung Zwangscharakter besagt, daß ein nosologischer Zusammenhang zwischen dem Zwangscharakter und den Zwangsneurosen angenommen wird. (3.) Abraham benutzt den Begriff in einer Weise, die beim Leser eine Vertrautheit mit diesem voraussetzt.

Dieser letzte Punkt soll zuerst erörtert werden, während die beiden anderen Fragestellungen im Abschnitt über den Zwangscharakter untersucht werden. Abraham selbst war Nervenarzt, und ihrer fachlichen Herkunft nach waren die meisten Psychoanalytiker jener Generation Ärzte. Die Kenntnis der psychologischen Literatur war, wenn man von den Referenzen ausgeht, kaum verbreitet. Man wird die Herkunft der Vorstellung eines Zwangscharakters am ehesten aus dem Bereich der Psychiatrie vermuten.

E. Bleuler, dessen Schule Abraham entstammt, spricht in seinem »Lehrbuch der Psychiatrie« (1923[4]) nicht von einem Zwangscharakter und schildert nur en passant, daß die Zwangsneurotiker wenig energische, ängstliche, aber fleißige und gewissenhafte Leute seien. Kraepelin (1915[8]), dessen nosologische Klassifikation Bleuler übernimmt, meint dagegen, »regelmäßig gewisse dauernde persönliche Eigentümlichkeiten« beim Zwangsneurotiker festgestellt zu haben, die man den Stigmata der hysterischen Neurose vergleichen könne, im Gegensatz zu diesen lägen jene aber »fast ausschließlich auf psychischem Gebiet« (S. 1825). Den Lehrbüchern beider Autoren ist gemeinsam, daß die Abschnitte über die persönlichen Eigentümlichkeiten des Zwangsneurotikers relativ kurz sind. Kraepelin beruft sich vor allem auf die französischen Forscher, insbesondere auf Janet und Raymond. Die spezielle Beschreibung des Charakters des Zwangskranken umfaßt unter anderem Stimmungsschwankungen, Ängstlichkeit, Unzulänglichkeitsgefühle, Gebundenheit und Unfreiheit des Willens, Entschlußunfähigkeit, peinliche Genauigkeit und Gewissenhaftigkeit, Unfähigkeit, das Unwesentliche zu vernachlässigen, fruchtloser Kampf mit Nichtigkeiten. Es wird betont, daß einmal die eine und einmal die andere Eigenschaft stärker ausgeprägt sei. Kretschmer meint 1926, daß der »sensitive Charakter« die charakterologische Basis auch für die Zwangsneurose sei. Wie bei den sensitiv-paranoiden Entwicklungen stehe am Beginn der Zwangsneurose oft als

Schlüsselerlebnis die »beschämende Insuffizienz der ethischen Niederlage« (S. 200). An Charakterzügen erwähnt Kretschmer den Altruismus und die hochstehende Ethik bei den Zwanghaften. Krafft-Ebing (1903[7]) spricht von »originären Anomalien des Charakters« wie Grübelgedanken, Pedanterie und peinliche Ordnung, die dem Einsetzen dieser oder jener Zwangsvorstellung Vorschub leisteten. Und Bumke (1924[2]) sagt von der Pedanterie, daß sie eigentlich im Gesunden wurzele, aber häufig krankhaften Charakter annehme. – In den sonstigen Lehrbüchern der Zeit[94] findet der Zwangscharakter kaum Erwähnung. So scheint Janets (1903) Beschreibung eines zwanghaften Charakters in erster Linie über Kraepelin in die deutsche Psychiatrie und damit in die Psychoanalyse gelangt zu sein. Deutschsprachige Arbeiten über das Zwangssyndrom wie die von Löwenfeld (1904), Ziehen (1908b) oder Friedmann (1905, 1914) nehmen nach Skoog (1959) ebenfalls eine weiterreichende Persönlichkeitsbeteiligung an. Diese besteht entweder in einer psychopathischen Konstitution (Ziehen) oder einem cerebro-asthenischen Faktor (Löwenfeld) oder einem Janets Psychasthenie ähnlichen und anderen Persönlichkeitsbildern (Friedmann). Das Bild ist deutlich weniger geschlossen als bei Janet. Folgt man der hervorragenden begriffsgeschichtlichen Analyse von Skoog, dann führt Janet hauptsächlich das Konzept von Magnan fort, der einen kontinuierlichen Übergang zwischen Normalität, psychasthenischer Persönlichkeit und Zwangsneurose auf der Basis der Degeneration sah. Menschen mit Zwangserscheinungen sind bei Magnan »les dégénérés supérieurs« – kulturell hochstehend, sensibel und von Generation zu Generation mehr degenerierend. Janets originärer Beitrag zur Erfassung des zwanghaften Charakters (»caractère scrupulo-inquiet«), den er im Rahmen eines »syndrome psycholeptique« sah, erschien im Jahre 1903. Die 325 Patienten zeigen alle mehr oder minder starke Zwangsphänomene und ein charakteristisches Persönlichkeitsbild. Sie neigen zu Müdigkeit, zeigen Mangel an Energie, fühlen sich sozial unsicher; sie sind abhängig von Gewohnheiten, ambivalent und pedantisch. Diese Patienten sind für Janet Psychastheniker – vor Beginn der Zwangsphänomene und über sie hinaus. In dieser resoluten Reduzierung des Zwangscharakters auf die Psychasthenie liegt vielleicht eine weitere Ursache, warum eine zwanghafte Persönlichkeit sui generis insgesamt wenig beschrieben wurde, während fast sämtliche Lehrbücher einen »hysterischen Charakter« oder eine »hysterische Persönlichkeit« kennen.

94 Binswanger und Siemerling (1911[3]), Kirchhoff (1892), Bleuler (1923[4]).

Die »Zwangsneurose« als abgrenzbare Krankheitsgruppe findet sich nur bei Kraepelin und bei Bleuler (Oberbegriff: Psychopathische Reaktionsformen; Situationspsychosen. Unterbegriff: Neurotische Syndrome). Die meisten anderen (Krafft-Ebing, Kirchhoff, Binswanger) ordnen die Zwangssymptomatik der Neurasthenie unter. Dieser Begriff war 1880 von Beard eingeführt worden und hatte sich rasch durchgesetzt (Kraepelin). Bumke (1924[2]) und Schneider (1923) gruppieren die Zwangsneurotiker unter die Psychopathien, wobei vor allem Bumke Ubiquität und Unspezifität der Zwangssymptome betont.

Ganz anders gestaltet sich das Bild bei der Hysterie. Alle bisher genannten Autoren kennen das Bild eines »hysterischen Charakters« oder sehr ähnlich umschriebener Befunde. Krafft-Ebing und Jaspers bevorzugen den Terminus »hysterische Persönlichkeit«. Es fällt auf, daß fast alle Autoren sich dafür entschuldigen, daß sie diese Begriffe verwenden. Am amüsantesten tut das Bumke. Er findet den Begriff zwar nicht gut, aber nützlich, und daß »parasitärer Charakter« (Klages) oder »geltungssüchtige Psychopathen« (Schneider) hübscher wäre, könne man nun wirklich nicht sagen. Die Ursachen für die so viel größere Einheitlichkeit auf diesem Gebiet liegen in der (damaligen) größeren Einheitlichkeit des Krankheitsbildes der Hysterie. Meist wird die Hysterie als eigenständige Form neben der Neurasthenie abgehandelt, bei Bleuler und Kraepelin geschieht das in der Untergruppe »neurotische Syndrome«. Wie auch immer die Klassifikation bei den einzelnen aussieht: das hysterische Syndrom wurde zu Beginn des Jahrhunderts in der Psychiatrie sehr viel eher als nosologische Einheit denn als Zwangsneurose aufgefaßt.

Um diese historischen Bemerkungen abzurunden, soll noch auf die nosologische Konzeption dieser Charakterform eingegangen werden. Bei Magnan und Janet bestand die Annahme eines kontinuierlichen Übergangs von der Normalität über die psychasthenische Persönlichkeit zur Zwangsneurose. Kraepelin übernimmt diese Auffassung modifiziert für den hysterischen Charakter (»... daß gewisse seelische Eigenschaften doch in näherer Beziehung zum Krankheitsbilde der Hysterie stehen« S. 1576) und für den Zwangscharakter (»Auf der hier geschilderten Grundlage, deren Zeichen man nach meinen Erfahrungen niemals ganz vermißt ... entwickeln sich die eigentlichen Zwangsvorstellungen« S. 1827). Die schon zitierten Bemerkungen von Krafft-Ebing und Bumke lassen zumindest für manche Züge des Zwangscharakters einen kontinuierlichen Übergang von der Gesundheit in die Neurose annehmen. Ganz deutlich wird der kontinuierliche Übergang bei Kirchhoff: »Eine jede

Hysterische kann nun die ganze Reihe solcher psychischen Störungen von leichter Verschiebung des Charakters bis zu den höchsten Graden *allmählich* durchlaufen ...« (S. 476). Auch Bleuler ist sehr deutlich. Der Charakter ist für ihn »pathoplastisch« – Psychosen und Neurosen »verlangen den Boden bestimmter Charakteranlagen« (1923, S. 134). Jaspers (1923[3]) schließlich spricht von einer »Hypertrophie« des Charakters. Aus der ursprünglichen Persönlichkeit geht *verständlich* (das ist natürlich für Jaspers entscheidend) die krankhafte Form hervor. Am deutlichsten sei das beim Übergang vom hysterischen Charakter in die Hysterie und vom sensitiven Charakter zur paranoiden Umsetzung von Erlebnissen. Dies ist explizit die Position, die Kretschmer (1918, S. 14) eingenommen hatte: »*Wir sehen bestimmte Reaktionsformen, die für bestimmte Charaktere spezifisch sind*, die gegenseitig ohne einander nicht vorkommen«. Im Gegensatz zu den unspezifischen »Primitivreaktionen« stellen die »Persönlichkeitsreaktionen« den »reinsten und prägnantesten Ausdruck der Gesamtindividualität« dar (1926, S. 192).

3.2.3. Die klinische Charakterologie als psychoanalytisches Konzept

Ihrer Herkunft nach ist die klinische Charakterologie eindeutig deskriptiv.[95] Bestimmte nosologische Konzepte, insbesondere die Betrachtung so bezeichneter Charaktertypen als Ausgangspositionen für ihnen entsprechende Krankheitsbilder, sind mit ihr von Anfang an verbunden und entsprechen dem psychoanalytischen Verständnis.[96] Die naheliegende Frage ist, ob die Psychoanalyse ein solches Konzept integriert hat und – wenn ja – wie sie dies tat. Ich bin zu dem Ergebnis gekommen, daß diese Integration auf drei Wegen erfolgte: genetisch, Ich-funktional und strukturell.[97] Dies wird in der Folge ausgeführt. Gleichzeitig be-

95 Das wird z. B. sehr deutlich an Schultz-Henckes (1930) Verwendung des »zwangsneurotischen Charakters«. Der Begriff steht da noch ganz in der psychiatrischen Tradition und wird auch auffallend undynamisch interpretiert.

96 Zum Beispiel sagt Rapaport aus psychoanalytischer Sicht: »Psychopathologie ist eine Exazerbation, das ist Dekompensation von Persönlichkeitsmustern, die bereits vorher in der angepaßten Persönlichkeit vorhanden waren« (1950b, S. 343).

97 Wenn ich in der Folge kurz von »strukturell« oder »strukturellem Aspekt« spreche, ist jetzt immer der Bezug auf das strukturelle Persönlichkeitsmodell der Psychoanalyse gemeint. Ich wechsle damit die Bedeutung der Kurzformel »strukturell« gegenüber dem vorangehenden Teil der Arbeit (s. Fußnote 4)! Zum Strukturbegriff in der Psychoanalyse s. Holt (1967), Rapaport (1959a), Rapaport und Gill (1959).

nutze ich diese drei Aspekte als Leitlinien, um die Darstellung der einzelnen Charakterbilder selbst zu strukturieren.

1. Die Art, wie Abraham in seiner Abhandlung über den Analcharakter den Begriff des Zwangscharakters einführt, läßt nur den Schluß zu, daß er die beiden Begriffe synonym benutzte. Vom Konzept her hieße das, daß die Bezeichnung Zwangscharakter dynamisch-genetisch verwandt wird. An dieser Verwendung ist bei Abraham kein Zweifel. W. Reich hat an einer Stelle die Schwierigkeiten der konzeptuellen Zuordnung einmal ausgeführt. Nachdem er einen Fall dargestellt hat, erörtert er: »Die Diagnose lautet: Hysterischer Charakter mit hypochondrischer Angsthysterie. Der Diagnose »hysterischer Charakter« liegen die analytischen Ergebnisse über seine Fixierungen zugrunde. Phänomenologisch erschien er als Typus des passiv-femininen Charakters« (1933, S. 102). Fixierungen heißt hier Libidofixierungen, also das, was bisher als triebgenetischer Gesichtspunkt bezeichnet wurde. Die Diagnose hysterischer Charakter wird als zu diesem Gesichtspunkt gehörig angesehen. Passivfeminin ist fraglos phänomenologisch, wenn auch dieser von Reich stammende Begriff genetische Aspekte hat und nur in der Psychoanalyse verwandt wird.

Dieser *Versuch, den klinischen Charaktertypen dynamischen Sinn* zu geben, indem man sie mit dem *triebgenetischen Konzept parallelisiert*, ist der erste in der Psychoanalyse feststellbare Ansatz einer Integration. Der Zwangs- und der paranoide Charakter rücken so in die Nähe des Analcharakters, der depressive Charakter, der schizoide Charakter und die Suchtpersönlichkeit ordnen sich den verschiedenen Facetten des oralen Charakters zu, und der hysterische und der phobische Charakter werden in Analogie zum phallischen Charakter gesehen. Um dies vorwegzunehmen: Diese Sicht als ausschließliche ist heute genauso verlassen, wie es die reinen triebtheoretischen Typen sind. Sie wird aber als Ergänzung zu anderen Gesichtspunkten weiterhin herangezogen. In gelungener Weise tut dies Kuiper (1966) in seiner Darstellung der psychoanalytischen Neurosenlehre, wobei er den Aspekt der Persönlichkeitsinstanzen und die Abwehr- und Synthesefunktion des Ich, parallel zum genetischen betrachtet.

2. Der zweite ausführlicher durchgeführte Versuch einer dynamischen Integration der klinischen Charakterologie ist die *Bestimmung über die spezifischen Ich-Funktionen.* Fenichel (1945, S. 527): »Die reaktiven Charaktere . . ., lassen sich am befriedigendsten in Analogie zu den Neurosen unterteilen, aus dem einfachen Grund, daß Mechanismen, ähnlich

den verschiedenen Formen der Symptombildung, in der Bildung der Charakterzüge gleichfalls tätig sind«. Dabei sind die Abwehrfunktionen, die sogenannten Abwehrmechanismen am meisten bearbeitet. Der stärkste Anstoß zu dieser Betrachtung des Charakters ging von A. Freud (1936) aus. Die Festlegung des Individuums auf bestimmte Abwehrmechanismen und Charakterzüge ist nach Fenichel (1945, S. 523 f.) von fünf Bedingungen abhängig: (1.) von der Art des Triebimpulses, (2.) vom Zeitpunkt der Erfahrung des entscheidenden Konfliktes, (3.) von Art und Intensität der Frustrationen, (4.) von den möglichen Ersatzbefriedigungen, (5.) von den Umständen der ganz bestimmten historischen Situationen. Abgewehrt werden per definitionem Triebimpulse. Insofern sind die klinischen Charaktertypen spezifische Reaktionsformen und Modi der Auseinandersetzungen mit diesen und Fenichels Oberbegriff »reaktive Charaktere« ist für die klinische Typologie aus dieser Sicht zutreffend.[98] Die Bestimmung über ihre Abwehrmechanismen ist eine weitere Quelle der besonderen »Pathophilie« der klinischen Charakterologie. Allerdings hatte A. Freud (1936) schon auf die nicht nur pathogene, sondern allgemein ichstützende und Wahrnehmung sowie die übrigen Ich-Leistungen sinnvoll und ökonomisch strukturierende Funktion der Abwehrmechanismen hingewiesen, was dann insbesondere von D. Rapaport ausgearbeitet wurde. Das führt letztlich zur Betrachtung der Abwehr als eines Modells der Kognition, wie es analog auch mit den Triebkonzepten geschah. Am bekanntesten sind hier die Untersuchungen über »kognitive Stile« von G. S. Klein, R. Holt, H. A. Witkin, H. Schlesinger, P. Holzman und R. Gardner (siehe 2.2.5.1.). Ein Rückbezug solcher nun wirklich nicht mehr pathophilen Typen auf die Klinik deutet sich bei Shapiros »Neurotischen Stilen« (1965) an.[99]

Dieser zweite abgrenzbare Versuch, die klinischen Typen in die Psychoanalyse zu integrieren, basiert auf den sie jeweils bestimmenden Ab-

98 Lorands (1930) ursprüngliche Verwendung des Terminus »reaktiver Charakter« meinte eine besondere Form, nämlich Menschen, deren Charakter vorwiegend aus Reaktionsbildungen aufgebaut ist. Dieser Unterbegriff sollte nicht mit der Verwendung von reaktiver Charakter als Oberbegriff verwechselt werden.

99 Rapaport (1959a, S. 59) ging von fünf distinkten Substrukturen in der Organisation des Ich aus: 1. die (Folgen der) Identifizierung, 2. defensive, 3. orientierende (kognitive), 4. verarbeitende (begreifende) und 5. exekutive (motorische) Substrukturen. Im Zusammenhang dieses Bandes gehe ich vor allem auf die ersten drei Formen ein. – Von A. Freud (1968) stammt ein schon dargestellter Entwurf, der anhand von vier Kriterien den Übergang von der »normalen« Abwehr in die pathologischen Formen bestimmt: Altersgemäßheit, Gleichgewicht, Intensität und Dauer.

wehrmechanismen. Er kommt zeitlich erst nach 1936 zum Tragen, nachdem A. Freud ihre bis heute anerkannte Systematik der Abwehr vorgelegt hatte. Das entscheidende Prinzip ist die Zuordnung von bestimmten Abwehrmechanismen zu bestimmten Formen der Psychopathologie, was S. Freud erstmals 1926 (d) ausgearbeitet hatte. In der Hysterie dominieren Verdrängung und Verschiebung, in der Zwangsneurose Isolierung, Reaktionsbildung, Regression und Ungeschehenmachen, in der Depression Introjektion und Wendung gegen das Selbst (A. Freud 1936, Fenichel 1945, Lidz 1968, Holzman 1970, Schwidder 1972).[100] Die Abwehr eines Menschen ist prinzipiell einheitlich; die charakterliche Verarbeitung benutzt eben die gleichen Mechanismen wie die Abwehrvorgänge in der Neurose, wenn dieser Mensch erkrankt. *Die Charakterbeschreibung erfolgt jetzt nicht mehr vorwiegend nach der Art der Impulse, sondern nach der Art ihrer Abwehr durch das Ich.* Reich hatte das bereits 1933 (S. 231) gefordert, so daß man eine auch vor A. Freud beginnende Entwicklung in dieser Richtung feststellen kann. Fenichel hält dieses Vorgehen wegen der Vielgestaltigkeit der Charakterstörungen für das Verfahren der Wahl: »Es ist daher exakter, Mechanismen als Neurosen zu diagnostizieren« (1945, S. 194).

Abwehr ist eine Funktion des Ichs, also jenes Bereiches, der von den psychischen Instanzen des strukturellen Persönlichkeitsmodells am meisten mit »Charakter« zu tun hat (S. Freud, A. Freud). Charakteristisch für die Abwehr sind hierarchisch angeordnete Konfliktsysteme, die sich gegenseitig abwehren können – das Bedrohlichste muß am stärksten unterdrückt werden (s. Gill 1963, Fenichel 1941). Innerhalb dieser Konfliktsysteme bilden sich geeignete, ökonomisch arbeitende und reproduzierbare Techniken des Ichs heraus, die im Bedarfsfall eingesetzt werden: die Abwehrmechanismen (Gerö 1951). Schafer (1968b) hat dafür plädiert, die Abwehrmechanismen weniger als Techniken zur Abwehr von Es-Impulsen, sondern mehr als Vorgänge zu sehen, die für das Ich Erfüllungen, Wunschbefriedigungen und Selbstdarstellungen sind. Das beinhaltet zweierlei: Theoretisch wird um des Zieles einer dynamischen Betrachtung der Abwehr willen die Energietheorie auch im Ich-Bereich

100 Ohne auf Fragen der Validierung der Abwehrtheorie, insbesondere der Abwehrspezifität für bestimmte Persönlichkeitstypen, einzugehen, sei hier nur kurz auf die schon erwähnte Studie von Finney (1961) hingewiesen. Seine Faktorenanalyse erbrachte sechs relevante Faktoren: (1.) den anal-zwanghaften Charakter oder Reaktionsbildung, (2.) den hysterischen Charakter oder Verdrängung, (3.) den paranoiden Charakter oder Projektion, (4.) Konversion, (5.) orale Aggression und Delinquenz, (6.) zwanghaftes Grübeln.

stärker betont; charakterologisch ist das Ich nicht mehr eine Agentur für Mechanismen, mit denen es sich gegen das Es wehrt, sondern es setzt mit Verwendung der Abwehrmechanismen eigene Ziele, Wünsche, Interessen im Sinne einer besseren Selbstdarstellung durch. Das ist fraglos eine charakterologisch deutlich befriedigendere Betrachtung. Wie Schafer nachweist, hat sie schon bei Freud und in der späteren Literatur gelegentlich immer wieder Beachtung erfahren.

Zur *Systematik der Abwehrmechanismen* sollen nur wenige Bemerkungen gemacht werden. A. Freud (1936) hat aus dem Werk S. Freuds 10 isolierbare Abwehrvorgänge herausgearbeitet, die die Basis aller späteren Abwehrtheorien darstellen. Es sind dies: Verdrängung, Regression, Reaktionsbildung, Isolierung, Ungeschehenmachen, Introjektion, Projektion, Wendung gegen die eigene Person, Verkehrung ins Gegenteil und Sublimierung. A. Freud hatte wie auch andere zeitgenössische Autoren (z. B. Bernfeld 1931, Fenichel 1945) klar erkannt, daß diese Mechanismen keine Radikale der Abwehr, sondern teilweise durchaus komplexe Vorgänge waren. So meint die Autorin, daß etwa die Verdrängung an jedem anderen Abwehrmechanismus beteiligt sein müsse. Jahrzehnte blieb es bei dieser klassischen Einteilung. Erst in den letzten Jahren sind eine Reihe von Arbeiten erschienen, die sich implizit und explizit mit der Systematik der Abwehr befassen. Bibring u. Mitarb. (1961) erweitern diese Liste auf 26 basale (first order) und 19 komplexe (second order) Abwehrformen. Dabei handelt es sich um eine mehr beschreibende Erweiterung als eine Verbesserung der Systematik. Diesem Anspruch genügt eher die Arbeit von Gleser und Ihilevich (1969). Sie bilden fünf Obergruppen: (1.) Wendung gegen das Objekt, (2.) Projektion, (3.) Prinzipalisierung, (4.) Wendung gegen das Selbst, (5.) Umkehrung, und ordnen ihnen ohne allzu große Mühe alle übrigen Abwehrmechanismen unter. (Das Verdienst dieser Autoren liegt auch in der Entwicklung eines Meßinstruments für Abwehrmechanismen, also auf der Seite der Validierung, worauf hier nicht eingegangen werden kann.) Damit kommen Gleser und Ihilevich zu einer ähnlichen Auffassung wie die sehr sorgfältige Studie von Suppes und Warren (1975). Diese Verfasser gehen von den unbewußten »propositions« aus und untersuchen die »transformations«, denen diese in der Abwehr unterliegen. Transformiert werden können der Aktor, die Aktion und das Objekt. Suppes und Warren können dann die Abwehrmechanismen, oder Kombinationen von ihnen, nach Art und Anzahl der Transformierungen definieren, was einer schon recht weitgehenden Formalisierung entspricht. Dies ist der konsequenteste und systematischste Ansatz. Ebenfalls informationstheoretisch arbeitet Peterfreund (1971), dessen Ansatz zur Abwehrtheorie aber viel allgemeiner bleibt. Holland (1973) ist dagegen sehr konkret. Er nimmt an, daß der allgemeinste, hinter allen übrigen stehende Abwehrmechanismus die Verschiebung sei. Wie Freud dargelegt habe, handle es sich um einen psychischen Mechanismus großer Generalität. Holland unterscheidet Verschiebung in der Richtung, in der Zeit, in der Zahl und nach der Ähnlichkeit. Anhand von informationstheoretischen Diagrammen versucht Holland dies wahrscheinlich zu machen. – Das ist in kürzester Zusammenfassung der heutige Diskussionsstand zur Systematik der Abwehrmechanismen. Für die vorliegende Untersuchung genügen die klassischen Abwehrmechanismen, weil die charakterologischen Konzepte, soweit sie auf ihnen basieren, seinerzeit von ihnen ausgingen.

3. Als dritter abgrenzbarer Integrationsversuch der klinischen Typen von seiten der Psychoanalyse läßt sich ihre *Beschreibung anhand der Konflikte innerhalb des Strukturmodells der Persönlichkeit* verstehen, also der Bezug auf die Instanzen des Ich, des Über-Ich, des Es und die Außenwelt. Dieser Versuch hat seine Anfänge bei Freud, der seinen »erotischen Typ« (Hysteriker) als Es-bestimmt, den »Zwangstyp« als Über-Ich-bestimmt und den »narzißtischen Typ« als Ich-bestimmt sah. Eine so reduzierende Betrachtung ist fraglos veraltet (Prelinger, Zimet u. Mitarb. 1964), sie ist vor allem undynamisch, da sie die Typen zwar in eine Beziehung zu den Instanzen des Strukturmodells der Persönlichkeit setzt, jedoch nicht den Konflikt zwischen den Instanzen behandelt (Fenichel 1945).[101] Dieser Konflikt zwischen den Instanzen des Strukturmodells wird heute als die Essenz des Konfliktbegriffs angesehen (Rapaport 1959), obwohl andere Konflikttypen erfaßt und beschrieben wurden (z. B. Hartmann, Kris und Loewenstein 1949). Da die Abwehrmechanismen Mittel der Auseinandersetzung in diesem Konflikt sind, überschneidet sich der zweite mit dem dritten Gesichtspunkt. Und beide Gesichtspunkte überschneiden sich wieder mit dem ersten, was die Art der abzuwehrenden beziehungsweise konfliktauslösenden Impulse angeht.

Diese drei Gesichtspunkte: der genetische, der Bezug auf das Strukturmodell und der Ich-funktionale (Abwehrmechanismen), sollen bei der

101 Carp (1954) ist meines Wissens der einzige Autor, der diesen Ansatz in neuerer Zeit noch einmal aufgegriffen hat. Daneben existiert nur noch eine kurz nach Erscheinen von Freuds Arbeit verfaßte Ergänzung von Feigenbaum (1933).

Untersuchung einzelner Charaktertypen die Leitlinie des dynamischen Verständnisses bilden. Es ist zu ergänzen, daß nach Rapaport und Gills (1959) entscheidendem Systematisierungsentwurf der psychoanalytischen Metapsychologie der genetische und strukturelle Gesichtspunkt – zusammen mit dem dynamischen, dem ökonomischen und dem adaptiven – übergeordnete Sichtweisen darstellen, während die Betrachtung von den Ich-Leistungen, insbesondere von der Abwehr her, ein sich mit mehreren der genannten überschneidender Aspekt ist. Für das praktische Vorgehen jedoch sind diese Begriffe ausreichend distinkt und die verschiedenen Abstraktionsgrade fallen nicht nennenswert ins Gewicht. Offenbar sind diese drei Gesichtspunkte zur Umschreibung des psychoanalytischen Gebrauchs der klinischen Typologie gut geeignet. Sie gestatten andererseits die besondere Beziehung von Charakter und Neurose zu berücksichtigen, da sie für beide gleichermaßen zur Anwendung kommen. Dieses einheitliche Erklärungsprinzip für alle psychischen Phänomene hatte Rapaport (1959) als »organismischen Gesichtspunkt« der Psychoanalyse bezeichnet.

Die Erfassung der Persönlichkeit von isolierten Gesichtspunkten der Theorie her, ist in der Psychoanalyse spätestens seit den Ausführungen von Brierley (1951, insbesondere S. 194) veraltet. Es kann bei künftigen Klassifikationen nur noch darum gehen, Leitlinien zu entwickeln, die den verschiedenen theoretischen Aspekten gleichermaßen gerecht werden und die zudem noch praktikabel sein müssen. Der gründlichste und genaueste Entwurf zur Beschreibung des persönlichen Charakters auf allen Ebenen der psychoanalytischen Theorie stammt von Prelinger, Zimet u. Mitarb. (1964). Er gewährleistet eine gute und sehr individuelle Erfassung der jeweiligen Persönlichkeit, ist aber für den praktischen Gebrauch recht aufwendig.[102] Das gilt auch noch für das weniger ausgearbeitete und nicht mit Skalen arbeitende Persönlichkeitsprofil der Hampstead-Klinik (A. Freud u. Mitarb. 1965). Bei diesen Schwierigkeiten zeigt sich kaum mehr als das alte Problem: Je genauer man *einen* Menschen erfaßt, je mehr man von vulgärer Typologie absieht, desto weniger wird das Verfahren in der Alltagspraxis realisierbar.

102 Auf insgesamt 78 (!) 5-Punkt-Skalen werden anhand von Interview- oder Testmaterial die relevanten Persönlichkeitsdimensionen erfaßt. Ich halte dieses auf der neueren psychoanalytischen Ich-Theorie basierende Verfahren für das beste bisher vorgestellte. Es ist aber nur schwer vorstellbar, daß man eine größere Anzahl von Menschen so erfassen kann.

3.2.4. *Zusammenfassung der wichtigsten Punkte*

1. Die klinische Typologie entstammt der Psychiatrie. Innerhalb der nosologischen Betrachtungsweise hatte sie dort die Funktion zwischen gesunder Persönlichkeit und »entsprechendem« Krankheitsbild zu vermitteln. Dem Wesen nach ist die klinische Typologie eine »Pathocharakterologie« (K. Schneider).
2. Von psychoanalytischer Seite wurden am ausführlichsten der Zwangscharakter und der hysterische Charakter bearbeitet.
3. Das Konzept der klinischen Charakterologie wurde von der Psychoanalyse in den zwanziger Jahren übernommen, da die ätiologische Grundannahme der Psychoanalyse – die Neurose basiert auf einer sie strukturierenden Persönlichkeit – mit der der Psychiatrie übereinstimmte. Die Integration in die Psychoanalyse erfolgte (1.) über den genetischen Aspekt: Zuordnung zu den Phasen der psychosexuellen Entwicklung, (2.) über einen Ich-funktionalen Gesichtspunkt: Bestimmung von Charakter und Neurose als spezifische Ich-Leistungen, insbesondere Abwehrmechanismen, (3.) über strukturelle Aussagen: Bestimmung spezifischer Konflikte zwischen den Instanzen des Strukturmodells der Persönlichkeit. Diese Bedingungen betrachtet die Psychoanalyse als bei Charakterbild und zugehöriger Neurose gleich.

3.2.5. *Der Zwangscharakter*
Spezieller Teil

3.2.5.1. *Analcharakter und Zwangscharakter als unabhängige Charakterbilder*

Analcharakter und Zwangscharakter wurden und werden oft synonym gebraucht. Diese Übung ist zum ersten Mal bei Abraham (1923) nachweisbar. Seither hat sich diese Tendenz so ausgebreitet, daß sich kein psychoanalytischer Autor finden ließ, der die Begriffe exakt trennte. Häufig wird sogar bei der Abhandlung des Zwangscharakters festgestellt, daß Freud diesen Typ ja schon früher beschrieben habe, wobei dann immer der Analcharakter gemeint ist.[103] Kuiper (1966) differenziert etwas: Es gebe genausowenig nur eine Form des zwangsneuroti-

103 Ich habe im Freudschen Werk den Begriff Zwangscharakter als Persönlichkeitsbezeichnung nicht finden können. Gelegentlich verwendet Freud dieses Wort um den Charakter, die Art und Weise, eines seelischen Phänomens zu beschreiben (z. B. 1939a, S. 181).

schen Charakters wie es eine Form des hysterischen gebe. Freud habe 1908 *einen* solchen auf anale Regression zurückgehenden Charakter beschrieben. Delay, Pichot und Perse (1962) äußern die Vermutung, daß diese Egalisierung der beiden Begriffe aus der amerikanischen Psychiatrie stamme, die gerne die Freudsche Beschreibung des Analcharakters übernehmen wollte, aber die dahinterstehende psychoanalytische Theorie entbehrlich fand. So spreche man von Zwangscharakter und meine den Analcharakter. Diese Erklärung mag für Einzelfälle zutreffen. Es gibt aber sicher auch amerikanische Psychiater, die die Begriffe äquivalent behandeln und dennoch das psychoanalytische System ganz oder teilweise als Bezugsrahmen beibehalten (z. B. Redlich und Freedman 1966). Auch benutzen die meisten Psychoanalytiker beide Begriffe im gleichen Sinne. Vielleicht steckt eine gewisse Ablehnung der Triebtheorie hinter dieser Übung. Das könnte bei den Neopsychoanalytikern der Fall sein.

Ingram (1961a) hat mit der Methode des »comparative matching« die Beschreibung der zwanghaften Persönlichkeit (obsessional personality) beziehungsweise des Zwangscharakters, wie sie in einer Reihe von psychiatrischen Lehrbüchern gegeben wird, mit der psychoanalytischen Beschreibung (Jones, Abraham, Fenichel) des Analcharakters verglichen.[104] Er fand weitgehend *übereinstimmende Beschreibungen*, lediglich die Betonung lag auf verschiedenen Qualitäten. Klare Übereinstimmung bestand für die Wichtigkeit von Ordnungsliebe, Beharrlichkeit und Rigidität.

Die Arbeit von Ingram beleuchtet schlaglichtartig eine Reihe von methodischen Problemen: Es werden zwei Persönlichkeitsbilder verglichen, deren Beschreiber sich auf verschiedene Konzepte stützen, nämlich ein dynamisch-genetisches und ein deskriptives. Die klassischen Bearbeiter des Analcharakters haben immer auf das Nebeneinander von sich deskriptiv widersprechenden Eigenschaften hingewiesen. Da steht größte Ordnung neben heimlicher Unordnung, äußerste Sauberkeit neben verborgenem Schmutz, Güte und Verständnis neben Boshaftigkeit und Haß, Eigensinn neben Unterwürfigkeit und anderes mehr. Wenn

104 Ein Problem bei allen englischsprachigen Arbeiten sind die Termini »obsessive« und »compulsive«, die für »zwanghaft« und »zwangs-« benutzt werden. Während Rado (1974) meint, es handle sich lediglich um die ursprüngliche englische (obsessive) und amerikanische (compulsive) Übersetzung von »zwanghaft«, geben andere Autoren – z. B. Sandler und Hazari (1960) – an, daß »obsessive« mehr das psychische Zwangsphänomen und »compulsive« mehr die Handlungen meine. Das ist auch Fenichels (1945) Gebrauch, der »obsessive« als Triebimpuls im Denken und »compulsive« als Triebimpuls in der Handlung ansieht.

man diese Gegensatzpaare einfach auflistet und mit anderen Beschreibungen vergleicht, muß eben dieser dynamische Gegensatz nivelliert werden. Die verbleibenden Unstimmigkeiten versucht Ingram durch Aufzeigen eines anderen methodologischen Problems zu interpretieren. Jede einzelne Eigenschaft lasse sich als Erfolg oder Mißerfolg in der Anpassung definieren. Mißerfolg enthalte immer ein wertendes Statement – Erfolg, so möchte man hinzufügen, genauso. Die gleiche Qualität »Ordnung« könne als Gewissenhaftigkeit und Gründlichkeit (Erfolg) wie auch als Pedanterie und Bürokratismus (Mißerfolg der Anpassung) beschrieben werden. Ingrams Interpretation ist nun, daß Analcharakter und Zwangscharakter das gleiche beschreiben, der Analcharakter sei jedoch eher in Begriffen des Erfolges, der Zwangscharakter eher in Begriffen des Mißerfolges erfaßt. Das ist eine recht elegante Erklärung. Sie paßt – aus genetischer Sicht – aber auch nicht zum dynamischen Konzept des Analcharakters, obwohl es durchaus sein kann, daß der deskriptive Anteil des Analcharakters vorwiegend in Qualitäten gelungener Anpassung erfaßt wird. Die Feststellung, daß das Konzept des Analcharakters in seinem Anspruch genetisch, in seiner Ausführung dagegen deskriptiv ist, geht auf Müller-Braunschweig (1928) zurück. Diese beiden Dimensionen sollte man im folgenden nebeneinander sehen. In dem Passus über die nosologische Erörterung des triebtheoretischen Charakterkonzeptes wurde auf diese Besonderheit hingewiesen. Sandler und Hazari (1960) haben eine faktorenanalytische Untersuchung durchgeführt, in der Patienten anhand von Fragebögen sich in ihrer Zwanghaftigkeit (obsessionality) einstufen. Sie erhielten zwei voneinander unabhängige Faktoren, deren einen sie »reactive narcissistic« und deren zweiten sie »obsessional« nannten. Die Items des ersten Faktors gruppieren sich insbesondere um Ordentlichkeit und Ausdauer, die des zweiten um leichtere Zwangssymptome, Phobien und Ängste. Delay u. Mitarb. (1962) wiederholten diese Untersuchung mit teilweise anderen Instrumenten. Sie kommen zu ganz ähnlichen Ergebnissen wie Sandler und Hazari und schlossen, daß man im Gesamtrahmen der Persönlichkeit mit zwanghaften Zügen *mit Sicherheit zwei unabhängige Faktoren* annehmen könne:

1. Persönlichkeitszüge, die sich um die Trias Ordnungsliebe, Eigensinn, Sparsamkeit anordnen.[105] Das entspreche dem *Analcharakter* der Psy-

105 Delay u. Mitarb. sprechen an dieser Stelle plötzlich von der Trias: Ordnung, Sauberkeit und Sparsamkeit. Hinzufügen müsse man noch die Rigidität. Da sie anderweitig die Freud-

choanalytiker, werde aber in der Klinik allgemein als Zwangscharakter (caractère obsessionel) bezeichnet. Dieser Faktor hat eine niedrige negative Korrelation zur Hysterie.
2. Persönlichkeitszüge, die sich um leichtere Zwangssymptome anordnen: Zweifel, Zwangsideen, Zwangshandlungen. Hierfür könne der Begriff *zwanghafte Persönlichkeit* (personalité obsessionelle) verwandt werden.
Diese Zweiteilung widerspricht der psychoanalytischen Theorie. Sie muß als ziemlich zuverlässig angesehen werden, da sie auch von noch anderen Autoren (Kline 1968a, 1968b, 1969; Foulds 1965) wieder eingebracht wurde. Eine Schwierigkeit resultiert daraus, daß die Mehrzahl der Autoren (Sandler u. Hazari 1960, Foulds 1961, Kline 1968b) den zweiten Faktor bereits dem Symptombereich – also der Zwangsneurose – zuordnen und den ersten Faktor – weil symptomfrei und ichsynton – als die entsprechende, aber statistisch unabhängige Charakterbildung auffassen. Delay u. Mitarb. (1962) sehen beide Syndrome im Persönlichkeitsbereich. Sie zeigen damit eine der klinischen Realität entsprechende Toleranz, leichtere Symptome definitorisch noch im Charakterbereich zuzulassen. Man kann aber durch ihre Sprachregelung einerseits Zwangscharakter = Analcharakter, andererseits zwanghafte Persönlichkeit, jede nur mögliche Verwirrung erwarten. Das befürchten Delay u. Mitarb. offenbar auch und führen zur Klärung (!) einen vierten Begriff ein, der nicht mehr das Adjektiv zwanghaft enthält, den »eingeengten Charakter« (caractère coarcté). Es stehen sich demnach gegenüber: 1. der »eingeengte Charakter« (= Analcharakter = Zwangscharakter) und 2. die »zwanghafte Persönlichkeit«. Insgesamt sehr viel Aufwand, um einen psychoanalytischen Begriff nicht übernehmen zu müssen.
Ich behalte die alte Terminologie bei und stelle gegenüber:
1. Den Analcharakter, 2. den Zwangscharakter = zwanghafter Charakter = zwanghafte Persönlichkeit = anankastische Persönlichkeit und 3. die Zwangsneurose. Das Verdikt von Delay u. Mitarb. gegen den Terminus Analcharakter richtet sich gegen angeblich falsche theoretische Voraussetzungen. In einer ihrer experimentellen Studie vorausgehenden sehr oberflächlichen Literaturübersicht[106] kritisieren Delay u. Mitarb.

sche Trias korrekt zitieren, ist nicht zu entscheiden, ob diese nicht kommentierte Veränderung absichtlich oder irrtümlich erfolgt.

106 Bei dieser Literaturübersicht wurden außer Fenichel keine Autoren zitiert, sondern es wird summarisch abgehandelt: »Die Psychoanalytiker teilen sich in zwei Gruppen ... für andere gilt das Gegenteil ... andere schließlich meinen ... viele Psychiater haben angenom-

die psychoanalytische Meinung über die Beziehung des Zwangscharakters zur Zwangsneurose.

Im Anschluß an das bereits oben Dargestellte (Kap. 2.3.3.) möchte ich mich jetzt darauf beziehen, daß drei verschiedene Betrachtungsweisen des Charakters im Vergleich zur Symptomneurose möglich sind und (implizit) verwandt werden.

1. Charakter als *alternative Entwicklung* zur Symptomneurose. Die Konflikte werden ichsynton verarbeitet. Der Mensch wird nicht krank.

2. Charakter als *parallele Entwicklung* zur Symptomneurose. Die Konflikte werden ebenfalls ichsynton verarbeitet, das Ergebnis ist jedoch individuell und sozial unzureichend. Es entsteht ein neurotischer Charakter oder eine Charakterneurose (»Charakter als Abwehr der Neurose«).

3. Charakter als *Basis* der Symptomneurose. Wenn die charakterliche Verarbeitung unzureichend ist, kommt es, ausgehend von Punkt 2, zu einem Bild ichdystoner Symptome, die in einer engen Beziehung zur grundlegenden Charakterstruktur stehen.

Fenichel (1945, S. 531) meinte, daß im Falle des Zwangscharakters beides vorkomme: eine zwanghafte Charakterbildung, die im Rahmen einer Zwangsneurose parallel zu den Symptomen sich ausbilde und eine, die alternativ entstehe und die Zwangsneurose abwehre. Ich meine, daß man hier heute mehr differenzieren kann und eine von der Zwangsneurose unabhängige und eine von ihr abhängige Charakterbildung erfassen kann. Das gemeinsame Bindeglied wäre die anale Fixierung.

Ein Diagramm könnte dann so aussehen:

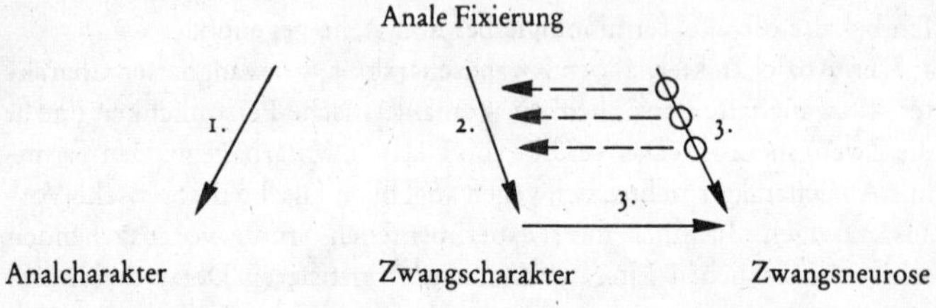

men ...« (!) Insofern ist eine Nachprüfung, auf welche Autoren sich diese Meinungen beziehen, nicht möglich. Wahrscheinlich beziehen sich Delay u. Mitarb. hauptsächlich auf die bei Sandler u. Hazari (1960) dargestellte ausführliche Literaturdiskussion zum Thema, ohne die entsprechenden Arbeiten selbst geprüft zu haben.

Daraus ergeben sich folgende drei spezielle Annahmen:
1. Der *Analcharakter* im klassischen Sinne ist eine Persönlichkeitskonfiguration, die ichsyntone Lösungen, insbesondere analer Konflikte erkennen läßt; diese Lösungen sind stabile und angepaßte. Das wäre die *alternative Entwicklung* eines zwanghaften Charakters zur Neurose. Ein Übergang in die Neurose ist nicht zu erwarten. Nichts spricht dafür, daß durch diese Charakterbildung eine Zwangsneurose abgewehrt wird.
2. Der *Zwangscharakter* ist eine schlechter angepaßte Charakterbildung. Seine Nähe zur Zwangsneurose ist durch die laufende charakterliche Integration von Symptomen, die rationalisiert werden (das führt zur Ich-Deformierung oder Ich-Verzerrung) gegeben. Es kann bei dieser *Parallelentwicklung* eines Zwangscharakters zur Neurose – als Abwehr eben dieser Neurose – bleiben oder es erfolgt
3. der Übergang in die ichdystone *Zwangsneurose.* Hier ist der Zwangscharakter dann in der Tat die *Basis* der Neurose. Daneben ist die direkte – vom Charakter unabhängige – Neurosenentstehung denkbar, aber klinisch unwahrscheinlich.[107]

Zu 2 und 3: Charakter, soweit er nicht als generelle Anpassung, sondern als habituelle Konfliktlösung definiert wird,[108] stellt eine aktive Homöostase zwischen den konfliktbewirkenden Triebimpulsen, den abwehrenden Ich-Leistungen und den Forderungen des Über-Ichs und der Außenwelt dar (Fenichel 1945). Jede Veränderung einer Komponente – etwa Schwächung der Abwehrleistung des Ichs, Stärkung der Triebreize, Alarmierung des Gewissens oder Auftreten anderer Außenweltreize – führt zu einer Forderung an das Ich, eine neue Balance herzustellen. Ist

107 A.-E. Meyer, Hamburg, hat in einer persönlichen Mitteilung meine Interpretation der faktorenanalytischen Ergebnisse und damit das obenstehende Diagramm kritisiert. Er betont, daß es für ein *gleichzeitiges* Vorkommen von Zwangscharakterzügen und von Zwangssymptomen nach diesen Ergebnissen keine Regel gebe. Das eine schütze nicht vor dem anderen (= negative Korrelation), noch prädestiniere es dazu (= positive Korrelation). Deshalb schlägt Meyer folgendes Diagramm alternativ vor:

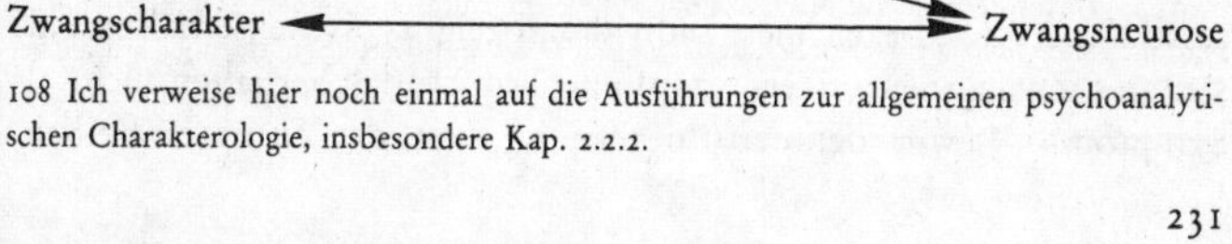

108 Ich verweise hier noch einmal auf die Ausführungen zur allgemeinen psychoanalytischen Charakterologie, insbesondere Kap. 2.2.2.

dieses nicht mehr in persönlichkeitsgerechter (charakterlicher) Weise möglich, kommt es zur Symptombildung. – Quint (1970, 1974), von dem die neben Rados Beitrag (1974) besten psychoanalytischen Bearbeitungen der Zwangsneurose aus neuerer Zeit stammen, meint in bezug auf den Zwangscharakter, daß das obige Modell Fragen offenlasse. Zum einen sei das neurotische Symptom als unmittelbare Verstärkung neurotischer Charakterzüge anzusehen – aus betonter Sauberkeit wird ein Waschzwang, aus betonter Ordnungsliebe ein Ordnungszwang – zum anderen als Einbruch eines, wenn auch isolierten Impulses in die Vorstellungswelt. Beim Zwangscharakter (im obigen Schema unter Nr. 2 als Parallelentwicklung zur Neurose bezeichnet) sei eine stabile Unterform wahrscheinlich: »Bei ausgeprägten zwangsneurotischen Charakterstrukturen gewinnt man den Eindruck, daß der ursprüngliche Triebkonflikt von einem mehrschichtigen Gebäude von gedanklichen und im Verhalten wirksamen Zwangsmechanismen abgeschirmt wird, daß damit eine Aktualisierung des zugrundeliegenden Triebkonfliktes nicht mehr möglich ist und damit eine Symptombildung nicht zustande kommt« (1974, S. 82). Welche Formen des Zwangscharakters in die Neurose übergehen und welche stabil bleiben, ist vorerst ungeklärt.

Wie ausgeführt, sind diese Annahmen (1.-3.) in Übereinstimmung mit empirischen Untersuchungen. Ich halte dafür, daß sie auch in Übereinstimmung mit der psychoanalytischen Theorie sind, was ich kurz aufzeigen möchte.

Die unter Psychoanalytikern, insbesondere bei den auf diesem Gebiet so einflußreichen Abraham und Reich, übliche unexakte Trennung von Anal- und Zwangscharakter stellt die erste zu klärende Schwierigkeit dar. Diese Schwierigkeit verstehe ich vorwiegend als Folge der zur damaligen Zeit übergeordneten genetischen Betrachtungsweise. Lewin definiert den Zwangscharakter (compulsive character): »Mit dem Terminus Zwangscharakter oder zwanghafte Persönlichkeit (...) bezeichnen wir Menschen, die wenige oder gar keine zwangsneurotischen Symptome im engeren Sinne bieten, jedoch gleiche oder ähnliche Charaktere und Lebensweisen haben wie der Zwangsneurotiker« (1930, S. 3). Man muß sich fragen, ob es sich hier um Leute handelt, die ordentlich, sparsam und eigensinnig sind. Deutlicher wird das Problem noch in der Definition von Monroe (1974, S. 217): »Das als Zwangscharakter (obsessive character) bezeichnete Individuum zeigt typische Verhaltensmuster des Zwangsneurotikers, empfindet jedoch das Verhalten nicht als Symptom«. Lewin definiert (deskriptiv) von der Symptomfreiheit,

Monroe (dynamisch) von der Ich-Syntonie des Verhaltens her. Ich möchte deswegen noch einmal Ingrams (1961a) These aufnehmen, daß der Analcharakter einer Beschreibung unter dem Aspekt des sozialen Erfolges, der Zwangscharakter einer Beschreibung unter dem Aspekt des sozialen Mißerfolges entspreche. Diese These vernachlässigt den genetischen Aspekt. Es stellt sich aber die Frage, ob es nicht sein könnte, daß der *Analcharakter* (im engeren Sinne) einen Teil der Freiheit zum dynamischen Gegenteil verloren hat, die ihm vom triebgenetischen Konzept her zustünde. Noch einmal zu Monroe: »Nehmen andere solches Verhalten an, kann es adaptiven Wert haben, verwerfen es andere, dann ist es fehlangepaßt in Begriffen der interpersonalen Anpassung des Individuums. Diese Charakterzüge werden in der psychoanalytischen Literatur als »anal-erotische Charakterzüge« bezeichnet; dieser Begriff orientiert sich am Punkt der libidinösen Entwicklung eines Individuums, wo solches Verhalten überwiegt« (S. 217). Monroe bezieht sich demnach auch auf Erfolg und Mißerfolg, benutzt die Bezeichnung »anal-erotisch« aber zur Bezeichnung einer genetischen Klassenzugehörigkeit und nicht als Abgrenzung des anal-erotischen Syndroms im engeren Sinne. Auch Hartmann (1944) sieht beim »Zwangscharakter« diese Bedeutung der sozialen Einschätzung, die über Erfolg oder Mißerfolg der Anpassung entscheidet, genauso wie Salzmann (1974), der bei der »zwanghaften Persönlichkeit« Regelmäßigkeit und Voraussagbarkeit des Verhaltens zum entscheidenden Kriterium erklärt.

Folgt man dem Aspekt des sozialen Erfolges, dann wäre der Analcharakter im engeren Sinne, das ist im alten Sinne Freuds von 1908, eine sozial stabile Antwort auf eine Triebherausforderung, die nicht mehr in ihr Gegenteil verfällt oder verfallen kann. Ein Übergang in die Neurose ist dann konsequent unwahrscheinlich. Die genetische Herausforderung ist stabil und relativ festgelegt gelöst. Deskriptiv wäre vielleicht eine Erweiterung der Trias »Ordnungsliebe, Sparsamkeit und Eigensinn« um die Beschreibung der Rigidität und der Sauberkeit erforderlich (siehe Delay u. Mitarb., S. 66). Der Zwangscharakter wäre in diesem Sinne eine sozial weniger erfolgreiche Anpassung, die – deswegen? – auch in eine Zwangsneurose übergehen kann, aber nicht muß. Man muß also charakterologisch unterscheiden: 1. den Analcharakter und – unabhängig davon – 2. den Zwangscharakter. Den Zwangscharakter kann man auf einem Kontinuum mit der Zwangsneurose sehen, den Analcharakter nicht.[109]

109 Ich bin mir nicht im klaren darüber, ob die statistische Unabhängigkeit (= nicht korreliert) die Betrachtung von Analcharakter und Zwangscharakter auf einem Kontinuum unbe-

Geht es hier um eine »innere« Abgrenzung im Gesamtbild des Zwangscharakters, so ist auch die Unterschiedenheit von anderen Charakterbildern bearbeitet worden. Die Abgrenzbarkeit des Zwangscharakters vom oralen (depressiven) und hysterischen Charakter untersuchten Lazare, Klerman und Armor (1966, 1970) ebenfalls mit faktorenanalytischen Studien. Sie fanden den Zwangscharakter gegenüber den beiden besser abgegrenzt als die anderen Charaktertypen es untereinander waren. Eine Aufgliederung des Zwangscharakters in zwei Faktoren (Analcharakter und Zwangscharakter im engeren Sinne) ergab sich nicht. Offenbar waren die Items von vornherein sehr viel mehr auf den Analcharakter abgestimmt, was auch dem Anspruch der Autoren entspricht.
In der Psychoanalyse wurde immer angenommen, daß Sublimierung der gesündere und Reaktionsbildung der pathologischere Weg sei (Fenichel 1945, besonders auf den Charakter bezogen: Corman 1974). Es liegt nahe, den Analcharakter im engeren Sinne als stärker durch Sublimierungen und den Zwangscharakter als stärker durch Reaktionsbildungen bestimmt anzusehen. Damit wäre ein dynamisches Unterscheidungsmerkmal dieser beiden Formen gewonnen. Dagegen steht, daß mehrere Autoren (am detailliertesten Jones 1919) den Analcharakter von den Reaktionsbildungen her bestimmt sahen. Das kann damit zusammenhängen, daß Jones das Freudsche Konzept des Analcharakters wesentlich erweitert und wie später auch Abraham eine Reihe von Zügen beschreibt, die man heute, wenn man unterscheidet, dem Zwangscharakter zuordnen würde. An dieser Unklarheit beteiligt ist jedoch auch das Konzept von Sublimierung und Reaktionsbildung. Ein Exkurs zu diesem Konzept ist deswegen nicht zu vermeiden.

3.2.5.1.1. Exkurs zum Konzept der Sublimierung und Reaktionsbildung

Freud hatte Sublimierung relativ klar als den Vorgang der Verschiebung des Triebziels bestimmt (1905d, S. 79).[110] Aber die Abgrenzung zur

dingt ausschließt. Bei Sandler und Hazari stehen die beiden Faktoren orthogonal zueinander, dennoch wird erörtert (1960, S. 120), wie die statistische Aussage einer Unabhängigkeit interpretiert werden müsse, da aus der Klinik ja Mischformen bekannt seien (siehe auch Fußnote 107).

110 Freud unterschied damals am Trieb vier Komponenten: Quelle, Drang, Objekt und Ziel. Der hier relevante Begriff »Ziel« ist die dem jeweiligen Trieb immanente Art der Spannungs-

Reaktionsbildung fiel ihm bereits damals schwer. Innerhalb der gleichen Arbeit bezeichnet er die Reaktionsbildung als »Unterart der Sublimierung« (S. 140) und als einen von der Sublimierung verschiedenen und begrifflich von ihr zu trennenden Prozeß (S. 79, Fußnote 2). Die Verschiebung des Triebziels, die Freud Sublimierung nennt, erfolgt immer in Richtung des kulturell oder sozial höherwertigen Triebziels. Also: Wer wissenschaftliche Arbeiten schreibt, anstatt dem Orgasmus zu obliegen, sublimiert, zumindest in unserer Kultur. Folgt man Malinowskis Berichten über bestimmte Südseeinsulaner (etwa 1927), dann würde dort solches Verhalten als arge Neurose angesehen. Tröstlich ist, daß obiges »anstatt« nicht verpflichtend ist. Mit dieser Definition vom Triebziel her gerät eine soziokulturelle und damit wertende Definition in den Sublimierungsbegriff. Bernfeld (1922, 1931) wollte von diesem wertenden Anteil fort und versuchte Sublimierung vom Ich her (»Zielablenkungen im Dienste des Ich«, 1922, S. 344) zu definieren, was beim damaligen Stand der Ich-Theorie nur unzureichend sein konnte. Diese Position wird insbesondere von Sterba (1930) kritisiert. Inzwischen hatte Freud (1923b) das Konzept der »Desexualisierung« eingeführt, die in engem Zusammenhang mit der Identifizierung verläuft. Die Änderung der sexuellen Triebziele im Sinne einer »Enttrieblichung« gewinnt damit eine stärkere Verknüpfung zu den Objektbeziehungen. Sterba (1930, 1931) schließt wieder eng an Freuds ältere Formulierungen an, bleibt beim Begriff der Zielablenkung und versucht eine Skala der abgestuften Entfernung vom ursprünglichen Triebziel. A. Freud (1936) verfährt ebenso. Glover (1931) dagegen gibt es auf, noch eine einheitliche Definition für Sublimierung zu finden. Er formuliert als erster, daß dieser Begriff offenbar einen Mechanismus oder mehrere Mechanismen großer Komplexität erfasse. In seiner Untersuchung kommt Glover zu dem Ergebnis, daß die Versuche, Sublimierung ausschließlich in metapsychologischen Begriffen zu definieren, zu keinem Ziel führen, wenn auch der Terminus »Verschiebung des Triebziels« erheblichen deskriptiven Wert habe. Am ehesten könne man Sublimierung als den Prozeß betrachten, der ein Maximum an Schutz vor Krankheit und ein Mini-

reduzierung, auf die er hinstrebt. Also beim Sexualtrieb der Orgasmus. Objekt ist die Sache oder Person, auf die sich der Trieb bezieht. Das Objekt ist nach Freud »das variabelste am Trieb, nicht ursprünglich mit ihm verknüpft« (1915c, S. 215). Das Ziel dagegen ist nur bedingt vom Trieb zu lösen oder zu verschieben. – Für den Exkurs über die Bedeutung von Sublimierung und Reaktionsbildung sei noch einmal auf die in Kap. 2.1. gegebene Darstellung der Auffassung Freuds hierzu hingewiesen.

mum an Vergeudung psychischer Energie gestatte. Das könne kulturell höherstehenden Triebzielen entsprechen, müsse aber nicht.
Glover hatte bereits auf die Notwendigkeit der Bearbeitung der energetischen Vorgänge zur Erfassung der Sublimierung hingewiesen. Den Ansatz dazu hatte Freud mit seinem Konzept der Desexualisierung gemacht. Die bekannteste Erweiterung dieses Konzeptes ist das Konstrukt der Neutralisierung, das vorwiegend auf Hartmann, Kris und Loewenstein (1949) zurückgeht. Hartmann resümiert 1955, daß er Sublimierung nicht mehr von der Verschiebung des Triebziels her definiere, sondern von der Neutralisierung der zugrundeliegenden Energie. Neutralisierung kann sich auf andere Triebformen als sexuelle, nämlich in erster Linie auch auf aggressive erstrecken. Sublimierung meint für Hartmann dann speziell die Neutralisierung des Sexualtriebes. Kris (1955) hingegen unterscheidet weiterhin. Mit Neutralisierung meint er die relevanten Veränderungen an der Triebenergie, mit Sublimierung die des Triebziels (zur Problematik dieser Annahmen siehe Hoffmann 1972).
Am stärksten überzeugt Bernfeld (1931), der zu folgendem Ergebnis kommt: »De facto wird mit Sublimierung nicht ein tatsächlicher Mechanismus scharf bezeichnet, sondern das Wort dient (in dieser Bedeutungsschicht) der Bequemlichkeit. Es weist kurz auf jene reichhaltige Gruppe von Prozessen hin, die eine gewisse Ichnähe im Gegensatz zur Verdrängung, eine gewisse Distanz zu den ursprünglichen Triebzielen haben, im Gegensatz zur direkten Triebbefriedigung, und im allgemeinen den Normen und der Normalität nahe stehen« (S. 408). Analog definiert auch Fenichel (1945) die Sublimierung als eine Gruppe von Mechanismen, die Formen geglückter Abwehr darstellten, die eine Verschiebung von Triebziel oder -objekt (oder beider) bewirkten und eine angemessene Spannungsabfuhr nicht verhinderten.
Bezogen auf den Analcharakter läßt sich sagen, daß er wohl viel mehr als der Zwangscharakter Distanz zu den ursprünglichen Triebzielen hat und der Normalität nahesteht, beziehungsweise daß er vor Krankheit schützt und psychische Energien nicht staut. Ich möchte darauf hinaus, daß sich die dynamische Besonderheit des Analcharakters in Freuds ursprünglichem Sinne zum größeren Teil mit den Mechanismen erfassen läßt, die die Psychoanalyse Sublimierung nennt.
Die Reaktionsbildung führt dagegen zu deutlich gestörteren Ergebnissen. Fenichel (1945) hält sie für einen Typ von Verdrängung, der sekundäre Verdrängungen unnötig mache, weil er »ein für allemal« definitive Veränderungen der Persönlichkeit bewirke. Die ursprüngliche Triebre-

gung, die eine Wendung ins Gegenteil erfahren hat, existiert aber weiter im Unbewußten (im Gegensatz zur Sublimierung, wo sie ersetzt wird). Wie Freud, so hatten auch alle späteren Autoren Schwierigkeiten, die Reaktionsbildung von der Sublimierung abzugrenzen, insbesondere in Anbetracht der Annahme, daß beide Veränderungen von Triebzielen bewirken (Glover 1931). Jones scheint (nach Glover) immer die besondere Rolle der Ich-Veränderung bei der Reaktionsbildung im Gegensatz zur vorwiegend energetischen Rolle der Sublimierung betont zu haben. Ich-Veränderung heißt hier, wie oben bei Fenichel zitiert, Charakterbildung. Später, bei A. Freud (1936), wird die Reaktionsbildung explizit zur »reaktiven Ich-Veränderung«. Solche Betrachtungsweise erschwert die einfache Beschreibung des Analcharakters als Sublimierung, und es ist generell so, daß die Rolle der Ich-Veränderung bei der Reaktionsbildung besser bearbeitet ist als bei der Sublimierung. Andererseits hatte besonders Bernfeld die Ich-Syntonie bei der Sublimierung betont, was wesentliches Merkmal der charakterlichen Verarbeitung ist.

Mehr vom Trieb her betrachten Reich und Sterba die Reaktionsbildung. Sterba (1930) definiert die Reaktionsbildung als das Ergebnis einer Energieabfuhr (Triebablenkung) in Richtung der Triebhemmung, während die Sublimierung eher in Richtung des ursprünglichen Triebes erfolge. Diese Betrachtung basiert auf W. Reich (1929). Dieser Autor hatte die Auffassung der Sublimierung als das »›höhere‹, sozial wertvolle Ziel« (S. 450) weiter beibehalten und die Reaktionsbildung davon vor allem triebökonomisch abgegrenzt. Reaktionsbildung erfordert eine dauernde Gegenbesetzung, das Ich ist ständig mit sich selbst beschäftigt. Seine Energien sind für die Außenwelt nur begrenzt frei. Der Grundmechanismus ist die energieaufwendige Umkehrung der ursprünglichen Triebrichtung. Am Beispiel der Arbeitsleistung zeigt Reich den praktischen Unterschied: Der Sublimierende will leisten – der reaktiv Arbeitende muß leisten. »Beibehaltung und Verdrängung des Triebzieles und -objektes, Verkehrung der Triebrichtung unter Bildung einer Gegenbesetzung sind die Kennzeichen der Reaktionsbildung« (S. 452). Berücksichtigt man insbesondere die seit Freud einheitlich für die Neurosenentstehung als relevant aufgefaßte Rolle der Verdrängung, dann wird deutlich, daß der Zwangscharakter vom Konzept her eher durch Reaktionsbildung bestimmt wird als der Analcharakter und damit auch den Neurosen nähersteht.

3.2.5.1. *Fortsetzung: Analcharakter und Zwangscharakter als unabhängige Charakterbilder*

Diese Bestimmung des Analcharakters von der Sublimierung und des Zwangscharakters von der Reaktionsbildung her ist temptativ und teilweise nicht stimmig. Wie ich zu zeigen versuchte, liegt etliche Unstimmigkeit aber bereits in den beiden Konzepten begründet. Ingrams Hypothese, daß der Analcharakter – qua Phänomen – als erfolgreiche soziale Anpassung definiert sei, stimmt am ehesten mit der Auffassung von Sublimierung – qua Konzept – als erfolgreicher sozialer Anpassung überein. Und entsprechend: Der Zwangscharakter wird klinisch phänomenal eher in Beschreibungen weniger erfolgreicher Anpassung erfaßt, was konzeptuell mit gewissen Einschränkungen auch für die Reaktionsbildung gilt. Die empirischen Befunde werden durch diese Unterteilung eher bestätigt.

Es scheinen noch weitere dynamische Abgrenzungen zwischen Analcharakter und Zwangscharakter zu existieren, die aber kaum ausgearbeitet sind. Michaels (1959) unterscheidet zwischen »Zwangstyp« und »zwangsneurotischem Charakter«, Eissler (1959) zwischen »Zwangstyp« (Freud) oder »zwanghafter Persönlichkeit« und »schwerer zwanghafter Charakterstörung«. Dahinter stehen wohl jeweils die Gruppierungen von Analcharakter und Zwangscharakter. Michaels meint, strukturell abgrenzen zu können. Beim Zwangstyp bestehe Harmonie zwischen Es und Über-Ich, beim zwangsneurotischen Charakter liege ein Konflikt zwischen diesen Instanzen vor (wie bei der Zwangsneurose). Diese Annahme entspricht der Einschätzung des Analcharakters als geglückte soziale Anpassung und der angenommenen größeren Nähe von Zwangscharakter und Zwangsneurose. Quint (1974) beschreibt das instabile Gleichgewicht des Zwangscharakters, das diesem trotz aller Rigidität innewohnt: »Der Stillstand des Zwangsneurotikers (aus dem Kontext geht eindeutig hervor, daß vom Zwangscharakter im oben erörterten Sinne die Rede ist. Anm. d. Ref.) ist kein passiver, sondern ein äußerst spannungsgeladener, der zunächst durch Abwehrhandlungen, welche Triebhandlungen in Schach halten sollen, entstanden ist, dann aber durch immer neue einander kontrollierende und überprüfende, aber niemals Sicherheit gebende Handlungen weiter verstärkt wird« (S. 80). Auch Redlich und Freedman (1966, S. 203) bemessen die neurotische Komponente der Abwehr nach ihrer mangelnden Flexibilität im Gesamtverhalten – also eher Fehlanpassung. Damit kontrastieren möchte ich ein letztes Mal, wie Sandler und Hazari den anderen Typ umreißen, den sie als reaktiv-narzißtisch beschreiben, von dem ich hingegen meine, daß er sich mit Freuds Beschreibung vom Analcharakter deckt: »Die Items scheinen gut in die Persönlichkeit integriert, eher eine Quelle von Stolz und Selbstwertschätzung als von Angst und Spannung« (1960, S. 120). Das scheint Michaels zu meinen, wenn er von Harmonie zwischen Es und Über-Ich spricht.

3.2.5.2. Der Zwangscharakter (im engeren Sinne)

Die These war: Die Integration des beschreibenden Konzepts »Zwangscharakter« in die Psychoanalyse erfolgte – wie bei allen übrigen klinischen Typen – anhand der Bestimmung der abgewehrten Triebimpulse, der abwehrenden Ich-Leistungen und des strukturellen Konfliktes. Die Psychoanalyse betrachtet alle drei Bedingungen als bei Zwangscharakter und Zwangsneurose gleich.

3.2.5.2.1. Genetische Bestimmung

Generell gilt für den genetischen Aspekt, daß Zwangscharakter und Zwangsneurose anale Impulse abwehren. Hier sind in erster Linie die anal-lustvollen (Wünsche sich zu beschmutzen etc.) und die anal-sadistischen (antisoziale, aggressive Wünsche) betont worden. Daneben spielen auch deutliche genitale Impulse (Onanieproblematik, homo- und heterosexuelle Wünsche) und, weniger ausgeprägt, Regressionswünsche eine Rolle. *Der Akzent liegt auf der Abwehr der anal-aggressiven Bedürfnisse.* Quint (1970), dessen Verständnis der Zwangsdynamik sich um die Handlungsstörung aufbaut (»Ich kann mich auf meine Handlungsführung nicht verlassen«), hat diese auf ein spezifisches *Erleben* der aggressiven Impulse bezogen: 1. das motorisch-aggressive Impulsgeschehen ist gehemmt, so daß es an spontaner Aktivität und Handlungsfreudigkeit mangelt; 2. es wurde die subjektive Erfahrung gemacht, daß jedes Handeln aggressiven Charakter hat; 3. die motorisch-aggressiven Regungen wurden zwar unterdrückt, aber nicht total ausgeschaltet, so daß aggressive Impulse willkürlich ins Erleben einbrechen. Zwangscharakter und -neurose sind die Versuche, eine so erlebte Impulsqualität zu bewältigen. Diese konfliktschaffenden Impulse sind nirgends in der psychoanalytischen Literatur kontrovers (Fenichel 1945, Quint 1970, Schwidder 1972, Rado 1974). Die spezifische Verstärkung der analen Dynamik wird generell als ein Ausweichen vor den ödipalen Konflikten aufgefaßt, wie A. Freud (1966) in ihrer Übersicht zusammenfaßt. Letztlich wird damit die Zwangsdynamik zu einer regressiven Abwehr des Ödipuskomplexes. Fenichel (1945) erörterte bereits, ob man sich nicht vorstellen könne, daß die Entwicklung den Ödipuskomplex gar nicht erreiche. Er hält dies bei einem kleineren Teil der Fälle für möglich, bei der Mehrzahl sei jedoch deutlich das ödipale Material nachweisbar. Quint (1974) betont die Notwendigkeit der Unterscheidung dieser beiden Formen aus therapeutischen Gründen.

3.2.5.2.2. *Ich-funktionale Bestimmung*

Die bei A. Freud (1966) gegebene Darstellung aller beim Zwangssyndrom in Anwendung kommenden »Ich-Maßnahmen« umfaßt: Verleugnung, Verdrängung, Regression, Reaktionsbildung, Isolierung, Ungeschehenmachen, magisches Denken, Zweifel, Entscheidungslosigkeit, Intellektualisierung, Rationalisierung. Bemerkenswert ist, daß alle diese Verarbeitungsmöglichkeiten sich auf das *Denken* beziehen, mit Ausnahme der Regression, die den Trieb selbst betrifft. Es gibt neben dem Zwangscharakter keine zweite Charakterbildung, die sich derart durch die Besonderheit ihrer Denkprozesse auszeichnet. Rapaport begründet diesen Umstand wie folgt: »Die vermittelnden Prozesse, durch die sich die Persönlichkeitsstruktur oder -dynamik in den Symptomen oder im Verhalten ausdrückt, sind Denkprozesse. Die zwanghafte Charakterstruktur bewirkt eine Einschränkung oder Unfähigkeit zum Handeln. Das vermittelnde Glied zwischen diesen beiden ist eine Spielart der Organisation des Denkens, die sich durch ›Zweifel‹ auszeichnet« (1951, S. 432, s. auch Gerö u. Mitarb. 1955). – Gewöhnlich werden vier oder fünf Mechanismen als für die Zwangsdynamik »klassisch« angesehen: Regression, Isolierung, Reaktionsbildung, Ungeschehenmachen, Intellektualisierung (Kuiper 1966, Greenson 1967, Bräutigam 1968, Lidz 1968, Schwidder 1972). Bei Fenichel (1945) liegt der Akzent auf der Isolierung und Reaktionsbildung. Als zentrale Mechanismen bei der Zwangsneurose im engeren Sinne bezeichnet A. Freud die Reaktionsbildung (entsprechend S. Freud 1926d), der klinisch die Starre und Unbeweglichkeit entspricht, und die Intellektualisierung, die sich als die typische Denkstörung des Zwangsneurotikers darstellt. Klinisch ist die Intellektualisierung meist durch den erwähnten Zweifel gekennzeichnet. Obgleich in der zuerst genannten Aufzählung erwähnt, ist die Verdrängung bei den Zwangsphänomenen erheblich weniger ausgeprägt als bei anderen Neurosen. »Der Zwangsneurotiker isoliert, wo der Hysteriker verdrängt« (Fenichel 1931a, S. 127). Die Regression beim Zwangssyndrom beschreibt den Rückschritt von der ödipalen zur analen Entwicklungsstufe; im Gegensatz zur Hysterie wehrt die Zwangsneurose den Ödipuskomplex regressiv ab. Die Auffassung einer Generalität der Abwehr für das ganze Spektrum der Zwangsstörungen von minimalen, ichsyntonen und praktisch normalen Phänomenen bis zum Status extrem schwerer neurotischer Störungen, bis zu den Zwangsphänomenen der eigentlichen Psychosen selbst reichend, entspricht dem Grundverständnis der Psychoanalyse und wurde von A. Freud für das Zwangssyndrom 1966 noch einmal explizit betont. Wie diese Generalität der Abwehr schon bei S. Freud konzipiert ist, zeigt sein Hinweis, daß die Reaktionsbildungen des Zwangsneurotikers »Übertreibungen der normalen Charakterbildung« (1926d, S. 144) seien.

Die charakterlichen Folgen lassen sich in psychoanalytischer Betrachtung entweder vom Triebimpuls (etwa der verstellte Sadismus, der sich in der zwanghaften Moralität quälend für die Umwelt bemerkbar macht) oder von der Abwehr her (als Folgen des massiven Einsatzes der geschilderten Abwehrmechanismen) beschreiben. Ein dritter Ansatz ist für den Ausfall oder die Unzulänglichkeit bestimmter Ich-Funktionen möglich. Schultz-Hencke spricht hier von »Hemmungen« oder »lakunären Ichstörungen«.

Shapiro (1965) beschreitet keinen dieser Wege. Er versucht den allgemeinen Stil der psychischen Funktion des Zwanghaften zu erfassen. Damit unterscheidet sich sein Ansatz von allen übrigen. »Allgemeiner Stil« (general mode) ist etwas von der Neurosenpsychologie Unterschiedenes und hat mehr zu tun mit allgemeinen Gesetzen des psychischen Funktionierens, als mit pathologischen Vorgängen und Ausfällen. Der psychoanalytische Aspekt kommt erst dadurch in diese Betrachtungsweise, daß Shapiro versucht, sich auf die traditionelle (z. B. Abwehr) psychoanalytische Betrachtung zu beziehen und ihr Verhältnis zum neurosenspezifischen »neurotic style« zu bestimmen. Der neurotische Stil ist für Shapiro das allgemeine, das psychodynamische Phänomen (Abwehrmechanismus) das spezielle. Seine Bearbeitung gilt der Rigidität, der Aktivität und dem Realitätsverlust.

(1.) Die Rigidität verdeutlicht Shapiro am Aufmerksamkeitsprozeß. Dieser ist beim Zwanghaften hochkonzentriert und auf Details fokussiert. Ihm fehlen Mobilität und Breite. Alle Aspekte der Welt, die so nicht erfaßt werden können, entgehen ihm. Trotz seiner Qualität im Detail stellt er insgesamt eine Schwächung der normalen willentlichen Mobilität und Aufmerksamkeit in der Kognition dar.

(2.) Die Aktivität des Zwanghaften ist durch ihre schiere Quantität, daneben durch Intensität und Konzentration gekennzeichnet. Sie entspringt aber weniger einem freien Wunsch als einem Druck, einer Forderung, die sich der Zwangsneurotiker stellt. *Er wird von sich getrieben.* Die »Macht des Willens«, auf die der Zwangscharakter so großen Wert legt, entbehrt gerade ihres genuinsten Charakteristikums, nämlich des Erlebens, daß es sich um dem Selbst zur Verfügung stehende Befehle und Direktiven handelt: Dem Zwanghaften sitzt ein imaginärer Aufseher im Nacken. Jede Tätigkeit hat den Charakter einer »Rolle«, die gewissenhaft übernommen, aber nicht als dem Selbstbild entsprechend erlebt wird. Hinter allem steht das »Ich muß«. Shapiro bezweifelt, daß dies »Ich muß« dem voll entspricht, was die Psychoanalyse als Über-Ich-Inhalte beschreibt. Das »Ich muß« des Zwangscharakters erstreckt sich über alle Funktionen seines Lebens, auch die banalsten. Die speziell moralischen Inhalte des Über-Ichs stellen zwar einen wichtigen, aber eben nur einen Teil davon dar. Shapiro hält es für möglich, hier an eine Generalisierung von einzelnen Über-Ich-Inhalten über die Ich-Funktionen zu denken. Die oft beschriebene Härte des zwangsneurotischen Über-Ichs erhält dann ebenfalls eine andere Bedeutung. Die Forderung des »Ich muß« kann charakterlich überhaupt nur integriert werden, wenn sie von großer Eindringlichkeit ist. Wäre sie nicht so streng, dann würden individuelle Wünsche und Bedürfnisse im subjektiven Erlebnis aktuell und das Grunderlebnis des Zwanghaften, das ihm von außen etwas aufgezwungen wird, womit er willentlich nichts zu tun hat, würde gefährdet. So sehr ihn der »Zwang von außen« quält, so konsequent ist es, wenn der Zwanghafte Erleichterung meidet und in jenen Situationen psychisch dekompensiert, wo der Gesunde den Fortfall des Drucks genießt (z. B. Urlaub). Die affektive Einengung des Zwanghaften beruht nicht auf einer »Überkontrolle« seiner Empfindungen, sondern wird nach Shapiro automatisch ausgelöst, sobald ein Gefühl von Entspannung sich zu manifestieren beginnt. Wenn der Zwanghafte nicht arbeitet, denkt (grübelt) er. Entscheidungen gefährden diesen Stil maximal, denn sie enthalten immer wesensgemäß ein Stück von Freiheit und eige-

nem Willen. Der Zwangsneurotiker versucht sie zu umgehen, indem er die Gesetze sucht, die hinter ihnen stehen: Wie man es machen »muß«, wie es geschehen »soll«, wie es »richtig«, »gerecht«, »ethisch« usw. wäre. Die Entscheidung wird für ihn zu einem technischen Problem besonderer Art. Sie darf mit freier Wahl, Vorzügen, Neigungen etc. nichts zu tun haben. Die Aktivität des Zwangsneurotikers ist von ihrem »general mode« her wesentlich eine getriebene. (Die Abwesenheit der Freiheit betont in ähnlicher Weise auch Dührssen 1954.)
(3.) Der Realitätsverlust des Zwangsneurotikers ist kein wahnhafter. Er hängt eng mit dem eingeschränkten Wahrnehmungsstil zusammen, der sich auf technische Details anstelle von substantiellen Wahrheiten einstellt. Shapiro geht dabei auf Dogma und Zweifel ein. Dogma und Zweifel stören die Wahrnehmung der realen Außenwelt. Die Psychoanalyse hat das Dogma dynamisch als Kompensation von Zweifel und Ambivalenz verstanden. Shapiro betont darüber hinaus formale Gemeinsamkeiten. Dogma und Zweifel entbehren beide des Gefühls von Überzeugung und des Interesses für die Realität. Sie basieren gerade auf jenem einengendem Wahrnehmungsmodus, der oben beschrieben wurde. Neue Information wird gemieden, der Zweifel kann weiter genährt, das Dogma weiter konserviert werden. Der Blick auf die technischen Details verhindert die Wahrnehmung der realistischen Proportionen. – Dieser Beitrag Shapiros ist das weitreichendste, was von psychoanalytischer Seite noch dem Kapitel der Ich-Funktionen zuzuschlagen wäre. »Solche beständigen Übereinstimmungen (consistencies) des individuellen Funktionierens, wie die zwischen Symptom und adaptivem Charakterzug, können als Ausdruck des allgemeinen Stils angesehen werden, der gleicherweise Symptom und Nicht-Symptom, die Abwehr gegen den Triebimpuls und die Anpassungsäußerung des Impulses gestaltet« (Shapiro 1965, S. 4). Der allgemeine Stil (neurotische Stil) des psychischen Funktionierens stellt eine Matrix für Charakter und Symptom dar.

3.2.5.2.3. Bestimmung über den Strukturkonflikt

Der Strukturkonflikt ist bei den Zwangsphänomenen vor allem als zwischen Ich und Über-Ich lokalisiert aufgefaßt worden. Das Über-Ich ist rigide, streng, hypermoralisch, das Ich eher schwach, dabei aber sthenisch und unterwürfig. Freud, der diese Beziehungen ausarbeitete (1923b, S. 280 ff.), sprach in etwas anderem Zusammenhang auch vom

Sadismus des Über-Ich und Masochismus des Ich (1928b, S. 408). An dieser Sichtweise hat sich wenig geändert. Der Zwangscharakter ist neben der depressiven und masochistischen Persönlichkeit die Charakterbildung, die sich durch ihre Über-Ich-Strenge auszeichnet. Fenichel (1945, S. 308) erklärt die Rigidität des Über-Ichs mit der regressiven Wiederbelebung des Analsadismus, der das Gewissen quasi »auflade«. Heute sind die Bedingungen der Gewissensbildung, was die soziale Genese angeht, ziemlich genau erforscht: Zur hartnäckigsten Über-Ich-Bildung kommt es bei stärkerem Einsatz der Kombination von emotionaler Zuwendung und Liebesentzug durch die entscheidende Erziehungsperson (Sears, Maccoby und Lewin 1957, Sears 1970, siehe auch Caesar 1972). Diese Befunde aus Feldstudien sind konsistent mit der psychoanalytischen Theorie. Die Angst vor Verlust des Objektes und vor Verlust der Liebe des Objektes (Freud) führt zu einer verstärkten Internalisierung – Identifizierung – mit einem bedrohlichen Objekt, das unablässig Forderungen stellt. Das Kind hat unter der ständigen Drohung des Verlustes nur die einzige Möglichkeit, sich verstärkt zu identifizieren und so den anderen, der sich wechselnd emotional zuwendet und entzieht, verstärkt in sich zu repräsentieren (Freud 1917c, Landauer 1939, Loewald 1973a). Aus den Forderungen des Objektes werden die Forderungen des Über-Ichs (Freud 1923b, Rado 1927b).[111]
In einer seiner letzten Arbeiten hat Rado (1974) sein Verständnis der Zwangsdynamik um diese Mutter-Kind-Interaktion zentriert: Das Bedürfnis des Kindes nach Autonomie interferiert mit seiner Einsicht in die existentielle Abhängigkeit von den Eltern. Das Kind reagiert auf die mütterliche Einengung mit Wut, die Mutter induziert reaktiv im Kind Schuldgefühle, das Kind muß die Schuld-Angst und mehr noch die ohnmächtige Wut verdrängen, was ihm nur unvollständig gelingt. Die formale Übererfüllung tritt anstelle der inhaltlichen. Magische Omnipotenzerlebnisse vergrößern die subjektive Gefahr. »Das Kind überlistet die Eltern, indem es ihre Worte wörtlich nimmt« (S. 202). Das eben meint Quint (1970, S. 80) wenn er schreibt: »Es ist, als ob der Patient die Forderungen seiner früheren Erzieher und seines eigenen Über-Ichs durch sklavische Erfüllung am falschen Ort und zur falschen Zeit ad

111 Für den Zwangscharakter hat Landauer (1939) diesen Vorgang so beschrieben: »Vielen gelingt es auch, sich dem äußeren Zwang zu entziehen, indem sie ihn durch einen inneren ersetzen. Dieser Vorgang ermöglicht ihnen, sich von der Liebe ihrer kapriziösen Tages-Autoritäten unabhängig zu machen, deren Einfluß sich aber gerade dadurch von nun an ständig etabliert – unter der Maske ewiger, übermenschlicher Vorschriften« (S. 420).

absurdum führen will.« In dieser Perpetuierung des infantilen Konflikts zwischen den autonomen Wünschen nach Selbstverwirklichung und den noch stärkeren nach Sicherheit und liebevoller Versorgung durch die anderen, sieht Rado die eigentliche Dynamik: Je mehr von der Wut gegen die Umwelt »durchschlüpft«, desto rigider werden die selbstkontrollierenden Züge ausgeprägt sein. Und je ausgeprägter Voraussicht und Klugheit, desto stärker werden die vorsichtig vermeidenden Züge in den Vordergrund treten.

Das Thema der Autonomiebedürfnisse, die in der Dynamik des Zwangscharakters eine so wichtige Rolle spielen, war in den Ausführungen der auf Freud folgenden Bearbeiter des Analcharakters – weitgehend identisch mit dem, was heute Zwangscharakter genannt werden sollte – immer wieder betont worden (z. B. Jones 1919, Müller-Braunschweig 1928, Landauer 1939; siehe auch Lidz 1968, S. 265). Offensichtlich ist diese zentrale Problematik für den Zwangscharakter gut belegt. Die Psychoanalyse hat hier immer jenen Typ Mutter wirksam gesehen, der ein Selbständigwerden des Kindes nicht ertragen kann und sich mit seinen Hilfsfunktionen unentbehrlich macht. Paradigmatisch ist der Anspruch dieser Mutter auch über die »inneren Vorgänge« des Kindes (besonders die Defäkation) zu herrschen und sie ihrer eigenen Kontrolle zu unterstellen.[112] Das Kind kann so nicht einmal seine Körperfunktion als von ihm selbst zu bestimmende erleben. Körper und Nicht-Körper, Innen und Außen, Denken und Tun können von ihm erlebnishaft nur schwer abgegrenzt werden.

Schwidder (1972) hat aufgrund eines ausführlichen Quellenstudiums die Bedingungen der Zwangscharakter und -neurose begünstigenden Familienatmosphäre zusammengefaßt.[113] Es bestehen zu harte, zu starre, zu sachbezogene oder auch zu willkürliche Einflüsse – manchmal mit doppelter Moral. Spontaneität, Eigenwille, lebhafte Motorik und Aggressivität müssen unterdrückt und mit Angst und Schuldgefühlen abgewehrt

112 Wenn man versucht, die Spezifität dieses Erziehungsstils einmal abzugrenzen: diese Mütter reagieren auf die Selbständigkeitsbestrebungen des Kindes nicht mit Angst und Panik (→ Borderline-Zustände), nicht (nur) mit Schuldgefühle-Machen (→ Depression), nicht mit Rückzug aus dem Kontakt (→ narzißtische und schizoide Störungen), sondern eben mit Liebesentzug, kontrollierender Strenge und Disziplinierung. Ich formuliere das mit dem Vorbehalt, daß es natürlich keine einfache 1:1-Beziehung zwischen Erziehungsstil und spezifischer Störung gibt, wie oft unterstellt wird.

113 Schwidder war schon früher (1954/55) zu ähnlichen Ergebnissen gekommen. Sein Schema der Genese der Zwangsstruktur aus dieser Arbeit ist in seiner Klarheit noch heute von Interesse, bedürfte inhaltlich allerdings einiger Ergänzungen.

werden. Der äußere Zwang wird so zu einem inneren. Statt eines Autonomiegefühls entstehen im Kind Scham und Zweifel (Erikson 1950). Der Umgang der sozialen Umwelt mit den ersten Aktivitäten des Kindes ist entscheidend. »Duldung, Bejahung und realitätsorientierte Lenkung des Kindes in seinen zunächst ungesteuerten, lustvollen, spontanen motorischen Vollzügen durch die Erzieher werden sich später auch im Über-Ich wiederfinden und Versuche des Ichs, probierend und spontan zu handeln, positiv beurteilen. Beim Zwangsneurotiker fehlt eine ausreichend positive Beurteilung des ausprobierenden Handelns« (Quint 1974, S. 79). *Denken und Handeln, Planen und Tun bleiben für den Zwangsneurotiker dasselbe, sind für den Zwangscharakter noch unzureichend getrennt.* Die einschränkende Erziehung hindert das Ich, sich diese Unterschiede zu eigen zu machen. Hierin sieht Quint die zentrale Ich-Funktionsstörung, die die besondere Beziehung zwischen Ich und Über-Ich beim Zwangsneurotiker bedingt: Für das Ich wird es infolge der »Unfähigkeit zur freien, eigenwilligen Handlungsführung« höchst gefährlich, Triebansprüche, insbesondere die aus dem anal-sadistischen Bereich, zuzulassen oder gar in Handlungen umzusetzen. Diese Unfähigkeit des Ichs macht das Handeln aber auch zu einem höchst unzuverlässigen »Prüfinstrument« für das Über-Ich. Dessen Auftrag an das Ich, kontrollierende Handlungen durchzuführen, kann damit nicht erfolgreich ausgeführt werden, weil dieses letztlich nicht zwischen Denken und Tun unterscheiden kann. Eine verstärkte und verschärfte Überwachung des Ichs durch das Über-Ich ist die Folge, bis es zum Symptomdurchbruch kommt. Auch im Symptom kommt es zu keinem Stillstand, weil kein Zwangsgedanke und keine Zwangshandlung das Ich letztlich davon überzeugen kann, daß die infantilen aggressiven Impulse nicht doch die ihnen zugeschriebene magische Allmacht besitzen. Die Zwangsneurose wird damit zu der progressiven Neurose par excellence. Diesen Zirkel in der Zwangsneurose hat Quint (1970, 1974) überzeugend und anschaulich dargestellt. Quints Ausarbeitung basiert deutlich auf Schultz-Hencke, der den Aspekt der motorisch-aggressiven Hemmung besonders betont hatte: »Eine lebhafte Bereitschaft zum Handeln, und zwar am rechten Ort, zur rechten Zeit, in rechter Weise dagegen kommt nicht zustande. Das Handgemenge, die manuelle Aggression wird ausgesprochen vermieden« (1951, S. 108).

Die beiden Strukturcharakteristika des Zwangscharakters – das strenge, hypermoralische Über-Ich und das in entscheidenden Bereichen der Autonomie eher schwache Ich – sind damit von der Psychoanalyse genauso deutlich erfaßt, wie die diese Struktur erzeugenden Bedingungen – eine Kombination von emotionaler Zuwendung und Liebesentzug einerseits und ein rigides, hartes, einengendes Erziehungsschema andererseits.

3.2.5.2.4. Abgrenzung von Zwangscharakter und Zwangsneurose

Wenn der Analcharakter – zumindest im engeren Sinne – dynamisch vom Zwangscharakter abgrenzbar ist, wie ich zu zeigen versuchte, dann wäre auch nach der dynamischen Abgrenzbarkeit von Zwangscharakter und Zwangsneurose zu fragen. Der übergeordnete dynamische Unterschied zwischen Charakter und Neurose ist: Beim Charakter sind die Phänomene ichsynton, werden als zum Selbst gehörig empfunden und – cum grano salis – als nicht störend erlebt. Bei der Neurose sind die Phänomene ichdyston, sie werden als ichfremd, nicht gewollt, störend, eben als nicht zum Selbst gehörend erlebt. Insofern ist aus psychoanalytischer Sicht denkbar, daß das phänomenal gleiche Geschehen beim einen Individuum als Zwangscharakter, beim anderen als Zwangsneurose bezeichnet würde. Die ausschließliche Verwendung dieses ich-psychologischen Konzeptes zur Differenzierung von Charakter und Neurose erscheint mir unzureichend (siehe Kap. 2.3.2.). Ich stufe Menschen, die deutliche Zwangssymptome zeigen, diese aber nicht als störend, also ichsynton erleben, dennoch als Zwangsneurotiker ein. Zum Charakterbegriff gehört meines Erachtens auch eine gewisse phänomenale Abwesenheit nennenswerter Symptome und betrachtet man den Charakter als Abwehr der Symptome, dann ist die Neurose durch das Mißlingen dieser Abwehr, durch das Auftreten von Symptomen definiert. Wahrscheinlich ist diese Abgrenzung bei keinem klinischen Bild so schwierig wie beim Zwangssyndrom. Die Psychoanalyse hat immer die hohe Fähigkeit des Zwangsneurotikers zur Rationalisierung betont. Rationalisierung meint die sekundäre, verstandesmäßige Begründung von Verhaltensweisen, die primär auf andere, triebhafte Motive zurückgehen. Der Zwangsneurotiker kann einen Teil seiner Symptome – im dynamischen Sinne – charakterlich integrieren, indem er sehr einleuchtende Rationalisierungen dafür gibt, warum er dieses oder jenes Verhalten zeigt. Oft wird der Symptomcharakter solchen Verhaltens erst dadurch deutlich, daß der Kranke es unter keiner Bedingung aufgeben *kann* – er hingegen erlebt, daß er es nicht aufgeben *will*. Der Umschlag in die Zwangsneurose erfolgt häufig, wenn sich die Beziehungspersonen der Fortsetzung des neurotischen Arrangements verweigern. (Speziell für den Übergang in die Zwangsneurose wies Hadley 1938 auf diese auslösenden Bedingungen hin.)

Neben diesen generellen Unterschieden sind spezielle, die hauptsächlich für den Unterschied zwischen Zwangscharakter und Zwangsneurose gelten, kaum ausgearbeitet und in der Literatur sehr verstreut. Es fanden sich lediglich bei Ausführungen über Verwendung der Abwehrmechanismen Hinweise auf eine solche Diskrimination. Freud (1913i) erörtert zwar in »Die Disposition zur Zwangsneurose« die Rolle der unterschiedlichen Verwendung von *Verdrängung und Regression* bei Charakter und Neurose, macht damit aber keine spezielle Aussage für das Verhältnis von Zwangscharakter und Zwangsneurose. Auf die Rolle der *Sublimierung* ist Lewin (1930) eingegangen. Er meint, daß der Zwangscharakter besser Triebregungen sublimiere als die Zwangsneurose. Das liegt so sehr auf der Hand, daß man es auch nicht als spezifisch ansehen mag. Man kann ja meist davon ausgehen, daß die Charakterstruktur die besseren Abwehrergebnisse, also mehr Sublimierungen, als die entsprechende Neuroseform zeigt. Eissler (1959) hat – von Kasuistiken ausgehend – für die *Isolierung* einen grundlegenden Unterschied in der Funktion dieses Abwehrmechanismus bei den beiden Zustandsbildern angenommen. Dem phänomenalen Befund der weitgehend erreichten Emotionslosigkeit des Zwangscharakters stellt er die Beobachtung gegenüber, daß der Zwangsneurotiker ständig mit seinen aufkommenden Emotionen zu kämpfen hat. Daher hält Eissler die Isolierung vom Affekt beim Zwangscharakter für ein a priori ablaufendes Geschehen, das sich von der Verdrängung des Affekts, wie sie beim Zwangsneurotiker abläuft, mißlingt und deswegen zu immer neuer Symptombildung führt, abgrenzen läßt. Metapsychologisch ausgedrückt: Bei der Zwangsneurose wird die belastende Emotion verdrängt – beim Zwangscharakter ohne Verdrängung automatisch in die Gegenbesetzung verwandelt (Eissler 1959, S. 41 f.). Diese Beschreibung könnte insbesondere der Frage gerecht werden, wieso es zu der relativ stabilen Fassade des Zwangscharakters kommt, ohne daß ein labilisierender Emotionsstau entsteht. Eisslers Bearbeitung ist die einzige mir bekannte Ausführung über die unterschiedliche Verwendung eines Abwehrmechanismus bei Zwangscharakter und Zwangsneurose. Sonst hat die Betonung der Übereinstimmung der Abwehrmechanismen wohl verhindert, daß solche spezifischen Unterschiede bearbeitet wurden. (Dies wird speziell für den Zwangscharakter und die Zwangsneurose bei Wilhelm Reich 1933 sehr deutlich.)

Eine wenig bearbeitete und in der Psychoanalyse weitgehend übersehene Frage ist die *Beziehung des Zwangscharakters zur Depression.* Abraham kommt hier eine Pionierfunktion zu. Er schreibt: »Nach meinen bisherigen Erfahrungen wenigstens ist eine bestimmte Sonderung des Charakters der Melancholiker vom sogenannten ›Zwangscharakter‹ nicht durchführbar« (1924b, S. 118). Alle Charakteristika des zwanghaften Menschen fänden sich auch im Charakter der Depression wieder. Es war eigentlich erst der Psychiater Tellenbach (1961), der – ohne Kenntnis von Abraham – 40 Jahre später an depressiven Psychosen zum gleichen Ergebnis kam. Er nannte diese gewissenhafte, ordnungsliebende, ethisch orientierte Grundpersönlichkeit »Typus melancholicus«. Von Zerssen u. Mitarb. (1969) bestätigten diese Befunde (und geben weitere Literatur zu dieser Fragestellung an). Mir scheint diese letztlich gar nicht so überraschende Übereinstimmung etwas mit der Struktur des Über-Ichs zu tun zu haben. Zwangsneurose und Depression sind die Krankheitsbilder, bei denen wir traditionell ein »strenges« Über-Ich annehmen. Der Unterschied liegt darin, wie das Ich mit diesen Über-Ich-Inhalten umgeht.

3.2.5.3. Zusammenfassung: der Zwangscharakter

1. Es muß unterschieden werden zwischen dem Analcharakter als dynamischem Konzept und als syndromatischer Deskription.
2. Freuds originale Formulierung des Analcharakters in seiner Trias aus Ordnungsliebe, Sparsamkeit und Eigensinn ist, was ihren deskriptiven Teil angeht, ein psychologisches Syndrom, das aufgrund faktorenanalytischer Studien vom Zwangscharakter abzugrenzen ist. Der Zwangscharakter wäre danach eine der Pathologie näherstehende Charakterbildung (»Charakterneurose«) mit ausgeprägter Neigung zu Zweifel, Skrupel, Ängstlichkeit und leichteren Zwangserscheinungen.
3. Die erweiternde Bearbeitung des Analcharakters durch Jones, Abraham, Fenichel und anderen ist in ihrem deskriptiven Teil weitgehend identisch mit Zwangscharakter (teilweise auch im Sprachgebrauch der Autoren selbst).
4. Dynamisch lassen sich Analcharakter im engeren Sinne und Zwangscharakter nicht gleich deutlich abgrenzen. Es wird versucht zu zeigen,

daß Ingrams deskriptives Unterscheidungsmerkmal Erfolg (Analcharakter) versus Mißerfolg (Zwangscharakter) in der Anpassung sich in einem gewissen Ausmaß mit den Folgen der Sublimierung (Analcharakter) und Reaktionsbildung (Zwangscharakter) deckt.

5. Der genetische Aspekt des Zwangscharakters wird über die Konflikte der analen Phase, insbesondere die anal-sadistischen Impulse definiert.

6. Die entscheidenden Abwehrmechanismen sind Isolierung, Reaktionsbildung, Ungeschehenmachen und Intellektualisierung. Der »neurotische Stil« (Shapiro) des Zwangscharakters umfaßt eine Detailfokussierung im Aufmerksamkeitsprozeß, ein Aktivitätsmuster, das eng mit dem Erlebnis des Getriebenwerdens zusammenhängt und einen Realitätsverlust, der auf dem speziellen Aufmerksamkeitsprozeß basiert.

7. Der Strukturkonflikt ist durch das Bestehen eines hypermoralischen Über-Ichs und eines in den Bereichen der Autonomie eher schwachen Ichs gekennzeichnet. Um mit den Forderungen des Über-Ichs umgehen zu können, setzt das Ich in reichem Maße magische Mechanismen ein. Die charakteristisch fehlende Handlungskontrolle des Ichs wird dadurch noch verstärkt. Das Streben nach emotionaler Autonomie ist ein zentrales Bedürfnis des Zwangscharakters. Die Bedingungen, die zu dieser speziellen Struktur führen, sind eine Kombination von emotionaler Zuwendung und Liebesentzug einerseits und ein rigides, hartes, einengendes Erziehungsschema andererseits.

8. Zwischen Zwangscharakter und Zwangsneurose besteht eine enge Beziehung. Besondere Unterschiedenheiten in den geschilderten drei Dimensionen (Punkt 5-8) sind nur vereinzelt bearbeitet.

3.2.6. Der hysterische Charakter
Spezieller Teil

3.2.6.1. Phänomenales Bild

Es besteht eine gewisse Einigkeit unter allen zeitgenössischen Untersuchern, daß die Vorstellungen darüber, was eine zwanghafte Persönlichkeit ist, sehr viel umrissener sind als die vom Bild der hysterischen Persönlichkeit. Die alten und neuen Vorschläge, den Hysteriebegriff als solchen fallenzulassen (z. B. E. Slater 1965, Slater u. Glithero 1965, Schwidder 1972, Harlfinger 1974), beziehen sich meist auf den Aspekt der nosologischen Uneinheitlichkeit; teilweise sind sie auch Versuche der Abschaffung eines den Patienten diskriminierenden Begriffes.[114] Sinnvoller als diese Vorschläge erscheinen die Ansätze zur Klärung, was eigentlich – in erster Linie phänomenal – als hysterischer Charakter oder hysterische Persönlichkeit bezeichnet wurde und wird. Das ist das Anliegen der Untersuchungen von Chodoff und Lyons (1958), Lindberg und Lindegart (1963), Lazare und Klerman (1968), Alarcon (1973). Dabei zeigte sich, daß es bei aller Unterschiedlichkeit eine erstaunliche Übereinstimmung in der Literatur über die Hauptzüge des hysterischen Charakters gibt und daß sich dieses Bild auch mit dem deckt, was die Psychoanalytiker als phänomenale Basis ihres Verständnisses des hysterischen Charakters ansehen (Reich 1933, Fenichel 1945, Easser u. Lesser 1965). Fast alle diese Autoren kommen auf ± sieben charakteristische Eigenschaftsgruppen der hysterischen Persönlichkeit, die betreffend Übereinstimmung besteht. Bei Lazare und Klerman heißen diese: »demanding dependence«, »egocentricity«, »exhibitionism«, »fear of sexuality«, »lability of affect«, »sexual provocativeness«, »suggestibility«. Alarcon nennt: »histrionic behaviour«, »emotional lability«, »dependency«, »excitability«, »egocentrism«, »seductiveness«, »suggestibility«. Die Unterschiede hier und zu den anderen Autoren scheinen vorwiegend durch die Festlegung der Oberkategorie bedingt, denen die anderen Beschreibungen dann zugeordnet werden. Da wir offenbar ganz gut wissen, wie ein zwanghafter Mensch beschaffen ist, aber so schwer beschreiben können, wie ein hysterischer Charakter aussieht, möchte ich noch die Zusammenfassung von Chodoff und Lyons zitieren, die in fast alle späteren Untersuchungen einging: »Der Terminus hysterische Persönlichkeit kann auf Personen angewandt werden, die eitel und egozentrisch sind, die eine labile und reizbare, aber oberflächliche Affektivität zeigen, deren dramatisches, aufmerksamkeitsheischendes und theatralisches Verhalten bis zu den Extremen des Lügens oder der Pseudologie gehen kann, die von sexuellen Dingen sehr eingenommen sind, sich

114 Auf den zweiten Einwand hat Hahn (1974) überzeugend geantwortet, daß aus der Vorurteilsforschung bekannt ist, wie jegliches Etikett zur Diskriminierung verwandt werden kann, wenn es dynamisch eigentlich um die Abgrenzung von »wir Gesunden« und »ihr Kranke« geht. Dahinter stehen Ängste, die durch bloße Umbenennung kaum zu beseitigen sind. Darüberhinaus ist die Forderung nach Abschaffung eines so verbreiteten Begriffes wie »Hysterie« als Substantiv oder Adjektiv unrealistisch, zumal er auch in die ICD aufgenommen ist. – Die Am. Psychiat. Ass. hat für die Neuauflage des Diagnostic and Statistical Manual (DSM III) den Ersatz der hysterischen Persönlichkeit durch »histrionic personality« (etwa: theatralische Persönlichkeit) vorgeschlagen. Mir erscheint diese Entwicklung eher wie eine Bestätigung eines Vorurteils als wie der Abbau eines solchen.

sexuell provokativ verhalten, jedoch selbst frigide sind und die in den zwischenmenschlichen Beziehungen abhängig und fordernd sind« (1958, S. 736).

Die Psychoanalyse überschreitet dieses phänomenale Charakterbild an mehreren Punkten. Kuiper (1966) erörtert die Schwierigkeiten, die sich aus solchen Überschreitungen ergeben, faßt dann aber selbst eine größere Zahl von Erscheinungsbildern unter dem Oberbegriff der Hysterie zusammen. Läßt man alle Konversionserscheinungen, die per definitionem Neurosen sind, und alle von Kuiper aus bestimmten Gründen hier miterörterten Bilder (z. B. den Masochismus und die Homosexualität) fort, dann bleiben an charakterlichen Erscheinungen:

a) der klassische hysterische Charakter. Dieser entspricht weitgehend dem eingangs erörterten Bild und ist für Kuiper durch die Trias »Egozentrik, Infantilität und Unechtheit« (stammt wahrscheinlich von Carp) gekennzeichnet;

b) der gehemmte Typ, eine Art phänomenalen Gegenstücks des klassischen hysterischen Charakters, am ehesten mit dem passiv-femininen Charakter Reichs (1933) übereinstimmend;[115]

c) der Wunscherfüllungstyp;

d) der Rachetyp (diese beiden von Abraham 1921 beschriebenen Typen sind auf Frauen beschränkt);

e) der phallisch-narzißtische Charakter (Reich 1933) mit seiner Variante des »Leistungs-Don-Juans« (Fenichel 1945; diese beiden Typen werden mehr auf Männer angewandt).

Von wenig verbreiteten Beschreibungen einmal abgesehen, sind dies die Typen, die in der Psychoanalyse als hysterische Charaktere (im weiteren Sinne) bezeichnet werden.

3.2.6.2. Genetische Bestimmung

Die Zusammenfassung der verschiedenen Erscheinungsformen dieses Charakterbildes erfolgt über die genetische Betrachtung. Phänomenale Verschiedenheit wird durch den gleichen Ausgangskonflikt einheitlich bestimmt. Als Ausgangskonflikt bezeichne ich hier den spezifischen

115 Die Charakterformationen b) – e) sind im Rahmen der genetischen Typologie, der sie entstammen, behandelt (3.1.1.4.2.). Ich habe sie im folgenden nur noch ausgeführt, soweit eine Umformulierung in Begriffen des psychoanalytischen Hysterieverständnisses sinnvoll und nötig erschien. Die Überschneidungen der einzelnen Konzepte werden hier besonders deutlich.

pathogenen Konflikt, dessen Folgen triebtheoretisch als Fixierung auf einem bestimmten Stadium der psychosexuellen Entwicklung definiert werden. Für die Hysterie qua Neurose und den hysterischen Charakter wurde immer übereinstimmend der ungelöste Ödipuskomplex als pathogener Zentralkonflikt definiert, das heißt die spezifischen konflikthaften Bindungen zum gleich- und zum gegengeschlechtlichen Elternteil finden keine persönlichkeitsgerechte »Lösung«, sondern fallen der Verdrängung anheim. 1916/17 (S. 355) hat Freud diesen Sachverhalt kurz und prägnant formuliert. In seiner vorsichtigen Art hat er eine Erweiterung dieser Position bereits für möglich gehalten.[116]

Die ersten psychoanalytischen Beschreibungen des hysterischen Charakters von Wittels (1930a, 1931) und Reich (1933) definieren diesen dann auch weitgehend genetisch. »Der hysterische Charakter ist spezifisch gekennzeichnet durch eine Fixierung an der genitalen Stufe der kindlichen Entwicklung, die durch die inzestuöse Bindung bestimmt wird« (Reich 1933, S. 215). In Reichs Beschreibung des hysterischen Charakters – auch sie deckt sich phänomenal weitgehend mit der eingangs gegebenen Darstellung – nimmt die Instabilität aller Funktionen eine bevorzugte Rolle ein. Nicht einmal die charakterliche »Panzerung«, auf die Reich so viel Wert legt, ist gelungen. Die Sexualität steht im Dienste der Abwehr, die orgastische Befriedigung erscheint versperrt. Bereits in dieser klassischen Darstellung gibt es mehrfache Hinweise, daß die Betrachtung des hysterischen Charakters als reine Folge des unbewältigten Ödipuskomplexes unzureichend ist. Reich betont bereits die große Neigung des Hysterikers zur oralen Regression, was hier depressiven Verstimmungen entspricht. Das ubiquitäre »Genitalisieren«[117] aller Phänomene, wie es den hysterischen Charakter auszeichnet, verdeckt die prägenitalen Strebungen. Fenichel (1945) folgt im wesentlichen Reichs Darstellung. Auch er sieht die ödipalen Konflikte als für den hysterischen Charakter richtunggebend. Bereits Wittels (1930, 1931) hatte in der ersten psychoanalytischen Bearbeitung des hysterischen Charakters überhaupt, diesen als wesentlich durch prägenitale Fixierungen verursacht angesehen. Daneben betonte er Ödipuskomplex

116 Ich vernachlässige hier, daß bestimmte Schulen der Psychoanalyse, insbesondere die auf Schultz-Hencke basierende, generell die Rolle der Sexualität für die Genese der Neurosen eingeschränkt haben. Schwidder (1958) faßt für die hysterische Charakterstruktur zusammen: » . . . glauben wir also eine viel breitere Entwicklungsbehinderung zu sehen, die nicht eingleisig von der Sexualität herzuleiten ist« (S. 200).

117 Dieser Begriff wurde von Ferenczi (1919, 1924) zur Beschreibung von Abläufen bei der Konversionshysterie eingeführt.

und Kastrationskomplex. Die explizite Ausweitung des genetischen Konzeptes des hysterischen Charakters erfolgte jedoch erst durch J. Marmor (1953), die in der Literatur, explizit oder implizit, enthusiastisch oder mit Vorbehalten rasch aufgenommen wurde (Chodoff und Lyons 1958, Winter 1964, Easser und Lesser 1965, Zetzel 1968, Lazare 1971, Abse 1974, Lerner 1974). Marmor faßte den hysterischen Charakter als in erster Linie bestimmt durch eine gestörte orale und erst in zweiter Linie durch eine gestörte genitale Entwicklung auf.[118]

Klinisch, insbesondere unter therapeutischem Aspekt, war schon länger aufgefallen, daß die von der Theorie her so therapiegeeigneten hysterischen Patienten in der Praxis keineswegs immer gute Behandlungsergebnisse boten. Hinter dieser Erwartung stand die heute noch vertretene Annahme, daß eine Störung um so besser analysierbar sei, je »reifer« sie ist, je »später« ihre Genese liegt. Knapp u. Mitarb. (1960) stellten in ihrer Übersicht lakonisch fest, daß hysterische Patienten entweder sehr gute oder sehr schlechte Patienten seien. Auch später (Huxter u. Mitarb. 1975) wurde vor der Gleichsetzung von guter Therapierbarkeit und ödipaler Genese gewarnt.[119] E. Zetzel meint zwar, daß jene Hysteriker »gute« Patienten seien, deren eigentliches Problem die Konflikte der Triade (Ödipuskomplex) seien. Das sei aber keineswegs immer der Fall, vielmehr seien dyadische (Mutter-Kind-) Konflikte in der Genese häufig, die sich aber erst im Verlauf der – problematisch verlaufenden – Behandlung zeigten. Dabei betont Zetzel die Rolle der Ich-Funktionen, die diesen Entwicklungsabschnitten zugehören. Die Autorin trennt nur am Rande Charakter- und Symptomneurose. Ich meine aber, daß ihre Aussagen prinzipiell auch auf den hysterischen Charakter zutreffen. Diese Annahmen decken sich mit Marmors Beobachtung, daß *hysterische Symptome* oft die am leichtesten therapierbaren Störungen seien,

118 Analog erfolgte die Revision des genetischen Aspekts in der Hysterie qua Neurose, insbesondere die des Konversionskonzeptes (z. B. Rangell 1959, Thomä 1962, Green 1974), auf die jedoch hier nicht eingegangen werden soll. – Wenn man die in der klassischen Psychoanalyse diskutierte Breite der genetischen Störung betrachtet, dann wird deutlich, daß Schwidder (1958) mit seiner Kritik an der Enge der klassisch-psychoanalytischen Position (»eingleisig von der Sexualität hergeleitet«) Unrecht hat. Andererseits gestattet die neopsychoanalytische Differenzierung des Antriebserlebens wohl eine breitere Beschreibung der Genese von vornherein. In der Abwehr-Auffassung besteht nach Schwidder Übereinstimmung beider Positionen.

119 Modernere Untersuchungen zur Prognose der Analysierbarkeit stützen sich vorwiegend auf die Einschätzung von Ich-Funktionen und nicht mehr auf den angenommenen Zeitpunkt des pathogenetischen Konfliktes (z. B. Kantrowitz u. Mitarb. 1975, Bellak und Meyers 1975).

während die *hysterische Charakterstruktur* sich meist als auffallend therapieresistent erweise.

Fitzgerald (1948), Hallek (1967), Zetzel (1968), Hollender (1971), Abse (1974) beobachteten bei der Mehrzahl ihrer Fälle von hysterischem Charakter und Hysterie einen frühen Liebesentzug, sei es durch die Persönlichkeit der Mutter, sei es durch reale Verluste. Kuiper (1966), Abse (1974) und Brenman (1974) diskutierten die Möglichkeit starker (oft reaktiver) oraler Verwöhnung mit überprotektiver Einschränkung des Kindes. Diese Beobachtungen beantworten die lange Zeit offene Frage, wieso bei einer Störung, die genetisch auf die ödipale Phase zurückgeführt wird, phänomenologisch immer wieder »Ansprüchlichkeit und Abhängigkeit«, das sind Charakteristika der oralen Störung (klassisch z. B. in der Depression und in der Sucht), festgestellt werden können. Damit wird auch die Nähe zu Psychosen, die schweren hysterischen Störungen eignen kann, verständlicher (Hollender u. Hirsch 1964, Hirsch u. Hollender 1969, Martin 1971, Mentzos 1973, Pankow 1974, Abse 1974, Luisada u. Peele 1975). Zetzel weist auch auf eine zwanghafte Abwehr hin, die sich bei allen stabilen (im Gegensatz zu den in den Ich-Funktionen schwachen und damit schlechter therapierbaren) Patienten findet. Genetisch bedeutet dies eine Beteiligung auch analer Dynamik bei der Entstehung des hysterischen Syndroms, auf die sonst wenig hingewiesen wird. Eine zwanghafte Konfliktverarbeitung spricht in der Regel für stabilere Ich-Anteile.

J. Marmors Neuformulierung der Genese des hysterischen Charakters stellt im Kern eine Akzentverschiebung von der Rolle des Ödipuskomplexes auf die orale Entwicklung dar: »1. Orale Fixierungen sind von entscheidender Wichtigkeit für den hysterischen Charakter. 2. Diese oralen Fixierungen verleihen dem nachfolgenden Ödipuskomplex einen starken prägenitalen Einschlag« (1953, S. 670). Diese zweite Position, nämlich genitale (ödipale) Ängste (Kastrationsängste) als Ausdruck früherer Ängste vor Liebes- und Objektverlust zu sehen, geht auf Freuds Vorschlag zurück, den er speziell für die Hysterie machte (1926d, S. 172 ff.). Später hat Freud für den »erotischen Typ«, den er als den der Hysterie entsprechenden Persönlichkeitstyp definiert, die *Angst vor Liebesverlust* zum entscheidenden Charakteristikum erklärt: »Sie werden von der Angst vor Liebesverlust beherrscht und sind darum besonders abhängig von den anderen, die ihnen die Liebe versagen können« (1931a, S. 510). Auch die Abhängigkeit des hysterischen Charakters wird hier bereits angesprochen. Hollender formuliert den Zusammenhang so: »Entwicklungsmäßig entscheidend ist, daß kleine Mädchen, die einen hysterischen Charakter ausbilden, sich ihren Vätern zuwenden – aber nicht als Vätern, sondern als Ersatzmüttern. Da sie mit erotischer Anziehung schachern, werden aus ihnen Frauen, die die Sexualität als das oft entscheidende Mittel einsetzen, um von den Männern mütterliche Zuwendung zu erhalten« (1971, S. 22). Anstelle einer direkten Zuordnung von psychischer Störung und Entwicklungsphase, die er für obsolet hält, möchte Marmor die relative Bedeutung einzelner Phasen für die einzelnen phänomenalen Bilder definieren. Der hysterische Charakter wird für den Autor durch eine Prädominanz von oralen Fixierungen gekennzeichnet, die die bis dahin ausschließlich betonten genitalen Fixierungen bereits charakteristisch mitprägen.[120] Klinisch-empirische Untersuchungen von Lazare u. Klerman (1968), Lazare, Klerman u. Armor (1966, 1970) und van den Berg u. Helstone (1975) bestätigen diese Überschneidung von oralen und genitalen Zügen auf der Basis faktorenanalytischen Vorgehens.[121]

Eine mittlere Position in der Frage: orale und/oder ödipale Genese der Hysterie nehmen Edgcumbe u. Burgner (1975) ein. Die Autorinnen versuchen eine von der klassischen phallischen (=ödipalen, genitalen) unterschiedene, weil prägenitale, Phase einzuführen – die phallisch-narzißtische. Diese bestimmen sie über spezifische Triebimpulse und eine charakteristische Ausgestaltung der Objektbeziehungen. Ich gehe hier nicht näher auf diesen Ansatz ein, weil er für die Hysterie wenig ausgearbeitet ist. Aus der Sicht der Genese ist damit die hysterische Persönlichkeit wieder rein phallisch – mit einem genitalen (ödipalen) und prägenitalen (»phallisch-narzißtischen«) Anteil. Der orale Ansatz kann entbehrt werden. Dieser Ansatz erscheint mir problematisch aus einem Gesichtspunkt, auf den ich bei Erörterung der narzißtischen Thematik beim hysterischen Charakter zurückkomme.

120 Es sei darauf hingewiesen, daß Marmor quasi en passant einen wichtigen Beitrag zum psychoanalytischen Konzept der Pathogenese macht: »Die gegenwärtige Betrachtung, daß Neurosen zwangsläufig ein späteres Fixierungsstadium darstellen als Psychosen, sollte vielleicht zugunsten der Hypothese überprüft werden, daß ein oral, anal oder phallisch fixierter Mensch *entweder* neurotisch *oder* psychotisch sein kann, wobei der *qualitative* Übergang von der Neurose zur Psychose auf *quantitative* Schwankungen im Gleichgewicht von Ich-Stärke und Ich-Streß beruht« (1953, S. 668).

121 Slavney und McHugh (1974, 1975) arbeiteten ohne genetisches Konzept, beobachteten in ihren Faktorenanalysen aber ebenfalls die auffällige Überschneidung von depressiven und hysterischen Persönlichkeitszügen, während sich die hysterische Persönlichkeit von anderen psychiatrischen Diagnosen gut abgrenzen läßt.

Entscheidend für die Beachtung, die Marmors Revision erfuhr, war wohl, daß die ältere genetische Betrachtung, die die hysterischen Phänomene ausschließlich auf den Ödipuskomplex zurückführte, im Gegensatz zur klinischen Erfahrung mit den erheblichen Behandlungsschwierigkeiten bei diesen Patienten stand. Marmors genetische Revision muß als Anlaß zu einer Reihe von Vorschlägen angesehen werden, zwei distinkte Formen des hysterischen Charakters voneinander abzugrenzen. Højer-Pederson (1965) spricht von einer hysterischen und einer »hysteriformen« Persönlichkeit, Easser und Lesser (1965) von einer hysterischen und einer »hysteroiden« Persönlichkeit, Kernberg (1967) von einer hysterischen und einer »infantilen« Persönlichkeit und Zetzel (1968) von einer »true hysteric« und einer »so-called good hysteric«. Diese beiden klinischen Bilder werden von allen Autoren als genetisch (also in den relevanten Triebkonflikten), in den Objektbeziehungen, in der Ich-Struktur und in den Ich-Funktionen – allgemeine Funktionen und Abwehrmechanismen – deutlich unterschieden angesehen. Die hysterische Persönlichkeit (im engeren Sinne dieser Autoren) steht der Gesundheit nahe, zeigt keine oder nur leichte Verhaltensstörungen, ist sozial integriert und in den allgemeinen Ich-Funktionen weitgehend intakt. Das mit verschiedenen Namen bezeichnete alternative Bild zeigt Symptome und Verhaltensstörungen, neigt zu massiven Regressionen, ist sozial schlecht oder nicht integriert, und es ist generell durch eine größere Nähe zur Pathologie gekennzeichnet. Während die hysterische Persönlichkeit genetisch durch die Abwehr der ödipalen Wünsche gekennzeichnet ist, tritt bei der pathologischen Form »die Abwehr von Passivität und primitiver Oralität« (Easser und Lesser) in den Vordergrund. Mit anderen Worten: Die konstituierenden Konflikte der hysterischen Persönlichkeit entstammen der Triade (Ödipuskomplex), die der schwerer gestörten Form der Dyade (Mutter-Kind-Beziehung). Bei der hysterischen Persönlichkeit liegen die Konflikte *innerhalb* der Objektbeziehung, bei der »hysteroiden« Persönlichkeit ist die *Beziehung selbst* das Problem (Easser und Lesser). Kernberg sieht bei der »infantilen« Persönlichkeit das Mißlingen der Verdrängung gegeben, was in der psychoanalytischen Theorie ein entscheidendes Charakteristikum der Neurose ist. »Infantile Persönlichkeiten zeigen eine kindhafte ›Abhängigkeit‹ einer mehr oral-fordernden, aggressiven Art als sie in der hysterischen Persönlichkeit gesehen wird. Auf einer tieferen Ebene bieten Patienten mit einer infantilen Persönlichkeitsstruktur eine Unfähigkeit, sich auf andere zu verlassen, in ursächlichem Zusammenhang mit ernsthaften

Verzerrungen ihrer internalisierten Objektbeziehungen« (Kernberg 1967, S. 654). Obwohl alle genannten Autoren diese beiden Formen des hysterischen Charakters explizit als Extreme auf einem Kontinuum auffassen, handelt es sich bei diesem Ansatz letztlich um einen Versuch, schwerere, atypische und schlechter therapierbare Störungen aus dem Gesamtbild des hysterischen Charakters auszugliedern.

Lazare (1971)[122] hat kritisch darauf hingewiesen, daß diese Vorgehensweise eine Kalamität beinhaltet. Die Untergruppe, in der die hysterischen *Phänomene* am geringsten ausgeprägt sind, wird von der Psychoanalyse als die »eigentliche«, die »wahre«, die »gute« hysterische Persönlichkeit aufgefaßt. Diese Untergruppe kommt so gut wie gar nicht in klinisch-stationäre Behandlung. Die Untergruppe hingegen mit den den Psychiatern bekannten floriden, dramatischen hysterischen Erscheinungsbildern wird als »uneigentliche«, »atypische«, »sogenannte gute« hysterische Persönlichkeit verstanden. Mit anderen Worten: Die Patienten, die als am deutlichsten hysterisch erscheinen, sind es nicht eigentlich und jene, die am wenigsten so aussehen, sind die wahren hysterischen Persönlichkeiten. Wie zutreffend Lazares Kritik ist, läßt sich an einer Aussage von Easser und Lesser belegen: »Der hysterische Grundmechanismus zeigt sich auf diesem Kontinuum oft klarer und dramatischer bei den Hysteroiden (als bei den hysterischen Persönlichkeiten)« (1965, S. 400). Die Frage, warum dann überhaupt eine solche Abgren-

122 Einige Punkte erfordern eine Abgrenzung von Lazares Position, wenn ich ihm auch in seinen Schlußfolgerungen zustimme. So geht die Definition des Ödipuskomplexes als Zentralkomplex der Hysterie nicht auf Abraham und Reich, sondern auf Freud selbst zurück. Lazares Versuch, hier Freud auszunehmen und als quasi antiken Modernen den späteren Autoren zuzurechnen, geht einfach an den Tatsachen vorbei. Reich hatte hingegen ausdrücklich auf die prägenitale Beteiligung hingewiesen (»Soweit beim hysterischen Charakter prägenitale, orale, anale, urethrale Strebungen eine Rolle spielen, und das tun sie immer ...« – 1933, S. 215 – und: »die große Neigung der Hysteriker besonders zu oralen Regressionen«, S. 216), während Freud immer wieder explizit genitale Anteile betonte (z. B. 1916/17, S. 355) und nur implizit prägenitale (z. B. 1931a, S. 510). Abraham hatte zwar 1921 für jene Charakterbildungen (Rachetyp, Wunscherfüllungstyp) die wir heute der hysterischen Persönlichkeit zuordnen, ödipale Konflikte als ursächlich beschrieben, aber auch wiederholt (1924a, 1925) auf die Bedeutung der früheren Phase für die spätere Entwicklung hingewiesen. Das ist bei ihm mindestens ebenso deutlich wie bei Freud. Andererseits ist bei Wittels die prägenitale Genese insbesondere in seiner ausführlicheren, von Lazare nicht referierten Arbeit (1931) keineswegs so deutlich wie Lazare es haben möchte. Insofern stellt Lazares Zweiteilung in solche Autoren, die nur genitale und solche, die schon immer prägenitale Anteile bei der hysterischen Persönlichkeit betonten, eine unrichtige Vereinfachung dar.

zung vorgeschlagen wird, drängt sich auf. Sie soll kurz untersucht werden. In Eassers und Lessers sonst ausgezeichneter Studie fehlt z. B. jede Begründung für dieses Vorgehen.

Was spricht für und was spricht gegen eine Abgrenzung von zwei groben klinischen Typen des hysterischen Charakters – vereinfacht: einer benignen und einer malignen Form? Es scheinen mir jeweils zwei Argumente zu sein.

Gegen eine solche Abgrenzung spricht

(1.) die nomenklatorische Verwirrung, wie sie von Lazare dargestellt wird. Die von der Psychiatrie als hysterisch bezeichneten Bilder werden von der Psychoanalyse eher als uneigentliche, atypische usw. Hysterien bezeichnet. Nun haben nomenklatorische Probleme die Psychoanalyse nie besonders bekümmert.

(2.) Das gilt leider auch für den nosologischen Gesichtspunkt, der ebenfalls gegen eine solche Abgrenzung spricht: Die Psychoanalyse droht so die von der Gesundheit bis zur Pathologie reichende Einheit des hysterischen Syndroms zu verlieren, der z. B. die Psychiatrie schon lange verlustig ging.

Für eine solche Abgrenzung sprechen ein theoretischer und ein praktischer Grund.

(1.) Die klassische Ansicht von der Genese der Hysterie vorwiegend aus den Folgen des ungelösten Ödipuskomplexes kann beibehalten werden. Die von Anfang an beobachteten oralen Konflikte gehören »nicht eigentlich« zur Hysterie, sondern sind – in chemischer Terminologie – eine Art von Verunreinigungen. Für die »Einfachheit« der Theorie ist eine einheitliche genetische Betrachtungsweise ein nicht zu unterschätzender Vorteil. Und die Einführung oraler Faktoren in die genetischen Annahmen »kompliziert« die Theorie sichtlich. Die benignen Formen des hysterischen Charakters sind in diesem Sinne genuin hysterisch, die malignen sind es nicht und sollten auch nicht so bezeichnet werden, was wohl der implizite Grund für die abweichende Nomenklatur ist. Nammum (1974) formuliert das sehr deutlich: »Die eine Ansicht geht dahin, daß die Hysterie ein schwer regredierter Zustand ist, beziehungsweise in einen solchen Zustand dekompensieren kann. Die entscheidende Dynamik wird aus der Mutter-Kind-Beziehung und den frühesten Ängsten verstanden. Der andere Gesichtspunkt meint, wenn die Hysterie in einen solchen regredierten Zustand dekompensiere, sei es von Anfang an keine Hysterie gewesen« (1974, S. 466).

(2.) Es besteht eine klinische Notwendigkeit, gut und schlecht therapierbare Formen, die sich phänomenologisch ähnlich sind, aus Gründen der Behandlungsindikation und Prognose zu trennen.

Zu diesen Vor- und Nachteilen möchte ich einige Bemerkungen machen. Um mit dem letzten Punkt anzufangen: Die Unterscheidung einer (prognostisch und therapeutisch) benigneren und einer maligneren Form des hysterischen Charakters ist klinisch höchstwahrscheinlich valide. Unsere eigenen Erfahrungen decken sich ganz mit den in der Literatur angegebenen Kriterien zur Abgrenzung dieser beiden Formen.[123] Während für die hysterische Persönlichkeit die therapeutische Psychoanalyse gut indiziert ist – wenn auch sehr charakteristische technische Schwierigkeiten auftreten und die Therapie wie bei allen Charakterstörungen eher länger als die von Symptomneurosen dauert –, so sind die regrediert-infantilen Formen des hysterischen Charakters aufgrund ihrer Störungen in den sozialen Beziehungen in der Regel nicht in der Lage, ein ambulantes analytisch-therapeutisches Arrangement einzuhalten. Dagegen ist entsprechend konzipierte stationäre Psychotherapie möglich und im Idealfalle eine Vorbereitung für eine ambulante Therapie. Doch liegt in dieser klinischen Unterscheidbarkeit noch keine Notwendigkeit begründet, nomenklatorisch oder gar nosologisch eine zweite Gruppe einzurichten. Lazare (1971) macht den Vorschlag, in beiden Fällen von »hysterischer Persönlichkeit« zu sprechen und durch entsprechende Adjektive die Untergruppe abzugrenzen – also von benignen oder malignen, von reifen oder infantil-regredierten Formen zu sprechen. Dies erscheint mir als ausgesprochen sinnvoller Vorschlag, weil er versucht, auch phänomenologische Übereinstimmungen zu berücksichtigen.[124] Hier ist eine Überlegung zur Frage der *nosologischen Einheitlichkeit* erforderlich.

Die Plädoyers für eine einheitliche Betrachtung des hysterischen Bildes

123 Ich möchte in diesem Zusammenhang den früheren und jetzigen Mitarbeitern der psychotherapeutischen Bettenstation danken, die von der Abteilung für Psychotherapie und Psychosomatische Medizin der Universität Freiburg seit fünf Jahren geführt wird. Insbesondere den Drs. Arfsten und Rosin verdanke ich erhebliche Hilfen zum Verständnis der hier erwähnten Patienten (s. auch Arfsten u. a. 1975, 1978). Wir haben nie Mühe gehabt, diese Patienten aufgrund ihres massiven Agierens, ihrer Ich-Schwäche, ihres unreifen und schwer gestörten Typs der Objektbeziehungen und insbesondere aufgrund ihrer fordernden Abhängigkeit in den Übertragungsbeziehungen von der benignen Form des hysterischen Charakters abzugrenzen, die uns aus ambulanten Therapien bekannt ist.

124 Wir folgen in Freiburg Kernbergs (1967) Vorschlag, diese schwer gestörte Gruppe dem Borderline-Syndrom zuzuordnen erst, wenn die Störung ein klinisch sehr fortgeschrittenes Ausmaß erreicht hat. Wir sind in vielen Details mit Kernbergs Verständnis der Borderline-Struktur einverstanden, versuchen aber, die Diagnose restriktiv zu stellen.

erfolgen auf zwei verschiedenen Ebenen. Wenn Lazare für eine einheitliche Sicht der hysterischen Persönlichkeit votiert, dann spricht er vom klinischen Bild und wendet sich gegen die Abgrenzung genetisch differenter, aber phänomenologisch ähnlicher Unterformen. Wenn Namnum für die Erhaltung der von Freud postulierten Einheitlichkeit des Hysteriebildes plädiert, dann spricht er vom genetischen Aspekt und votiert für die Ausgliederung genetisch differenter, wenn auch phänomenologisch ähnlicher Bilder. Freud hatte die Phobien als »Angst-Hysterie« aufgrund genetischer Kriterien, obschon phänomenal von der Konversionshysterie verschieden, dieser angegliedert. Die Wahrung dynamisch-genetischer Einheitlichkeit ist immer das genuine Anliegen der Psychoanalyse und ihre Stärke gewesen. Dabei gehört die weitgehende Nichtbeachtung phänomenaler Kriterien wohl zu den ausgesprochenen Schwächen der Psychoanalyse.

Es ist, wie schon gesagt, ein gutes Motiv, eine aus genetischer Sicht einheitliche Gruppe geschlossen zu belassen. Im Falle des hysterischen Charakters – und allgemein der Hysterie – meint man bei den engagierten Vertretern dieser Position aber auch ängstliche Orthodoxie zu verspüren, denn andererseits ist eine triftige Argumentation notwendig, um eine ganze Gruppe phänomenal und dynamisch hysterischer Charakterbilder als nicht dem hysterischen Gesamtbilde zugehörig zu betrachten.[125] An dieser triftigen Argumentation mangelt es. Was man antrifft ist die *Setzung*, daß als Hysterie nur die konflikthaften Folgen des Ödipuskomplexes zu bezeichnen sind. Das gilt z. B. für Beres' Feststellung: »Die klinische Erfahrung unterstützt Freuds Behauptung, daß die Hysterie ödipalen Ursprungs ist« (1974, S. 460). Das ist schlicht naiv und besagt nur, daß Beres diejenigen Fälle als Hysterien auffaßte, wo er eine entsprechende ödipale Dynamik vorfand. Die auch von ihm nicht zu übersehenden oralen Faktoren müssen konsequent im darauffolgenden Satz als orale Regression und Mißlingen der Verdrängung erklärt werden – also gehören sie »nicht eigentlich dazu«. Mit solcher Argumentation ist die Psychoanalyse leider reichlich versehen. De Boor (1966) versucht eine genetische Einbeziehung auch der maligneren Formen zu erreichen, indem er darauf hinweist, daß sich bei längerer Therapie auch bei ihnen der ödipale Konflikt zeige. Das trifft wahrscheinlich meist zu. Zu ergänzen wäre aber: wie nach Freud bei jeder Neurose. Und die oralen Phä-

125 Fenichel ist ein Beispiel solcher Orthodoxie. Er vermag sehr einleuchtend prägenitale Phänomene bei der Hysterie als verstellten Ausdruck genitaler Konflikte darzustellen, die umgekehrte Sicht verschließt sich ihm dagegen (1945, S. 231 ff.).

nomene »gehören nicht zum reinen Typ des hysterischen Charakters« (S. 597) – was zu beweisen war. Diese Position versucht die Errungenschaft Freuds zu bewahren, die Hysterie von einem spezifischen Konflikt mit spezifischen unbewußten Phantasien, unabhängig von der jeweiligen Manifestation her zu erklären (z. B. Fenichel 1945, Namnum 1974). Mentzos (1971) hat herausgearbeitet, daß die Konfusion im wesentlichen darauf zurückgeht, daß die einen als »hysterisch« die neurotische Konfliktlösung des ödipalen Konflikts bezeichnen, während die anderen den besonderen Modus der neurotischen Konfliktlösung verschiedener Arten von Konflikten so benennen. Mentzos plädiert dafür, nur den Mechanismus der Lösungsversuche als hysterisch, den Konflikt dagegen als ödipal zu bezeichnen.

Nun kann sich kaum ein Autor der Feststellung entziehen, daß die in Frage stehenden infantil-regredierten Formen in reichlichem, oft noch eindeutigerem Maß als die benignen Formen sich – jetzt dynamisch definiert – hysterischer Mechanismen bedienen (Easser und Lesser 1965, de Boor 1966, Brenman 1974). Das entscheidende nosologische Problem des restriktiven Hysterie-Verständnisses sehe ich darin, daß diese Formen dann vernachlässigt, als »atypisch« oder »nur scheinbar hysterisch« interpretiert werden müssen. Das veranlaßt mich, letztlich einer Erweiterung des genetischen Grundkonzeptes zuzustimmen und insbesondere die orale Genese der hysterischen Persönlichkeit stärker zu betonen. Diese Annahme scheint der Gesamtheit des Bildes der hysterischen Persönlichkeit gerechter zu werden und sie ist die logisch naheliegendste und erklärerisch »sparsamste«.[126] Als »hysterisch« wird bei diesem Verständnis *nur der neurotische Modus der Konfliktbewältigung* und *nicht ein spezifischer Grundkonflikt* bezeichnet.

Auf dem Symposium über »Hysteria today« am 28. Int. Psa. Kongreß in Paris (Berichterstatter: J. Laplanche 1974) hat sich im Zusammenhang der Diskussion dieser Fragen eine ungute Interpretation eingeschlichen. Es wurde dort die Auffassung der Hysterie als neurotischer *Konflikt* (ödipale Genese) der Auffassung der Hysterie als *Abwehr* früherer Ängste (orale Genese) gegenübergestellt. Unberücksichtigt blieben dabei

126 Es ist wissenschaftslogisch um vieles aufwendiger, die bei allen schweren hysterischen Charakterneurosen regelmäßig vorhandenen oralen Faktoren als »nicht eigentlich dazugehörig« aufzufassen, als sie für den hysterischen Charakter spezifisch anzusehen. Das beinhaltet die Erweiterung der genetischen Annahmen um die orale Komponente. Meine eigenen Erfahrungen lassen mich auch bei der sogenannten benignen Form neben der ödipalen Genese die orale als mitentscheidenden Faktor auffassen. Zu dieser Annahme bringt mich die immer vorhandene narzißtische Problematik, worauf unten noch eingegangen wird.

solche grundlegende Überlegungen wie: Warum ist der, der einen ödipalen Konflikt als Hysterie reinszeniert, gezwungen das zu tun? Doch wohl als Abwehr phasenspezifischer Ängste. Ich verstehe deswegen die Hysterie als Folgezustand ödipaler Phantasien auch nicht weniger als Abwehr der entsprechenden Ängste, als die Hysterie mit überwiegender Reinszenierung oraler Probleme oder jede andere Neurose es ist. Damit folge ich hier Easser und Lesser, die formulieren: »Der hysterische Mechanismus ist ein umfassender (major) psychischer Abwehrmodus. In diesem Sinne wird er von allen Persönlichkeitsbildern verwandt – von den normalsten bis zu den pathologischsten« (1965, S. 398).

Die Frage, was abgewehrt wird, ist durch die Erweiterung um den oralen Aspekt allerdings noch nicht gelöst. Die Schule M. Kleins hat hier Gelegenheit, gleich mit der Gesamtheit ihrer mythologischen Ängste in die Bresche zu springen, obwohl sie sich insgesamt wenig für das Hysterie-Thema interessiert hat – vielleicht wegen der starken Betonung der Rolle des Ödipuskomplexes in der klassischen Psychoanalyse (siehe Laplanche 1974).[127] Die klassische Position beschränkt sich auf die Vorstellung einer Abwehr vor allem der inzestuösen Phantasien. Green (1974) meinte, daß sich die Ausprägung der Hysterie selbst von einer Abwehr sexueller Motive zu Freuds Zeiten heute zu einer Abwehr schwerer Depression mit massiver Absenkung des Selbstwertgefühls gewandelt habe. Ob die Hysterie sich objektiv gewandelt hat, oder ob wir sie nicht einfach anders zu interpretieren gelernt haben, scheint mir eine noch offene Frage. Eine vermittelnde Position in der genetischen Betrachtung nehmen Easser und Lesser (1965) ein: Man könne gleichermaßen mit der ausschließlichen Betonung der Rolle des Ödipuskomplexes wie auch der zu starken Betonung prägenitaler Faktoren fehlgehen. Und Green, nachdem er den ausschließlich oralen Aspekt kritisiert hatte, zeigt sich mit einer Formel kompromißbereit, die sich mit meinem eigenen Verständnis deckt: »Das Problem könnte in der Beziehung zwischen Sexualität, Liebe und der Reaktion auf Verlust liegen – bezogen auf die verschiedenen Ich-Strukturen« (1974, S. 464).[128]

Eng in Zusammenhang mit den erörterten genetischen Annahmen ste-

127 Ärgerlich ist, wie bei der Diskussion auf dem genannten Symposium die Annahme einer oralen Genese in der Hysterie mit der Annahme von M. Kleins spekulativen Vorstellungen über das 1. Lebensjahr beinahe gleichgesetzt wurde. Nur ein kritisches Votum (das von Martin) wurde hierzu referiert.

128 K. K. Lewin (1973) hat interessanterweise bei einer Neuinterpretation von Freuds (1905e) bekannter Analyse des Falles »Dora« die Beziehung der Hysterikerin zur Mutter der zum Vater an die Seite gestellt.

hen die Inhalte von unbewußten Symbolen und Phantasiebildungen. Die Symbolisierung hat ihre eigentliche Bedeutung für die Konversionshysterie, aber die Fähigkeit zum Dechiffrieren von Symbolen und die Neigung, sprachlich mit unbewußten Chiffren zu arbeiten, ist auch für den hysterischen Charakter bezeichnend. Klinisch fällt immer wieder die sprachliche oder nicht-sprachliche Mitteilung des Hysterikers auf, durch die er sein Problem für den geschulten Beobachter unmißverständlich formuliert, es infolge der Verdrängung aber selbst nicht versteht. Aus psychoanalytischem Verständnis arbeitet keine zweite Neurose in so weitgehendem Maße mit unbewußten symbolischen Chiffren wie die Hysterie es tut. Das gilt in ähnlicher Weise auch für die unbewußten Phantasien. Verdrängte Phantasien stellen zwar generell das pathogene Potential aller Neurosen und haben weitreichende Wirkungen für die entsprechenden Charakterstrukturen, aber eine besondere Spezifität erlangen sie beim hysterischen Charakter und der hysterischen Neurose. Green (1974) sieht in ihnen *die* Möglichkeit, jene frühen Ängste abzuwehren, die er als ätiologisch bedeutsam für die Hysterie ansieht. Das auffallende Persistieren von unbewußten Symbol- und Phantasiefunktionen zeichnet die hysterischen Phänomene des Erwachsenen gegenüber allen anderen Neurosen und Charakterstrukturen aus. *Während bei der Zwangsneurose eine bewußte Zwangsvorstellung* – ein ins Ich eingebrochener Impuls – *zur Basis der Symptombildung wird, gilt dies in der Hysterie für eine unbewußte Phantasie.* Inhaltlich sind am ausführlichsten die Phantasien von der genitalen Sexualität, vom Inzest und von der Kastrationsangst bearbeitet worden (vollständige Zusammenfassung der Literatur bis 1945 bei Fenichel).

Ich will noch einmal versuchen, diesen Punkt mit anderen Worten zu formulieren. Das Darstellen einer unbewußten Phantasie durch eine gleichfalls unbewußte Bedeutung von Sprache, Gestik, Ausdruck usw. ist insofern bei der Hysterie etwas Besonderes als eine »besondere« Verbindung von *Bewußtseins-Dissoziation* (Verdrängung/Verleugnung) und *Agieren* – hier im Sinne von Handeln aus unbewußter Motivation – besteht. Eine dissoziierte unbewußte Phantasie wird »traumhaft« agiert – etwa auf der Ebene des Körpererlebens im Konversionssymptom oder hysterischen Anfall, in phobischen Abläufen, in hypnoiden Zuständen usw. Die Hysterie ist die agierende Neurose par excellence. Dieses traumhafte Darstellen eines unbewußten Inhaltes hat bei der Hysterie nun einen *ausgeprägt kommunikativen Aspekt:* es dient direkt der Auseinandersetzung mit dem Betrachter, dem Zuschauer der hysterischen

Szene. Nach meinem Verständnis ist das in dieser Form nur bei der Hysterie und bei keiner anderen Neurose der Fall. Damit hat wesentlich zu tun das Erlebnis der »Dichte« der Übertragung, wie es der Kliniker wahrnimmt. Ich gehe darauf noch ein.[129]

Um die Schwierigkeiten der Klärung genetischer Zusammenhänge besser zu verstehen ist es gut, sich folgendes klar zu machen: In psychoanalytischen Aussagen tauchen Begriffe auf, die mindestens drei Ebenen entstammen:[130]

(a) der *deskriptiven*, phänomenalen Ebene; z. B. Egozentrizität, Hyperemotionalität, theatralisches Verhalten. Hier ist unter denen, die diese Begriffe operational definiert haben und sie einheitlich gebrauchen, relativ leicht Einigkeit herzustellen über das, was gemeint ist;

(b) einer intermediären, *klinisch-dynamischen* Ebene (die man als eine Art »psychodynamische Phänomenologie« bezeichnen könnte). Dies sind z. B. bestimmte Übertragungsangebote, Interaktionsmuster, Abwehrmodi, »hysterische Mechanismen« im oben verwandten Sinne. Auch hier ist unter denen, die mit solchen Phänomenen zu arbeiten gewohnt sind, eine noch ausreichende Übereinstimmung herzustellen. Zur erstgenannten Ebene können sich aber bereits mißverständliche Überschneidungen ergeben;

(c) einer *stark abstrahierten* (Freud: metapsychologischen) Ebene. Hier werden vor allem Aussagen über die Instanzen von Ich, Über-Ich und Es und über die Triebvorgänge gemacht.

Zur Illustration: Was man (a) phänomenal-deskriptiv als ein längeres Schweigen des Patienten in einem therapeutischen Prozeß bezeichnet, läßt sich (b) klinisch-dynamisch dem Konzept des *Widerstandes* zuordnen, während es (c) metapsychologisch als Vorgang der *Abwehr* aufgefaßt werden kann.

Um noch ein Beispiel aus dem Bereich des hysterischen Charakters zu nehmen: Bestimmte *Emotionen* können deskriptiv als theatralisch, aufgesetzt oder unecht beschrieben werden; auf klinisch-dynamischer

129 Bei diesen Ausarbeitungen waren mir die Vorschläge von H. Schultz, Frankfurt, und meiner Frau besonders hilfreich.

130 Rapaport sprach gewöhnlich von zwei spezifisch psychoanalytischen Betrachtungsebenen: einer »klinischen« und einer »metapsychologischen«. G. S. Klein (1976) hat in Ausweitung dieses Verständnisses herausgearbeitet, daß es zwei weitgehend voneinander unabhängige psychoanalytische Theorien gäbe: eine psychologische und eine (dem Anspruch nach) eigentlich neurophysiologische. 1959 hatten Rapaport und Gill vier Betrachtungsweisen unterschieden: 1. empirische Aussagen, 2. spezifische psychoanalytische Aussagen, 3. allgemeine psychoanalytische Aussagen und 4. metapsychologische Aussagen (1959, Fußnote 2).

Ebene sind sie als Entlastung von Schuldgefühl oder Verstärkung der Verdrängung erfaßbar; metapsychologisch werden bestimmte triebökonomische Überlegungen zu ihrer Erklärung eingesetzt.
Bezogen auf das Ausgangsproblem – die genetische Bestimmung des hysterischen Charakters – geht es auf der metapsychologischen Ebene um die Formulierung begründender Ausgangskonflikte mit triebhafter Fixierung auf bestimmten Entwicklungsstufen. Diese Fixierungen können nicht mehr beobachtet, sondern müssen erschlossen werden.[131] Die unbefriedigenden Differenzen um diesen Punkt im Falle der hysterischen Persönlichkeit basieren meines Erachtens vor allem darauf, daß gleiche Phänomene als originärer Ausdruck des begründenden Ödipuskomplexes wie auch als Folge einer oralen Problematik, die sich einer ödipalen Darstellung bedient, verstanden werden können. Das eine wie das andere kann mit gleicher Berechtigung angenommen werden. Ich versuchte oben zu zeigen, was für die Wahl der einen oder der anderen Interpretationsform spricht. Verwirrend ist weiterhin, daß – nicht ohne Berechtigung – Begriffe wie oral oder ödipal auch sekundär als beschreibende benutzt werden, um eine ganz bestimmte Qualität triebhafter Determinierung zu beleuchten. Etwa in der Beschreibung als »orale Ansprüchlichkeit«. Damit ist eine umschriebene Anspruchsqualität gemeint, die sich vom Primärvorgang her versteht: Der Anspruch ist ausschließlich, unaufschiebbar, rational nicht zugänglich, bei Nichtbefriedigung sofortige Frustration auslösend. Diese Verwendung von oral gehörte dann auf die Ebene der klinisch-dynamischen Betrachtung und nicht der Metapsychologie.
Über diese intermediäre Ebene der klinisch-dynamischen Aussagen ist es vielleicht möglich, die hysterische Persönlichkeit mit ihren Manifestationsformen psychodynamisch einheitlich zu erfassen, ohne die recht fruchtlose und ohnehin nur mit Vorannahmen zu entscheidende genetische Debatte zu vertiefen – zumindest solange operationale Definitionen für die triebhaften Fixierungen fehlen und das dürfte noch längere Zeit der Fall sein. Ein Formulierungsversuch in diesen Begriffen bildet den Abschluß der Untersuchung.[132]

131 Es spricht viel für die Ansicht, daß die Art der Konstruktion dieser Konzepte eine Validierung praktisch ausschließt. Die Validierungserfolge psychoanalytischer Thesen beziehen sich (fast) ausschließlich auf Aussagen der phänomenalen oder der klinisch-dynamischen Ebene.

132 Zur Problematik von Beschreibung und Erklärung in der Psychoanalyse siehe Rubinstein (1967). Rubinstein faßt sehr kritisch die psychoanalytischen »Erklärungen« durch die metapsychologischen Annahmen als Meta-Beschreibungen, als Pseudoerklärungen auf.

Ich möchte hier festhalten, daß sich in der Untersuchung des Konzeptes von der hysterischen Persönlichkeit zwei verschiedene Bilder abzeichnen: 1. Der hysterische Charakter (das »typische«, »gute« Persönlichkeitsbild) und 2. die schwerere hysterische Charakterneurose (das »atypische«, »maligne«, »hysteroide«, »hysteriforme«, »sogenannte gute«, »infantile« Persönlichkeitsbild). Dies entspricht wiederum ziemlich genau den im vorangehenden Abschnitt ausgeführten Konzepten des Analcharakters und des Zwangscharakters, beziehungsweise einfach zwanghafter Charakterbilder einerseits und (schwer) zwanghafter Charakterneurosen andererseits. In Parallele zu dem dort Festgestellten gehe ich davon aus, daß die integrierte Form des hysterischen Charakters stärker mit Sublimierungen arbeitet als die schwerere hysterische Charakterneurose. Für Analcharakter und Zwangscharakter war berichtet worden, daß bei faktorenanalytischen Studien diese Syndrome sich als unabhängig erwiesen. Beim hysterischen Charakter fehlen solche Ergebnisse. Sollten, wie ich vermute, Sublimierung und Reaktionsbildung tatsächlich die eigentlichen dynamischen Unterscheidungskriterien zwischen diesen beiden Manifestationsformen darstellen, dann wären gezielte Untersuchungen zur Klärung dieser Frage beim hysterischen Charakter von Wichtigkeit. Bis zu einer Entscheidung kann man von der Annahme eines Kontinuums zwischen der (genetisch) progressiven und regressiven hysterischen Charakterform ausgehen.

3.2.6.3. *Ich-funktionale Bestimmung*

Die entscheidenden Ich-Funktionen in der Hysterie sind besser geklärt und definiert als die genetischen Anteile. Der zentrale Abwehrmechanismus der hysterischen Dynamik ist die *Verdrängung*. Fenichel: »Repression proper is the main mechanism of hysteria« (1945, S. 149). Eng mit der Verdrängung verbunden ist die Verleugnung. A. Freud hat in Anlehnung an S. Freud diese Funktionen so definiert, daß mit Verdrängung die Abwehr von innen kommender und mit Verleugnung die Abwehr von außen kommender Impulse erfaßt wird (1936, S. 79 u. 137). Über die übrigen Abwehrmechanismen herrscht weniger Übereinstimmung, sie treten in der Bedeutung aber hinter Verdrängung und Verleugnung zurück: Die Konversion ins Körperliche spielt bei der Hysterie

Rosenblatt und Thickstun (1970) sprechen im gleichen Sinne von Scheinerklärung durch »Neu-Benennung« und »Neu-Beschreibung«. Kubie (1947, 1948, 1952) hatte das Triebkonzept wohl am längsten als eher deskriptiv denn erklärend aufgefaßt.

qua Konversionsneurose eine wichtige Rolle; Projektion, Verkehrung ins Gegenteil, Identifizierung, Regression, Verschiebung von Affekten und Verdichtung werden weiterhin genannt (Schwidder 1958, Kuiper 1966, Bräutigam 1968, Lidz 1968).[133] Von der Entstehung her sind Verleugnung und Projektion »frühe« und Verdrängung ein »später« entwikkelter Mechanismus (A. Freud 1936). Von den Autoren, die sich nachhaltig für eine ödipale Genese aussprechen (z. B. Fenichel 1945, Beres 1974, Namnum 1974) wird die Verdrängung deutlich stärker betont als von Autoren, die für eine orale Genese plädieren. Diese betonen mehr die anderen Mechanismen (z. B. Green 1974) und die Kleinianer natürlich auch mehr die Spaltung. Hier soll auf Verdrängung und Verleugnung eingegangen werden.[134]

Die Verdrängung ist *der* Abwehrmechanismus der hysterischen Persönlichkeit. Lerner (1974) meint in Anlehnung an Schafer und andere, daß die Diagnose der hysterischen Dynamik sich oft nur auf die ausgiebige Verwendung der Verdrängung begründe. Gegenüber dieser Betrachtung trete der genetische Faktor stark zurück. Shapiro: ». . . Keine neurotische Bedingung ist eindeutiger und klarer mit der Wirkung eines spezifischen Abwehrmechanismus verknüpft worden als die Hysterie mit der Verdrängung« (1965, S. 108). Verdrängung und Verleugnung bestimmen den grundlegenden Stil der hysterischen Auseinandersetzung mit der Welt. Die Wahrnehmung nach außen und innen muß reduziert werden, um basale Ängste zu vermeiden. Verleugnung der Außenwahrnehmung führt zu spezifischen Strukturen des Gedächtnisses, insbesondere quantitativ geringerer Speicherung (Rapaport 1947a), der Intelligenz, die unter dem Schnitt der übrigen Neurosen liegt (P. Slater 1945, Rapaport 1947b), des Bildes von sich selbst und der Umwelt, das in der Regel unrealistisch, romantisch und naiv ist. Dies bringt Shapiro (1965) dazu, drei Charakteristika des allgemeinen Funktionsstils der Hysterie zu umreißen. (1.) Ein relatives Fehlen von aktiver Konzentration beim Denk-

133 Eine besondere Rolle scheint mir für den hysterischen Charakter dabei der Projektion zuzukommen. Dieser Abwehrmechanismus ist im Rahmen der Hysterie wenig bearbeitet worden.

134 Zu einem Problem ersten Ranges wird ein Fazit, das E. Jacobson (1971) in ihrem Buch über die Depression zieht: Sie arbeitet gerade Verdrängung und Verleugnung als *die* Abwehr bei der *Depression* heraus. Wenn diese Feststellung sich als richtig erweisen sollte, dann würde das bedeuten, daß auch der Versuch, die Spezifität von Neurosen über ihre Abwehrbildung zu definieren, als gescheitert angesehen werden muß. Bevor ich diesen resignierenden Schluß ziehe, möchte ich es anderen überlassen, die Richtigkeit von Jacobsons Aussagen zu bestätigen.

und Wahrnehmungsprozeß selbst, (2.) eine Empfänglichkeit für flüchtige, impressionistische Eindrücke und (3.) ein auffallendes Defizit an faktischen Kenntnissen, das sich auch auf anscheinend konfliktfreie Bereiche erstreckt. Dieser dritte Punkt ist als Folge der beiden anderen beschreibbar. In auffallendem Kontrast zum Zwangscharakter wird das Leben des Hysterikers von Affekten dominiert. Diese Charakteristika entsprechen nach Shapiro nicht selbst der Verdrängung, aber sie begünstigen sie in hohem Maße. Tatsächlich kann man sich bei so gestalteten Denk- und Wahrnehmungsfunktionen kaum ein klares, detailliertes und faktisches Erinnern emotional hochaufgeladener Inhalte vorstellen. Diese Ausführungen von Shapiro, obwohl auf neurotische Funktionen bezogen, beruhen mehr auf allgemeinen Gesetzen der psychischen Abläufe als auf Ableitungen aus der Psychopathologie. Das Konzept der »neurotischen Stile« (Shapiro) erweitert beträchtlich den Ansatz der Charakterbeschreibung von den Ich-Funktionen her. Es steht in engem Zusammenhang mit der Konzeption der »kognitiven Stile« (2.2.5.1.) einerseits und den klassischen Abwehrmechanismen andererseits. Dabei ließ sich der besondere Zusammenhang zwischen Verdrängung und kognitivem Stil herausarbeiten (Holzman u. Gardner 1959, Holzman 1962). Wittels (1930a, 1931) hatte den unpräzisen, unvernünftigen und verschwimmenden neurotischen Stil der hysterischen Persönlichkeit bereits deutlich gesehen, aber er konnte ihn seinerzeit nur unzureichend als dem Primärvorgang nahe- und dem Sekundärvorgang fernstehend beschreiben.

Schultz-Henckes Beschreibung dieses spezifischen Stils erfaßt die gleichen Momente: »Die Ratio, die »exakte Phantasie« im Sinne Goethes kommt zu kurz. Die schwebende, wenn auch urtümlich produktive Phantasie durchsetzt das planende, ordnende, apollinische Verhalten der Welt gegenüber auch dort, wo es eindeutig auf Struktur, Ordnung und korrekte, sachgerechte Vorwegnahme ankommt« (1951, S. 110).

Unabhängig von Shapiro hat A. Heigl-Evers (1967) Charakteristika der hysterischen Persönlichkeit herausgearbeitet, die sich dem bereits Dargestellten fließend einordnen. Sie meint, daß bei der hysterischen Persönlichkeit die Wiß-Begierde, das Bedürfnis, die realen Gegebenheiten nicht nur sensorisch zu erfassen, sondern auch so viel wie möglich über sie zu erfahren, sie zu durchdringen, sie in ihren kausalen Bedingungen zu begreifen, um dann aus den gewonnenen Erkenntnissen Schlüsse und Folgerungen ziehen zu können – daß diese Wiß-Begierde, die Freud kurzzeitig (1905d) als einen eigenen Trieb konzipiert hatte, einer massi-

ven Hemmung unterliege. Heigl-Evers postuliert folgende *Kausalkette:* Gehemmtheit der Wißbegierde → mangelhafte Entwicklung des logischen Denkens und der »exakten sinnlichen Phantasie« → Scheitern der Realitätsprüfung und -findung → Angst vor der nicht erkannten und erfaßten und daher beunruhigenden und bedrohlichen äußeren und inneren Realität. Die Folge dieses Vorgangs entspricht genau der von Shapiro dargestellten Struktur von Gedächtnis, Wissen und Wahrnehmung.
Heigl-Evers stellt nun dar, wie eine ganz bestimmte Abwehr, nämlich das »Nicht-ernst-Nehmen«, sich gegen diese Ausfälle richtet. Das *Nicht-ernst-Nehmen* wird vom hysterischen Charakter zur Abwehr der Angst und Unlust eingesetzt, die eine nicht gemeisterte äußere und innere Realität auslöst. Es geht darum, daß Kausalzusammenhänge und daraus folgende Gesetzmäßigkeiten, daß Notwendigkeiten nicht ernst genommen und nicht anerkannt werden. Sie werden (vielleicht) gesehen, aber man will sie nicht wahrhaben, will ihnen kein Gewicht beimessen. Die unlustvolle Wirklichkeit, der Partner, der sich anders verhält als gewünscht, wird durch eine unrealistische Fiktion ersetzt. Die unvermeidbare Enttäuschung, die Erkenntnis der Realität, wird als ungerechtfertigte Härte der Umstände und der sozialen Bezugspersonen erlebt. Dieses Nicht-ernst-nehmen bezieht sich sowohl auf Inhalte, Sachgebiete und Zusammenhänge wie auch auf Menschen, die einen anderen Arbeits-, Wahrnehmungs- und Interessenstil haben. Hier tritt eine mokante Verachtung gegenüber den Schwachköpfen auf, die sich mit solchen Dingen befassen, derer ein origineller Mensch, wie man selbst, gar nicht bedarf. Häufig ist, im Umgang mit Sachen und Menschen, ein verleugnend-optimistisches »Es-wird-schon-gehen«. Hier wird besonders sichtbar, wie der hysterische Charakter mit allen Mitteln darum kämpft, ein unverantwortliches Kind mit magischem Weltbezug zu bleiben. Er will sich nicht mit der Realität abgeben, will der Realität nicht gewachsen sein. Die schwere *Arbeitsstörung*, die bei vielen hysterischen Persönlichkeiten nachweisbar ist, sieht Heigl-Evers einerseits als Folge des gehemmten Wissensbedürfnisses, andererseits im Zusammenhang mit dem ungeduldigen Anspruch auf erstaunliche Sofort-Erfolge. Sie zitiert eine Patientin: »Ich will, daß die anderen über mich staunen – immer, in jedem Augenblick, um jeden Preis«. In kleinen Schritten vorangehen zu müssen, ist für solche Menschen ein Zeichen von mangelnder Intelligenz, von Unbegabtsein, von Dummheit. Nichtstun oder wenig tun und gleichzeitig großen Erfolg haben, ist für sie dagegen das

unbezweifelbare Zeichen von Genie. (Ich komme in Zusammenhang mit den narzißtischen Motiven hierauf noch einmal zurück.)
Als Folge der schweren Einschränkungen im Arbeits- und Leistungsbereich einer Reihe von Hysterikern sieht Heigl-Evers dann eine zweite große Abwehrbewegung, die sie als für die hysterische Persönlichkeitsstruktur charakteristisch ansieht: Die *Erotisierung* und Sexualisierung *primär sachbezogener Vorgänge.* Die Autorin läßt keinen Zweifel daran, daß sie diese Erotisierung vorzugsweise als Kompensation des beschriebenen Defizits ansieht. Hier, im erotischen Tändeln, im sexuellen Agieren, erlebt der Hysteriker die erwähnten Soforterfolge. Aber die Befriedigung wirkt wie ein verschobenes Leistungsmotiv: »Was ich zustande bringe! Welche Wirkungen ich hervorzaubern kann – von einem Augenblick zum anderen! Fabelhaft!«. Es ist wichtig, diese Befriedigung nicht mit einer erotischen gleichzusetzen. Tatsächlich ist die Erlebensintensität im Bereich des sexuellen Genießens bei den meisten hysterischen Charakteren erheblich herabgesetzt. Die Kompensation meint etwas anderes. Heigl-Evers bemerkt, daß hier die Patientinnen zumeist bei ihren Vätern erlebten: Wenn ich nur zärtlich-anschmiegsam bin, dann strahlen Pappis Augen, dann blüht er auf, dann tut er alles für mich. Entsprechend ist die Basis der schnellen Erfolge männlicher Hysteriker bei ihren Müttern. – Ich empfinde diese Ausführungen als erstaunlich präzis und in zutreffender Weise hysterische Abwehrmanöver beschreibend, die sonst kaum beachtet werden. Während die Erotisierung in der Literatur regelmäßig Erwähnung findet, ist der Mechanismus des Nicht-ernst-nehmens so gut wie gar nicht bearbeitet worden. Jeder, der mit solchen Patienten zu tun hat, wird aber bestätigen können, daß er für ein großes Stück der Wirklichkeit hysterischer Persönlichkeiten bestimmend ist. In der hysterischen Partnerbeziehung werden gerade, wie noch auszuführen sein wird, eher zwanghaft oder depressiv strukturierte Partner ausgesucht, derer die Hysterikerin einerseits dringend bedarf, die sie aber andererseits wegen ihrer so erlebten menschlichen Beschränktheit »nicht ernst nimmt«. Heigl-Evers grenzt die Funktion des Nicht-ernst-nehmens gegenüber der Verleugnung ab, an die dieser Mechanismus in der Tat stark erinnert.
Das *emotionale Verhalten* des hysterischen Menschen war schon immer als eigentümlich beschrieben worden. In der Literatur werden regelmäßig die Überbetonung der Denkvorgänge und die Vermeidung der Emotionen beim Zwangsneurotiker der Hyperemotionalität und Hyporationalität beim Hysteriker gegenübergestellt. Easser und Lesser (1965) fas-

sen die Hyperemotionalität als eine spezifische Abwehrform auf, welche offenbar die Verdrängung noch verstärkt (Kernberg 1967). Fenichel (1945) spricht von »Gegenemotionen« (counteremotions), die eine Reaktionsbildung gegen die gefürchteten Emotionen seien, in der Regel aber mehr von den abgewehrten Gefühlen enthielten als der Mensch wisse. Bekanntestes Beispiel ist der Ersatz der Zuneigung durch vehemente Ablehnung.

Siegman (1954) hat als *»Emotionalität«* ebenfalls eine spezifische hysterische Charakterabwehr beschrieben. Das »Aufgebrachtsein« kann diffus oder mit abgrenzbaren Affekten wie Ärger, Furcht, Sorge oder Freude vermischt sein. In der Regel verhindert der Emotionssturm die Wahrnehmung von Angst, deren Abwehr er darstellt. Er kann auch als ichfremd erlebt werden. In ihrer entscheidenden Funktion dient die Emotionalität bei der hysterischen Persönlichkeit jedoch der Über-Ich-Entlastung. Siegman stellt sie damit dem von Alexander (1927a) für Zwangsneurosen beschriebenen Vorgang der »Bestechlichkeit des Über-Ich« zur Seite. Dynamisch ist damit gemeint, daß das Ich gegenüber dem Über-Ich (der Gewissensforderung) eine dramatische – überkorrekte, hyperemotionale – Erfüllung von dessen Ansprüchen vorgibt. Die dramatische Szene wird somit nicht nur für die äußeren, sondern auch für die internalisierten Beobachter (das sind die das Über-Ich konstituierenden Introjekte) aufgeführt. Eine Über-Ich-Bestechung, eine Entlastung von Schuldgefühl ist die Folge. Das Ich kann sich wieder mehr Triebbefriedigung gestatten. Diese Interpretation kann zum Verständnis der Tatsache beitragen, daß die hysterischen Emotionen von den anderen ständig als »unecht«, »aufgesetzt« und »flach« aufgefaßt werden. Sie sind im Rahmen dieser Interpretation in erster Linie mehr Dauersignale an das eigene Gewissen, als eine situationsadäquate affektive Beteiligung des Ichs.

Ohne direkten Bezug auf das Über-Ich, aber sonst ähnlich und ebenfalls als Abwehrmechanismus konzipiert, hat Valenstein (1962) die gleichen Phänomene als *»Affektüberladung«* (affectualization) beschrieben: »Der Affekt, insbesondere in seiner Verstärkung und Grenzenlosigkeit, wird unbewußt für defensive Ziele eingesetzt oder ausgenutzt, um der kognitiven Einsicht emotional getönter Vorgänge und der rationalen Anerkennung aufklärender Zusammenhänge zu entgehen« (S. 318). Das nähert sich wieder mehr der Auffassung Fenichels. Damit wird ein weiterer Aspekt der Hyperemotionalität dynamisch deutlich.

Easser und Lesser haben – ebenfalls als »grundlegenden hysterischen

Mechanismus« – die wechselseitige Austauschbarkeit und dynamische Vieldeutigkeit der hysterischen Emotionen betont. Analog zum Signalcharakter der Angst in der psychoanalytischen Affekttheorie meinen sie, daß beim hysterischen Charakter jede Emotion als Warnsignal vor antizipierter körperlicher Bedrohung oder intrapsychischer Spannungsüberflutung fungieren kann. Vergleicht man diese drei Aspekte, so läßt sich vielleicht formulieren, daß Siegman den Akzent auf die Abwehr von Schuldgefühl, Valenstein auf die Abwehr von Angst und Easser und Lesser auf die Abwehr von Triebimpulsen legen.[135] Easser und Lesser betonen auch explizit die Vielfältigkeit der Funktion der Emotionen für den Hysteriker, ihre motivationale Überdeterminiertheit: »Sie dienen zugleich Anpassung und Sicherheit, verstellten und verzerrten Befriedigungen, sekundären Zielen, genauso wie der primär abwehrenden Absicht, den zugrundeliegenden motivierenden Konflikt aus dem Bewußtsein fernzuhalten« (1965, S. 398).
Eine andere Betrachtungsweise (z. B. Willi 1975) der hysterischen Emotionalität geht mehr von einem Ich-Defizit aus: Der Hysteriker muß seine Emotionen massiv, überzogen und theatralisch vortragen, um *sich* besser zu fühlen, besser wahrzunehmen. Er setzt gleichsam starke emotionale Reize bei sich selbst, um sich besser zu spüren. Er mißtraut seinen normotonen Affekten. Sie sind für sein Ich unzureichend. – Diese Sicht hat ihre Berechtigung. Ich habe allerdings den Eindruck, daß dieser Gesichtspunkt um so stärker in den Vordergrund tritt, je schwächer das Ich, je regredierter das Gesamtbild ist; also bei den »sogenannten guten Hysterikern« (Zetzel). Bei Patienten des sogenannten Borderline-Syndroms haben wir regelmäßig diesen Mechanismus beobachtet, wenn überhaupt hysterische Züge vorhanden waren. Solche Menschen sind manchmal in der Lage, diesen Sachverhalt bewußt zu verbalisieren.
Am Beispiel des auffallenden emotionalen Verhaltens des hysterischen Charakters läßt sich etwas aufzeigen, was fast von jedem Bearbeiter in dieser oder jener Form zu beschreiben versucht wurde: eine *durchgehende Dissoziation der psychischen Vorgänge.* Bei der Hyperemotionalität – als das meistdiskutierte Beispiel hierfür – wird ein Gefühl, ein Affekt, eine Emotion unbewußt eingesetzt, um eine andere, die als be-

135 Bei der Betonung einzelner Aspekte des Abwehrvorgangs muß man sich allerdings vergegenwärtigen, daß Abwehr ein komplexer Vorgang ist, der immer triebhafte Impulse (Es-Aspekt), internalisierte Normen (Über-Ich-Aspekt) und meist auch auslösende Außenweltsreize umfaßt. Diese führen zur Entstehung von Angst (oder Schuldgefühl), wodurch die eigentliche Abwehr in Gang gesetzt wird (Ich-Aspekt).

drohlich erlebt wird, nicht wahrzunehmen. Es tritt also eine Dissoziation ein zwischen einem affektiven Zustand, der »eigentlich« erlebt wird, und einem anderen, »nicht genuinen« (Stack), der auch erlebt wird – ja, der nur *erlebt* wird, wenn man das Wort für bewußte Vorgänge reserviert –, und der dazu dient, den eigentlichen Zustand abzuwehren. Dieser Vorgang tritt in ähnlicher Form für verschiedene Bereiche auf. Das Wissen, die Kenntnisse des Hysterikers, sind geteilt in solche Dinge, die er weiß, und solche, die er eigentlich nicht weiß (wissen darf, wissen will). Ich hatte oben beim Beschreiben des hysterischen Umgangs mit unbewußten Symbolen und Phantasien bereits auf die Dissoziation von Motiv und Handlung hingewiesen. Eine Patientin beschreibt diesen Sachverhalt in bezug auf eine peinliche, von ihr unbewußt inszenierte Situation folgendermaßen: »Ich verstand nichts und wußte alles.« Die Handlungen sind solcher Art gespalten, daß die Rechte nicht weiß, was die Linke tut. Ein seit langem bekanntes Phänomen auf dem gleichen Hintergrund der erfolgreichen Dissoziation stellt die Indifferenz gegenüber der Schwere der Symptome bei der hysterischen Konversionsneurose dar – die »belle indifférence« der alten französischen Psychiater. Von der Abwehrtheorie her ist hier eine Verschiebung (des Affektes), beziehungsweise eine ausgeprägte Isolierung am Werk. Meist handelt es sich um eine Isolierung von Inhalten und seltener um eine Isolierung des Affektes. (Auch wenn dieser letzte Mechanismus hier teilweise zur Beschreibung berechtigt erscheint, zögere ich ihn aufzuführen, weil er traditionell für die schizoid-zwanghafte Verdrängung der einem Vorgang zugehörigen Affekte verwandt wird.) Diese ausgeprägte Zwiespältigkeit, diese fehlende Geschlossenheit, diese Brüchigkeit des hysterischen Charakters ist mit verschiedenen Begriffen beschrieben worden. Shapiro (1965) sprach von einem »Mangel an Selbstkenntnis« (lack of selfknowledge), Laing (1960) von einer »inauthentischen Existenz«. Viele Autoren haben die *Brüchigkeit der hysterischen Identität* beschrieben und damit weitgehend das gleiche gemeint. Fast noch am besten sind hier die Beschreibungen der Phänomenologen, die Stack (1977) in einer anregenden Arbeit zusammengetragen hat, und die er mit den psychoanalytischen vergleicht. Stack faßt zusammen: »Hier liegt etwas vor, was ein klassisches Beispiel für ein nicht-authentisches seelisches Leben zu sein scheint. Vermutlich involviert es eine Flucht vor dem wahren Selbst, vor Selbsterkenntnis oder vor einer nicht annehmbaren Neigung oder Bedürfnis im Menschen. Im hysterischen Charakter zeigt sich die Fähigkeit des Individuums, seine wirklichen emotionalen,

kognitiven und willentlichen Zustände von sich selbst abzutrennen, oder – vereinfacht – seine Fähigkeit zur Selbsttäuschung« (S. 19). Stack bezeichnet die Dissoziation als einen »primären psychischen Mechanismus« des hysterischen Charakters. Hierin möchte ich ihm nicht folgen. Die dissoziativen Phänomene erscheinen mir eher wie Zustände als wie dynamische Mechanismen. Sie sind in meinem Verständnis Folgen der verschiedenen hysterischen Teil-Mechanismen wie der Hyperemotionalität, der Verdrängung, der Verleugnung, der Verschiebung, der Isolierung, der Veränderung der Selbstrepräsentanz. Der gemeinsame Nenner dieser Mechanismen ist ein spezifisch hysterisches Abwehrergebnis, das man in weiten Bereichen als Dissoziation bezeichnen kann.[136]
Wie die Hyperemotionalität sind die meisten anderen hysterischen Charakterzüge von der Psychoanalyse dynamisch erklärt worden. Es würde zu weit führen, diese hier darzustellen. Fenichel hat einen Teil davon referiert – davon viele aus heutiger Sicht veraltet (1945, S. 527 ff.). Ich möchte einen Zug herausgreifen: die für den hysterischen Charakter immer wieder beschriebene Suggestibilität. Da ist zum einen eine zu verschiedenen Zeiten verschieden starke Betonung dieses Charakterzuges überhaupt. Chodoff und Lyons fanden 1958, daß Suggestibilität in der älteren Literatur stark hervorgehoben wurde, in der neueren hingegen deutlich an Bedeutung abnimmt. 15 Jahre später stellt Alarcon (1973) wieder ein Anwachsen der Suggestibilität in der Beachtung durch neuere Autoren fest. Von psychoanalytischer Seite sind zur Erklärung dieses Phänomens Ansätze aufgezeigt worden. Zum einen ist die Suggestibilität auf die *profuse Neigung* des hysterischen Charakters *zur Identifizierung* (Schilder 1939, Carp 1954, Abse 1974) zurückführbar. Fenichel (1945, S. 220 ff.), der die hysterischen Identifizierungsarten sorgfältig untersucht, unterläßt es, eine Verbindung zur Suggestibilität herzustellen. Mir scheint hier jedoch eine Verbindung zur Art der Objektbeziehungen des Hysterikers vorzuliegen. Geht man aus von der besonderen

136 Ich sehe natürlich, daß man Dissoziation mit gleichem Recht als Vorgang wie als Zustand auffassen kann. Insofern stellt diese Abgrenzung keine Kritik an Stack dar. Ich meine nur, daß sich diese *Mechanismen* in psychoanalytischer Terminologie besser und detaillierter beschreiben lassen, während ich für den *bewirkten Zustand* kein besseres Wort als Dissoziation wüßte. – Auch wenn sich in der Psychoanalyse zunehmend solche primär phänomenologischen Begriffe wie »Selbst«, »wahres Selbst«, »falsches Selbst« einbürgern, so haftet ihnen doch – wie der ganzen Phänomenologie – für die klinische Arbeit die Qualität von Wackelpudding an. Ich kann recht gut entscheiden, wann ich einen Vorgang als Reaktionsbildung und wann ich ihn als Rationalisierung bezeichne. Ich wüßte jedoch kaum, wann ich es mit dem wahren und wann mit dem falschen Selbst zu tun hätte.

Abhängigkeit von den Liebesbeweisen anderer, die dem hysterischen Charakter eignet, dann kann man die häufigen und flüchtigen Identifizierungen als Versuche auffassen, die Quellen der Liebeszuwendung fest an sich zu binden, (vergeblich) zu internalisieren. Metapsychologisch stehen die profusen Identifizierungen in engem Zusammenhang mit einer erhöhten Durchlässigkeit der Ich-Grenzen (wahrscheinlich gleichermaßen als Folge und Ursache). Demjenigen, der Gegenstand einer raschen Identifizierung wird, muß dieses Verhalten dann als Suggestibilität erscheinen. Dem hier zur Erklärung verwandten dynamischen Konzept der Identifizierung kommt für den hysterischen Charakter eine übergeordnete Bedeutung im Rahmen des »hysterischen Mechanismus« zu. Je schwerer die Charakterstörung, je mehr die Identifizierung an die Stelle der realen Objektbeziehung tritt (siehe auch Freud 1924d, S. 399), desto deutlicher hat sie die Funktion eines Abwehrmechanismus. Bei den charakterlichen Normvarianten braucht das keineswegs der Fall zu sein. Erwähnenswert ist, daß die hysterische Identifizierung oft *kaum einen Gewinn an Empathie* mit sich bringt. Empathie als einfühlendes Verstehen des realen Anderen erfordert eine klare Abgrenzung von Subjekt und Objekt, von Ich und Du. Die hysterische Identifizierung verwischt aber gerade diese Grenze. Sie wird begleitet von Projektionen, Verschiebungen, Wünschen auf den anderen, die mit dessen innerer Befindlichkeit häufig gar nichts zu tun haben. Daher rührt ja auch das Gefühl des »Unechten«, das bei verstehender Empathie niemals auftreten dürfte.

Mentzos (1971) hat eine sehr interessante Interpretation des »hysterischen Mechanismus« vorgeschlagen, die sich an das über die Identifizierung Ausgeführte anschließen läßt. Die Identifizierungen des Hysterikers – der Autor betrachtet Symptom und Charakter prinzipiell gleich (S. 676) – hält Mentzos mehr für oberflächliche Rollenanleihen, für passagere Übernahme von Ausdrucksmitteln, als für echte Identifizierungen. Eidelberg (1938) sprach von Pseudoidentifizierungen. Sie stellen sozusagen das Arsenal dar, dem der Hysteriker seine verschiedenen Selbstdarstellungen entnimmt. Diese Rollenübernahmen können beim Hysteriker so weitreichend sein, daß die stabilen Identifizierungen, obwohl vorhanden, nicht zum Tragen kommen. Mentzos neigt allgemein zur Betrachtung der hysterischen Mechanismen als relativ reife Störungen; ihre Differenziertheit verlangt für den Entstehungszeitraum so distinkte Ich-Strukturen, wie sie erst in der ödipalen Phase entstehen. Obwohl der Autor in seiner Stellungnahme offen bleibt, wird deutlich, daß hier nur jene Formen des hysterischen Charakters gemeint sein können, auf die oben als »reife«, »benigne« (und anders) Bezug genommen wurde. Für diese Formen ergibt sich kein Widerspruch. Wie steht es aber um die Identifizierung bei den »infantilen«, »unreifen«, »malignen« Formen des hysterischen Charakters? Nach meinem Verständnis sind hier die frühen Introjekte, die archaischen Formen der Identifizierung, die das Ich erst konstituieren, betroffen. Das »Rollenspiel« des infantil-hysterischen Charakters ist nicht mehr oberflächlich-identifikatorische Rollenanleihe, sondern letztlich *Ausdruck wechselnder Ich-Anteile*, die auf verschiedene Introjekte zurückgehen.[137]

I. Fast (1974) hat diese Bilder als »multiple Identität« zu beschreiben versucht, was den Sachverhalt sehr genau trifft (sie bezieht sich dabei explizit auf sehr schwer gestörte Menschen). Der Rollenwechsel dieser Personen beruht weniger auf flüchtigen Anleihen bei anderen, als auf einer *regressiven Auflösung der einheitlichen Identität in mehrere Teilidentitäten*, die auf archaische Introjekte zurückgehen und die das Selbstgefühl des hysterischen Charakters wechselnd repräsentieren.

Nach unseren Erfahrungen bei der stationären Therapie solcher Patienten kann dieser Wechsel in der Selbstdarstellung um so plötzlicher und unvermittelter auftreten, je regredierter und infantiler das klinische Gesamtbild ist. Freud (1908a, S. 236) hatte bezogen auf die Hysterie, aber in etwas anderem Zusammenhang von »mehrfacher Identifizierung« gesprochen. Schilders klassische Ausführungen über die Rolle der Identifizierung beim Persönlichkeitsaufbau scheinen mir für die hysterischen Mechanismen so entscheidend, wie sonst vielleicht nur noch für die Schizophrenie: »Die Konstitution der Persönlichkeit stellt sich in der Form dar, daß sie die Spuren ihres Aufbaues aus vielen Identifizierungen und Umsetzungen niemals verliert. Die Persönlichkeit erweist sich bereits phänomenologisch in diesem Sinne gespalten und Krankheiten machen diese physiologische Spaltung nur manifest« (1925, S. 28).

Den eigentlichen Grundmechanismus der Hysterie sieht Mentzos in einer *»regressiven Desymbolisierung«*, in einer »regressiven Veränderung der Selbstrepräsentanz«: Der Mensch erlebt sich als schwach, hilflos, nicht für sein Tun verantwortlich. Er erlebt sich als unsicher, kindlich

137 Die Begriffsverwirrung in der Psychoanalyse bei den Konzepten der Internalisierung, Identifizierung, Introjektion und Inkorporation ist, wie schon erwähnt, erstaunlich. Hier ist mit Introjekt die psychische Repräsentanz eines durch Introjektion verinnerlichten Objektes gemeint. Es wird zum »inneren Objekt« (Stierlin 1970). Ich verweise auf den Exkurs hierzu (2.2.3.1.).

und (bei der Konversionshysterie) durch ein Gebrechen beeinträchtigt. Die reife Symbolkommunikation – vorwiegend in der verbalen Sprache – weicht (bei der Konversionshysterie) einer archaischen Körpersprache, die Zeugnis vom herabgesetzten Selbstbild des Kranken gibt. Indem sich der Hysteriker in bestimmten Aspekten seines Selbst anders definiert, als er in Wirklichkeit ist, kommt es zu einer (scheinbaren) Aufhebung oder Abschwächung von Konflikten oder deren Verhinderung von vornherein. Die Finalität dieser veränderten Selbstrepräsentanz sieht Mentzos in zwei Aspekten. Zum einen wird durch die »paläosymbolische« Darstellung einer körperlichen oder psychischen Funktionsbeeinträchtigung die Verdrängung verstärkt. Das ist wohl die Funktion, die für den hysterischen Charakter von Bedeutung ist. Hier ist vor allem an die Ausführungen Shapiros über den speziellen neurotischen Stil des Hysterikers zu denken, der sich durch kennzeichnende Einschränkungen im kognitiven, mnestischen und intellektuellen Bereich auszeichnet. (Als emotionaler Syllogismus: »Wer so gefühlvoll ist wie ich und so wenig intellektuell, kann keine unmoralischen Gedanken haben«.) An zweiter Stelle sieht Mentzos eine Entlastung und relative Entspannung durch das veränderte Selbstbild. Bei der Symptomneurose beruht diese hauptsächlich auf der verstellten Wunscherfüllung, bei der Charakterneurose aber tritt die Über-Ich-Entlastung in den Vordergrund.[138] Damit rückt der Grundmechanismus bei der Hysterie, wie Mentzos ihn versteht, in die Nähe der Interpretation der hysterischen Emotionalität, wie sie Siegman gibt. Und andererseits ist es auch gut möglich, die regressive Veränderung der Selbstrepräsentanz an der Emotion des Hysterikers aufzuweisen, wo es ebenfalls zur Verstärkung der Verdrängung, Über-Ich-Entlastung und verborgener Wunscherfüllung kommt. Es wird deutlich, daß der Grundmechanismus der Hysterie – auf einer intermediären Betrachtungsebene – in der Psychoanalyse ein zunehmend umrissenes Verständnis gefunden hat. Unzureichend in dieses Verständnis integriert erscheint mir jedoch der *narzißtische Aspekt*, den ich ebenfalls als zu diesem Grundmechanismus gehörig ansehe. Diese »Manipulation« des Selbstbildes, der Selbstrepräsentanz, geht nach meinem Verständnis auf eine bei allen hysterischen Bildern nachweisbare narzißtische Störung zurück. Diese kann *regressiv* – besonders in der Konversionshysterie – oder *progressiv* – z. B. bei den phallisch-narzißti-

138 Mentzos sagt dies nicht so explizit, jedoch ist implizit diese Interpretation auf der Linie seines Verständnisses.

schen Formen des hysterischen Charakters – abgewehrt werden. Die unbewußte Selbstdarstellung intendiert letztlich eine Verbesserung des narzißtisch gefährdeten Selbstbildes. So formuliert Winter für die regressive Selbstdarstellung den Syllogismus: »Wenn ich mich klein, passiv und hilflos mache, werde ich automatisch geliebt« (1964, S. 339).

Ich neige dazu, jeden hysterischen Charakterzug erst einmal als einen Versuch der Gewinnung von Liebeszuwendung zu verstehen. Liebes- und Aufmerksamkeitszuwendung ist die Panazee, die der hysterische Charakter zur Heilung seiner narzißtischen Selbstwertkonflikte entdeckt hat. Die nur kurzzeitige Wirkung dieses Heilmittels fordert ständig neue Verehrer und Interessenten und ständig neue Aktionen und Inszenierungen. Nach meiner Auffassung kann man beim hysterischen Charakter die prägenitale Problematik entweder im Rahmen klassisch oraler *Wünsche nach Anlehnung, Anklammerung und Passivität* – abgewehrt oder nicht – finden oder die Störungen der oralen Phase zeigen sich in einem *charakteristischen Defekt des Selbstwertgefühls*, der sich am besten mit der Theorie des Narzißmus erfassen läßt, wie sie nach Freud (1914c) am nachhaltigsten von Kohut (1971, 1977) ausgearbeitet wurde. Genetisch sind beides Folgen einer gestörten oralen Entwicklung (Fenichel 1945). Es hat sich aber eingebürgert, solche emotionalen »oralen« Bedürfnisse von den Störungen der Regulierung des Selbstwertgefühls abzugrenzen, was auch sinnvoll erscheint. Nach psychoanalytischer Auffassung haben beide in der elementaren Angst vor Verlust des Objektes mit die entscheidende Genese, wie es Kohut (1971) als für die narzißtischen Störungen charakteristisch erklärt.[139] Das scheint mir

139 Wenn ich selbst von Narzißmus spreche, ist in der Regel das *Betroffensein von Selbstgefühl und Selbstwertthematik* gemeint. Das scheint mir der gemeinsame Nenner der völlig unterschiedlichen klinischen Bilder, die alle als narzißtisch bezeichnet werden. Man kann A.-E. Meyer (unveröffentl. Manuskr.) nur zustimmen, der sarkastisch feststellt, daß der Terminus »narzißtisch« in einer derart undisziplinierten Weise verwandt werde, daß diese ans Chaotische grenze. – Es kann hier auf die Schwierigkeiten der Narzißmus-Theorie nicht näher eingegangen werden (zur Klärung des Konzepts s. Moore 1975, Henseler 1979). Im Prinzip ist die Frage noch offen, ob es sich bei den narzißtischen Problemen um Abkömmlinge einer bisher »vergessenen«, nur wenig beachteten infantilen Entwicklungsphase handelt, der auch eine besondere Triebqualität zugehört – oder, ob sich diese Probleme besser fassen lassen, wenn man sie als eine besondere Qualität der traditionellen oralen, analen oder ödipalen Konflikte auffaßt. Kohut hat dazu ein eigenes auf dem Konstrukt des Selbst basierendes Metasystem entworfen, das allerdings von allgemeiner Anerkennung noch entfernt und dessen Verbindung zur klassischen Metapsychologie unklar ist (Loewald 1973b, Schafer 1973, Schwartz 1978). – Praktisch ergeben sich aus Kohuts Neueinführung erhebliche Konsequenzen: Zu kritisieren ist besonders sein Vesuch, *alle* so zu erfassende Dynamik aus der

der wichtigste Aspekt der vielfachen Determinierungen hysterischer Charakterstörungen und -symptome. Das oft beschriebene sexuelle Agieren, das immer neue Erobern von Partnern, meint so gut wie nie den Wunsch nach reifer, genitaler Beziehung, sondern es dient nach meinem Verständnis in erster Linie der narzißtischen Gratifikation (»Ich kann das; ich verstehe es, andere für mich zu interessieren; an mir muß etwas sein, was liebenswert ist«). Enttäuschungen treten dann regelmäßig auf, wenn die Partner solches Verhalten natürlicherweise mißverstehen (»Die Männer haben immer nur das Eine im Sinn«). Für mich decken sich diese Formulierungen in Begriffen des Narzißmus mit Marmors Verständnis, daß die hysterische Sexualität einen oral-rezeptiven Wunsch ausdrückt und keinen genitalen.[140] Dabei gehe ich davon aus, daß (bestimmte) narzißtische und die oral-rezeptiven Wünsche Folgezustände der oralen Entwicklung sind und das eine Mal ein narzißtisches Syndrom mit Wünschen nach Bewunderung, Anerkennung, Wertschätzung usw. resultiert, das andere Mal Bedürfnisse nach ständiger, intensiver, ausschließlicher, zugewandter Anwesenheit des Objekts. Prinzipiell scheint mir kein Unterschied zu bestehen. Beim oral-abhängigen Bild geht es noch mehr um die Befriedigung elementarer Triebbedürfnisse nach Abhängigkeit und Geborgenheit – beim narzißtischen Bild sind diese Wünsche über die Regulierung des Selbstwertgefühls nur noch indirekt vermittelt. Die Erlebnisweise des Ichs (»Ich bin gut«) hat sich kompensatorisch eingeschaltet. Aus der Angst vor Verlust des Objekts ist die Angst vor Verlust der Anerkennung des Objekts geworden. Da das Selbstwertgefühl ab einer gewissen Ich-Reife in alle Erlebensmöglichkeiten des Ichs einbezogen ist, halte ich es prinzipiell für möglich zu formulieren, daß jedes neurotische und wahrscheinlich viele nicht-neurotische Phänomene auf einer Ebene immer auch als narzißtisch versteh-

Gruppe der Übertragungsneurosen aus- und den »narzißtischen Persönlichkeitsstörungen« einzugliedern. In dem Maße wie wir – dank Kohut – gelernt haben, unseren Blick für die narzißtischen Probleme zu schärfen, entdecken wir bei den meisten Übertragungsneurosen auch eine mehr oder minder ausgeprägte Selbstwertthematik. Das verwundert insofern nicht, weil der Umgang mit dem Selbstwertgefühl für jeden Menschen von entscheidender Wichtigkeit und für viele problematisch geblieben ist. Ich möchte deshalb den Gesichtspunkt des Narzißmus nur zur Erfassung einer Dynamik benutzen, die mir bisher bei jedem hysterischen Charakter auffiel und meine, daß dieser narzißtische Selbstwertkonflikt sogar etwas für den hysterischen Charakter ausgesprochen Typisches ist, was an Wichtigkeit der Inzestproblematik an die Seite zu stellen wäre.

140 Wenn Carp (1967, S. 114) vom »Sicherheitsbedürfnis« spricht, das für den hysterischen Menschen »Lebensbedingung« sei, meint er wohl sehr ähnliches.

bar sind, das ist der angestrebten Verbesserung des Selbstwertgefühls dienend.[141]

Orale und narzißtische Bedürfnisse führen zu spezifischen Problemen, wenn festere *Partnerbeziehungen* eingegangen werden. Die weibliche hysterische Persönlichkeit wählt häufig einen zuverlässigen, eher gehemmten oder zwanghaften Mann. Dadurch kann sie ihre Wünsche nach passiver Versorgung und narzißtischer Zuwendung befriedigen und ihre Ängste vor Liebesverlust am weitesten absichern. Das wäre der orale beziehungsweise narzißtische Anteil der Partnerwahl. Aus der ödipalen Perspektive gleicht dieser Mann allerdings wenig dem idealisierten, omnipotenten Vater, so daß gleichzeitig eine massive Enttäuschung durch eben diesen Mann erfolgt. Diese Enttäuschung ist das, was man als Kliniker zuerst dargestellt bekommt; die befriedigenden Anteile solcher scheinbar nur enttäuschenden Beziehungen erfährt man noch am ehesten aus der Hartnäckigkeit, mit der an ihnen festgehalten wird.[142]

Bei einem weiteren Aspekt der hysterischen Objektbeziehung wird der narzißtische Anteil sehr deutlich. Merkwürdigerweise ist diese Erlebensweise kaum beschrieben worden, obwohl sie nach meiner Beobachtung häufig ist. Ich möchte von einer *Abwehr des negativen Selbst* sprechen. In der Regel baut sich – wie dargestellt – die hysterische Beziehung nach folgendem Muster auf: der erreichbare, solide, nicht »aufregende« Partner wird abgewertet – und geheiratet. Der unerreichbare wird idealisiert, aufgewertet, hochstilisiert. Mit ihm ließe sich alles realisieren, was sich der Hysteriker erträumt – aber er ist schon verheiratet,

141 Obwohl Edgcumbe und Burgner (1975) die Wichtigkeit der narzißtischen Thematik bei der hysterischen Persönlichkeit betonen, ist ihr Ansatz problematisch, weil er die narzißtischen Bedürfnisse von einer eigenen Entwicklungsphase ableitet und somit genetisch von den triebdefinierten abgrenzt. Mir erscheint es berechtigt, *jede* Phase der Entwicklung als auch über narzißtische Spannungen beschreibbar anzusehen. In der Hysterie gälte das neben der oralen besonders für die phallische Phase – was ich hier nicht weiter ausführen möchte. Diese »Durchgängigkeit« des Narzißmus vertreten z. B. Grunberger (1971) oder Henseler (1974).

142 Diese spezifische Konstellation von Partnern tritt nach meinen Beobachtungen mit erstaunlicher Regelmäßigkeit auf. Sie wird in der Literatur auch erwähnt (z. B. Wittels 1930b, 1931; Højer-Pedersen 1965) und scheint sich oft hinter dem Etikett der »sado-masochistischen Kampfehe« zu verbergen (s. Lidz 1968). Willi (1970, 1972, 1975) hat eine ausgezeichnete Studie der hysterischen Partnerbeziehung vorgelegt. Dabei untersucht er die Beziehungsmuster gleichermaßen auf oraler und ödipaler Ebene und arbeitet jeweils die bewußten und unbewußten Anteile bei Partnerwahl und -konflikt heraus. Willi weist auch nachdrücklich auf die narzißtische Thematik bei der Hysterie hin, die auch für sein Verständnis von entscheidender Bedeutung zu sein scheint und bezieht sie 1975 in sein Interaktionsschema ein.

katholischer Geistlicher oder aus anderen Gründen außerhalb des Bereichs der Realisierbarkeit. Meist beachtet er den Hysteriker kaum oder nicht.[143] Gelegentlich kann man nun beobachten, daß ein solchermaßen idealisierter Partner die Voraussetzungen der Unerreichbarkeit plötzlich ändert: Er zeigt eine menschliche Regung, bricht den Zölibat oder die Ehe, kurz, stellt sich als realistische Alternative dar. Dann beobachtet man regelmäßig, wie ganz plötzlich die Idealisierung in Verachtung umschlägt (»Ich hatte ihn für ehrenhaft gehalten!«). Am ausgeprägtesten wird dieser Umschlag, wenn der vorher Idealisierte, der immer desinteressiert erschienen war, seine Zuneigung erklärt. Damit sinkt er auf die Stufe dessen, der den Hysteriker immer schon geliebt hatte. Hier bietet sich nach meinem Verständnis die Projektion des negativen Selbst als beste Erklärung an. Der Hysteriker hat ein zutiefst schlechtes Selbstgefühl. Er kann sich nicht mögen, lieben, respektieren. Darum drängt er seinerseits die anderen dazu, das zu tun. Die diesem Drängen folgen, werden dafür (letztlich) verachtet, denn sie haben nicht die Schwärze der hysterischen Seele (das negative Selbst) erkannt, sind vielmehr auf sie hereingefallen. *Sie trifft die gleiche Verachtung, die der Hysteriker unbewußt für sich selbst hat.* Diejenigen, die sich dagegen entziehen, die Desinteressierten und die Unerreichbaren – sie beweisen durch ihr Desinteresse, daß sie verstanden haben, worum es geht, daß nämlich der Hysteriker jemand ist, den man nicht lieben kann und darf. *Dafür*, für diese Größe, liebt er sie. Aber wenn sich der Idealisierte herabneigt, dann zeigt sich für den Hysteriker die Enttäuschung, daß dieser auch zu den Verachtenswürdigen gehört, die auf ihn hereinfallen. An diesem Umschlagen der Idealisierung in Verachtung zeigt sich eine Grunddynamik der hysterischen Objektbeziehung: *Der hysterische Charakter, der sich nach nichts mehr sehnt als nach Zuwendung, muß den verachten, der ihn liebt – aus dem einfachen Grunde, weil er sich unbewußt selbst verachtet.* Man muß sich die Dimension von Leid klarmachen, die diese Art zu lieben impliziert. Von hier aus ergeben sich vielfältige Beziehungen zum *moralischen Masochismus.* Meines Erachtens handelt es sich um eine regelmäßig vorkommende, aber oft übersehene narzißtische Komponente der hysterischen Objektbeziehung. Hier läßt sich auch zeigen, daß die Parallelbetrachtung der klassischen Theorie und der des Narziß-

143 Das vielleicht berühmteste literarische Beispiel für dieses Verhalten ist die Phantom-Liebe der Scarlett O'Hara zu Ashley Wilkes in M. Mitchells Roman »Vom Winde verweht«. Eine sehr einleuchtende Untersuchung der Gestalt der Scarlett unter dem Gesichtspunkt des hysterischen Charakters stammt von Wells (1976).

mus am weitesten führt: Denn was wäre wohl als eine plausiblere Ursache des schlechten hysterischen Selbstbildes anzusehen als die unbewußten Schuldgefühle in der Folge der Inzestwünsche und der unbewußten Wut gegenüber dem gleichgeschlechtlichen Elternteil wegen des Penisneides – im Falle des Mädchens – und der Kastrationsdrohung – im Falle des Jungen?
Die vorstehenden Ausführungen geben mir Anlaß zu einer Klarstellung. Ich beziehe mich hier auf Konflikte der ödipalen Entwicklung, die als narzißtische Kränkung das Selbstbild dauernd beeinflussen. In den Abschnitten zuvor war ich auf die Folgen der oralen Traumatisierung als Niederschlag im Selbstbild eingegangen. Beides sind Konsequenzen narzißtischer Kränkungen, wobei die phasenspezifischen Konflikte, die sie begünstigten, verschieden aussahen. Auch wenn jeder Hysteriker versucht, in den Objektbeziehungen die narzißtische Wunde zu heilen (»Panazee«), so sehen die phänomenalen Ergebnisse deutlich verschieden aus. Es macht einen großen Unterschied, ob ein Mann nie mit der Aufgabe der infantilen Omnipotenzphantasien fertig geworden ist und in der Folge als Konversionsneurotiker in den Krankenhäusern chronifiziert, weil er dort (pflichtgemäß) noch eine gewisse Zuwendung erhält. Oder ob ein Mann die »nie vergessene« Kränkung der Kastrationsdrohung »phallisch« ausagiert, Karriere macht und sich an der Umwelt rächt, die ihn (weil sie ihn) für seine Leistungen bewundert. Ein noch anderer Mann kann vor der Kastrationsdrohung aber auch »passiv-feminin« (Reich) ausweichen, ein sensibler Tänzer werden, und er zeigt damit nichts als eine weitere Variante des vielfältigen Bildes der hysterischen Persönlichkeit. Dieser bietet sich dem Publikum als Liebesobjekt an, wie es der »phallisch-narzißtische« (Reich) Erfolgsmensch auf ganz andere Weise gegenüber dem väterlichen Über-Ich tut. In diesen Zusammenhang gehören auch die Abrahamschen Begriffe des »Rachetyps« und des »Wunscherfüllungstyps«, die er allerdings vorwiegend auf Frauen anwandte (siehe auch 3.1.1.4.).
Worum es mir hier geht: Ob das narzißtische Defizit aus dem Erlebnis stammt, als penislose Frau nicht vollwertig zu sein (wie es oft zu beobachten ist), oder ob andere Ursachen dahinter stehen – *hysterisch* ist, wie ich oben gesetzt habe, nicht die Genese, sondern der Umgangsmodus des Ichs mit diesem Defizit. Charakteristisch wäre etwa das »phallische Agieren«, wie es häufig bei hysterischen Persönlichkeiten vorkommt, aber unabhängig von seiner Genese. Diese besondere Konfliktabwehr kann man als *»progressiv«* (etwa das phallische Vorpreschen) oder als

»regressiv« (etwa der passive Rückzug) bezeichnen. Das phänomenale Bild ändert sich, desgleichen die soziale Angepaßtheit und die Therapierbarkeit, aber der Mechanismus ist über die ganze Bandbreite der Abwehr nichts minder als hysterisch. – Ich greife diesen Zusammenhang ein weiteres Mal bei der Besprechung der hysterischen Persönlichkeit beim Manne auf.

Um noch einmal zur Suggestibilität zurückzukehren: Durch sie wird ein infantiler Beziehungstyp wiederhergestellt. Das ist der Punkt, den Fenichel betont, und der sich mit dem ersten Punkt meiner Erklärung (oben) deutlich überschneidet. Wahrscheinlich läßt sich für alle hysterischen Phänomene, wie für keine zweite Neurosen- und Charakterform festhalten, daß sie im anderen Menschen spezifische Reaktionen auslösen. Tatsache ist, daß dieser Charaktertyp in erstaunlichem Maße die ganze Breite von erotischen bis zu aggressiven Gefühlen als emotionale Antworten (Gegenübertragung) auf die besondere Art der von ihm vorgetragenen Emotionen (Übertragung) auslöst.[144] Nur für zwei Krankheitsbilder überhaupt ist in der Psychiatrie (nicht Psychoanalyse) der Vorschlag gemacht worden, Gegenübertragungen *zur Diagnose* einzusetzen: Bei bestimmten Formen der Schizophrenie (»Praecox-Gefühl«, Rümke 1935) und bei der Hysterie (»Hysterie-Gefühl«).[145] Carp (1971) hat versucht, diese emotionelle Reaktion des Untersuchers, die ihn zur Diagnose Hysterie leitet, als spezifische Antwort auf die Unechtheit hysterischer Gefühle zu beschreiben, als den Eindruck eines »Nicht-ganz-und-gar-gemeint-Seins«. Provozierender ist Bergers (1971) Deutung: Hysterisch seien Verhaltensweisen oder Symptome, die im Beobachter unbewußte sexuelle Empfindungen hervorrufen. Nur über diesen Gegenübertragungseffekt habe das klinische Bild überhaupt noch eine Berechtigung, als Einheit betrachtet zu werden. Die hysterische Persönlichkeit sei eher Sache des Beobachters als des Patienten. Mir scheint dieser Aspekt gleichzeitig von großer Wichtigkeit und problematisch. Um mit einem Problem anzufangen: Unbewußte sexuelle Empfindungen eignen sich sehr schlecht als diagnostisches Kriterium – schon bei den bewußten ist es schwierig genug. Man droht hier rasch in einen uralten psychoanalytischen Zirkel zu verfallen (»Ist das Gefühl nicht

144 Berblinger (1960, S. 272) sagt, daß hysterisches Verhalten jeglicher Art »fast universell zu emotionaler Einbeziehung, zu handelnder Aktivität und zu angstgetriebenen Maßnahmen bei jedem führt, der mit dem Patienten in Kontakt kommt.«

145 Ich konnte nicht klären, woher dieser sehr viel seltener als Praecox-Gefühl benutzte Ausdruck stammt.

bewußt, dann ist es eben unbewußt«), mit dem nichts gewonnen ist. Eine weitere Schwierigkeit liegt in der Reduktion des ganzen Syndroms auf *einen* bestimmten Gegenübertragungseffekt. Hysterische Bilder, insbesondere die jüngerer, attraktiver Frauen, lösen wohl regelmäßig in den männlichen Ärzten eine erotisch getönte Gegenübertragung aus. Es kann sich dann auch durchaus so verhalten, daß der Arzt die Patienten wegen dieser unbewußten Empfindung mit der Diagnose Hysterie »bestraft«. Er kann die Gegenübertragung aber auch bewußt wahrnehmen und trotzdem oder sogar deswegen die Diagnose Hysterie für richtig halten. Unzutreffend ist aber ebenso gewiß, daß bei *allen* Hysterieformen diese erotische Gegenübertragung eine Rolle spielt. Es gibt (deskriptiv) klassische hysterische Bilder auch jugendlicher Patientinnen (z. B. solche mit ausgesprochener Infantilität), die im Untersucher jedes Gefühl auslösen, nur – leider! – kein erotisches. Und das gleiche gilt für bestimmte hysterisch geprägte Depressionsformen weiblicher Patienten im mittleren Lebensalter (»Jammer-Depressionen«), die wegen ihrer averbalen Aggressivität für den männlichen Arzt eher quälend sind, als daß sie unbewußte Reize vermittelten. Berger trifft hier sicher eine entscheidende Komponente der hysterischen Arzt-Patient-Beziehung und sein Beitrag ist insofern eine Bereicherung für das Konzept des hysterischen Charakters als er diesen sonst totgeschwiegenen Gesichtspunkt herausarbeitet. Wo er ihn als ausschließliches nosologisches Kriterium verstanden wissen will, trifft ihn Lerners (1974) Kritik zu Recht, die ihm einen »einzigartigen Nihilismus« vorwirft.

Lerner hat in ausgewogener Form die Frage nach dem Verhältnis von Hysterie und Weiblichkeit wiederaufgenommen. Historisch war die Diagnose Hysterie um die Jahrhundertwende so ausschließlich für Frauen reserviert, daß Charcots Behauptung, auch Männer könnten an ihr erkranken, zum Skandal wurde (Alexander und Selesnick 1968, S. 248). Tatsächlich werden hysterische Charakterstrukturen in Deutschland für Frauen doppelt so häufig diagnostiziert wie für Männer, während es sich bei den Zwangsstrukturen genau umgekehrt verhält (zusammenfassend Schwidder 1958). Für Skandinavien fanden Lindberg und Lindegard (1963) ein Verhältnis von 3:2, Frauen zu Männern.[146] Eine

146 Für die Alltagspraxis erscheinen mir solche Zahlenverhältnisse noch sehr optimistisch. Ich selbst kann mich nur an ganz wenige Fälle erinnern, wo Männer von Psychiatern oder – schon häufiger – von Psychoanalytikern als hysterisch bezeichnet wurden. Baumeyer (1962) hat (allerdings »nur« für 500 Fälle, während Schwidder, 1958, die Ergebnisse von etwa 3000 Fällen zusammenfaßt) das Verhältnis von Frauen zu Männern bei der hysterischen Neuro-

kritische Betrachtung solcher Zahlen ist von zwei Gesichtspunkten aus möglich: 1. von der Überschneidung des Bildes des hysterischen Charakters mit dem der Weiblichkeit und 2. von der Art und Weise der Untersuchung. Ich will in der Folge diesen beiden Aspekten nachgehen.
Unsere männlich bestimmte Gesellschaft tolerierte und erwartete gleichzeitig bisher von Frauen eine Reihe von Charakteristika, die allesamt als für das hysterische Bild typisch aufgezählt werden: unausgeprägte Intellektualität, Naivität, Charme, Koketterie, Emotionalität, passive Abhängigkeit und andere. Chodoff und Lyons treffen den Nagel auf den Kopf, wenn sie die hysterische Persönlichkeit als »ein Bild von Frauen in den Worten von Männern« bezeichnen, ja geradezu als eine »Karikatur von Weiblichkeit« (1958, S. 739). 1889 hatte der französische Psychiater Grasset – »ohne deswegen ungalant sein zu wollen« – festgestellt, daß die Mehrzahl der hysterischen Charakterzüge nichts als die Übertreibung des Charakters der Frau darstelle. Israel (1976, S. 49), bei dem ich dieses Zitat entnehme, kommentiert sarkastisch: »Mit anderen Worten: Wenn ein Mann meint, daß er einigen Grund habe, sich über eine Frau zu beschweren, dann bezeichnet er sie als hysterisch.« So verhält es sich wohl in vielen Fällen. Wie mag es zu dieser Karikatur von Weiblichkeit kommen?
Marmor hatte angenommen, daß durch dieses Zusammenfallen des hysterischen Bildes mit dem von Weiblichkeit, hysterische Charakterzüge überwiegend bei Frauen eine Tendenz zum Fortbestehen hätten, denn nur bei ihnen würden sie gesellschaftlich toleriert, während sie bei Männern unterdrückt werden müßten. Daraus folgt, daß bei jüngeren Individuen beiderlei Geschlechts hysterische Züge noch eher gleichverteilt sein müßten. Lindberg und Lindegard (1963) konnten eben diesen Befund bei einer Population von 20jährigen sichern, während sie erst bei Betrachtung über alle Altersstufen auf das charakteristische Überwiegen der Frauen kommen. Daß auch kulturelle Unterschiede eine Rolle spielen, wurde immer angenommen. Nach der Untersuchung Blinders (1966) scheinen sie innerhalb des Westens (der Autor verglich Frauen in

senstruktur mit 16:1 und bei der zwangsneurotischen Struktur mit 1:6 angegeben. Diese Zahlen gelten nur für die reinen Strukturen, während die Mischstrukturen über 65% des Gesamtmaterials ausmachen. Unter diesen dominiert wieder der Anteil der hysterischen Komponente. Wie bei den Angaben von Schwidder handelt es sich meist um ambulante Patienten. Lindberg und Lindegard (1963) fanden keine Verteilungsunterschiede für stationäre und ambulante Patienten. Die Angaben von Schilder (1939) für eine Gleichverteilung von Männern und Frauen bei den hysterischen Patienten des Bellevue-Hospitals sind singulär in der gesamten Literatur.

den USA, England und Dänemark) nicht nennenswert zu sein – diese Bilder gleichen sich auffallend.

Ich möchte noch einmal Marmors These einer massiven oralen Problematik beim hysterischen Charakter aufgreifen. Wenn man davon ausgeht, daß Wünsche nach Abhängigkeit, Passivität, Anerkennung und Zuneigung entscheidend sind, dann liegt es für Frauen mit entsprechenden Bedürfnissen nahe, diese männliche Karikatur ihres Geschlechts aufzugreifen. Sie müssen so werden, wie sie aufgrund einer äußeren und einer neurotischen Wirklichkeit im Inneren glauben sein zu müssen, wenn sie geliebt sein wollen. Insbesondere die Aggressivität muß hinter einer Maske von Hilflosigkeit und gutem Willen versteckt werden (Hallek 1967). Der »Chamäleon-Charakter«, die übergroße Tendenz der hysterischen Persönlichkeit, sich jeder Umweltsforderung autoplastisch anzupassen, begünstigt diese Entwicklung bei Frauen und läßt Männer eine andere Richtung einschlagen (Lindberg und Lindegard 1963). In diesen Kontext gehören auch die soziokulturellen Betrachtungen von Hollender (1972). Für ihn ist die Konversionshysterie eine Mitteilung von vermeintlich anstößigen Inhalten in einer Körpersprache, weil die verbale Sprache für diese Mitteilungen unerlaubt ist. Frauen müssen wegen ihres geringeren Sozialstatus vermehrt auf diese Metasprache zurückgreifen. (Siehe hierzu auch die referierten Überlegungen von Mentzos 1971.)[147]

Wie stellt sich nun die hysterische Persönlichkeit beim Manne dar? Oder – um noch einmal eine Spitze Israels' (1976) zu gebrauchen –: »Wo verstecken sich denn die hysterischen Männer?« Für die hysterischen Symptomträger gibt Israel auf diese Frage eine brillante Antwort: Sie verbergen sich im – für den Arzt – besten Versteck, nämlich unter einem falschen diagnostischen Etikett! Wahrscheinlich ist die männliche Symptom-Hysterie die am meisten fehldiagnostizierte Neurose. Doch um auf die Frage des hysterischen Charakters zurückzukommen: Nach der psychoanalytischen Theorie sind zwei Extreme denkbar. Männer, die passiv, weiblich, abhängig etc. sind, die also diese Bedürfnisse eher ausleben. Winter (1964, S. 341) sieht sie von Wünschen nach oral-symbiotischer Verschmelzung beherrscht, – sie sind »verzweifelte Fusionisten«.

147 Ruesch (1957) formuliert kommunikationstheoretisch, daß der Hysteriker eine Sache sage und eine andere meine. Dahinter steht eine Differenz von verbaler und averbaler Mitteilung, die für die hysterische Persönlichkeit kennzeichnend ist. Aus psychoanalytischer Sicht haben unter anderem Schiffer (1961) und Abse (1974) den Aspekt der averbalen Kommunikation bei der Hysterie betont.

Ihnen stünden jene gegenüber, die diese Wünsche massiv abwehren: Männer, die aktiv, betont viril (»He-man«), potent, Amouren sammelnd etc. sind. Es gehört zu den Verdiensten W. Reichs (1933), beide Charakterbildungen schon früh erfaßt und beschrieben zu haben. Er bezeichnet sie als »passiv-femininen Charakter« und »phallisch-narzißtischen Charakter«. Den ersteren bezeichnet Reich direkt als hysterischen Charakter, den letzteren sieht er als zwischen hysterischem Charakter und Zwangscharakter stehend an. Diese beiden Formen entsprechen weitgehend dynamisch dem von Abraham (1921) bei Frauen beschriebenen Wunscherfüllungstyp und Rachetyp: Das Bedürfnis wird entweder ausgelebt oder abgewehrt und aggressiv am anderen Geschlecht ausagiert. Luisada u. Mitarb. (1974) haben in ihrer Literaturübersicht festgestellt, daß von den wenigen Autoren, die das Thema bearbeiteten, eher das eine oder eher das andere Extrem betont wurde, daß aber der spezifisch männliche hysterische Charakter auf diese beiden Formen hinauslaufe. – Von Freud (1905d) stammt die Ansicht, daß das abwehrlose Realisieren von bestimmten Triebwünschen ein Charakteristikum von Perversionen sei, während die Neurose den Kompromiß aus einem Abwehrkonflikt darstelle. Insofern verwundert nicht, daß der passiv-feminine Charakter häufig in die Nähe der Homosexualität gerückt wurde (z. B. Hallek 1967, Kuiper 1968, Hollender 1971). Entsprechend ist in der psychoanalytischen Textinterpretation des Don Juan mit Regelmäßigkeit dessen renommierende Männlichkeit als Abwehr passiv-femininer und homosexueller Tendenzen angesehen worden.[148]

Unter dem Aspekt der gestörten Oralität, respective ihrer Folge, der narzißtischen Selbstwertproblematik, sucht der Frauen wechselnde Mann die passive Abhängigkeit zu vermeiden, indem er keine Bindung eine ernsthafte werden läßt. Der narzißtische Gewinn (»Ich kann jede ...«) reicht für ihn aus – muß für ihn ausreichen. Neben den Amouren steht traditionell Männern die Kompensation ihres Selbstwertdefizits durch Leistung offen. Alle Arten von Karrieren gewähren regelmäßige narzißtische Gratifikationen, die für den hysterischen Charakter so we-

148 Robbins (1956) sieht die Tätigkeit eines zeitgenössischen Don Juans stärker in bezug auf die veränderten ödipalen Konflikte, wodurch eine Brücke zur traditionellen Auffassung der Hysterie-Genese entsteht. – Die sehr viel größere Toleranz gegenüber emotionalen, passiven und anderen Regungen von Männern bei den Mittelmeervölkern etwa, müßte die Zahl männlicher (und wahrscheinlich auch weiblicher) Hysteriker dort deutlich größer sein lassen als bei uns. Prima vista scheint das zuzutreffen, wie andererseits der Zwangscharakter dort sehr viel seltener zu sein scheint. Ich kenne keine genaueren Studien zu diesem Thema.

sentlich sind. Fenichel (1945) hatte den Zusammenhang genau erfaßt, als er die Bezeichnung der »Don Juans of achievement«, der *Leistungs-Don-Juans* prägte. Wenn er auch seinerzeit nur die besondere Über-Ich-Thematik beschrieb (unbewußte Schuldgefühle, die durch Leistung gemildert werden), so halte ich es für berechtigt, diese Bezeichnung auch für die hysterischen Persönlichkeiten zu verwenden, die durch brillante Leistung – oft nur durch den Anschein einer solchen – ihre narzißtische Selbstwertproblematik kompensieren müssen. (Hier ist wieder an die Ausführungen von Heigl-Evers zu denken.) Dieser Gesichtspunkt ist in der Literatur kaum beachtet worden – vielleicht weil er auf den ersten Blick gerade für Wissenschaftler nicht ohne Bedeutung erscheint. Weibliche Leistungsmotivation hingegen wird von Männern rasch als »phallisch« = »kastrierend« = »geltungssüchtig«, das ist hysterisch, erkannt und denunziert.[149]

Abschließend soll noch auf die Art der Untersuchungssituation als Bedingung für die Entstehung eines bestimmten Bildes von hysterischer Persönlichkeit eingegangen werden. Lerner fragt, ob die hysterische Patientin unbewußt nicht vielleicht mit einem gewissen Recht meine, außer durch ihren Charme, den männlichen Psychiater für sich und ihr Problem kaum interessieren zu können. Denn traditionell ist die Diagnose des hysterischen Charakters eine Diagnose von Männern an Frauen. Und Männer wiederum haben offenbar wenig Neigung, an ihren Geschlechtsgenossen hysterische Züge zu diagnostizieren. Mir drängt sich hier der Verdacht auf, daß sowohl die hyperpotenten, überkompensierenden Don Juans als auch die passiv-femininen, zur (meist latenten) Homosexualität neigenden Charaktertypen für den männlichen Untersucher unbewußte Konflikte darstellen. Chodoff und Lyons (1958) und Luisada u. Mitarb. (1974) meinen, daß die Revision des Konzeptes vom hysterischen Charakter durch Frauen als Untersucher und als Theoretiker erfolgen müsse. Gleichzeitig damit würde sich auch die Geschlechtsverteilung in der Diagnose verändern. Lerner fordert deswegen dazu auf, die Diagnose möglichst wenig auf dekriptive Kriterien zu stützen, sondern sie verstärkt auf die erörterten ichfunktionalen und die noch zu erörternden strukturellen Kriterien zu begründen.

149 Auf Kuipers (1966, 1968) differenzierte Darstellung des männlichen Hysterikers sei hingewiesen.

3.2.6.4. Bestimmung über den Strukturkonflikt

Der strukturelle Konflikt beim hysterischen Charakter ist seit Freud immer unter dem besonderen Aspekt der Instanz des *Es* gesehen worden, der Auseinandersetzung des Ichs mit nicht akzeptablen Triebansprüchen. Freud (1931a) hatte in seinem Instanzen-bezogenen Entwurf einer Charakterologie den »erotischen Typ«, der zur hysterischen Erkrankungsform neige, als Es-bestimmt definiert. Dagegen stand die Über-Ich-Bestimmtheit des »Zwangstyps« und die Ich-Bestimmtheit des »narzißtischen Typs«. Fenichel (1945) und später Prelinger und Zimet (1964) hatten den Freudschen Ansatz als undynamisch beziehungsweise veraltet kritisiert. Erforderlich sei eine Definition, die den Konflikt als einen zwischen den Instanzen ablaufenden umreißt. Das hieße hier, daß der Konflikt bei der hysterischen Persönlichkeit nach der älteren Theorie vor allem zwischen Ich und Es stattfindet. Dies war in der Tat die Annahme bis in die fünfziger Jahre. Die Revision des genetischen Konzeptes, die eine Verschiebung des Akzents von den Konflikten der phallischen Phase hin zu den Abhängigkeitsproblemen der oralen Phase bewirkte, blieb nicht ohne Folgen auf die Strukturannahmen. Wittels (1931) sah das Ich beim hysterischen Charakter noch ganz unter der Triebherrschaft des Es, unfähig, sich dauerhaft gegen das Es abzugrenzen und durchzusetzen, immer wieder von den Triebdurchbrüchen quasi überfallen und erobert. Wittels fügt dann eine sehr interessante Beschreibung dieser Ich-Schwäche an: Die Hysterikerin reduziere ihr Ich nicht eigentlich, sondern sie breite es eher durch Übertragung aus. Durch diese Feststellung wird viel von den hysterischen Phänomenen dynamisch beleuchtet – von der Emotionalität und der Attraktivität bis hin zum expansiven Agieren und zur profusen Identifizierungsneigung. Federn (1940) versuchte analog dieselben Phänomene mit dem Konzept der Ich-Grenzen zu fassen: Das Ich der Hysterikerin ist schwach, seine Grenzen durchlässig, instabil und rasch ausdehnbar. Das Über-Ich beschrieb Wittels entsprechend als »eigentümlich unwirklich«. Es tauche gelegentlich drohend auf und schwinde schnell wieder.

Der Verdacht, daß Wittels eigentlich die schweren Formen der hysterischen Persönlichkeit (die nur »sogenannte gute Hysterikerin«) meinte, gewinnt an Wahrscheinlichkeit durch Kernbergs Beitrag. Kernberg (1967) machte die klinisch sicher valide, aber nosologisch zu kritisierende (s. o.) Unterscheidung in »hysterische Persönlichkeit« und »infantile Persönlichkeit«. Die hysterische Persönlichkeit hat ein gut integriertes Ich und Über-Ich, die infantile Persönlichkeit zeigt weitgehende Ausfälle beider Instanzen. Die Objektbeziehungen der hysterischen Persönlichkeit sind bewegt, aber zuverlässig, die der infantilen Persönlichkeit sind chaotisch. Easser und Lesser (1965): Bei den integrierten Formen des hysterischen Charakters liegt das Problem *innerhalb* der Objektbeziehungen – bei den schwer gestörten Formen sind die Objektbeziehungen *selbst* das Problem. Faßt man beide Persönlichkeitstypen als Extreme auf einem Kontinuum auf, dann verfügt die hysterische Persönlichkeit über durchaus funktionsfähige Instanzen, die aber bei zunehmender Pathologie die ausgeprägten Charakteristika von Ich- und Über-Ich-Schwäche zeigen können. Auch ohne die genetische Revision Marmors (1953) zu kennen, hatte Siegman (1954) die Emotionalität in einer Weise interpretiert, die auf ein eher strenges Über-Ich bei der hysterischen Persönlichkeit schließen läßt. Er meint sogar, daß mit der Zwangsneurose (und ihrem allgemein als streng und rigide aufgefaßten Über-Ich) viele Ähnlichkeiten bestünden (S. 345 f.). Da die Hyperemotionalität gerade bei den schweren Formen des hysterischen Charakters nachweisbar ist, stellt sich die Frage, ob wirklich die Über-Ich-Schwäche bei diesen Bildern so ausgeprägt ist und ob das, was wir klinisch beobachten, nicht vielleicht überschießende Reaktionen des Ichs sind, um mit einem eigentlich *sehr strengen* und – in der Terminologie Kernbergs – *archaischen und nicht integrierten* Über-Ich fertig zu werden. Eine solche Sicht hat nach meiner Erfahrung sehr viel für sich. Man könnte das Über-Ich als um so desintegrierter (wenn auch archaisch grausam) auffassen, je mehr sich das klinische Bild der »malignen« Hysterie nährt.

Die neurotischen Grundformen haben eigene Wege beschritten, diesen Ich-Über-Ich-Konflikt zu bewältigen. Die spezifisch hysterische Lösung läge in einer *passageren Suspension des Über-Ichs im Affektsturm* (»Hyperemotionalität«). Diese zeitlich begrenzte Ausschaltung der normativen Instanzen stellt eine Grundbedingung für das klinische Phänomen des »Agierens« dar. – Das wäre eine von der psychoanalytischen Erklärung manischer Zustände abgeleitete Betrachtungsweise.[150] Auch Mentzos' Auffassung der basalen hysterischen Dynamik als regressive Veränderung der Selbstrepräsentanz läßt eher an ein stärkeres als ein schwaches Über-Ich denken. Mentzos betont die Wichtigkeit der Kom-

150 Bei der stationären Psychotherapie solcher schwereren Formen hysterischer Charakterneurosen gewannen wir den Eindruck, daß dieser Betrachtungsweise erhebliche Stringenz zukommt. Zumindest brachte sie uns therapeutisch deutlich weiter.

munikation nach innen: »Der Patient stellt sich anders als er in Wirklichkeit ist dar, und zwar nicht nur für die anderen, sondern in erster Linie für sich selber« (1973, S. 288). Insgesamt ist die Auseinandersetzung des Hysterikers mit dem »inneren Beobachter« (Siegman), dem Gewissen, sehr viel weniger beachtet worden als der Aspekt der Kommunikation mit den äußeren Beobachtern. Das intakte, eher strenge Über-Ich des hysterischen Charakters (angepaßte Formen) betonen auch Lazare (1974) und Zetzel (1968). Green (1974) weist auf die auffallende Schwäche des Hysterikers zur Toleranz von Schuldgefühl hin. Und Alexander hatte schon 1926 die dramatische Darstellung des Leidens bei der Konversionshysterie als eine spezifisch hysterische Form der Abwehr von Schuldgefühlen aufgefaßt. So gewinnt die Auffassung an Wahrscheinlichkeit, daß die Ich-Über-Ich-Konflikte, neben den schon lange erfaßten Ich-Es-Konflikten eine bedeutsame Rolle beim hysterischen Charakter spielen. Das heißt auch, daß qua Strukturkonflikt die Unterschiede zum Zwangscharakter wahrscheinlich gar nicht so groß sind, wie immer angenommen wurde, sondern daß die bedeutsamen Unterschiede in der Spezifität der Funktionen liegen, mit denen das Ich Triebimpulse und Schuldgefühle abwehrt.[151]

3.2.6.5. Hysterischer Charakter und hysterische (Konversions-) Neurose

So überzeugend die Beziehungen zwischen Analcharakter/Zwangscharakter und Zwangsneurose bearbeitet sind, so unbefriedigend ist aus psychoanalytischer Sicht die Beziehung vom hysterischen Charakter zur hysterischen Neurose geklärt. Das hängt damit zusammen, daß das Bild der hysterischen Neurose in sich unklar ist. In der Regel werden folgende Störungsbereiche angegeben: 1. Konversionssymptome (Ausfälle

151 H. Schultz, Frankfurt, macht mich auf folgendes Problem aufmerksam: Wenn man das Über-Ich bei der Hysterie im Sinne Kernbergs als wenig integriert, grausam und archaisch (kastrierend) ansieht, dann entfällt eigentlich der Unterschied zwischen Über-Ich-*Strenge* und Über-Ich-*Schwäche*. Denn so kann ein »eigentlich« sehr grausames Über-Ich sich – gerade deswegen – als klinisch schwach und insuffizient erweisen, das heißt, das beobachtbare Verhalten nicht sichtbar steuernd. Das wird ähnlich für die Soziopathie angenommen. Unter diesem Gesichtspunkt könnte man bei der Hysterie zum Teil auch von einer Ich-Ideal-Störung sprechen, denn das Ich-Ideal der Hysteriker ist ähnlich dem Über-Ich ebenfalls nur mangelhaft integriert, internalisiert und der Realität angepaßt. Hierhin gehört das hysterische Angewiesensein auf die Bestätigung idealisierter Objekte und besonders die Idealisierung phallischer Selbst- und Objekteigenschaften (spezifisch!). Darauf hatte ich bereits hingewiesen, als ich auf die Bedeutung des Narzißmus für die hysterische Persönlichkeit einging.

und Dysfunktionen von Motorik und Sensorium), 2. Bewußtseinsstörungen (Dämmerzustände, Traumzustände und anderes), 3. Gedächtnisstörungen (Amnesien), 4. Angstphänomene (frei flottierende Angst, Phobien), 5. dissoziative Phänomene (Depersonalisation, Derealisation, Pseudo-Demenz), 6. sexuelle Störungen (Pansexualisierung, Dyspareunie, Anorgasmie) (nach Kuiper 1966, Redlich und Freedman 1966, Bräutigam 1968, Schwidder 1972, Abse 1974). Dabei wird von allen Autoren immer die Vielgestaltigkeit des klinischen Bildes betont. Bräutigam: »Die Symptomatik der Hysterie ist bunt. Sie kann beinahe jede Krankheit vom Hirntumor bis zum Ileus, vom Gelenkrheumatismus bis zum epileptischen Anfall imitieren« (S. 77). Ein zweites verwirrendes Moment ist die auffallende Bandbreite hysterischer Störungen: »Hysterische Symptome können auf einer breiten Skala der verschiedensten pathologischen Zustände vorkommen, angefangen vom kaum gestörten Patienten bis hin zu solchen, deren Realitätskontakt prekär ist« (Redlich und Freedman, S. 548). Die Aussage gilt prinzipiell für alle neurotischen Mechanismen, ist aber bei der Hysterie besonders auffällig.

Angesichts eines solchen uneinheitlichen Krankheitsbildes, das zudem eine Reihe verschiedener dynamischer Mechanismen einsetzt, ist eine klare Entsprechung von Charakterbild und Symptomneurose nicht unbedingt zu erwarten. Slater (1943), der für die Beziehung von Zwangscharakter und Zwangsneurose eine Korrelation von 0,8 angibt, kommt bei der Relation von hysterischem Charakter und hysterischer Neurose auf eine Korrelation von nur 0,5.

Das klassische hysterische Symptom sind die Konversionserscheinungen.[152] Diese Erscheinungen müssen einerseits von der gesunden Motorik und Sinnesfunktion abgegrenzt werden und andererseits von den Psychosomatosen oder vegetativen Organneurosen. Alexanders (1950) Definition, daß die Konversion als symbolischer Ausdruck von emotional aufgeladenen psychischen Inhalten nur die Willkürmuskulatur und das Sensorium betreffe, befriedigt nicht ganz, weil bestimmte unwillkürliche Prozesse zur Hysterie gezählt werden müssen. Auch die Abgrenzung, daß Konversion ohne organische Befunde ist, die Psychosomatose dagegen solche aufweist, ist unzureichend. Etwa die Kontrakturen als

152 Schwidder (1972) schließt sich den Versuchen an, die hysterische Neurose oder Konversionshysterie in »Konversionsneurose« umzubenennen. Ich selbst arbeite hier mit »gespaltenem Bewußtsein«. Psychoanalytikern und solchen Kollegen gegenüber, von denen ich annehme, daß sie den Begriff der Hysterie nicht diskriminierend verwenden, spreche ich von Hysterie oder Konversionshysterie, allen anderen gegenüber von Konversionsneurose.

Folge hysterischer Lähmungen sprechen dagegen. Die Frage ist daher, inwieweit der Mechanismus der Konversion ein spezifisch hysterischer ist. Rangell (1959) hat sich dafür ausgesprochen, von dieser traditionellen psychoanalytischen Ansicht (s. Fenichel) abzugehen, und ihn als einen ubiquitär möglichen Mechanismus zu betrachten. An seiner Entstehung seien genitale wie prägenitale Motive beteiligt. Diese Revision des Konversionskonzeptes stützt Rangell auch auf die klinischen Untersuchungen von Chodoff und Lyons (1958). Nur ist die Methodik der Studie dieser Autoren so unzulänglich, daß empirisch letztlich damit nichts bewiesen wird (Slater, 1965, referiert weitere Arbeiten, die den Konversionsmechanismus als unabhängig von der hysterischen Persönlichkeit nachweisen wollen). Ungeklärt sind auch die Beziehungen der Hysterie zur Angst. Zwar begleiten mannigfache Angsterscheinungen häufig das oben beschriebene klinische Bild, aber die gerichteten Ängste, die Gruppe der Phobien, wird eigentlich nur von den Psychoanalytikern nosologisch der Hysterie zugeordnet. Das geht auf Freuds Konzept der *Angsthysterie* zurück, zu der er aus genetischen Gründen die Phobien zählte (1916/17). Schwidder (1972) ist auf die Schwierigkeit der Zusammenfassung beider Zustände aus heutiger Sicht eingegangen. Tatsächlich bestehen ebenfalls enge Beziehungen der Phobie zur Zwangsneurose – wenn sie auch im Detail ungeklärt sind.[153] Schon 1928 hatte H. Deutsch

153 Der Diskussionsstand zur Abgrenzung von *Zwangsneurose* und *Phobie* stellt sich folgendermaßen dar: Monroe (1974) hält die Phobien für reine Verhaltenshemmungen: Der Phobiker reduziert seine Angst durch Vermeidung – der Zwangsneurotiker durch ein magisches Ritual. Diese Unterscheidung gilt jedoch nur für Neurotiker mit Zwangs*handlungen* (im Denken und Tun), sie gilt nicht für die Zwangseinfälle, wo die Nähe zur Phobie gerade relevant wird. Für Alexander (1927b) fehlt bei den phobischen Vermeidungen der für die Zwangsneurose so kennzeichnende moralische Aspekt. Federn (1940) meint, daß viele Zwangsneurotiker in bezug auf den ihnen bekannten angstauslösenden Gegenstand eine Phobie entwickelten. Das entspricht der Meinung von Meng (1965) und Thomae (1974). Kronfeld (1930) sprach von »Zwangsbefürchtungen«. Genau umgekehrt sieht den Zusammenhang Kuiper (1966), für ihn führt die Phobie zu Zwangshandlungen, Vermeidungsritualen, deren Motiv die Phobie darstellt. Auch v. Gebsattel (1957) und Feldmann (1967) sehen die Phobie als das eigentliche Agens der Zwangsneurose an. Straus (1938) meint beim schweren Zwang gehe die »geschichtliche Gliederung« verloren, bei der Phobie nicht. Benedetti (1974) unterscheidet anhand der in der Phobie räumlichen, in der Zwangsneurose zeitlichen (Zukunft) Projektion der Angst. Über die Schwierigkeit solcher Abgrenzungen besteht Einmütigkeit. Nacht (1966) ist mit seiner Ansicht repräsentativ, wenn er sagt, daß kaum eine Zwangsneurose ohne phobische Züge sei. Therapeutisch sieht er einen wesentlichen Schritt in der Umwandlung der zwangsneurotischen Abwehr in eine phobische. – Mir selbst scheint ein wesentliches Element der Frage »Phobie oder Zwang?« im Ausmaß der bewußten Angst zu liegen. Je stärker das erlebte Angstmoment, desto eher spreche ich von Phobie.

bei der Phobie die Abwehr der antisozialen Impulse (und nicht nur der inzestuös/ödipalen) als entscheidend herausgearbeitet. Daraus ergibt sich auch mein Eintreten für die Sonderform eines *phobischen Charakters*, der vom hysterischen abzugrenzen wäre. Ich kann das hier nur andeuten.

In einer Übersicht hat Alarcon (1973) – aus nicht speziell psychoanalytischer Sicht – den Zusammenhang von hysterischem Charakter und hysterischer Neurose zu klären versucht. Er kommt zu dem nicht sehr originellen Urteil, daß man annehmen könne, jede Konversionshysterie weise wohl Züge des hysterischen Charakters auf, aber keinesfalls entwickelten alle Menschen mit hysterischem Charakter Konversionssymptome. Nach den Ausführungen von Stefansson u. Mitarb. (1976) ist auch dieser Schluß fraglich. Sie fanden nur bei einer Minderheit ihrer Patienten mit »hysterischer Neurose vom Konversionstyp« eine hysterische Persönlichkeit. Wie Slater referieren auch sie eine Reihe von Autoren – Nicht-Psychoanalytiker – die bei ihren Untersuchungen die Konversionssymptomatik als von einer hysterischen Charakterstruktur unabhängig fanden. Wie problematisch solche Studien wiederum sind, sei an der von Barnet (1971) aufgezeigt. Der Autor bezeichnet von seinem Kollektiv von Konversionsneurosen 7% als hysterische Persönlichkeiten, aber 77% hätten »histrionic« (theatralische) Züge (!) und 40% Zeichen von Abhängigkeit. Traditionell werden theatralische und abhängige Züge jedoch der hysterischen Persönlichkeit zugeordnet. Der Vorschlag zur Umbenennung der hysterischen Persönlichkeit in »histrionic personality« in der neuesten Auflage des DSM läßt hier weitere Verwirrung erwarten.

Man muß zum gegenwärtigen Zeitpunkt die Beziehung zwischen hysterischem Charakter und Konversionshysterie als unzureichend geklärt ansehen. Von der Psychoanalyse wird eine solche Beziehung grundsätzlich angenommen. Wichtige Detailmechanismen wie der Umgang mit dem Selbstbild, die Rolle der Verdrängung und die Rolle der Phantasien und Symbole, sind bei hysterischem Charakter und Konversionshysterie allem Anschein nach gleichermaßen ausgeprägt. Die Unstimmigkeit bezieht sich auf die unklare Funktion des Konversionsmechanismus selbst. Das heißt, es wird zunehmend wahrscheinlich, daß es größere Gruppen von Patienten gibt, die Konversionsneurotiker, aber nicht Konversionshysteriker sind. Drei Möglichkeiten sind hier momentan denkbar: Es gibt einen hysterischen und einen (oder mehrere) nichthysterischen Konversionsmechanismus. Oder: Der Konversionsmechanismus enthält wichtige hysterische Detailmechanismen (z. B. der Umgang mit dem Selbstbild, die Fähigkeit zur Symbolisation, Verwendung der Verdrängung), ohne andere Detailmechanismen zu implizieren, die den hysterischen Charakter so unverwechselbar machen (z. B. der Umgang mit den Emotionen, der Umgang mit der Sexualität) – also vieles von dem, was »histrionic«, theatralisch, dramatisch, demonstrativ oder appellativ genannt wird. Die dritte Möglichkeit wäre, daß der Konversionsmechanismus einheitlich, aber vom hysterischen Mechanismus ganz unabhängig ist. Das erscheint mir die unwahrscheinlichste Betrachtung, während mir für die zweite Möglichkeit am meisten zu sprechen scheint. Dieser Klärung der Beziehung von Konversionshysterie und Konversionsneurose wird in Zukunft erhebliche Aufmerksamkeit zugewandt werden müssen.

3.2.6.6. Versuch einer dynamischen Definition des hysterischen Charakters

Der Bezug des hysterischen Charakters auf das Strukturmodell wie auch auf die genetische Fixierung gehört der metapsychologischen Betrachtung an. Während bei Analcharakter und Zwangscharakter diese Parameter noch befriedigend eingesetzt werden können, ist das beim hysterischen Charakter in seinen beiden Ausprägungsformen (benigne und maligne Form) nicht der Fall. Der hysterische Charakter ist deutlich unbefriedigender konzeptualisiert als der Zwangscharakter. Und seine Beziehungen zur entsprechenden Neurose sind viel unklarer. Namnum (1974) meint, das Konzept sei so wenig in die Psychoanalyse integriert, daß man sich überhaupt fragen müsse, ob es ein nützliches sei.

Mir erscheint das Konzept des hysterischen Charakters als nützlich. Eine ähnlich formalisierte Konzeption wie beim Zwangscharakter ist gegenwärtig außer Reichweite. Phänomenal ist wegen der Vielfalt, wegen des »Schillerns« des Bildes, metapsychologisch wegen der kaum möglichen Validierung der Annahmen, kein Fortschritt zu erhoffen. Auf klinisch-dynamischer Ebene aber sind einige Bedingungen so weitreichend geklärt, daß man das Bild des hysterischen Charakters über sie ausreichend definieren kann.[154] Ich gehe aus von drei Konflikten, die sich besonders in der Übertragung, und von fünf »Mechanismen«, die

154 Der Versuch, theoretische Aussagen unter Umgehung der Metapsychologie allein auf der klinischen Ebene zu machen, wurde in den letzten zehn Jahren besonders von den

sich bei der Betrachtung der Ich-Funktionen und des Selbstbildes erfassen lassen.

Man kann formulieren, daß der hysterische Charakter regelmäßig bestimmte Konflikte szenisch darstellt und – wahrscheinlich als Lösungsversuch für diese – regelmäßig bestimmte dynamische Mechanismen einsetzt. Die *Konflikte* sind: 1. ein ödipaler Konflikt, 2. ein Abhängigkeitskonflikt und 3. ein Selbstwertkonflikt. Diese Problemkonstellationen bezeichnen an dieser Stelle *nicht* genetische Annahmen, sondern es geht um ihre Anwesenheit als psychodynamische Phänomene in der Übertragungssituation, um ihre aktuelle Inszenierung.[155] Die *dynamischen Mechanismen* des hysterischen Charakters sind 4. eine spezifische (unbewußte) Veränderung des Selbstbildes, 5. eine spezifische Verwendung von Emotionen, 6. ein massiver Einsatz von Identifizierungen, 7. ein besonderer Umgang mit Phantasien und Symbolen. Alle diese Mechanismen fördern 8. die spezifische Rolle von Verdrängung und Verleugnung. Diese Mechanismen zusammen bedingen wesentlich jenen Wahrnehmungs-, Kognitions- und Verhaltensstil mit, den Shapiro als »neurotischen Stil« der Hysterie beschrieben hat. 9. Das Ergebnis des hysterischen Abwehrvorgangs stellt sich in einem spezifischen Gegenübertragungseffekt dar, den man am ehesten als die Folge der »Dissoziation« der verschiedensten psychischen Vorgänge beschreiben kann.

Schülern Rapaports unternommen. Vor allem G. S. Klein (1970, 1973, 1976) ist hier zu nennen. Rubinstein (1976) bezweifelt, daß die klinische Ebene in Zukunft allein ausreichen wird. Er plädiert für eine »expanded clinical psychoanalytic theory«.

155 Der Begriff der Szene stammt von Lorenzer. Ich entnehme ihn Argelander (1970), der allerdings gerade die Charakterstörungen – im Gegensatz zu den Symptomen – für nicht »szenengerecht« hält. Ich möchte diesen Aspekt hier vernachlässigen. – Auf einen möglichen Einwand gegen diese drei Konfliktbereiche, soll kurz geantwortet werden: Man könnte entgegenhalten, daß diese Konflikte, die das Selbstgefühl, die Zweier- und die Dreierbeziehung betreffen, *die* menschlichen Konflikte überhaupt sind, daß sie – mit anderen Worten – zur Definition des hysterischen Problems zu unspezifisch sind. Dieser Einwand ist, was die Ubiquität und Generalität der genannten Konflikte angeht, zutreffend. Was beim hysterischen Charakter hinzukommt, ist eine unverwechselbare Art der Darstellung in der Übertragung, in der dynamischen Inszenierung. Worin diese Spezifität der Übertragung liegt, ist schwierig zu beschreiben. Sie hat sicher mit einer besonderen Eindringlichkeit zu tun, mit einer als »Verführung« beschreibbaren Fähigkeit, unbewußte Wünsche befriedigt zu bekommen, und wohl auch mit der immer beschriebenen Theatralik und Dramatik der Interaktionsszene (sic!). Man muß aber festhalten, daß es Hysteriker gibt, denen jedes laute und schauspielerische Moment abgeht. Ich nehme an, daß beim hysterischen Charakter diese Konflikte insgesamt »zentraler«, unverarbeiteter und aktueller sind als bei anderen Charakterbildungen. Ihr Stellenwert, ihre größere Aktualität scheint eine intensivere »Darstellung« im Leben zu bedingen.

Zu 1: Mit dem Übertragungsangebot eines ödipalen Konfliktes ist hier gemeint, daß sich in der (diagnostischen oder therapeutischen) Interaktion deutlich eine vom Patienten unbewußt intendierte triadische Konstellation ergibt. Diese kann phänomenologisch alle Formen annehmen. Sie kann zurückhaltend oder dramatisch, sexuelle Wünsche eher verleugnend oder sie triebhaft ausagierend, Rivalität unterdrückend oder sie massiv inszenierend sich darstellen. Was den Unterschied ausmacht, ist die Variable der individuellen Abwehr, die Qualität der persönlichen Ich-Funktionen. Der Dritte kann dadurch in den Vordergrund treten, daß er verleugnet wird, oder er kann agierend eingeführt werden, er kann als Realität (z. B. als Ehepartner) oder als Phantasie in der therapeutischen Situation zum Widerstand werden. Das, was in der Interaktion dem für solche Wahrnehmung Geschulten sich unverkennbar darstellt, ist das ödipale Bezugsfeld. Ob es sich um einen echten oder um einen scheinbaren ödipalen Konflikt handelt, ob es sich um ein Genitalisieren oder Erotisieren andersartiger Basiskonflikte oder ob es sich um Pseudo-Sexualität handelt – die Beantwortung dieser Fragen erfordert den erfolglosen Rekurs auf genetische Annahmen; deswegen soll die Frage hier nicht gestellt werden. *Qua psychodynamisches Phänomen ist der ödipale Konflikt präsent.*[156]

Zu 2: Mit Abhängigkeitskonflikt ist hier gemeint, daß neben der triadischen Szene und über sie hinaus eine dyadische mit den Wünschen nach passiver Abhängigkeit, Versorgtsein, Zuwendung und Geborgenheit sichtbar wird. Dies kann wieder über die ganze Bandbreite des durch die Abwehr modifizierten Interaktionsprozesses erfolgen. Darstellen kann sich eine betont vorgetragene Unabhängigkeit vom diagnostischen oder therapeutischen Gegenüber genauso wie eine verhaltene Frage nach Zuwendung genauso wie eine massiv vorgetragene Forderung nach soforti-

156 Lerners Forderung, die Diagnose vom Geschlecht des Untersuchers und des Untersuchten möglichst unabhängig zu machen, kann so erfüllt werden. Eine Frau als Diagnostikerin kann von einer Frau als Patientin die ganze Breite der ödipalen Angebote erhalten: Von der Verleugnung der Rivalität durch Bewunderung, Einschmeicheln und Anlehnen bis hin zum ungehemmten Ausagieren der aggressiven Impulse. Andererseits beinhaltet ein ödipaler Konflikt auch das heterosexuelle Angebot der Hysterikerin, zumindest solange Väter und Ärzte männlichen Geschlechts sind! Das Genitalisieren, die Ambivalenz gegenüber der Sexualität wird sich ebenfalls in der Interaktion zeigen und zwar als genauso soziokulturelles Phänomen wie die ursprünglichen Bedingungen es sind, deren Wiederholung dies darstellt (Das ist, wohl bemerkt, wieder genetisch argumentiert.). Laplanches (1974) Forderung, den sexuellen Aspekt als für die Hysterie wesentlich zu betrachten, hat volle Berechtigung. Wir wissen allerdings sehr wenig über die sexuellen Übertragungsangebote männlicher Hysteriker an weibliche Untersucher.

ger und ausschließlicher Zuwendung (z. B. vom oralen Typ: »*Du* oder niemand, mußt *mir* oder keinem, *sofort* oder nie, *hier* oder nirgends, *alles* oder nichts geben.«). Das Übertragungsangebot liegt in jedem Falle gleichermaßen auf der Ebene der Abhängigkeitsbeziehung.

Zu 3: Mit dem Selbstwertkonflikt ist hier gemeint, daß das ständige Ringen des Patienten um die Erhaltung und Wiedergewinnung seines Selbstwertgefühls in der Interaktion spürbar wird. Dieses Ringen erfolgt charakteristisch mit dem »inneren« und mit dem »äußeren« Beobachter. Die Kommunikation erfolgt nach innen und nach außen. Die oft dramatische Versicherung der eigenen Moralität und Bonität und der eigenen Insuffizienz und Beschränktheit wendet sich sowohl an das eigene Gewissen wie auch an den Untersucher oder Therapeuten. Intendiert ist ein Selbstwerterlebnis, das auf einem neuen Niveau eine bessere Balance als bisher gestattet. Dazu dient die »Bestechlichkeit des Über-Ichs« (Alexander 1927a) in gleicher Weise wie ein Verleiten des Gesprächspartners zu Handlungen, die als Konsequenz das Selbstwerterlebnis des Patienten in diesem Sinne verbessern. Die subjektive Entlastung des narzißtischen Konflikts kann aber aus erwünschter Aufwertung wie erwünschter Abwertung bestehen. Das massive Vortragen der eigenen Verdienste hat hier dynamisch die gleiche Funktion wie das appellative Vortragen der eigenen Insuffizienz. Zwei mögliche emotionale Syllogismen wären: »Wenn die Umwelt mich tatsächlich für so schwach und gebrechlich hält, dann kann an meinen Gewissensbissen, die mir Überheblichkeit vorwerfen, nichts dran sein« und umgekehrt »Wenn die anderen mich für einen so bedeutenden Menschen halten und mich ständig loben, dann wirft mir mein Gewissen zu Unrecht Unmoral vor«. Das Übertragungsangebot macht sich in der *Gegenübertragung so bemerkbar*, daß man *sich ständig gezwungen fühlt, einer bestimmten Selbstdarstellung des Patienten zuzustimmen oder mit ihm Probleme zu bekommen.*

Es kann sein, daß die Ausprägung dieses Konfliktangebotes charakteristisch wechselt. Wohl kaum wird man alle drei Übertragungsangebote als gleich stark erleben. Nach meinen Beobachtungen fehlt das ödipale Übertragungsangebot nie. Der narzißtische Konflikt und der orale (deskriptiv-dynamisch, nicht genetisch verstanden) scheinen sich oft wechselseitig zu ersetzen. Bei den benigneren, reiferen hysterischen Charakterstörungen ist das Übertragungsangebot eher ödipal-narzißtisch, bei der regredierten, infantilen Form eher ödipal-passiv/abhängig.[157] Man

157 Ich vermute, daß hier eine generelle Gesetzmäßigkeit zum Ausdruck kommt; die von mir überschauten Zahlen sind noch zu klein, um eine so weitreichende Aussage zu machen.

könnte auch sagen, daß die reifere Charakterform den narzißtischen Konflikt progressiv, die unreife Charakterform ihn eher regressiv lösen will.

Zu 4: In engem Zusammenhang mit diesen Selbstwertkonflikten steht die spezifische *Veränderung des Selbstbildes.* Ausgehend von der Konversionshysterie betont Mentzos (1971) die regressive Veränderung der Selbstrepräsentanz. Auch für viele hysterische Charakterbilder wird man diese Form der Selbstwahrnehmung annehmen können. Aus charakterologischer Sicht möglich ist aber auch eine progressive Selbstbildveränderung, eine narzißtische Überhöhung der Selbstdarstellung. Dies gilt insbesondere für die (bei Männern wahrscheinlich häufigere) phallisch-narzißtische Form des hysterischen Charakters, während die passiv-feminine Form des hysterischen Charakters zur Befriedigung ihrer Abhängigkeitswünsche eher das regressive Selbstbild darstellen wird. Beim weiblichen Wunscherfüllungstyp und Rachetyp ist die eine wie die andere Form vorstellbar. – Wie schon bei der Darstellung des Selbstwertkonfliktes betont, ist bei der agierenden Darstellung der veränderten Selbstrepräsentanz der Aspekt der Kommunikation nach innen von gleicher Wichtigkeit wie der nach außen.

Zu 5: Die spezifische *Verwendung der Emotionen* als Abwehr wurde dargestellt. Auffallend ist eine ausgeprägte Überdeterminierung der emotionstragenden Motivation: Abwehr von Angst und Schuldgefühl, Gewissensentlastung, Veränderung des Selbstbildes im gewünschten Sinne, Verminderung der Wahrnehmung von aufklärenden oder affektiv getönten Inhalten, verstellte und verzerrte Wunschbefriedigung, Unterstützung der Verdrängung und somit Fernhalten des eigentlich pathogenen Konfliktes aus dem Bewußtsein. Diese Ziele werden gleichermaßen begünstigt, wenn sich die Emotion an eine innere oder äußere Instanz wendet. Gilt sie vorwiegend der Über-Ich-Entlastung, so entsteht beim Beobachter der Eindruck des »Unechten« und »Aufgesetzten«. Gilt sie eher der Außenwelt, dann vermag sie alle Betroffenen zu erheblichem Mitagieren zu veranlassen.

Zu 6: Der profusen *Neigung zu Identifizierungen* kommt ebenfalls ein zentraler Stellenwert zu. Sie garantiert die erfolgreiche »Wirkung« des Hysterikers auf andere, seine Möglichkeiten zur Rollenübernahme und Imitation und sie stellt die Basis seiner Suggestibilität dar. Weil das Ich hinter dem Erleben der fremden Identität oft ganz verschwindet, sind die Identifizierungen auch verantwortlich für den Eindruck des Labilen, Unscharfen und Unzuverlässigen des hysterischen Charakters. Je ausgeprägter die Pathologie des klinischen Bildes, desto mehr lassen sich *Identifizierungen anstelle der Objektbeziehungen* selbst nachweisen.

Zu 7: Der spezielle Umgang mit *Symbolbildung und Phantasie* stellt ein weiteres Charakteristikum dar. Wie bei keiner zweiten Neurose bestehen bei der Hysterie umschriebene, unbewußte Phantasien, die verdrängt werden müssen und die die Pathodynamik in Gang halten. Diese Phantasien umfassen einerseits die Inhalte des Ödipuskomplexes, sind meines Erachtens letztlich aber unspezifisch und können auch z. B. depressive und selbstzerstörerische Inhalte umfassen. Von der Gestaltung dieser unbewußten Phantasien dürfte die jeweilige Ausprägung des phänomenologischen Bildes erheblich abhängen. Bei der Zwangsneurose geht die Ausprägung des Bildes von einer *bewußten Zwangsvorstellung* aus – bei der Hysterie steht an ihrer Stelle eine *unbewußte Phantasie.* Die besondere Beziehung zu Symbolen umfaßt zweierlei: Zum einen eine auffallende Fähigkeit, Symbole im Wahrnehmungsangebot zu dechiffrieren und unbewußt zu erkennen, was zu verstärkten Abwehrreaktionen führen muß. Andererseits, insbesondere bei der Konversionshysterie, erstreckt sich diese Fähigkeit auch auf die symbolische Selbst- und Körperdarstellung. Einen besonderen Stellenwert innerhalb der Symbole und Phantasien haben bei allen Formen der Hysterie die sexuellen Inhalte. Teilweise machen sich diese erst in der Abwehrform der Erotisierung ursprünglich sachbezogener Inhalte bemerkbar. Die Spezifität des hysterischen Umgangs mit den Symbolen und unbewußten Phantasien liegt nach meinem Verständnis darin, daß der Hysteriker diese *zur Kommunikation mit den sozialen Objekten einsetzt* (»Szene«). Mit anderen Worten: In der Psychoanalyse als Therapie setzen sich die hysterischen Phantasien gleichsam »von selbst« in Szene, während zum Beispiel die internalisierten Konflikte des Depressiven erst durch den therapeutischen Prozeß wieder reexternalisiert werden müssen.

Zu 8: Alle diese Mechanismen tragen bei zur Unterstützung der *Verdrängung* von innen (Verdrängung im eigentlichen Sinne) und außen (Verleugnung) kommender konflikthafter Impulse. Die Fähigkeit des Hysterikers, das eine zu sagen und das andere zu meinen (»Ich weiß von nichts«), sein Mangel an aktiver Konzentrationsfähigkeit, die Einschränkung seiner intellektuellen Leistung, sein Defizit an faktischen Kenntnissen – all dies hängt eng mit dem Mechanismus der Verdrängung zusammen, wobei oft unklar bleibt, ob es sich um Folgen oder Ursachen dieser Form der Abwehr handelt. Verwandt mit dem Mechanismus der Verleugnung ist das charakteristische »Nicht-ernst-Nehmen« von das

Selbstbild bedrohenden Personen und Inhalten. Projektion, Verschiebung und Isolierung unterstützen die Verdrängung und werden von ihr begünstigt.
Der *»hysterische Mechanismus«* ist kein einheitlicher. Er besteht aus dem Zusammenspiel dieser (und anderer zu beschreibender) unbewußten dynamischen Möglichkeiten, und es liegt nahe anzunehmen, daß er der Abwehr und Bewältigung der angeführten ödipalen, narzißtischen und Abhängigkeitskonflikte dient. *Seine Spezifität liegt in den Ich-Funktionen und nicht im begründenden Konflikt.*
Zu 9: Obwohl ich eine Schwierigkeit darin sehe, möchte ich als letzten Punkt einen spezifischen *Gegenübertragungseffekt* festhalten. Es handelt sich um die Wahrnehmung, die sich im Beobachter (Therapeut, Partner) als Folge der durchgehenden *Dissoziation der psychischen Abläufe* beim Hysteriker ergibt. Die Gespaltenheit, mangelnde Geschlossenheit, Widersprüchlichkeit, Naivität, die der hysterische Charakter in bezug auf sein Wissen und seine Kenntnisse, seine Affekte und Emotionen, sein Gedächtnis, seine Handlungen und insbesondere in der Dissoziation von Motiv und Handlung (Verdrängung!) zeigt, rufen beim sozialen Gegenüber vielfältige Empfindungen hervor. Diese reichen von Unverstehen und Hilflosigkeit über Mitleid und aktive Parteinahme (häufig!) hin zu Verärgerung und Ablehnung (ebenso häufig!). Dahinter steht letztlich aber die Wahrnehmung eines »Nicht-ganz-und-gar-gemeint-Seins« (Carp), das Erleben einer Persönlichkeit mit einer »brüchigen Identität«, mit einem »falschen Selbst«. Diese und ähnliche Begriffe sind fraglos unscharf, und hierin sehe ich auch das Problem, diese Gegenübertragung als gesonderten Punkt auszuführen. Aber ein irgendwie so beschaffener Eindruck, der sich in der sozialen Situation rasch aufbaut, ist jedem Kliniker bekannt. Er scheint mir eine spezifische Reaktion auf das Dissoziationsbild, welches der hysterische Charakter darbietet, zu sein.

3.2.6.7. Zusammenfassung

1. Das phänomenale Bild des hysterischen Charakters hat – bei aller Widersprüchlichkeit – eine überraschend einheitliche Beschreibung gefunden. Diese dient auch als Basis für das, was die Psychoanalyse zum Ausgangspunkt ihrer Interpretation macht. Der entsprechende Typ wird gewöhnlich als die klassische Form des hysterischen Charakters be-

zeichnet. Darüberhinaus wurden von der Psychoanalyse andere, in der Psychiatrie nicht gebräuchliche, Formen beschrieben.

2. Die genetische Betrachtung definiert den hysterischen Charakter als Folgezustand des ungelösten Ödipuskomplexes. Daneben ist eine seit den dreißiger Jahren beobachtbare Betonung oraler Konflikte nachweisbar. Auf dieser genetischen Unterscheidung baut sich hauptsächlich die psychoanalytische Aufgliederung in eine reife und eine regredierte Form des hysterischen Charakters auf; die erste Form basiert auf triadischen, die zweite auf dyadischen Konflikten.

3. Die Verwirrung im psychoanalytischen Hysteriekonzept resultiert aus der Unklarheit, ob dem genetischen Konflikt oder dem neurosenspezifischen Mechanismus die entscheidende Bedeutung zukommt. Oft werden beide vermengt. Es erscheint daher als sinnvoll, den genetischen Konflikt als ödipal (klassische Auffassung) oder oral (neuere Auffassung) oder als Mischung beider Bereiche zu bezeichnen. Als hysterisch zu benennen ist hingegen der konfliktverarbeitende Mechanismus, dessen Komplexität dynamisch aufgegliedert werden kann. – Die unzureichende Trennung von Impuls und Abwehr hatte schon in der Klassifikation der genetischen Typologie zu ähnlichen Schwierigkeiten geführt.

4. Die Ich-Funktionen des hysterischen Charakters sind besser geklärt als die genetische Basis. Einigkeit besteht in der Literatur bezüglich der zentralen Rolle der Verdrängung. Der »neurotische Stil« (Shapiro) ist gekennzeichnet durch ein relatives Fehlen aktiver Konzentration, eine Empfänglichkeit für flüchtige und impressionistische Eindrücke und ein auffallendes Defizit an faktischen Kenntnissen. Der Emotionalität kommt die Rolle eines komplexen Abwehrmechanismus mit vielfältigen Funktionen zu. Massive Identifizierung und eine spezifische Manipulation des Selbstbildes sind weitere dynamische Charakteristika des »hysterischen Mechanismus«. Der Abwehr des narzißtischen Selbstwertkonfliktes kommt neben der ödipalen Inszenierung die größte Wichtigkeit zu. Ein wichtiger Teil der hysterischen Phänomene läßt sich unter diesem Gesichtspunkt verstehen. Der hysterische Charakter ist entweder durch eine progressive Problemlösung (»phallisch-narzißtisch«) oder durch eine regressive (»passiv-feminin«) gekennzeichnet. Die Häufigkeit seines Auftretens beim Manne wird generell unterschätzt.

5. Unter dem Aspekt des Strukturkonflikts sind die Unterschiede zum Zwangscharakter wahrscheinlich nicht so groß wie angenommen wurde. Entscheidend ist die Spezifität der Funktionen, mit denen das Ich Triebimpulse und Schuldgefühle abwehrt.

6. Ob die Konversion einen hysteriespezifischen Mechanismus darstellt, ist unzureichend geklärt. Es gibt Hinweise darauf, daß dies nicht der Fall ist.
7. Auf dynamisch-klinischer Ebene läßt sich der hysterische Charakter anhand dreier Konflikte (ödipal, oral, narzißtisch) und fünfer Mechanismen (Veränderung des Selbstbildes, Emotionalität, Identifizierung, Wirksamkeit von Phantasien und Symbolen, Verdrängung) bestimmen. Ein spezifischer Gegenübertragungseffekt wird als Reaktion auf die durchgehende »Dissoziation« der psychischen Abläufe erklärt.

4. Die Therapie von Charakterstörungen (Charakteranalyse)

Voraussetzung der psychoanalytischen Kur, so sagte Freud, ist ein »einigermaßen verläßlicher Charakter« (1905a, S. 21). Damit sei nur daran erinnert, daß die Charakterneurose, wie jede andere Neurose, schon in der Indikation zur Behandlung ihre Grenzen hat. In der Praxis der Charakteranalyse steht die Uneinheitlichkeit des Charakterneurosekonzeptes im Hintergrund. Über die Grundzüge der Vorgehensweise herrscht jedoch eine gewisse Übereinstimmung, was wohl vor allem Reichs Verdienst ist. Unklar ist dagegen von Beginn an, *was* überhaupt zu ändern ist.

Ist eine sinnvolle Psychotherapie von Charakterstörungen überhaupt möglich? Diese Frage stellt sich fast automatisch am Anfang. Die Antwort lautet: Ja und Nein. Eine sinnvolle Therapie jener Formen von Störungen, die ich als »neurotische Charaktere« definiert hatte, ist mit Mitteln der Psychoanalyse kaum durchführbar. Es sind hier jene Formen gemeint, die keine subjektive Betroffenheit (Leiden) aufweisen, die einen ausgeprägten Gewinn aus der Störung ziehen und deren Schwierigkeiten sich eher als eine Art von strukturellen Ich-Ausfällen (Defekt) bestimmen lassen als über die Vorstellung von internalisierten Konflikten. Klinisch handelt es sich um Bilder, die zur Soziopathie (»Psychopathie«, antisoziale Persönlichkeit), Sucht, Delinquenz und anderen Verhaltensauffälligkeiten gerechnet werden. Auf diese Gruppe bezieht sich der Psychotherapieforscher Strupp (1972), wenn er sie als »eine weitgehend verlorene Sache für jede Form von Psychotherapie« bezeichnet. Die Erfahrung geht dahin, daß sich unter Druck (z. B. im Gefängnis) Dressate setzen lassen, die aber nur schlecht internalisiert werden und deren Wirksamkeit oft mit dem Aufhören der fordernden Situation endet. Damit ist das ganze Problem der Sozialtherapie angesprochen, die man nur im weiteren Sinne als Psychotherapie ansehen sollte, auch wenn psychoanalytische Erkenntnisse dabei berücksichtigt werden. Bis heute gibt es keine zufriedenstellende Therapiekonzeption in diesem Bereich, wenngleich einzelne Ansätze erfolgversprechend erscheinen (Rappeport 1974).

Gegenstand psychoanalytischer Therapie – daran kann wenig Zweifel bestehen – ist in erster Linie die Charakterneurose, in der von mir gegebenen Eingrenzung des Begriffes. Man kann diesen Bereich heute fast als eine Domäne der Psychoanalyse ansehen, auf den die wenigsten der sich rasch entwickelnden neuen Psychotherapieformen Anspruch angemeldet haben. Insbesondere für die Verhaltenstherapie ergeben sich wegen der fehlenden Symptome kaum Ansatzmöglichkeiten. Bei der Charakterneurose nun besteht jene subjektive Betroffenheit, die für die analytische Psychotherapie zumindest als Ausgangsbasis unerläßlich ist. Winnicott (1963) gibt zwei Bereiche an, aus denen diese Betroffenheit resultiere. Zum einen könne der Mensch an einer Persönlichkeitsverarmung, an einem Gefühl des Kummers, der Unwirklichkeit, der Erkenntnis, daß ihm ernsthafte Ziele fehlten usw. leiden; zum anderen rühre sein Leiden aus den fehlenden ausgeglichenen Beziehungen zu anderen Menschen.

Das engere Ziel des charakteranalytischen Vorgehens ist widersprüchlich beschrieben worden. Auf der einen Seite stehen Meinungen, die eine sehr weitgehende Veränderung des Charakters durch die Psychoanalyse für möglich halten. Ferenczi (1928b, S. 230 f.) spricht von der »Auflösung der kristallinischen Struktur eines Charakters« und der in der Analyse erfolgenden »Umkristallisierung«, »es muß sozusagen alles wieder flüssig werden«. An anderem Ort postuliert Ferenczi, daß die »wirkliche Charakteranalyse«, wenigstens vorübergehend, »mit jeder Art von Über-Ich ... aufzuräumen hat« – nur so könne die »radikale Heilung« erzielt werden (1928a, S. 247). Auch Reich gehört natürlich zu den Optimisten. Der Charakter ist für ihn »prinzipiell ebenso wie das Symptom analysierbar und änderbar« (1933, S. 61). Fenichel, obschon viel vorsichtiger, benutzt immerhin die Metapher des »Auftauens der gefrorenen Haltungen« (1945, S. 538). Irgendwo findet sich in den meisten älteren Darstellungen der Technik der Charakteranalyse die Vorstellung einer so gearteten Veränderung.

Argelander (1970, 1972) hat für mich sehr überzeugend auf das Problematische dieser Annahmen aufmerksam gemacht. Für ihn sind einmal gebildete Charakterstrukturen irreversibel, sie entziehen sich einer echten Charakterumbildung. »Der Charakter widersteht dem Grundprinzip der Analyse, innere unbewußte Konflikte in Situationen erlebnisfähig werden zu lassen, indem sie eine situationsgerechte Gestalt annehmen« (1970, S. 331). Die psychopathologischen Erscheinungen des Charakters seien weniger »analysefeindlich«, wie Reich annahm, als vielmehr »analyseunfähig«. Den Erfolg vieler durchgeführter Charakteranalysen erklärt Argelander dahingehend, daß die Arbeit am ichfremden, noch plastischen Material, das niemals vollständig in Charakterstrukturen umgesetzt werden konnte, sich auswirkt, ohne daß sich an den »geronnenen« Charakterstrukturen etwas änderte (1972).

Dieser Ansicht von Argelander entspricht die Meinung von Atkin (1957), der, aus anderer Sicht, »Paläopsyche« und »Neopsyche« unterscheidet. »Neopsyche« ist analysier- und änderbar, »Paläopsyche« nicht. Balint (1932, S. 172) glaubt, daß die Änderung der Liebesfähigkeit auch Charakteränderung ist. Aber er weist darauf hin, daß »gute Analytiker« das Gegenteil behauptet haben. Balint hatte, wie berichtet, angenommen, daß es eine Funktion des Charakters sei, den Menschen vor inadäquat großen Mengen von Sexualerregung, »also Liebe«, zu schützen. In der Psychoanalyse lernt der Patient, die mehr oder minder starren Bedingungen seines Charakters als Schutzmaßnahmen zu erkennen. »So wird er fähig, einige dieser Maßnahmen, welche nunmehr unnütz geworden sind und nur ein historisch berechtigtes Hindernis für die arglose Freude bedeuten, abzubauen« (S. 175). Aufgabe der Charakteranalyse ist nach Balint, »daß der Mensch lernt, in sich selbst das Wesentliche vom Zufälligen zu unterscheiden« (S. 176). Ihr Ziel sei eine elastische, praktische Anpassung an die äußere Realität, bei möglichst vollständiger Wahrung der inneren Freiheit.

Ich möchte noch weiter auf die Ziele der Charakteranalyse eingehen. Bitter (1956) spricht davon, daß ein »struktureller Umbau des Charakters« erstrebt sei. Als weitergehendes Ziel könne man die Individuation, die Selbstverwirklichung bezeichnen. Zumindest das erste dieser Ziele steht ganz in der Tradition der oben referierten Äußerungen der älteren Psychoanalytiker. Selbstverwirklichung als Therapieziel ist in der Konzeption fraglos moderner, wenn auch sehr global. Wenige Analytiker wagen eine Formulierung von präziseren Therapiezielen. Einer davon ist Winnicott (1963). Er umreißt drei Ziele: (1.) eine Zergliederung bis hinunter zu der Krankheit, die verborgen ist und die in der Charakterverzerrung zu Tage tritt, (2.) der antisozialen Tendenz zu begegnen, die vom Blickpunkt des Therapeuten aus ein Zeugnis der im Patienten vorhandenen Hoffnung ist, (3.) eine Analyse, die sowohl die Ich-Verzerrung als auch die Ausnutzung der Es-Triebe durch den Patienten während seiner Versuche der Selbstheilung berücksichtigt. L. Salzman (1974, S. 234) versucht folgende Zieldefinition der Charakteranalyse: Es geht darum, »die Funktion ihrer besonderen Persönlichkeitsstruktur zu erhellen und ihnen Freiräume zu vermitteln, in denen sie ihre Möglichkeiten in einer reiferen und produktiveren Weise entwickeln können.« Aber auch er entgeht nicht der Versuchung die »Rekonstruktion der gesamten Persönlichkeit« zu erwähnen – was im günstigsten Fall als Euphemismus anzusehen ist.

Zum *Verlauf* der Psychoanalyse bei Charakterstörungen bemerkt Winnicott (1963) man müsse erkennen, daß die *Psychotherapie das Individuum erst krank mache*, weil die Krankheit zwischen der Abwehr und der Gesundheit des Betroffenen läge. Das ist eine weithin anerkannte Position. Von vielen Autoren wird daher als Prinzip der Charakteranalyse ausgeführt, daß die Charakterneurose in eine Symptomneurose umgewandelt werden müsse, die dann nach den bekannten Regeln fortgeführt werde (Glover 1925b, Reich 1933, Fenichel 1945, Michaels 1959). Lorand (1946, S. 152 ff.) stellt dies folgendermaßen dar: Therapeutische Ergebnisse können nur erzielt werden, wenn eine neurotische Krankheit mit Symptomen besteht. Diese Patienten müssen erst krank werden, damit man sie behandeln kann. Diese Patienten wollen in ihren Entscheidungen beraten und geleitet werden; »sie wollen *lernen*, aber *nicht therapiert* werden«. Ihre Weigerung, sich auf die Grundregeln der freien Assoziation einzulassen, ihre Verleugnung unbewußter Motivation usw., müssen als Symptome erkannt und entsprechend behandelt werden. In diesem Sinne weist Novey (1955b, S. 254) darauf hin, daß das Wiederauftauchen von Symptomen während des Verlaufs einer Behandlung von Charakterstörungen allgemein als Fortschritt in der Behandlung angesehen wird. Hierzu kommentiert Argelander (1970, S. 340), daß offenbleibt, ob tatsächlich ursprüngliche Charakterbildungen in Symptome zurückverwandelt werden, »oder ob erhaltene szenische Anteile mobilisiert werden«.

Damit soll die grundlegende Frage, *was* in der Charakteranalyse verändert wird, verlassen und auf das *wie* eingegangen werden. Lorands Feststellung, daß die Patienten mit Charakterneurosen in der Analyse lernen und nicht therapiert werden wollen, ist die direkte Konsequenz der Ich-Nähe der Charakterzüge. Die erste Anforderung der Charakteranalyse ist somit, diese Störungen Ich-fremd zu gestalten, um sie überhaupt zum Objekt der Analyse machen zu können. Damit ist das gemeint, was Sterba (1934a) die *»therapeutische Ich-Spaltung«* nannte, die Spaltung in ein beobachtendes und erlebendes Ich, beziehungsweise in ein »realitätsgerechtes« und ein »agierendes« Ich. Die Mittel dazu sind die Deutung von Widerstand und Übertragung. Heute kann man auch die Konfrontation, Klärung und Durcharbeiten mit einbeziehen.

Erleben muß das Ich in der Analyse die alten Konflikte. Sind diese nicht im Symptom implizit anwesend, dann müssen sie wieder geweckt werden. Freud erörtert 1937 (c, S. 77) zwei Möglichkeiten dazu: »Die künstliche Erzeugung von neuen Konflikten in der Übertragung« und »die Erweckung solcher Konflikte in der Vorstellung des Analysierten«. Beide Möglichkeiten erscheinen Freud unzureichend. Für die Erzeugung *aller* Konflikte in der Übertragung besteht kaum eine Aussicht, und zudem wird die positive Übertragung als Motor der Analyse durch solches Vorgehen des Therapeuten gefährdet. Die Erweckung der Konflikte in der Vorstellung führt zu einer Vermehrung des Wissens des Analysanden, aber nicht zur Veränderung. Freud sagt, der Patient höre die Botschaft, allein der Glaube fehle. Fenichel (1945, S. 538) sieht eine dritte Möglichkeit: »Latente Konflikte sind nie vollständig latent«. Die Aufmerksamkeit des Analytikers muß nach den kleinsten Zeichen suchen, hinter denen sich dann die entscheidenden Konflikte verbergen.[158] Von hier aus sei eine echte Wiederbelebung zu erzielen. Der Analytiker muß nicht notwendig zum Störer und unfreundlichen Mahner werden, wenn er konfrontiert, wie Freud befürchtete, er kann dagegen in die Rolle des Bundesgenossen des »vernünftigen und beobachtenden Ichs« rücken, was letztlich für jede fruchtbare Analyse Voraussetzung ist.

Schließlich: Gibt es wesentliche Unterschiede in der Technik der Handhabung von Widerstand und Übertragung bei Behandlung der Charakterneurosen und der Symptomneurosen? Während Ferenczi (1928b, S. 230) meinte, jede Analyse müsse gleichzeitig oder anschließend vollständige Charakteranalyse sein, sieht Reich einen »wesenhaften« Unterschied, der sich insbesondere auf die Auswahl bei der Reihenfolge des zu deutenden Materials und die Technik der Widerstandsdeutung selbst bezieht (1933, S. 67 ff.). Mich überzeugt Reich hier nicht. Fenichel jedoch meint ebenso, es gäbe in weiten Bereichen Gemeinsamkeiten zwischen üblichen Analysen und Charakteranalysen, aber auch eine Reihe deutlicher Differenzen. Diese führt er dann leider nicht weiter aus (1945, S. 539). Glover (1955) betont die Wichtigkeit der Unterscheidung von Charakterneurose und Symptomneurose, sieht aber in der Durchführung der Analyse sehr viele Gemeinsamkeiten. Vielleicht sah Freud einen gewissen Unterschied in der Technik, wenn er den »therapeutischen« die »Charakteranalysen« zur Seite stellt (1937c, S. 96). Reichs Grundregel: »Keine Sinndeutung, wenn eine Widerstandsdeutung not-

158 Der Vorschlag, Mimik, Gestik, Ausdruck, Kleidung und anderes in die Analyse einzubeziehen, war zuerst von Reich und unabhängig von ihm von Ferenczi gemacht worden (Reich 1933).

wendig ist« (1933, S. 43) oder »ganz allgemein kann gesagt werden, daß man in der Analyse der Widerstände nicht früh genug eingreifen, in der Deutung des Unbewußten, von den Widerständen abgesehen, nicht zurückhaltend genug sein kann« (S. 55) – diese Regel gilt wohl für alle Analysen. Dann bliebe als Unterschied nur der unbestrittene quantitative Faktor, daß man nämlich in der Analyse der Charakterneurosen in viel größerem Maße und fast ununterbrochen Widerstände deuten muß. Möglicherweise tut man Reich dadurch Unrecht, daß man vergißt, inwieweit sich seine damaligen technischen Neuerungen heute generell durchgesetzt haben.

Die Rezeption von Reichs Auffassung der Charakteranalyse zeigt vielfältige Richtungen. Aber kaum ein Autor konnte sich entschließen, ihm in der Rigorosität seiner Auffassungen ganz zu folgen. Wo Staub (1934) es bei einem anerkennenden »Ja« und einem einschränkenden »Aber« bewenden läßt, geraten alle Auseinandersetzungen Sterbas (1934b, 1951, 1953) mit Reich polemisch. Reichs Technik sei insofern verfehlt, weil sich seine ganze Aufmerksamkeit auf die Analyse einer bestimmten Charakterhaltung richte, die er als Widerstand interpretiere. In dieser Gleichsetzung von Charakter und Widerstand liege Reichs Mißverständnis des Charakters und sein technischer Irrweg begründet. »Es besteht kein Zweifel daran, daß Reichs Charakterkonzept als eine dynamische Formation, die in der Analyse spezifische und konstante Widerstände produziert, viel zu eng und einseitig ist ... Reichs »Charakterwiderstand« ist überholt und heutzutage nutzlos« (1951, S. 15 f.). Auch F. Alexander (1935b) bemerkt, daß Reichs Konzept der Schichtenanalyse (von Widerständen) offensichtlich ein Produkt seiner Neigung zur Überschematisierung sei. Fenichel (1941a), der sich immer bemüht, Reich gerecht zu werden, verweist ebenfalls auf die schematische Vereinfachung, unter der das ganze Werk leide. Ein Punkt seiner Kritik erscheint mir besonders wichtig. Das von Reich intendierte »Zerschlagen der Charakterpanzerung« hält er für zu aggressiv und von Reich unzureichend dosiert. Wenn beim Patienten in der Folge selbst eine Aggression entstehe, lasse sich diese nicht mehr einfach als negative Übertragung interpretieren, sondern müsse mit dem Verhalten des Analytikers in Zusammenhang gebracht werden. Auch bestehe die Gefahr, daß der Patient durch diese Art von Technik in einen masochistischen Genuß komme, der den Verlauf der Therapie blockiere. Dies ist insbesondere das Problem, vor das man sich heute beim Lesen von Reichs technischen Anweisungen immer wieder gestellt sieht: Bei der Auflösung der Charakterwiderstände wirkt er über weite Strecken wie ein eifernder Zelot, für den jede Darstellung des Charakters in der Analyse von vornherein ein zu beseitigendes Übel darstellt.

Am ehesten überzeugt mich bei der Frage nach dem *Wesen der Charakteranalyse* A. Freud. Sie erörtert die beiden möglichen Formen der Übertragung, die libidinöse und die Abwehr-Übertragung. Bei der libidinösen Übertragung ist die Deutung leicht, da der Patient selbst die übertragene Gefühlsregung als eingedrungenen Fremdkörper empfindet. Anders bei der Übertragung von Abwehr: Hier wird bereits der Trieb oder Affekt in der einzigen für den Patienten noch zugänglichen Form, nämlich in der entstellten Abwehrform geäußert. Die Analyse muß dann die Aufmerksamkeit vom Trieb weg auf die Abwehr, vom Es auf das Ich lenken. Dadurch kommt es aber zu den »meisten technischen Schwierigkeiten, die zwischen Analytiker und Patient entstehen« (1936, S. 19). Der Patient ist vom Wiederholungscharakter dieser Äußerungen nur schwer zu überzeugen. Die Form, in der sie in seinem Bewußtsein auftauchen, ist durch die Abwehr ichgerecht. Der Patient empfindet Übertragungsreaktionen dieser Art nicht als Fremdkörper. Man kann bei diesen Formen der Übertragungsreaktion nicht wie bei den libidinösen Übertragungen mit der willigen Mitarbeit des Patienten rechnen. »Soweit die Deutungsarbeit sich gegen die unbekannten Anteile des Ichs, die alten Ich-Tätigkeiten richtet, ist das ganze Ich des Patienten ein Gegner der analytischen Arbeit. Das ist offenbar die Situation, die wir mit dem nicht sehr geeigneten Namen »Charakteranalyse« zu bezeichnen gewohnt sind« (S. 20). Charakteranalyse ist demnach die analytische Arbeit, bevor eine therapeutische Ich-Spaltung etabliert ist oder umgekehrt: Je stärker eine therapeutische Ich-Spaltung a priori ausgeprägt ist, desto weniger haben wir ein Recht, von Charakteranalyse zu sprechen. Aus dieser Klärung ergibt sich auch, daß tatsächlich jede Analyse therapeutische und Charakteranalyse zugleich ist. Auch später (1954) hat sich A. Freud gegen eine Trennung von Widerstandsanalyse und Triebanalyse ausgesprochen. Der analytische Prozeß müsse beides umfassen.

Zugleich, um noch einmal auf das begriffliche Problem einzugehen, relativiert sich so der Unterschied zwischen Ich-dystonem Symptom und Ich-syntoner Perversion respective Charakter, auf den S. Freud hingewiesen hatte. Die analytische Arbeit sieht das Ich keineswegs ganz und gar auf der Seite des neuen Verbündeten, den es gefunden hat, sondern es enthält »eine Art fünfter Kolonne«, von der es sogar gänzlich beherrscht werden kann (Gillespie 1958).

Vor allem durch den Beitrag von A. Freud erscheint mir so die Beziehung von »therapeutischer Analyse« und »Charakteranalyse« ausreichend geklärt. Äußerlichkeiten wie Fragen der Therapiefrequenz werden so zweitrangig. Die klassische Psychoanalyse der Charakterneurose wird im Idealfalle eher hoch- als niederfrequent sein – aber eben nur im Idealfalle. Ich selbst habe seit gut einem Jahrzehnt Charakterprobleme auch mit einer Wochenstunde im Sitzen behandelt, bei insgesamt befriedigenden Erfolgen. Aus diesem Grund erscheinen mir Alexanders und Frenchs (1946) Berichte über gute Erfolge bei Charakterstörungen mit modifizierter Therapie glaubwürdiger als manchem Kollegen. Guttmacher (1973) hält auch Gruppentherapie für indiziert, was unter dem Aspekt der sozialen Störung einleuchtet, aber unter dem Gesichtspunkt der Widerstandsanalyse fragwürdig erscheint. Technische Variationen, so sagte A. Freud (1954), sind dann erforderlich, wenn die zu erwartenden Erscheinungen von Übertragung und Widerstand das Ausmaß des Bearbeitbaren übersteigen. Das ist bei Charakteranalysen um so mehr der Fall, je mehr sie sich den »frühen Störungen« und dem Borderline-Syndrom annähern. Hier liegt der Ansatzpunkt der Arbeiten von Giovacchini (1972, 1975),[159] Masterson (1977) und anderen Autoren. Bei diesen schweren Formen der Charakterpathologie verlagert sich der Akzent des analytischen Vorgehens zum Ich. Bei Jugendlichen, deren Therapie in manchem der solcher Störungen gleicht, geht es weniger um »psychische Analyse« als um »Charaktersynthese« schreibt Gitelson (1948). Er zitiert Blos, der gesagt habe, daß der Ansatz nicht an den infantilen Konflikten, sondern an der »Inadäquatheit des Ichs« zu erfolgen habe. Das ist wohl auch der Leitgedanke bei Schimel (1974). Dieser Autor sieht die Funktion der Charakteranalyse »nicht nur im Verfolgen der Erinnerungen«, sondern (1.) im Bearbeiten des Hier-und-Jetzt, (2.) im Erforschen und Lernen von alternativen Beziehungsmustern und (3.) in der Einübung dieser Beziehungsmuster, bis sie Teil einer neuen Identität des Patienten geworden sind. Insgesamt tritt hier deutlich eine Verschiebung in den Bereich des Umgangs mit strukturellen Ich-Störungen ein. Wer sich mit diesen Patienten überhaupt auseinandersetzen will, ist einfach gezwungen, ihnen *neben* der Konfliktbearbeitung auch Möglichkeiten des »sozialen Lernens« anzubieten. Anders geht es nicht.

159 Ich unterlasse es hier, auf eine Reihe von Problemen einzugehen, die gerade die Beiträge von Giovacchini aufwerfen. So erscheint es z. B. sehr fragwürdig, ob man das »Bedürfnis nach Hilfe« (1970, 1973) oder das Strukturieren der Umwelt nach den eigenen Bedürfnissen (1967) zu einem Spezifikum von Charakterstörungen machen kann.

Literaturverzeichnis

Abraham, K. 1919 Über eine besondere Form des neurotischen Widerstandes gegen die psychoanalytische Methodik, *in* K. A.: Psychoanalyt. Studien, Bd. II. Fischer, Frankfurt, 1971, 254-261.

– 1921 Äußerungsformen des weiblichen Kastrationskomplexes, *in* K. A.: Psychoanalyt. Studien, Bd. II. Fischer, Frankfurt, 1971, 69-99.

– 1923 Ergänzungen zur Lehre vom Analcharakter, *in* K. A.: Psychoanalyt. Studien zur Charakterbildung und andere Schriften. Fischer, Frankfurt, 1969, 184-204.

– 1924a Beiträge der Oralerotik zur Charakterbildung, *in* K. A.: Psychoanalyt. Studien zur Charakterbildung und andere Schriften. Fischer, Frankfurt, 1969, 205-217.

– 1924b Versuch einer Entwicklungsgeschichte der Libido aufgrund der Psychoanalyse seelischer Störungen, *in* K. A.: Psychoanalyt. Studien zur Charakterbildung und andere Schriften. Fischer, Frankfurt, 1969, 113-183.

– 1925 Zur Charakterbildung auf der »genitalen« Entwicklungsstufe, *in* K. A.: Psychoanalyt. Studien zur Charakterbildung und andere Schriften. Fischer, Frankfurt, 1969, 217-226.

Abse, D. W. 1974[2] Hysterical Conversion and Dissociative Syndromes and the Hysterical Character, *in* Arieti, S. (Ed.) Am. Hdbk. Psychiat. Vol. 3. Basic Books, New York, 155-194.

Adorno, T. W., Frenkel-Brunswick, E., Levinson, D. J., Sanford, R. N., und andere 1950 Der autoritäre Charakter, 2 Bde., de Munter, Amsterdam, 1969.

Alarcon, R. D. 1973 Hysteria and Hysterical Personality: How come one without the other? Psychiat. Quart., *47*, 258 bis 275.

Alby, J.-M. 1958 Névroses de caractère et caractères névrotiques. Encéphale et Hygiène mentale, *47*, 1-17.

Alexander, F. 1922 Kastrationskomplex und Charakter. Int. Z. Psa. *8*, 121-152.

Alexander, F. 1926 Neurose und Gesamtpersönlichkeit. Int. Z. Psa. *12*, 334-347.

– 1927a Psychoanalyse der Gesamtpersönlichkeit. Int. Psa. Verl., Wien.

– 1927b Zur Theorie der Zwangsneurosen und der Phobien. Int. Z. Psa. *13*, 20-35.

– 1928 Der neurotische Charakter. Int. Z. Psa. *14*, 26-44.

– 1934 The Influence of Psychologic Factors upon Gastrointestinal Disturbances. Psa. Quart. *3*, 501 bis 509.

– 1935a The Logic of Emotions and its Dynamic Background. Int. J. Psa., *16*, 399-413, dt.: Int. Z. Psa., *21*, 471-485.

– 1935b The problem of psychoanalytic technique. Psa. Quart. *4*, 588-611.

– 1950 Psychosomatische Medizin. de Gruyter, Berlin/New York, 1971^2.

Alexander, F., French, T. M. 1946 Psychoanalytic Therapy. Ronald Pr., New York.

Alexander, F., Menninger, W. C. 1936 The Relation of Persecutory Delusions to the Functioning of the Gastrointestinal Tract. J. Nerv. Ment. Dis., *84*, 541-554.

Alexander, F. G., Selesnick, S. T. 1969 Geschichte der Psychiatrie. Diana, Konstanz.

Allendy, R. F. 1929 Classification des caractères. Hygiène mentale, *24*, 84-88.

Allers, R. 1924 Charakter als Ausdruck. Ein Versuch über psychoanalytische und individualpsychologische Charakterologie. Jahrb. Charakterol. *1*, 3-39.

– 1929 Darstellung und Kritik der psychoanalytischen Lehre vom Charakter. Christ. päd. Blätt. *52*, 293 bis 300.

Andreas-Salomé, L. 1916 Anal und Sexual. Imago *4*, 249-273.

Apfelbaum, B. 1966 On ego psychology: A critique of the structural approach to psychoanalytic theory. Int. J. Psa. *47*, 451-475.

Applegarth, A. 1971 Comments on Aspects of the Theory of Psychic Energy. J. Am. Psa. Ass. *19*, 379-416.

– 1977 Psychic Energy Reconsidered. Discussion. J. Am. Psa. Ass. *25*, 599-602.

Arfsten, A.-J., Auchter, T., Hoffmann, S. O., 1975 Zur stationären Behandlung psychotherapeutischer Problempatienten, oder: Noch ein Modell stationärer Psychotherapie Z. Gr. Ther. Gr. Dyn.

Kindt, H., Stemmer, T.		*9*, 212-220.
Arfsten, A.-J., Hoffmann, S. O.	1978	Stationäre psychoanalytische Psychotherapie als eigenständige Behandlungsform. Überlegungen und Erfahrungen anhand eines auf Gruppentherapie basierenden Modells. Prax. Psychoth. *23*, 233 bis 245.
Argelander, H.	1970	Die szenische Funktion des Ichs und ihre Anteile an der Symptom- und Charakterbildung. Psyche *24*, 325-345.
–	1972	Der Flieger. Eine charakteranalytische Fallstudie. Suhrkamp, Frankfurt.
Arlow, J. A.	1963	Conflict, Regression and Symptom Formation. Int. J. Psa. *44*, 12-22.
–	1964	Symptom Formation and Character Formation. Int. J. Psa. *45*, 167-170.
–	1968	Character and perversions. Vortrag, zitiert bei M. H. Stein 1969, S. 680.
Atkin, S.	1958	A Clinical Investigation Into the Nature of Character. Beitrag zum Panel »The Psychoanalytic Concept of Character« der Am. Psa. Ass. 1957. Report von A. F. Valenstein. J. Am. Psa. Ass. *6*, 567-575.
Badal, D. W.	1958	Analysis of an Anal Character. Bull. Philadelphia Psa. Ass. *8*, 1-7.
Bak, R. C.	1968	The Phallic Woman. The Ubiquitous Fantasy of Perversions. Psa. Study Child, *23*, 15-36.
Balint, M.	1932	Charakteranalyse und Neubeginn, *in* M. Balint: Urformen der Liebe. Fischer, Frankfurt, 1969, 165-177.
–	1935	Zur Kritik der Lehre von den prägenitalen Libidoorganisationen. Int. Z. Psa. *21*, 525-543.
–	1937	Frühe Entwicklungsstadien des Ichs: Primäre Objektliebe, *in* M. B.: Die Urformen der Liebe und die Technik der Psychoanalyse. Fischer, Frankfurt, 1969, 83-102.
–	1959	Angstlust und Regression. Beitrag zur psychologischen Typenlehre. Rowohlt, Reinbek, 1972.
–	1963	The Younger Sister and Prince Charming. Int. J. Psa. *44*, 226-227.
–	1968	Therapeutische Aspekte der Regression. Die Theorie der Grundstörung. Klett, Stuttgart, 1970.

Barnert, C. 1971 Conversion reactions and psychophysiologic disorders: A comparative study. Psychiat. in Med. *2*, 205-220.

Barnes, C. A. 1952 A statistical study of the Freudian theory of levels of psychosexual development. Genet. Psychol. Monogr. *45*, 105-175.

Baumeyer, F. 1961/1962 Erfahrungen über die Behandlung psychogener Erkrankungen in Berlin. Z. psychosomat. Med. *8*, 167-183.

Bastiaans, J. (Moderator) 1969 Discussion of ›Computer simulation of a model of neurotic defence processes‹. 26. Int. Psa. Kongr., 29. 07. 69. Int. J. Psa., 1970, *51*, 167-173.

Becker, A. M. 1973 Das psychoanalytische Konzept der Charakterneurose, *in* Strotzka, H. (Hrsg.) Neurose, Charakter, soziale Umwelt. Kindler, München, 45-57.

Bellak, L. 1970 The Porcupine Dilemma. Citadel Pr., New York.

– 1974 Contemporary Character as Crisis Adaptation. Am. J. Psychoth. *28*, 46-58.

Bellak, L., Meyers, B. 1975 Ego Function Assessment and Analysability. Int. Rev. Psa. *2*, 413-427.

Beller, E. K. 1957 Dependency and autonomous achievement striving related to orality and anality in early childhood. Child Develop. *28*, 287-315.

Beloff, H. 1957 The Structure and origin of the anal character. Genet. Psychol. Monogr. *55*, 145-172.

Bendefeldt, F., Miller, L., Ludwig, A. M. 1976 Cognitive Performance in Conversion Hysteria. Archs. Gen. Psychiat. *33*, 1250-1254.

Bender, L. 1934 Anal Component in Persecutory Delusions: Two Cases. Psa. Rev. *21*, 75-85.

Benedek, T. 1934 Some factors determining fixation at the »deutero-phallic phase«. Int. J. Psa. *15*, 440-458.

Benedetti, G. 1974 Zwangserscheinungen bei neurotischen Entwicklungen – Dynamik und Struktur der Zwangsphänomene, *in* P. Hahn, Stolze H. (Hrsg.) Zwangssyndrome und Zwangskrankheit. Lehmanns, München, 28-39.

Berblinger, K. W. 1960 Hysterical Crisis and the Question of the Hysterical Character. Psychosomatics *I*, 270-279.

Beres, D. 1974 Vortrag auf dem »Panel on ›Hysteria today‹«. Rep.: J. Laplanche. Int. J. Psa. *55*, 459-460.

Berg, P. J. van den, 1975 Oral, Obsessive and Hysterical Personality Pat-

Helstone, F. S. terns: A Dutch Replication. J. Psychiatric Res. *12*, 319-327.

Berger, D. M. 1971 Hysteria: In Search of the Animus. Comprehens. Psychiat. *12*, 277-286.

Bergeret, J. 1974a La personnalité normale et pathologique. Les structures mentales, le caractère, les symptômes. Dunod, Paris.

– 1974b La Dépression et les États – Limites. Payot, Paris.

Bergler, E. 1934 Zur Problematik des »oralen« Pessimisten. Imago *20*, 330-376.

– 1945 The »leading« and the »misleading« basic identifications. Psa. Rev., *32*, 263-295.

– 1947 Specific Types of Resistance in Oral Regressed Neurotics. Psa. Rev. *34*, 58-75.

Bergmann, M. S. 1963 The Place of Paul Federn's Ego Psychology in Psychoanalytic Metapsychology. J. Am. Psa. Ass. *11*, 97-116.

Berkeley-Hill, O. 1921 The Anal Complex and its Relation to Delusions of Persecution. Indian Medical Gazette, *56*. Abstract: Int. J. Psa. 1923, *4*, 165-166.

– 1930 Flatus and Aggression. Int. J. Psa. *11*, 345.

Bernfeld, S. 1922 Bemerkungen über Sublimierung. Imago *8*, 333 bis 344.

– 1931 Zur Sublimierungstheorie. Imago *17*, 399-409.

– 1932 Die psychoanalytische Psychologie des Kleinkindes, *in* v. Werder u. Wolff (Hrsg.) S. Bernfeld: Antiautoritäre Erziehung und Psychoanalyse. Bd. 1. März, Darmstadt, 1969, 56-68.

Bibring, E. 1951 Das Problem der Depression. Psyche 1952/53, *6*, 81-101.

Bibring, G. L., Dwyer, T. F., Huntington, D. S., Valenstein, A. F. 1961 A Study of the Psychological Processes in Pregnancy and of the Earliest Mother-Child Relationship. I Some Propositions and Comments. II Methodological Considerations. Appendices. Psa. Study Child, *16*, 9-24, 25-44, 45-72.

Binswanger, O., Siemerling, E. 1911[3] Lehrbuch der Psychiatrie. Fischer, Jena.

Bitter, W. 1956 Tiefenpsychologische Grundlagen der Charakter- und Haltungsänderungen, *in* W. Bitter (Hrsg.): Vorträge über die Wandlung des Menschen in Seelsorge und Psychotherapie. Verl. f. med. Psychol., Göttingen, 43-63.

Bleuler, E. 1923[4] Lehrbuch der Psychiatrie. Springer, Berlin.

Blinder, M. G. 1966 The Hysterical Personality. Psychiat. *29*, 227-235.

Blitzsten, L. 1938 Psychoanalytic Contributions to the Conception of Disorder Types. Am. J. Psychiat. *44*, 1431-1439.

Blos, P. 1962 Adoleszenz. Eine psychoanalytische Interpretation. Klett, Stuttgart, 1973.

– 1968 Character Formation in Adolescence. Psa. Study Child *23*, 245-263.

Blum, G. S. 1949 A Study of the Psychoanalytic Theory of Psychosexual Development. Genet. Psychol. Monogr. *39*, 3-99.

– 1950 The Blacky Pictures. A Technique for the Exploration of Personality Dynamics. Psychol. Corporation, New York.

– 1953 Psychoanalytic Theories of Personality. McGraw-Hill, New York/Toronto/London.

– 1962 A Guide for Research Use of the Blacky Pictures. J. Project. Techniques *26*, 3-29.

Blum, G. S., Kaufman, J. B. 1952 Two patterns of personality dynamics in male peptic ulcer patients as suggested by responses to the Blacky pictures. J. Clin. Psychol. *8*, 273-278.

Blum, G. S., Miller, D. R. 1952 Exploring the psychoanalytic theory of the »oral character«. J. Pers. *20*, 287-304.

Bollas, C. 1974 Character: The Language of Self. int. j. psac. psychoth. *3*, 397-418.

Boor, C. de 1966 Hysterie: Konversionsneurotisches Symptom oder Charakterstruktur? Psyche *20*, 588-599.

Bouvet, M. 1956 Le caractère névrotique, par R. Diatkine et J. Favreau, *in* M. B.: Œuvres Psychanalytiques. Bd. II. Payot, Paris, 1968, 293-301.

Bowlby, J. 1951 Mütterliche Zuwendung und geistige Gesundheit (Maternal Care and Mental Health. WHO). Kindler, München 1973.

– 1969 Bindung. Eine Analyse der Mutter-Kind-Beziehung (Attachment and Loss, Vol. I) Kindler, München 1975.

– 1973 Trennung. Psychische Schäden als Folge der Trennung von Mutter und Kind (Attachment and Loss, Vol. II). Kindler, München 1976.

– 1977 The Making and Breaking of Affectional Bonds: I. Aetiology and Psychopathology in the Light of Attachment Theory. II. Some Principles of Psychotherapy. Brit. J. Psychiat. *130*, 201-210, 421 bis 431.

Bräutigam, W.	1968	Reaktionen, Neurosen, Psychopathien. Ein Grundriß der kleinen Psychiatrie. Thieme, Stuttgart 1969[2].
Brede, C.	1976	Der Trieb als humanspezifische Kategorie. Alfred Lorenzers problematischer Beitrag zum Verhältnis von Interaktion und Trieb. Psyche *30*, 473-502.
Brenman, E.	1974	Vortrag auf dem »Panel on ›Hysteria today‹«. Rep.: J. Laplanche. Int. J. Psa. *55*, 463-464.
Brenner, C.	1951	Drive as Defence in Symptom Formation. Beitrag zu Symposium der Am. Psa. Ass. *Zit.* bei Arlow 1963, S. 16.
–	1955	Grundzüge der Psychoanalyse. Fischer, Frankfurt, 1968.
Brierley, M.	1942	»Internal Objects« and Theory. Int. J. Psa. *23*, 107 bis 112.
–	1951	Trends in Psycho-Analysis. Hogarth, London.
Brill, A. A.	1912	Anal Eroticism and Character. J. Abnorm. Psychol. *7*, 196-203.
–	1932	The Sense of Smell in the Neuroses and Psychoses. Psa. Quart. 1932, *1*, 7-42.
Brodthage, H., Hoffmann, S. O.	1979	Die Rezeption der Psychoanalyse in der Psychologie im deutschsprachigen Raum zwischen 1895 und 1933, *in* J. Cremerius (Hrsg.): Die Rezeption der Psychoanalyse. Suhrkamp, Frankfurt (im Druck).
Brody, S., Axelrad, S.	1966	Anxiety, socialization and ego formation in infancy. Int. J. Psa. *47*, 218-229.
–	1970	Angst und Ich-Bildung in der Kindheit. Klett, Stuttgart, 1974.
Brody, S., Axelrad, S., Moroh, M.	1976	Early Phases in the Development of Object Relations. Int. Rev. Psa. *3*, 1-31.
Bromberg, W.	1948	Dynamic Aspects of the Psychopathic Personality. Psa. Quart. *17*, 58-70.
Bumke, O.	1924[2]	Lehrbuch der Geisteskrankheiten. Bergmann, München.
–	1931	Die Psychoanalyse. Eine Kritik. Springer, Berlin.
Burgner, M., Edgcumbe, R.	1972	Some Problems in the Conceptualization of Early Object Relationships. Part II: The Concept of Object Constancy. Psa. Study Child *27*, 315-333.
Burlingham, D., Freud, A.	1942	Kriegskinder. Imago Publ., London, 1949.
Burrow, T.	1914	Character and the Neuroses. Psa. Rev. *1*, 121-128.

Buxbaum, E. 1959 Psychosexual Development: The Oral, Anal and Phallic Phases, *in* Levitt, M. (Ed.) Readings in Psychoanalytic Psychology. Appl.-Cent.-Crofts, New York, 43-55.

Bychowski, G. 1956a The Ego and the Introjects. Psa. Quart. *25*, 11-36.

– 1956b General Aspects and Implications of Introjection. Psa. Quart. *25*, 530-548.

– 1958 Der Kampf mit den Introjekten. Psyche 1959, *13*, 524-535.

Caesar, B. 1972 Autorität in der Familie. Rowohlt, Reinbek.

Carp, E. A. D. E. 1928 Het dwangneurotische Karakter. Nederlandsch Tijdschrift voor Geneeskunde *1*, 511-519.

– 1954 Der Wert der tiefenpsychologischen Charakterologie für die Orthopädagogik. Acta psychother. psychosom. orthopädag. *2*, 172-182.

– 1967 Zukünftige Psychiatrie. Hippokrates, Stgt. 1970.

– 1971 Über das Praecox- und Hysteriegefühl. Psychother. Psychosom. *19*, 232-239.

Chodoff, P., Lyons, H. 1958 Hysteria, the hysterical personality and hysterical conversion. Am. J. Psychiat. *114*, 734-740.

Colby, K. M. 1955 Energy and Structure in Psychoanalysis. Ronald, New York.

– 1963 Computer simulation of a neurotic process, *in* Tomkins, S. S.; Messick. S. (Eds.) Computer Simulation of Personality. Wiley, New York.

– 1964 Experimental treatment of neurotic computer programs. Archs. Gen. Psychiat. *10*, 220-227.

– 1965 Computer simulation of neurotic processes, *in* Stacy, R. W. und Waxman, B. D. (Eds.). Computers in Biomedical Research, Vol. I. Academic Press, New York.

– 1967 Computer simulation of change in personal belief systems. Behav. Sc. *12*, 248-253.

Colby, K. M., Gilbert, J. P. 1964 Programming a computer model of neurosis. J. Mathematical Psychol. *1*, 405-417.

Cooperman, M., Child, I. L. 1971 Differential Effects of Positive and Negative Reinforcement on two Psychoanalytic Character Types. J. Consult. Clin. Psychol. *37*, 57-59.

Coriat, I. H. 1921 Anal-erotic character traits in Shylock. Int. J. Psa. *2*, 354-360.

1924a A note on the anal character traits of the capitalistic instinct. Psa. Rev. *11*, 435-437.

Coriat, I. H. 1924b The Character Traits of Urethral Erotism. Psa. Rev. *11*, 426-434.

– 1926 Ein Typus von analerotischem Widerstand. Int. Z. Psa. *12*, 432-435.

Corman, L. 1974 Changements de caractère par les formations réactionelles du moi. Rév. Neuropsychiat. infant. Hygiène ment. *22*, 573-583.

Cornfield, R. B., Malen, R. L. 1978 A Multidimensional View of Obsessive Character. Comprehens. Psychiat. *19*, 73-78.

Dahmer, H. 1972 Wilhelm Reichs Stellung zu Freud und Marx. Psyche *26*, 208-247.

Damson, W. 1974 Bespr. von: E. Peterfreund: Information, Systems and Psychoanalysis (1971). Psyche 1974, *28*, 269 bis 274.

Delay, J., Pichot, P., Perse, J. 1962 Personnalité obsessionelle et charactère dit obsessionel: étude clinique et psychométrique. Rév. Psychol. Appl. *12*, 233-262.

Deutsch, H. 1925 Psychoanalyse der weiblichen Sexualfunktionen. Int. Psa. Verlag, Leipzig/Wien/Zürich.

– 1928 Zur Genese der Platzangst. Int. Z. Psa. *14*, 297 bis 314.

– 1930a Obsessional Ceremonial and Obsessional Acts, *in* H. D.: Neuroses and Character Types. Int. Univ. Pr., New York, 1965, 117-133.

– 1930b Obsessional Ideas, *in* H. D.: Neuroses and Character Types. Int. Univ. Pr., New York, 1965, 134-144.

– 1930c Hysterical Fate Neurosis, *in* H. D.: Neuroses and Character Types. Int. Univ. Pr., New York, 1965, 14-28.

– 1934 Über einen Typus der Pseudoaffektivität (»als ob«). Int. Z. Psa. *20*, 323-335.

Devereux, G. 1947 Mohave Orality. Analysis of Nursing and Weaning Customs. Psa. Quart. *16*, 519-546.

– 1951 Cultural and Characterological Traits of the Mohave Related to the Anal Stage of Psychosexual Development. Psa. Quart. *20*, 398-422.

Diatkine, R., Favreau, J. 1956 Le caractère névrotique. Rév. franc. Psa. *20*, 151 bis 206.

Dorer, M. 1932 Historische Grundlagen der Psychoanalyse. F. Meiner, Leipzig.

Dührssen, A. 1949/50 Psychopathie und Neurose. Psyche *2*, 380-400.

Dührssen, A. 1954 Die Problematik der Zwangsneurose anhand von Kinderfällen. Prax. Kinderpsychiat. *3*, 1-5.

Easser, B. R., Lesser, S. R. 1965 Hysterical Personality: A Re-Evaluation. Psa. Quart. *34*, 390-405.

Edelheit, H. 1965 Bespr. von: Prelinger/Zimet/Schafer/Levin. An Ego-Psychological Approach to Character Assessment. Psa. Quart. *34*, 289-290.

Edgcumbe, R., Burgner, M. 1972 Some Problems in the Conceptualization of Early Object Relationships. Part I: The Concepts of Need Satisfaction and Need-Satisfying Relationships. Psa. Study Child *27*, 283-314.

– 1975 The Phallic-Narcissistic Phase. A Differentiation between Preoedipal and Oedipal Aspects of Phallic Development. Psa. Study Child *30*, 161-180.

Eidelberg, L. 1938 Pseudo-Identification. Int. J. Psa. *19*, 321-330.

Eissler, K. R. 1959 On Isolation. Psa. Study Child *14*, 29-60.

Emerson, L. E. 1916 Some psychoanalytic studies of character. J. Abn. Psychol. *11*, 265-274.

Erikson, E. H. 1950 Kindheit und Gesellschaft. Klett, Stuttgart 1965[2].

– 1956 Das Problem der Ich-Identität, *in* E. H. E.: Identität und Lebenszyclus. Suhrkamp, Frankfurt, 1966, 123-212.

– 1959 Identität und Lebenszyclus. Suhrkamp, Frankfurt, 1966.

– 1974[2] Jugend und Krise. Klett, Stuttgart.

Eysenck, H. J., Wilson, G. D. 1973 The Experimental Study of Freudian Theories. Methuen, London.

Fairbairn, R. 1963 Synopsis of an object-relations theory of the personality. Int. J. Psa. *44*, 224-225.

Farber, M. 1955 The Anal Character and Political Aggression. J. Abn. Social. Psychol. *51*, 486-489.

Fast, I. 1974 Multiple identities in borderline personality organization. Brit. J. Med. Psychol. *47*, 291-300.

Federn, P. 1927 Narzißmus im Ichgefüge. Int. Z. Psa. *13*, 420-438.

– 1940 The Determination of Hysteria versus Obsessional Neurosis. Psa. Rev. *27*, 265-276.

Feigenbaum, D. (Hrsg.) 1930 Sonderheft über »Psychopathology« der Medical Review of Reviews. Med. Rev. of Revs. *36*, No. 412.

– 1933 Bemerkungen zu den »libidinösen Typen«. Imago *19*, 260-261.

Feldmann, H. 1967 Situationsanalyse der Zwangsbefürchtung (Phobie). I. Phobischer Gegenstandsbezug und phobische Verhaltensbereitschaft beim Zwangsneurotiker. II. Zur Dynamik von Zwangsbefürchtung und Abwehrverhalten. Arch. Psychiat. Nervenkr. *209*, 53-66, 67-78.

Fenichel, O. 1926 Die Identifizierung. Int. Z. Psa. *12*, 309-325.

– 1927 Bespr.: Glover, E. Notes on Oral Character Formation (1925). Int. Z. Psa. 1927, *13*, 108-111.

– 1931a Hysterien und Zwangsneurosen. Psychoanalytische spezielle Neurosenlehre. Wiss. Buchgesellsch. Darmstadt, 1967.

– 1931b Perversionen, Psychosen, Charakterstörungen. Psychoanalytische spezielle Neurosenlehre. Wiss. Buchgesellsch. Darmstadt, 1967.

– 1931c Bespr. der Sondernummer der »Medical Review of Reviews«, No. 412 (1930). Int. Z. Psa. 1931, *17*, 150-153.

– 1938 The Drive to Amass Wealth. Psa. Quart. *7*, 69-95, dt.: Psyche 1976, *30*, 81-103.

– 1939 The Counter-Phobic Attitude. Int. J. Psa. *20*, 263 bis 274.

– 1940 Bespr.: Karen Horney »New Ways in Psychoanalysis« (1939). Psa. Quart. 1940, *9*, 114-121.

– 1941a Problems of Psychoanalytic Technique. Psa. Quart. Inc., New York.

– 1941b Bespr. von: Landauer, K.: Some Remarks on the Formation of the Analerotic Character (Int. J. Psa. *20*, 1939). Int. Z. Psa. 1941, *26*, 235 f.

– 1944 Psychoanalytic Remarks on Fromms' Book »Escape from Freedom« (1941). Psa. Rev. 1944, *31*, 133 bis 152.

– 1945 The Psychoanalytic Theory of Neurosis. Norton, New York.

Ferenczi, S. 1911 Reizung der analen erogenen Zone als auslösende Ursache der Paranoia. Zentralbl. f. Psa. *1*, 557-559.

– 1913 Entwicklungsstufen des Wirklichkeitssinnes, *in* S. F.: Schriften zur Psa., Bd. I, 148-163. Fischer, Frankfurt, 1970.

– 1914 Zur Ontogenie des Geldinteresses, *in* S. F.: Schriften zur Psychoanalyse, Bd. I, S. 198-205. Fischer, Frankfurt, 1970.

– 1919 Hysterische Materialisationsphänomene, *in* S. F.: Schriften zur Psa., Bd. II. Fischer, Frankfurt, 1972, 11-24.

Ferenczi, S. 1924 Versuch einer Genitaltheorie. Int. Psa. Verl., Leipzig/Wien/Zürich.

– 1925 Zur Psychoanalyse von Sexualgewohnheiten, *in* S. F.: Schriften zur Psychoanalyse, Bd. II. Fischer, Frankfurt, 1972, 147-181.

– 1928a Die Elastizität in der psychoanalytischen Technik, *in* S. F.: Schriften zur Psychoanalyse, Bd. II. Fischer, Frankfurt, 1972, 237-250.

– 1928b Das Problem der Beendigung der Analysen, *in* S. F.: Schriften zur Psychoanalyse, Bd. II. Fischer, Frankfurt, 1972, 227-236.

Finney, J. C. 1961 The MMPI as a Measure of Character Structure as Revealed by Factor Analysis. J. Consult. Clin. Psychol. *25*, 327-336.

Fisher, J. M., Fisher, S. 1975 Response to Cigarette Deprivation as a Function of Oral Fantasy. J. Pers. Assess. *39*, 381-385.

Fisher, S. 1963 A Further Appraisal of the Body Boundary Concept. J. Consult. Psychol. *27*, 62-74.

– 1965 Body-Boundary Sensations and Acquiescence. J. Pers. Soc. Psychol. *1*, 381-383.

Fisher, S., Cleveland, S. E. 1958 Body Image and Personality. Van Nostrand, Princeton, New York.

Fitzgerald, O. W. S. 1948 Love Deprivation and the Hysterical Personality. J. Ment. Sci. *94*, 701.

Foulds, G. A. 1961 Personality Traits and Neurotic Symptoms and Signs. Brit. J. Med. Psychol. *34*, 263-270.

– 1965 Personality and Personal Illness. Tavistock, London.

Foulds, G. A., Bedford, A. 1977 Personality and Coping with Psychiatric Symptoms. Brit. J. Psychiat. *130*, 29-31.

French, T. M. 1942 Some psychoanalytic applications of the psychological field concept. Psa. Quart. *11*, 17-32.

Freud, A. 1936 Das Ich und die Abwehrmechanismen. Kindler, München, 1959.

– 1951 The Contribution of Psychoanalysis to Genetic Psychology, *in* The Writings of Anna Freud, Vol. 4. Int. Univ. Pr., New York, 1973², 107-162.

– 1954 Problems of Technique in Adult Analysis, *in* The Writings of Anna Freud, Vol. 4. Int. Univ. Pr., New York, 1973², 377-406.

– 1966 Obsessional neurosis: A summary of psychoanalytic views as presented at the congress. Int. J. Psa., *47*, 116-122.

Freud, A. 1968 Wege und Irrwege in der Kinderentwicklung. Huber/Klett, Bern/Stuttgart, 1971².

– 1970 The Symptomatology of Childhood: A Preliminary Attempt at Classification, *in* The Writings of Anna Freud. Vol. 7. Int. Univ. Pr., New York, 1971, 157-188.

Freud, A., Burlingham, D., u. Mitarb. 1971 Heimatlose Kinder. Zur Anwendung psychoanalytischen Wissens auf die Kindererziehung. Fischer, Frankfurt.

Freud, A., Nagera, H., Freud, W. E. 1965 Metapsychological Assessment of the Adult Personality. Psa. Study Child, *20*, 9-41.

Freud, S. 1892/1893 Ein Fall von hypnotischer Heilung, nebst Bemerkungen über die Entstehung hysterischer Symptome durch den »Gegenwillen«. G. W., I, 1.

– 1894a Die Abwehr-Neuropsychosen. G. W., I, 57.

– 1896b Weitere Bemerkungen über die Abwehr-Neuropsychosen. G. W., I, 377.

– 1900a Die Traumdeutung. G. W., II/III, 1.

– 1901b Zur Psychopathologie des Alltagslebens. G. W., IV, 1.

– 1904a Die Freudsche Psychoanalytische Methode. G. W., V, 1 (1903).

– 1905a Über Psychotherapie. G. W., V, 11 (1904).

– 1905d Drei Abhandlungen zur Sexualtheorie. G. W., V, 27.

– 1905e Bruchstück einer Hysterie-Analyse. G. W., V, 161.

– 1908a Hysterische Phantasien und ihre Beziehung zur Bisexualität. G. W., VII, 191.

– 1908b Charakter und Analerotik. G. W., VII, 203.

– 1908d Die »kulturelle« Sexualmoral und die moderne Nervosität. G. W., VII, 143.

– 1909a Allgemeines über den hysterischen Anfall. G. W., VII, 235 (1908).

– 1910c Eine Kindheitserinnerung des Leonardo da Vinci. G. W., VIII, 127.

– 1913i Die Disposition zur Zwangsneurose. G. W., VIII, 441.

– 1913j Das Interesse an der Psychoanalyse. G. W., VIII, 389.

– 1914c Zur Einführung des Narzißmus. G. W., X, 138.

– 1914f Zur Psychologie des Gymnasiasten. G. W., X, 204.

– 1915c Triebe und Triebschicksale. G. W., X, 210.

Freud, S. 1915d Die Verdrängung. G. W., X, 248.
– 1916d Einige Charaktertypen aus der psychoanalytischen Arbeit. G. W., X, 364.
– 1916/1917 Vorlesungen zur Einführung in die Psychoanalyse. G. W., XI, 3 (1915/17).
– 1917c Über Triebumsetzungen, insbesondere der Analerotik. G. W., X, 402.
– 1917e Trauer und Melancholie. G. W., X, 428 (1915).
– 1918b Aus der Geschichte einer infantilen Neurose. G. W., XII, 27 (1914).
– 1920g Jenseits des Lustprinzips. G. W., XIII, 1.
– 1921c Massenpsychologie und Ich-Analyse. G. W., XIII, 71.
– 1923b Das Ich und das Es. G. W., XIII, 235.
– 1924b Neurose und Psychose. G. W., XIII, 385 (1923).
– 1924d Der Untergang des Ödipuskomplexes. G. W., XIII, 393.
– 1926d Hemmung, Symptom und Angst. G. W., XIV, 111 (1925).
– 1926f Psycho-Analysis. G. W., XIV, 297.
– 1928b Dostojewski und die Vatertötung. G. W., XIV, 397 (1927).
– 1930a Das Unbehagen in der Kultur (1929), G. W., XIV, 419.
– 1931a Über libidinöse Typen. G. W., XIV, 507.
– 1931b Über die weibliche Sexualität. G. W., XIV, 515.
– 1933a Neue Folge der Vorlesungen zur Einführung in die Psychoanalyse. G. W., XV, (1932), 1.
– 1937c Die endliche und die unendliche Analyse. G. W., XVI, 57.
– 1939a Der Mann Moses und die monotheistische Religion. G. W., XVI, (1934-1938), 101.
– 1940a Abriß der Psychoanalyse. G. W., XVII, 63 (1938).
Freud, S., Andreas-Salomé, L. 1966 Briefwechsel. Fischer, Frankfurt.
Friedman, H. J. 1975 Psychotherapy of Borderline Patients: The Influence of Theory on Technique. Am. J. Psychiat., *132*, 1048-1052.
Friedman, L. 1972 Difficulties of a computer model of the mind: A critical review of Emanuel Peterfreund's book: Information, Systems and Psychoanalysis. Int. J. Psa. *53*, 547-554.

Friedman, L. J. 1975 Current psychoanalytic object relations theory and its clinical implications. Int. J. Psa. *56*, 137-146.

Friedmann, M. 1905 Janets Werk. Zbl. Nervenheilkl. Psychiat., 409-430.

– 1914 Zur Auffassung und Kenntnis der Zwangsideen und der isolierten überwertigen Ideen. Z. ges. Neurol. Psychiat. *21*, 333, 415.

Frois-Wittmann, J. 1930/1931 Bespr.: Sondernummer der »Medical Review of Reviews«, No. 412 (1930). Rév. franç. Psa. 1930/31, *4*, 772-778.

Fromm, E. 1932 Die psychoanalytische Charakterologie und ihre Bedeutung für die Sozialpsychologie. Z. f. Sozialforschung, *1*, 253-277.

– 1936 Autorität und Familie. Sozialpsychologischer Teil, *in* M. Horkheimer (Hrsg.): Autorität und Familie. F. Allan, Paris, 77-135.

– 1941 Escape from Freedom. Farrar & Rinehart, New York/Toronto.

– 1947a Über psychoanalytische Charakterkunde und ihre Anwendung zum Verständnis der Kultur (Vortrag u. Diskuss.). Psyche 1954/55, *8*, 81-91.

– 1947b Man for Himself. Rinehart, New York.

Frosch, J. 1959 A Specific Problem in Nosology: The Psychotic Character Disorder. J. Am. Psa. Ass. 1960, *8*, 544 bis 548.

– 1964 The Psychotic Character: Clinical Psychiatric Considerations. Psychiat. Quart. *38*, 81-96.

– 1977 The Relation Between Acting Out and Disorders of Impulse Control. Psychiat. *40*, 295.

Fuchs, S. H. 1937 On Introjection. Int. J. Psa., *18*, 269-293.

Fuente-Muniz, R. de la 1955 Fromm's Approach to the Study of Personality. Psychiat. Res. Reports, Washington, (2), 7-14.

Fürstenau, P. 1977 Die beiden Dimensionen des psychoanalytischen Umgangs mit strukturell ich-gestörten Patienten. Ein Beitrag zur Erweiterung der psychoanalytischen Praxeologie. Psyche, *31*, 197-207.

Gardner, R., Holzman, Ph. S., Klein, G. S., Linton, H., Spence, D. P. 1959 Cognitive Control. A Study of Individual Consistencies in Cognitive Behavior. Psychol. Issues *1*, 4., Mon. 4.

Gardner, R. W., 1962 Control, Defense and Centration Effect: A Study

Long, R. J. of Scanning Behaviour. Brit. J. Psychol. *53*, 129 bis 140.

Gebsattel, V. E. von 1957 Die anankastische Fehlhaltung, *in* Frankl, v. Gebsattel, Schultz (Hrsg.). Handbuch der Neurosenlehre und Psychotherapie. Bd. II. Urban u. Schwarzenberg, München/Berlin, 125-142.

Gedo, J. E. 1977 Bespr.: G. S. Klein: Psychoanalytic Theory (1976). Psa. Quart. 1977, *46*, 319-325.

Gerö, G. 1951 The Concept of Defence. Psa. Quart. *20*, 565-578.

Gerö, G., Rubinfine, D. L. 1955 On Obsessive Thoughts. J. Am. Psa. Ass. *3*, 222 bis 243.

Gill, M. M. 1963 Topography and Systems in Psychoanalytic Theory. Psychol. Issues, *3*, 2, Mon. 10.

– 1976 Metapsychology is not Psychology, *in* Gill u. Holzman (Eds.): Psychology versus Metapsychology. Psychol. Issues, *9*, Mon. 36, 71-105.

– 1977 Psychic Energy Reconsidered: Discussion. J. Am. Psa. Ass. *25*, 581-597.

Gill, M. M., Holzman, P. S. (Eds.) 1976 Psychology versus Metapsychology-Psychoanalytic Essays in Memory of George S. Klein. Psychol. Issues, *9*, Mon. 36.

Gillespie, W. H. 1958 Die neurotische Ich-Deformierung. Psyche 1959/60, *13*, 108-111.

Giovacchini, P. L. 1967 Frustration and externalization. Psa. Quart. *36*, 571-583.

– 1970 Characterological problems: the need to be helped. Archs. Gen. Psychiat. *22*, 245-251.

– 1972a Tactics and Techniques in Psychoanalytic Psychotherapy. Science House, USA.

– 1972b The Treatment of Characterological Disorders, *in* P. L. G.: Tactics and Techniques in Psychoanalytic Psychotherapy. Science House, USA, 236-253.

– 1973 Character Disorders: Form and Structure. Int. J. Psa., *54*, 153-160.

– 1975 Psychoanalysis of Character Disorders. Jason Aronson, New York.

Gitelson, M. 1948 Character Synthesis. The Psychotherapeutic Problem of Adolescence. Am. J. Orthopsychiat. *18*, 422-431.

– 1958 Analyse einer neurotischen Ich-Deformierung. Psyche 1959/60, *13*, 85-107.

Gleser, G. C., Ihilevich, D. 1969 An objective instrument for measuring defence mechanisms. J. consult. clin. Psychol. *33*, 51-60.

Glover, E. 1924 The Significance of the Mouth in Psychoanalysis. Brit. J. Med. Psychol. *4*, 134-155.

– 1925a Notes on Oral Character Formation. Int. J. Psa. *6*, 131-154.

– 1925b The Neurotic Character. Int. J. Psa. 1926, *7*, 11-30.

– 1926 Einige Probleme der Psychoanalytischen Charakterologie. Int. Z. Psa. *12*, 326-333.

– 1931 Sublimation, Substitution and Social Anxiety. Int. J. Psa. *12*, 263-297.

– 1932 A Psychoanalytic Approach to the Classification of Mental Disorders, *in* E. G.: The Early Development of Mind; Select. Papers on Psa.; Vol. I. Imago Publishing, London, 1956, 161-186.

– 1944 Pathological Character Formation, *in* S. Lorand (Ed.) Psychoanalysis today. Int. Univ. Pr., New York, 218-226.

– 1955 The Technique of Psycho-Analysis. Int. Univ. Pr., New York.

– 1956 Vorwort zum Nachdruck von »Notes on Oral Character Formation«, *in* E. G.: The Early Development of Mind. Imago Publish. London, 25.

– 1958 Zur Frage der Ich-Deformierungen. Psyche 1959/60, *13*, 112-121.

Goldman, F. 1948 Breast feeding and character formation. J. Pers. *17*, 83-103.

Goldman-Eisler, F. 1950 Breast feeding and character formation II: The etiology of the oral character in psychoanalytic theory. J. Pers. *19*, 189-196.

– 1951 The problem of ›orality‹ and its origin in early childhood. J. Ment. Sc. *97*, 765-782.

Gottheil, E. 1965a Conceptions of orality and anality. J. Nerv. Ment. Dis. *141*, 155-160.

– 1965b An empirical analysis of orality and anality. J. Nerv. Ment. Dis. *141*, 308-317.

Gottheil, E., Stone, G. C. 1968 Factor analytic study of orality and anality. J. Nerv. Ment. Dis. *146*, 1-17.

– 1970 Oral character traits and oral behavior. Pennsylvania Psychiat. Quart., *9*, 35-43.

– 1974 Psychosomatic Aspects of Orality and Anality. J. Nerv. Ment. Dis. *159*, 182-190.

Graber, G. 1965 Charaktertypen und Schicksale in tiefenpsychologischer Praxis und Sicht. Ardschuna, Bern/Ratingen.

Grañén-Raso, E.	1956	Psicoanálisis y caracterologia. Rev. Psiquiat. Psicol. Méd. *2*, 700-710.
Green, B. A.	1967	Character structure and its functions. Psa. Rev. *54*, 329-354.
–	1974	Vortrag auf dem »Panel on ›Hysteria today‹«. Rep.: J. Laplache. Int. J. Psa. *55*, 464-466.
Greenson, R. R.	1958	On Screen Defence, Screen Hunger and Screen Identity. J. Am. Psa. Ass., *6*, 242-262.
–	1967	The Technique and Practice of Psychoanalysis. Vol. I. Int. Univ. Pr., New York.
Gruen, A.	1968	Autonomy and identification: the paradox of their opposition. Int. J. Psa., *49*, 648-655.
Grunberger, B.	1959	Überlegungen zur Oralität und zur oralen Objektbeziehung, *in* B. G.: Vom Narzißmus zum Objekt. Suhrkamp, Frankfurt, 1976, 138-163.
–	1960	Untersuchungen zur analen Objektbeziehung, *in* B. G.: Vom Narzißmus zum Objekt. Suhrkamp, Frankfurt, 1976, 164-188.
–	1971	Vom Narzißmus zum Objekt. Suhrkamp, Frankfurt/M., 1977^2.
–	1974	Gedanken zum frühen Über-Ich. Psyche, *28*, 508 bis 529.
Grygier, T. G.	1961	The Dynamic Personality Inventory. N. F. E. R., London.
Guntrip, H.	1966	British schools of psychoanalysis II. The object-relations theory of W. R. D. Fairbairn, *in* American handbook of psychiatry, Vol. III, Hrsg. S. Arieti. Basic Books, New York/London, 230 bis 238.
–	1967	The Concept of Psychodynamic Science. Int. J. Psa. *48*, 32-43.
Guttmacher, J. A.	1973	The concept of character, character problems and group therapy. Comprehens. Psychiat. *14*, 513 bis 522.
Hadley, E. E.	1938	The Psychoanalytic Classification of Personality Types. Am. J. Psychiat. *44*, 1417-1430.
Hahn, P.	1974	Hysterie und hysterischer Formenkreis. – Zur begrifflichen Abgrenzung und Klärung. Prax. Psychoth. *19*, 193-199.
Hallek, S. L .	1967	Hysterical Personality Traits. Archs. Gen. Psychiat. *16*, 750-757.
Hamilton, J. W.	1971	Some Cultural Determinants of Intrapsychic

Structure and Psychopathology. Psa. Rev. *58*, 279 bis 294.

Hammerman, S. 1965 Conceptions of Superego Development. J. Am. Psa. Ass. *13*, 320-355.

Harlfinger, H. 1974 Einwände und Bedenken gegen die Diagnose »Hysterie«. Prax. Psychoth. *19*, 187-192.

Hárnik, J. 1934 Grundzüge der psychoanalytischen Charakterologie. Int. Z. Psa. *20*, 105-109.

Hartmann, H. 1927 Die Grundlagen der Psychoanalyse. Klett, Stuttgart, 1972.

– 1929 Über genetische Charakterologie, insbesondere über psychoanalytische. Jahrb. Charakterol. *6*, 73 bis 96.

– 1939a Ich-Psychologie und Anpassungsproblem. Int. Z. Psa., *24*, 62-135.

– 1939b Psychoanalyse und Gesundheitsbegriff, *in* H. H.: Ich-Psychologie. Klett, Stuttgart, 1972, 19-32.

– 1944 Psychoanalyse und Soziologie, *in* H. H.: Ich-Psychologie. Klett, Stuttgart, 1972, 33-49.

– 1948 Bemerkungen zur psychoanalytischen Theorie der Triebe, *in* H. H.: Ich-Psychologie. Klett, Stuttgart, 1972, 78-97.

– 1950a Bemerkungen zur psychoanalytischen Theorie des Ichs, *in* H. H.: Ich-Psychologie. Klett, Stuttgart, 1972, 119-144.

– 1950b Psychoanalyse und Entwicklungspsychologie, *in* H. H.: Ich-Psychologie. Klett, Stuttgart, 1972, 106 bis 118.

– 1955 Bemerkungen zur Theorie der Sublimierung, *in* H. H.: Ich-Psychologie. Klett, Stgt. 1972, 212-235.

– 1960 Psychoanalyse und moralische Werte. Klett, Stuttgart, 1973.

– 1964 Ich-Psychologie. Studien zur psychoanalytischen Theorie. Klett, Stuttgart, 1972.

Hartmann, H., Kris, E. 1945 Die genetische Betrachtungsweise in der Psychoanalyse. Psyche 1949, *3*, 1-17.

Hartmann, H., Kris, E., Loewenstein, R. M. 1946 Comments on the Formation of Psychic Structure. Psa. Study Child, *2*, 11-38.

– 1949 Notes on the Theory of Aggression. Psa. Study Child, *3/4*, 9-36.

Hattingberg, H. von 1914 Analerotik, Angstlust und Eigensinn. Int. Z. Psa. *2*, 244-258.

Haymann, A. 1969 What do we mean by »Id«? J. Am. Psa. Ass. *17*, 333-352.

Haynal, A. 1975 Freud und Piaget. Psyche *29*, 242-272.

Head, H., Holmes, G. 1911/1912 Sensory Disturbances from Cerebral Lesions. Brain, *34*, 102-252.

Heigl, F. 1960/1961 Die humanistische Psychoanalyse Erich Fromms. I-III. Z. Psychosom. Med. 77-84, 153-161, 235 bis 249.

– 1964 Gemeinsamkeiten der Neurosenlehren von E. Fromm, K. Horney und H. Schultz-Hencke; verglichen mit der Psychoanalyse S. Freuds. Fortschritte d. Psa. *1*, 75-100.

Heigl-Evers, A. 1965 Die »dienende Magd« – ein Charaktertyp. Struktur und psychoanalytische Therapie einer Charakterneurose. Z. psychosom. Med. *11*, 281-295.

– 1967 Zur Frage der hysterischen Abwehrmechanismen. Z. Psychosomat. Med. Psa. *13*, 116-130.

Heimann, P. 1942 A Contribution to the Problem of Sublimation and Its Relation to Processes of Internalization. Int. J. Psa., *23*, 8-17.

– 1962/1963 Bemerkungen zur analen Phase. Psyche *16*, 420 bis 439.

Helwig, P. 1965[4] Charakterologie. Klett, Stuttgart.

Hendrick, I. 1936 Ego Development and Certain Character Problems. Psa. Quart. *5*, 320-346.

Henseler, H. 1974 Narzißtische Krisen. Zur Psychodynamik des Selbstmordes. Studium rororo 58. Rowohlt, Reinbek.

– 1979 Narzißmus. Historisches Wörterbuch der Philosophie. Schwabe & Co., Basel, vorauss. 1979.

Hermann, I. 1936 Sich-Anklammern – Auf-Suche-Gehen. Int. Z. Psa. *22*, 349-370.

Herrmann, T. 1969 Lehrbuch der empirischen Persönlichkeitsforschung. Hogrefe, Göttingen.

Hetherington, E. M., Brackbill, Y. 1963 Etiology and Covariation of Obstinacy, Orderliness and Parsimony in Young Children. Child Development *34*, 919-943.

Hill, A. B. 1976 Methodological Problems in the Use of Factor Analysis: A Critical Review of the Experimental Evidence for the Anal Character. Brit. J. Med. Psychol. *49*, 145-159.

Hinkle, B. M. 1930 The Diagnosis of Psychological Types. Psa. Rev. *17*, 140-158.

Hirsch, S. J., Hollender, M. H. | 1969 | Hysterical Psychosis: Clarification of the Concept. Am. J. Psychiat. *125*, 909-915.

Hitschmann, E. | 1923 | Urethral Erotism and Obsessional Neurosis. Int. J. Psa., *4*, 118-119.

Højer-Pedersen, W. | 1965 | The Hysterical Personality Type. Its Relation to other Neurotic Characters and Hysteriform Syndromes. Acta Psychiat. Scand. *41*, 122-128.

Hoffmann, S. O. | 1972 | Neutralisierung oder autonome Ich-Energien? Psyche, *26*, 405-422.

– | 1975a | Die Charakterneurose. Psyche, *29*, 399-420.

– | 1975b | Sigmund Freuds Konzeption des Charakters, *in* Goeppert, S. (Hrsg.) Die Beziehung zwischen Arzt und Patient. Zur psychoanalytischen Theorie und Praxis. List, München, 164-183.

– | 1976a | Das triebtheoretische Charakterkonzept der Psychoanalyse. Prax. Psychoth. *21*, 172-184, 219-236.

– | 1976b | Ausgewählte Probleme der psychoanalytischen Charakterologie. Habilitationsschrift (unveröffentl.). Freiburg i. Br.

Hoffmann, S. O., Trimborn, W. | 1979 | Die Bedeutung sozialer Faktoren für die Entstehung psychischer Substrukturen (Instanzen). Ein Vorschlag zur schematisierenden Beschreibung des Teilbereichs der Internalisierung in der psychoanalytischen Theorie. Z. Psychosom. Med. Psa., *25*, 141-152.

Hofstätter, P. R. | 1960 | Tiefenpsychologische Persönlichkeitstheorie, *in* Lersch/Thomae: Persönlichkeitsforschung und Persönlichkeitstheorie. Handbuch d. Psychologie, Bd. 4. Hogrefe, Göttingen, 542-586.

Holland, N. N. | 1973 | Defence, displacement and the ego's algebra. Int. J. Psa., *54*, 247-257.

Hollender, M. H. | 1971 | Hysterical Personality. Comments on contemp. Psychiat. *1*, 17-24.

– | 1972 | Conversion Hysteria. Archs. Gen. Psychiat. *26*, 311-314.

Hollender, M. H., Hirsch, S. J. | 1964 | Hysterical Psychosis. Am. J. Psychiat. *120*, 1066 bis 1074.

Holt, R. R. | 1967 | The Development of the Primary Process: A Structural View, *in* R. R. H. (Ed.): Motives and Thought. Psychol. Issues *5*, Mon. 18/19, 345-383.

– | 1975 | The Past and Future of Ego Psychology. Psa. Quart. *44*, 550-576.

– | 1976 | Drive or Wish? A Reconsideration of the Psychoanalytic Theory of Motivation, *in* M. M. Gill, P. S. Holzman (Eds.): Psychology versus Metapsychology. Psychoanalytic Essays in Memory of George S. Klein. Psychol. Issues, *9*, Mon. 36, 158-197.

Holzman, P. S. 1962 Repression and Cognitive Style. Bull. Menn. Cl. *26*, 273-282.

– 1966 Scanning: A Principle of Reality Contact. Percept. Mot. Skills *23*, 835-844.

– 1970 Psychoanalysis and Psychopathology. McGraw-Hill, New York u. a. Orte.

Holzman, P. S., Gardner, R. W. 1959 Leveling and Repression. J. Abn. Social. Psychol. *59*, 151-155

– 1960 Leveling-Sharpening and Memory Organization. J. Abn. Social. Psychol. *61*, 176-180.

Holzman, P. S., Klein, G. S. 1951 Perceptual Attitudes of »Leveling« and »Sharpening«: Relation to Individual Differences in Time-Error. Am. Psychologist *6*, 257.

– 1954 Cognitive-System-Principles of Leveling and Sharpening: Individual Differences in Assimilation Effects in Visual Time-Error. J. Psychol. *37*, 105 bis 122.

– 1956 Motive and Style in Reality Contact. Bull. Menn. Cl. *20*, 181-191.

Holzman, P. S., Rousey, C. 1971 Disinhibition of Communicated Thought: Generality and Role of Cognitive Style. J. Abn. Psychol. *77*, 263-274.

Hörmann, H. 1964 Die Bedingungen für das Behalten, Vergessen und Erinnern, *in* Handbuch der Psychologie, Bd. I, Teil 2, Hogrefe, Göttingen, 225-283.

Horner, A. J. 1975 Stages and Processes in the Development of Early Object Relations and their Associated Pathologies. Int. Rev. Psa. *2*, 95-105.

– 1976 Oscillatory Patterns of Object Relations and the Borderline Patient. Int. Rev. Psa. *3*, 479-482.

Horney, K. 1937 Der neurotische Mensch in unserer Zeit. Kindler, München, o. J.

– 1939 Neue Wege in der Psychoanalyse. Kindler, München, o. J.

– 1945 Unsere inneren Konflikte. Kindler, München, 1974.

Horowitz, M. H. 1977 The Quantitative Line of Aproach in Psychoanalysis: A Clinical Assessment of Its Current Status. J. Am. Psa. Ass. *25*, 559-579.

Horton, P. C., Louy, J. W., Coppolillo, H. P. 1974 Personality Disorders and Transitional Relatedness. Archs. Gen. Psychiat. *30*, 618-622.
Hurvich, M. 1970 Zum Begriff der Realitätsprüfung. Psyche 1972, *26*, 853-880.
Huteau, M. 1975 Un style cognitif: La dépendance – indépendance à l 'égard du champ. l 'année psychologique *75*, 197 bis 262.
Huxter, H., Lower, R., Escoll, P. 1975 Some Pitfalls in the Assessment of Analyzability in a Psychoanalytic Clinic. J. Am. Psa. Ass. *23*, 90 bis 106.

Ilan, E. 1977 The Effect of Interpretation in Psychoanalytic Treatment in the Light of an Integrated Model of Internal Objects. Int. J. Psa. *58*, 183-194.
Ingram, I. M. 1961a Obsessional personality and anal-erotic character. J. Ment. Sci. *107*, 1035-1042.
– 1961b The obsessional personality and obsessional illness. Am. J. Psychiatry *117*, 1016-1019.
– 1961c Obsessional Illness in Mental Hospital Patients. J. Ment. Sci. *107*, 382-402.
Isham, A. C. 1956a Ego Movement and Identification. Psa. Rev. *43*, 1 bis 17.
– 1956b Imitation and Identification. Psa. Rev. *43*, 397-410.
Israel, L. 1976 L'hysterique, le sexe et le médicin. Masson, Paris/New York/Barcelona/Milano.
Israel, N. R. 1969 Leveling-Sharpening and Anticipatory Cardiac Response. Psychosom. Med. *31*, 499-509.

Jacobs, M. A., Spilken, A. Z. 1971 Personality patterns associated with heavy cigarette smoking in male college students. J. Consult. Clin. Psychol. *37*, 428-432.
Jacobson, E. 1954 The Self and the Object World. Psa. Study Child *9*, 75-127.
– 1959 The »Exceptions«. An Elaboration of Freud's Character study. Psa. Study Child, *14*, 135-154.
– 1964 Das Selbst und die Welt der Objekte. Suhrkamp, Frankfurt, 1973.
– 1971 Depression. Comparative Studies of Normal, Neurotic, and Psychotic Conditions. Int. Univ. Pr., New York.
Jacoby, R. 1975 Negative Psychoanalyse und Marxismus. Psyche, *29*, 961-990.

James, W.	1891	Principles of Psychology. Dt.: Quelle und Meyer, Leipzig, 1909.
Janet, P.	1903	Les Obsessions et la Psychasthénie. Alcan, Paris, 1908[2].
Jaspers, K.	1923[3]	Allgemeine Psychopathologie. Springer, Berlin.
Jones, E.	1913a	Haß und Analerotik in der Zwangsneurose. Int. Z. Psa., *1*, 425-430.
–	1913b	Einige Fälle von Zwangsneurose (Teil 2), Jahrb. psychoanalyt. psychopathol. Forsch., *5*, 55-116.
–	1913c	Der Gottmensch-Komplex. Der Glaube, Gott zu sein und die daraus folgenden Charaktermerkmale. Int. Z. Psa. *1*, 313-329.
–	1915	Urethralerotik und Ehrgeiz. Int. Z. Psa., *3*, 156 bis 157.
–	1919	Über analerotische Charakterzüge. Int. Z. Psa. *5*, 69-92.
–	1926	Der Ursprung und Aufbau des Über-Ich. Int. Z. Psa., *12*, 253-262.
–	1930	The anxiety character. Med. Rev. of Reviews, *36*, 177-185.
–	1931	Bespr.: Sondernummer der »Medical Review of Reviews«, No. 412 (1930). Int. J. Psa. 1931, *12*, 101-102.
–	1933	The Phallic Phase. Int. J. Psa. *14*, 1-33.
–	1937	Objektbeziehungen aus Schuldgefühl. Eine Studie über Charakter-Typen. Imago, *23*, 129-133.
–	1960/ 1962	Das Leben und Werk von Sigmund Freud. Bd. I 1960, Bd. II 1962, Huber, Bern/Stuttgart.
Joseph, B.	1960	Some Characteristics of the Psychopathic Personality. Int. J. Psa., *41*, 526-531, dt.: Psyche 1961, *15*, 132-141.
Jung, C. G.	1921	Psychologische Typen (Gesammelte Werke Bd. 6), Walter, Olten/Freiburg i. Br., 1971.
Kantrowitz, J. L., Singer, J. G., Knapp, P. H.	1975	Methodology for a Prospective Study of Suitability for Psychoanalysis: The Role of Psychological Tests. Psa. Quart. *44*, 271-391.
Kardiner, A.	1940	The Individual and Its Society. Columbia Univ. Pr., New York.
–	1945	The Psychological Frontiers of Society. Columbia Univ. Pr., New York.
Kardiner, A., Karush, A., Ovesey, L.	1966	A Methodological Study of Freudian Theory. Int. J. Psychiat. *2*, 489-544.

Kemper, W. 1938 Die Indikation zur Psychotherapie bei Neurosen, *in* Psychotherapie in der Praxis. Kongreßbericht d. Dt. Allg. Ärztl. Gesellsch. Psychoth., Düsseldorf 1938, Knorsch, Düsseldorf, 5-19.

Kernberg, O. F. 1967 Borderline Personality Organization. J. Am. Psa. Ass. *15*, 641-685.

– 1970 A psychoanalytic classification of character pathology. J. Am. Psa. Ass. *18*, 800-822.

– 1975 Borderline Conditions and Pathological Narcissism. Science House, New York, dt.: Suhrkamp, Frankfurt, 1978.

Kerschensteiner, G. 1911 Charakterbegriff und Charakterbeziehung. Teubner, Leipzig/Berlin, 1923[3].

Kestemberg, E. 1953 Problèmes diagnostiques et cliniques posés par les névroses de caractère. Rév. franç. Psa. *17*, 496-517.

Keutz, P. von 1971 Der Charakterbegriff bei Sigmund Freud. Schweiz. Arch. Neurol. Neurochir. Psychiat. *109*, 343 bis 365.

Kirchhoff, T. 1892 Lehrbuch der Psychiatrie, Deuticke, Leipzig/Wien.

Klages, L. 1910 Prinzipien der Charakterologie. Ab 4. Aufl.: Die Grundlagen der Charakterkunde. Bonn, 1948[10].

Klein, G. S. 1954 Need and Regulation. Nebraska Sympos. Motivation, *2*, 224-274.

– 1967 Peremtory Ideation: Structure and Force in Motivated Ideas, *in* R. R. Holt (Ed.): Motives and Thought, Psychol. Issues, *5*, 2/3, *Mon.* 18/19, 78 bis 128.

– 1970 Two Theories or One? Bull. Menn. Clin. *37*, 102 bis 132.

– 1973 Is Psychoanalysis Relevant? Psa. Contemp. Sci. *2*, 3-21.

– 1976 Psychoanalytic Theory. An Exploration of Its Essentials. Int. Univ. Pr., New York.

Klein, G. S., Schlesinger, H. 1949/1950 Where is the perceiver in perceptual theory? J. Pers., *18*, 32-55.

Kline, P. 1968a The Validity of the Dynamic Personality Inventory. Brit. J. Med. Psychol., *41*, 307-311.

– 1968b Obsessional Traits, Obsessional Symptoms and Anal Erotism. Brit. J. Med. Psychol., *41*, 299-305.

– 1969 The anal character: A cross-cultural study in Ghana. Brit. J. Soc. Clin. Psychol. *8*, 201-210.

– 1970 A projective and psychometric study of the oral

character. Proc. VII. Internat. Conf. Soc. Rorsch. Techn. Huber, Wien (zit. nach Kline 1972).

Kline, P. 1972 Fact and Fantasy in Freudian Theory. Methuen, London.

– 1973 The Validity of Gottheil's Oral Trait Scale in Great Britain. J. Pers. Assess. *37*, 551-554.

– 1978 The Status of the Anal Character: A Methodological and Empirical Reply to Hill. Brit. J. Med. Psychol. *51*, 87-90.

Knapp. P., Levin, S., Mc Carter, R. H., Wermer, H., Zetzel, E. 1960 Suitability for Psychoanalysis. A Review of One Hundred Supervised Analytic Cases. Psa. Quart. *29*, 459-477.

Knight, R. P. 1953 Borderline States, *in* K., R. P. (Ed.) Psychoanalytic Psychiatry and Psychology. Int. Univ. Pr., New York, 1970[3] (1954), 97-109.

Koch, M. 1960 Die Begriffe Person, Persönlichkeit und Charakter, *in* Lersch/Thomae (Hrsg.): Persönlichkeitsforschung und Persönlichkeitstheorie. Handbuch der Psychologie, Bd. 4, Hogrefe, Göttingen, 3-29.

Kohut, H. 1971 Narzißmus. Suhrkamp, Frankfurt, 1973.

– 1977 The Restoration of the Self. Int. Univ. Pr., New York. (Dt.: Die Heilung des Selbst, Suhrkamp, Frankfurt, 1979.)

Kraepelin, E. 1915[8] Psychiatrie. Ein Lehrbuch für Studierende und Ärzte. Bd. 4 Klinische Psychiat., Teil 3, Barth, Leipzig.

Krafft-Ebing, R. v. 1903 Lehrbuch der Psychiatrie. F. Enke, Stuttgart.

Kretschmer, E. 1918 Der sensitive Beziehungswahn. Ein Beitrag zur Paranoiafrage und zur psychiatrischen Charakterlehre. Springer, Berlin.

– 1921 Körperbau und Charakter. Untersuchungen zum Konstitutionsproblem und zur Lehre von den Temperamenten. Springer, Berlin.

– 1923 Über Hysterie. Thieme, Leipzig.

– 1926 Medizinische Psychologie. Thieme, Leipzig.

Kris, E. 1952 Psychoanalytic Explorations in Art. Int. Univ. Pr., New York.

– 1955 Neutralization and Sublimation. Psa. Study Child, *10*, 30-46.

Krohn, A. 1974 Borderline »Empathy« and Differentiation of Object Representations: A Contribution to the Psychology of Object Relations, int. j. psac. psth. *3*, 142-165.

Kronfeld, A. 1930 Perspektionen der Seelenheilkunde. Thieme, Leipzig.

Krout, M. H., Krout, T. J. 1954 Measuring personality in developmental terms. Genet. Psychol. Monogr. *50*, 289-335.

Kubie, L. S. 1947 The Fallacious Use of Quantitative Concepts in Dynamic Psychology. Psa. Quart. *16*, 507-518.

– 1948 Instincts and Homeostasis. Psychosomat. Med. *10*, 15-30.

– 1952 Problems and Techniques of Psychoanalytic Validation and Progress, *in* Pumpian-Mindlin, E. (Ed.) Psychoanalysis as Science. Stanford Univ. Pr., Stanford/Cal., 46-124.

– 1953 Some Implications for Psychoanalysis of Modern Concepts of the Organization of the Brain. Psychoanal. Quart. *22*, 21-52.

– 1954 The Fundamental Nature of the Distinction Between Normality and Neurosis. Psa. Quart. *23*, 167-204.

– 1974[2] The Nature of the Neurotic Process, *in* Arieti, S. (Hrsg.) Am. Handbook of Psychiatry Vol. III. Basic Books, New York 3-16.

Kuiper, P. C. 1966 Die seelischen Krankheiten des Menschen. Psychoanalytische Neurosenlehre. Huber/Klett, Bern/Stuttgart, 1969[2].

– 1968 Hysterische Neurosen beim Mann. Psyche *22*, 215-232.

– 1973 Psychoanalyse – Zeitgemäß oder veraltet? Klett, Stuttgart, 1975.

Laing, R. 1960 Das geteilte Selbst. Kiepenheuer u. Witsch, Köln, 1972.

Lampl-de Groot, J. 1952 Re-Evaluation of the Role of the Oedipus Complex. Int. J. Psa., *33*, 335-342.

– 1963a Symptom formation and character formation. Int. J. Psa., *44*, 1-11, dt.: Psyche 1963, *17*, 1-22.

– 1963b Ich-Ideal und Über-Ich. Psyche, *17*, 321-332.

Landauer, K. 1939 Some Remarks on the Formation of the Anal-Erotic Character. Int. J. Psa., *20*, 418-425.

Lander, J. 1956 Bespr. von: Novey, S., Some philosophical speculations about the concept of the genital character (1955). Psa. Quart., *25*, 611.

Landis, B.	1970	Ego Boundaries. Psychol. Issues, *6*, 4, *Mon.* 24.
Langs, R. J.	1973/ 1974	The Technique of Psychoanalytic Psychotherapy, 2 Bde. Jason Aronson, New York.
Laplanche, J. (Rep.)	1974	Panel on »Hysteria today«. Int. J. Psa., *55*, 459 bis 469.
Leplanche, J., Pontalis, J.-B.	1967	Das Vokabular der Psychoanalyse. Suhrkamp, Frankfurt, 1972.
Laughlin, H. P.	1954a	The Obsessive-Compulsive Neuroses. Dynamics and Pathogenesis of Obsessive-Compulsive Defences. Med. Ann. Distr. Columbia, *23*, 322-331.
–	1954b	The Obsessive Personality. The Clinical and Dynamic Features of the Obsessive Character Defences. Med. Ann. Distr. Columbia, *23*, 202-214.
Lazar, N. D.	1973	Nature and Significance of Changes in Patients in a Psychoanalytic Clinic. Psa. Quart. *42*, 579-600.
Lazare, A.	1971	Hysterical character in psychoanalytic theory. Archs. Gen. Psychiat. *25*, 131-137.
Lazare, A., Klerman, G. L.	1968	Hysteria and Depression: The Frequency and Significance of Hysterical Personality Features in Hospitalized Depressed Women. Am J. Psychiat. *124*, 48-56.
Lazare, A., Klerman, G. L., Armor, D. J.	1966	Oral, Obsessive and Hysterical Personality Patterns. An Investigation of Psychoanalytic Concepts by Means of Factor Analysis. Arch. Gen. Psychiat. *14*, 624-630.
–	1970	Oral, Obsessive and Hysterical Personality Patterns: Replication of Factor Analysis in an Independent Sample. J. Psychiat. Res., *7*, 275 bis 290.
Lerner, H. E.	1974	The Hysterical Personality: A »Women's Disease«. Comprehens. Psychiat. *15*, 157-164.
Levy, D. M.	1934	Experiments on the Sucking Reflex and Social Behaviour in Dogs. Am. J. Orthopsychiat. 4, 203 bis 224.
Lewin, B. D.	1930	The Compulsive Character, *in* Selected Writings of B. D. Lewin (J. Arlow, Ed.). Psa. Quart. Inc., New York, 1973, 3-11.
–	1932	Anal Erotism and the Mechnism of Undoing, *in* B. D. L.: Selected Writings. The Psa. Quart., New York, 1973, 26-27.
–	1933	The Body as a Phallus. Psa. Quart. *2*, 24-47.
–	1973	Selected Writings (Ed.: J. A. Arlow). Psa. Quart. Inc., New York.

Lewin, K. K. 1973/1974 Dora Revisited. Psa. Rev., *60*, 519-532.

Lichtenberg, J. 1978 The Testing of Reality from the Standpoint of the Body Self. J. Am. Psa. Ass. *26*, 357-385.

Lidz, T. 1968 Das menschliche Leben. Die Persönlichkeitsentwicklung im Lebenszyklus. Suhrkamp, Frankfurt, 1970.

Lindberg, B. J., Lindegard, B. 1963 Studies of the Hysteroid Personality Attitude. Acta Psychiat. Scand., *39*, 170-180.

Lindzey, G., Hall, C. S., Manosevitz, M. (Eds., 1965 Theories of Personality: Primary Sources and Research. Wiley, New York/London/Sidney/Toronto, 1973².

Loch, W. 1968 Identifikation – Introjektion. Psyche, *22*, 271-286.

Loewald, H. W. 1962 Internalization, separation, mourning, and the superego. Psa. Quart. *31*, 483-504.

– 1973a On Internalization. Int. J. Psa., *54*, 9-17.

– 1973b Bespr.: H. Kohut. The Analysis of the Self (1971). Psa Quart., *42*, 441-451.

Löwenfeld, L. 1904 Die psychischen Zwangserscheinungen. Bergmann, Wiesbaden.

Loewenstein, R. M. 1964 Symptom Formation and Character Formation. Int. J. Psa., *45*, 155-157.

– 1966 On the Theory of Superego: A Discussion, *in* Loewenstein/Newman/Schur/Solnit (Eds.): Psychoanalysis – A General Psychology. Int. Univ. Pr., New York, 298-314.

Long, C. 1920 An analytical view of the basis of character. Psa. Rev., *7*, 1-4.

Lorand, S. 1930 The Reactive Character. Medical Rev. of Reviews, Psychopath. Number, *36*.

– 1931 Aggression and Flatus. Int. J. Psa., *12*, 368.

– 1933 Charakterbildung und Psychoanalyse. Psa. Beweg., *5*, 447-456.

– 1939 The Role of the Female Penis Phantasy in Male Character Formation. Int. J. Psa., *20*, 171-182.

– 1946 Technique of Psychoanalytic Therapy. Int. Univ. Pr., New York, 1961⁴.

Lorenzer, A. 1972 Zur Begründung einer materialistischen Sozialisationstheorie. Suhrkamp, Frankfurt.

– 1973 Über den Gegenstand der Psychoanalyse oder: Sprache und Interaktion. Suhrkamp, Frankfurt.

Luisada, P. V., Peele, R. 1975 Hysterical Psychosis and »Iatrogenic Schizophrenia« (Manuskript).

Luisada, P. V., Peele, R., Pittard, E. A. 1974 The Hysterical Personality in Men. Am. J. Psychiat., *131*, 518-522.

Lustman, S. L. 1962 Defence, symptom and character. Psa. Study Child, *17*, 216-244.

Mac Corquodale, K., Meehl, P. E. 1948 On a Distinction Between Hypothetical Constructs and Intervening Variables. Psychol. Rev., *55*, 95-107.

Mack Brunswick, R. 1940 The Preoedipal Phase of the Libido Development. Psa. Quart., *9*, 293-319.

Maddaloni, A. 1956 Psychologic evolution in character formation. Am. Imago, *13*, 241-257.

Magnan, V., Legrain 1896 Les dégénérés. Ruef et Cie, Paris.

Mahler, M. S. 1968 Symbiose und Individuation. Bd. 1: Psychosen im frühen Kindesalter. Klett, Stuttgart, 1972.

Mahler, M. S., Pine, F., Bergman, A. 1975 Die psychische Geburt des Menschen. Symbiose und Individuation. Fischer, Frankfurt, 1978.

Malinowski, B. 1927 Geschlecht und Verdrängung in primitiven Gesellschaften. Rowohlt, Reinbek b. Hamburg, 1962.

Mandel, H. 1959 A Q-methodology investigation of the oral and anal character as described by psychoanalytic theory. Diss. Abstr., *19*, 2148.

Marmor, J. 1953 Orality in the hysterical personality. J. Am. Psa. Ass. *1*, 656-671.

Martin, P. A. 1971 Dynamic Considerations of the Hysterical Psychosis. Am. J. Psychiat., *128*, 745-748.

Masterson, J. F. 1976 Psychotherapy of the Borderline Adult. A Developmental Approach. Brunner/Mazel, New York.

Matte Blanco, I. 1941 On Introjection and the Processes of Psychic Metabolism. Int. J. Psa., *22*, 17-36.

Mc Dougall, W. 1937 Aufbaukräfte der Seele (»Energies of Man«). Thieme, Leipzig.

Mead, M. 1935 Geschlecht und Temperament in drei primitiven Gesellschaften. Rowohlt, Reinbek, 1959.

Meehl, P. E. 1973 Some Methodological Reflections on the Difficulties of Psychoanalytic Research, *in* M. Mayman (Ed.) Psychoanalytic Research. Three Approaches to the Experimental Study of Subliminal Processes. Psychol. Issues, *8, Mon.* 30, 104-117.

Mendez, A. M., 1976 A Short History of the British School of Object

Fine, H. J. Relations and Ego Psychology. Bull. Menn. Cl. *40*, 357-382.

Meng, H. 1965 Die Zwangsneurose und ihr verwandte Störungen, *in* H. M. (Hrsg.): (Das psychoanalytische Volksbuch) Psychoanalyse und Medizin. Goldmann, München, 156-165.

Menninger, K. 1941 Some observations on the psychological factors in urination and genito-urinary affections. Psa. Rev., *28*, 117-129.

Menninger, W. C. 1943 Characterologic and Symptomatic Expressions Related to the Anal Phase of Psychosexual Development. Psa. Quart. *12*, 161-193.

Mentzos, S. 1971 Die Veränderung der Selbstrepräsentanz in der Hysterie: Eine spezifische Form der regressiven De-Symbolisierung. Psyche, *25*, 669-684.

– 1973 Zur Psychodynamik der sogenannten »hysterischen« Psychosen. Nervenarzt *44*, 285-291.

Merill, B. 1951 Childhood attitudes towards flatulence and their possible relation to adult character. Psa. Quart. *20*, 550-564.

Meyer, A.-E. 1972[2] Klassifikationen von Neurotisch-Kranken (Taxonomien) und von Neurose-Symptomen (Nosologien), *in* Kisker, Meyer, Müller, Strömgren (Hrsg.) Psychiatrie der Gegenwart, Bd. II, Teil 1, Klinische Psychiatrie I. Springer, Berlin/Heidelberg/New York, 663-685.

Meyer, A.-E., Otte, H., Seeberger, H.-J., Speidel, H., Zenker, R. 1969 Die Inter-Beobachter-Übereinstimmung für die psychoanalytische Einordnung von Charakter- und Verhaltensbeschreibungen. Psyche, *23*, 824 bis 837.

Meyer, A.-E., Zenker, R., Freitag, D. E. Psychoanalytische Charakter-Typologie in faktorenanalytischen und itemanalytischen Überprüfungen (Arbeitstitel). Unveröffentlichtes Manuskript.

Meyer, J.-E. 1972[2] Psychopathie-Neurose, *in* Kisker, Meyer, Müller, Strömgren (Hrsg.) Psychiatrie der Gegenwart. Bd. II, Teil 1, Klinische Psychiatrie I. Springer, Berlin/Heidelberg/New York, 343-350.

Michaels, J. J. 1959 Character Structure and Character Disorders, *in* Arieti, S. (Ed.): Am. Hdbk. of Psychiat., Vol. I, 353-377. Basic Books, New York.

Miles, D. W. 1954 The Import for Clinical Psychology of the Use of

Test Derived from Theories About Infantile Sexuality and Adult Character. Gen. Psychol. Monogr. *50*, 227-288.

Miller, F. 1977 Differential Diagnostic Considerations in Neurosis and Character Disorder. Am. J. Psa., *37*, 309 bis 315.

Modell, A. H. 1963 The Concept of Psychic Energy. J. Am. Psa. Ass. *11*, 605-618.

– 1965 On Having the Right to a Life: An Aspect of the Superego's Development. Int. J. Psa. *46*, 323-331.

Monroe, R. R. 1974[2] Obsessive Behavior. B. Integration of Psychoanalytic and other Approaches, *in* Arieti, S. (Ed.) Am. Hdbk. Psychiat. Basic Books, New York, 209-223.

Moore, B. E. 1975 Toward a Clarification of the Concept of Narcissism. Psa. Study Child, *30*, 243-276.

Moore, B. E., Fine, B. D. 1968[2] A Glossary of Psychoanalytic Terms and Concepts. Am. Psa. Ass., New York.

Moser, U., Zeppelin, I. v., Schneider, W. 1968a Computer Simulation eines Modells neurotischer Abwehrmechanismen: Ein Versuch zur Formalisierung der psa. Theorie (Klinischer Teil). Bull. 2 Psychol. Inst. der Univ. Zürich, 1-79.

– 1968b Computer Simulation of a Model of Neurotic Defence Processes (Technical Part). Bull. 2 Psychol. Inst. Univ. Zürich, 79-108.

– 1969 Computer Simulation of a Model of Neurotic Defence Processes. Int. J. Psa., *50*, 53-64.

– 1970 Computer Simulation of a Model of Neurotic Defence Processes. Behav. Sci. *15*, 194-202.

– 1972 Reply to W. R. Blackmore: Some Coments on Computer Simulation of a Model of Neurotic Defence Processes. Behav. Sci. *17*, 232.

Müller-Braunschweig, C. 1928 Triebleben und Charakter. Z. Psa. Päd., *3*, 74-91.

Muensterberger, W. 1950 Oral Trauma and Taboo. A Psychoanalytic Study of an Indonesian Tribe. Psa. Soc. Sciences, *2*, 129 bis 172.

– 1951 Orality and Dependence: Characteristics of Southern Chinese. Psa. Soc. Sci. *3*, 37-70.

Munro, L. 1952 Clinical Notes on Internalization and Identification. Int. J. Psa., *33*, 132-143.

Murray, H. A., u. Mitarb. 1938 Explorations in Personality. Oxford Univ. Pr., New York.

Mussen, P. H., 1963[2] Child Development and Personality. Harper u.

Conger, J. J., Kagan, J.		Row, New York/Evanston/London.
Nacht, S.	1966	The interrelationship of phobia and obsessional neurosis. Int. J. Psa., *47*, 136-138.
Namnum, A.	1974	Vortrag auf dem »Panel on ›Hysteria today‹«, Rep.: J. Laplanche. Int. J. Psa., *55*, 460-463.
Noblin, C. D., Timmons, E. O., Kael, H. C.	1963	Different Effects of Positive and Negative Verbal Reinforcement on Psychoanalytic Character Types. Am. Psychologist, *18*, 412.
–	1966	Differential Effects of Positive and Negative Verbal Reinforcement on Psychoanalytic Character Types. J. Pers. Soc. Psychol., *4*, 224-228.
Novey, S.	1955a	Some Philosophical Speculations about the Concept of the Genital Character. Int. J. Psa., *36*, 88 bis 94.
–	1955b	The role of superego and ego-ideal in character formation. Int. J. Psa., *36*, 254-259.
Nunberg, H.	1930	Die synthetische Funktion des Ich. Int. Z. Psa., *16*, 301-318.
–	1956	Character and neurosis. Int. J. Psa., *37*, 36-45.
–	1932	Allgemeine Neurosenlehre auf psychoanalytischer Grundlage. Huber, Bern/Stuttgart/Wien, 1971[3].
Ohlmeier, D. (Hrsg.)	1973	Psychoanalytische Entwicklungspsychologie Rombach, Freiburg.
Olden, C.	1943	The Psychology of Obstinacy. Psa. Quart., *12*, 240-255.
Ophuijsen, J. H. W. van	1918	Beiträge zum Männlichkeitskomplex der Frau. Int. Z. Psa., *4*, 241-251.
–	1920	Über die Quelle der Empfindung des Verfolgtwerdens. Int. Z. Psa., *6*, 68-72.
Orbach, C. E., Bard, M., Sutherland, A. M.	1957	Fears and defensive adaptations to the loss of anal sphincter control. Psa. Rev., *44*, 121-175.
Otteson, J. P., Holzman, P. S.	1976	Cognitive Controls and Psychopathology. J. Abn. Psychol., *85*, 125-139.
Pankow, G. W.	1974	The Body Image in Hysterical Psychosis. Int. J. Psa., *55*, 407-414.
Parin, P.	1977	Das Ich und die Anpassungs-Mechanismen. Psyche, *31*, 481-515.
Parin, P.,	1972	Die Weißen denken zuviel. Psychoanalytische

Morgenthaler, F., Parin-Matthey, G. — Untersuchungen in Westafrika. Kindler, München.

– 1973 Fürchte deinen Nächsten wie dich selbst. Suhrkamp, Frankfurt.

Peterfreund, E. 1971 Informations, Systems and Psychoanalysis. An Evolutionary Biological Approach to Psychoanalytic Theory. Psychol. Issues, *7*, 1/2, *Mon. 25/26.*

– 1975 The Need for a New General Theoretical Frame of Reference for Psychoanalysis. Psa. Quart., *44*, 534 bis 550.

Piaget, J. 1966² Psychologie der Intelligenz. Rascher, Zürich/Stuttgart.

Pickford, R. W. 1948 Oral and anal tensions associated with a duodenal ulcer. Psa. Rev., *35*, 1-13.

Pratt, J. 1942 Notes on the Unconscious Significance of Perfume. Int. J. Psa., *23*, 80-83.

Prelinger, E., Zimet, C. N., Schafer, R., Levin, M. 1964 An Ego-Psychological Approach to Character Assessment. Free Press of Glencoe, New York.

Prinzhorn, H. 1928 Charakterologie und Psychoanalyse, *in* Prinzhorn, H. (Hrsg.) Auswirkungen der Psychoanalyse in Wissenschaft und Leben. Der neue Geist Verlag, Leipzig, 95-113.

Quint, H. 1970 Über die Zwangsneurose. Vandenhoeck u. Ruprecht, Göttingen.

– 1974 Einige Probleme der Zwangssyndrome und des Zwangscharakters in der Sicht der Psychoanalyse, *in* P. Hahn u. H. Stolze (Hrsg.) Zwangssyndrom und Zwangskrankheit. Lehmanns, München, 73 bis 82.

Rado, S. 1927a Eine ängstliche Mutter. Int. Z. Psa., *13*, 283-289.

– 1927b Das Problem der Melancholie. Int. Z. Psa., *13*, 439-455.

– 1974² Obsessive Behavior. A. So-called Obsessive-Compulsive Neurosis, *in* Arieti, S. (Ed.) Am. Hdbk. Psychiat., Vol. III. Basic Books, New York, 195 bis 208.

Raimann, E. 1924 Zur Psychoanalyse. Urban & Schwarzenberg, Berlin/Wien, 1925².

Rangell, L. 1959 The Nature of Conversion. J. Am. Psa. Ass. *7*,

632-662. dt.: Psyche 1969, *23*, 121-147.

Rangell, L. 1965 Some Coments on Psychoanalytic Nosology: With Recommendations for Improvement, *in* Schur, M. (Ed.) Drives, Affects, Behavior, Vol. II, 128-157. Int. Univ. Pr., New York.

– 1972 Die Aggression und der Ödipuskomplex. Psyche 1973, *27*, 193-204.

Rank, O. 1936/1929 »Will Therapy« und »Truth and Reality«. Knopf, New York, 1968⁶.

Rapaport, D. 1947a Some Requirements for a Clinically Useful Theory of Memory, *in* M. Gill (Ed.) The Collected Papers of D. Rapaport. Basic Books, New York/London, 1967, 251-260.

– 1947b Psychological Testing: Its Practical and Its Heuristic Significance, *in* M. Gill (Ed.) The Collected Papers of D. Rapaport. Basic Books, New York/London, 1967, 261-275.

– 1950a The Autonomy of the Ego, *in* M. Gill (Ed.) The Collected Papers of D. Rapaport. Basic Books, New York/London, 1967, 357-367.

– 1950b The Theoretical Implications of Diagnostic Testing Procedures, *in* M. Gill (Ed.) The Collected Papers of D. Rapaport. Basic Books, New York/London, 1967, 334-356.

– 1951 On the Organization of Thought Processes. Implications for Psychiatry, *in* M. Gill (Ed.) The Collected Papers of D. Rapaport. Basic Books, New York/London, 1967, 432-439.

– 1957a Cognitive Structures, *in* M. Gill (Ed.) The Collected Papers of D. Rapaport. Basic Books, New York/London, 1967, 631-664.

– 1957b The Theory of Ego Autonomy. A Generalization, *in* M. Gill: The Collected Papers of D. R. Basic Books, New York/London, 1967, 722-744.

– 1959a Die Struktur der psychoanalytischen Theorie. Klett, Stuttgart.

– 1959b A Historical Survey of Psychoanalytic Ego Theory. *Einleitung* zu Erikson, E. H.: Identity and the Life Circle. Psychol. Iss., *1, Mon.* 1, 5-17.

– 1960a Psychoanalysis as a Developmental Psychology, *in* M. Gill (Ed.): The Collected Papers of D. Rapaport. Basic Books, New York/London, 1967, 820 bis 852.

Rapaport, D. 1960b On the Psychoanalytic Theory of Motivation, *in* M. Gill (Ed.) The Collected Papers of D. Rapaport. Basic Books, New York/London, 1967, 853 bis 915.

– 1967a A Theoretical Analysis of the Superego Concept, *in* M. Gill (Ed.) The Collected Papers of David Rapaport. Basic Books, New York, 1967, 685 bis 709.

– 1967b The Theory of Attention Cathexis. An Economic and Structural Attempt at the Explanation of Cognitive Processes, *in* M. Gill: The Collected Papers of D. R. Basic Books, New York/London, 1967, 778 bis 794.

Rapaport, D., Gill, M. M. 1959 The Points of View and Assumptions of Metapsychology, *in* Gill (Ed.): The Collected Papers of D. Rapaport. Basic Books, New York/London, 1967, 795 bis 811.

Rapaport, G. M. 1955 A Study of the psychoanalytic theory of the anal character. Diss. Abstr. *15*, 2297-2298.

Rappeport, J. R. 1974[2] Antisocial Behavior, *in* Am. Hdbk. of Psychiatry (S. Arieti, Ed.) Vol. 3. Basic Books, New York, 255-269.

Redlich, F. C., Freedman, D. X. 1966 Theorie und Praxis der Psychiatrie. Suhrkamp, Frankfurt, 1970.

Reich, W. 1925 Der triebhafte Charakter. Int. Psa. Verl., Wien.

– 1928 Über Charakteranalyse. Int. Z. Psa., *14*, 180-196.

– 1929 Der genitale und der neurotische Charakter. Int. Z. Psa., *15*, 435-455.

– 1930 Über kindliche Phobie und Charakterbildung. Int. Z. Psa., *16*, 353-362.

– 1931 Die charakterologische Überwindung des Ödipuskomplexes. Int. Z. Psa., *17*, 55-71.

– 1933 Charakteranalyse. Technik und Grundlagen. Selbstverlag, Berlin.

Richter, H.-E. 1963 Eltern, Kind und Neurose. Psychoanalyse der kindlichen Rolle. Rowohlt, Reinbek, 1967.

– 1970 Patient Familie. Entstehung, Struktur und Therapie von Konflikten in Ehe und Familie. Rowohlt, Reinbek.

Rickman, J. 1921 An Unanalysed Case of Anal Erotism, Occupation and Illness. Int. J. Psa., *2*, 424-426.

Riemann, F. 1961 Grundformen der Angst und die Antinomien des Lebens. Reinhardt, München/Basel, 1971[6].

Ritvo, S., Solnit, A. J.	1960	The Relationship of Early Ego Identifications to Superego Formation. Int. J. Psa., *41*, 295-300.
Rivière, J.	1929	Womanliness as a Masquerade. Int. J. Psa., *10*, 303 bis 313.
Roback, A. A.	1955	The character aspect in recent psychology and psychiatry, *in* Roback, A. A. (Ed.) Present Day Psychology. Philos. Library, New York, 239-258.
Robbins, L. C.	1963	The Accuracy of Parental Recall of Aspects of Child Development and of Child-Rearing Practices. J. Abn. Soc. Psychol. *66*, 261-270.
Robbins, L. L.	1956	A Contribution to the Psychological Understanding of the Character of Don Juan. Bull. Menn. Clinic *20*, 166-180.
Robbins, W. S. (Rep.)	1975	Panel Report: Varieties of Oedipal Distortions in Severe Character Pathologies. J. Am. Psa. Ass. 1977, *25*, 201-218.
Robertson, J.	1962	Der Einfluß der mütterlichen Betreuung auf die frühe Entwicklung. Psyche 1964/65, *18*, 273-291.
–	1971	Young Children in Brief Separation. Psa. Study Child, *26*, 264-315, dt.: Psyche 1975, *29*, 626 bis 664.
–	1972	Quality of substitute care as an influence on separation responses. J. Psychosom. Res. *16*, 261-265.
Rohracher, H.	1934	Kleine Einführung in die Charakterkunde. Teubner, Leipzig/Berlin.
Rosenblatt, A. D., Thickstun, J. T.	1970	A study of the concept of psychic energy. Int. J. Psa. *51*, 265-278.
–	1977a	Energy, Information and Motivation: A Revision of Psychoanalytic Theory. J. Am. Psa. Ass., *25*, 537-558.
–	1977b	Modern Psychoanalytic Concepts in a General Psychology. Psychol. Issues, *11*, Mon. 42/43.
Ross, N. (Rep.)	1960	*Report* of Panel: An Examination of Nosolgy According to Psychoanalytic Concepts. J. Am. Psa. Ass., *8*, 535-551.
Rot, C.	1972	Psychologie und gesellschaftliche Wirklichkeit bei Otto Fenichel, *in* O. Fenichel: Psychoanalyse und Gesellschaft. Aufsätze. Roter Druckstock, Frankfurt, 7-15.
Roy, A.	1977	Identification and Hysterical Symptoms. Brit. J. Med. Psychol. *50*, 317.
Rubinstein, B. B.	1965	Psychoanalytic Theory and the Mind-Body Problem, *in* N. S. Greenfield u. W. C. Lewis (Eds.).

Psychoanalysis and Current Biological Thought. Univ. Wisconsin Pr., Madison, 35-56.

Rubinstein, B. B. 1967 Explanation and Mere Description: A Metascientific Examination of Certain Aspects of the Psychoanalytic Theory of Motivation, *in* R. R. Holt (Ed.): Motives and Thought. Psychol. Issues, *5*, *Mon.* 18/19, 20-79.

– 1976 On the Possibility of a Strictly Clinical Psychoanalytic Theory: An Essay in the Philosophy of Psychoanalysis, *in* M. M. Gill u. P. S. Holzman (Eds.): Psychology versus Metapsychology. Psychoanalytic Essays in Memory of George S. Klein. Psychol. Issues *9*, *Mon.* 36, 229-264.

Rümke, H. C. 1935 Allgemeine psychologische und psychoanalytische Auffassungen über Hysterie. Psychiat. Neurol. Bl. *39*, 487-531.

Ruesch, J. 1957 Disturbed Communication. The Clinical Assessment of Normal and Pathological Communicative Behavior. Norton, New York.

Rycroft, C. 1968 A Critical Dictionary of Psychoanalysis. Penguin Books, Harmondsworth, 1977[2].

Sadger, J. 1910a Analerotik und Analcharakter. Die Heilkunde, 43 bis 46.

– 1910b Über Urethralerotik. Jahrb. d. Psa., *2*, 409-450.

– 1913 Über Gesäßerotik. Int. Z. Psa., *1*, 351-358.

Salzman, L. 1974[2] Other Character-Personality Syndromes: Schizoid, Inadequate, Passive-Aggressive, Paranoid, Dependent, *in* Arieti, S. (Ed.) Am. Hdbk. Psychiat., Vol. 3. Basic Books, New York, 224-234.

Sandler, A.-M. 1975 Comments on the Significance of Piaget's. Work for Psychoanalysis. Int. Rev. Psa., *2*, 365-377.

Sandler, J. 1960 On the Concept of Superego. Psa. Study Child, *15*, 128-162.

Sandler, J., Dare, Chr. 1970 Der psychoanalytische Begriff der Oralität. Psyche 1973, *27*, 770-786.

Sandler, J., Hazari, A. 1960 The obsessional: on the psychological classification of obsessional character traits and symptoms. Brit. J. med. Psychol., *33*, 113-121.

Sandler, J., Joffe, W. 1969 Auf dem Wege zu einem Grundmodell der Psychoanalyse. Psyche, *23*, 461-480.

Sandler, J., Rosenblatt, B. 1962 The Concept of the Representational World. Psa. Study Child, *17*, 128-145.

Sauguet, H. 1966 Charactère et névrose. Rév. franç. Psa., *30*, 298-307.

Saussure, R. de 1939 Identification and Substitution. Int. J. Psa., *20*, 465-470.

Schafer, R. 1967 Ideals, the Ego Ideal, and the Ideal Self, *in* R. Holt (Ed.) Motives and Thought. Psychol. Issues, *5*, 2-3, *Mon.* 18/19, 129-174.

– 1968a Aspects of Internalization. Int. Univ. Pr., New York.

– 1968b The mechanisms of defence. Int. J. Psa., *49*, 49 bis 62.

– 1970 The psychoanalytic vision of reality. Int. J. Psa., *51*, 279-297. dt.: Psyche 1972, *26*, 881-898 u. 952 bis 973.

– 1972 Internalization: Process or Fantasy? Psa. Study Child, *27*, 411-436.

– 1973 Action: Its Place in Psychoanalytic Interpretation and Theory. Annual Psa., *1*, 159-196.

– 1976a Emotion in the Language of Action, *in* M. M. Gill, P. S. Holzman (Eds.) Psychology versus Metapsychology. Psychoanalytic Essays in Memory of George S. Klein. Psychol. Issues *9*, *Mon. 36*, 106-133.

– 1976b A New Language for Psychoanalysis. Yale Univ. Pr., New Haven/London.

– 1978 Conflict as Paradoxical Actions. Psa. Contemp. Thought, *1*, 3-19.

Schiffer, I. 1961 The Psychoanalytic Study of the Development of a Conversion Symptom. Int. J. Psa., *43*, 169-174.

Schilder, P. 1925 Entwurf zu einer Psychiatrie auf psychoanalytischer Grundlage. Int. Psa. Verlag, Leipzig/Wien/Zürich.

– 1930 The Neurasthenic-Hypochondriac Character. *in* On Neuroses, IUP, New York, 1979, 53-66.

– 1931 Über Neurasthenie. Int. Z. Psa., *17*, 368-378.

– 1935 Personality in the Light of Psychoanalysis. Psa. Rev., *22*, 36-48.

– 1939 The Concept of Hysteria. Am. J. Psychiat., *95*, 1389-1413.

Schilder, P., Wechsler, D. 1934 Was weiß das Kind vom Körperinneren? Int. Z. Psa., *20*, 93-97.

Schimel, J. L. 1974 Dialogic Analysis of the Obsessional. Contemp. Psa., *10*, 87-101.

Schjelderup, H. K. 1936 Charakterveränderungen durch psychoanalytische Behandlung. Acta Psychiat. Neurol. Scand. *11*, 631-650.

Schlesinger, H. J. 1954 Cognitive Attitudes in Relation to Susceptibility to Interference. J. Pers., *22*, 354-374.

Schneider, K. 1923 Die psychopathischen Persönlichkeiten, *in* Aschaffenburg (Hrsg.) Handbuch der Psychiatrie. Spez. Teil, 7. Abt., 1. Teil, Deuticke, Leipzig/Wien.

– 1950 Klinische Psychopathologie. Thieme, Stgt., 1966[7].

Schulte, D. 1974 Feldabhängigkeit in der Wahrnehmung. Ein methodenkritischer Beitrag zur Differentiellen Psychologie. Anton Hain, Meisenheim.

Schultz-Hencke, H. 1930 Der zwangsneurotische Charakter, *in* Kretschmer, E. u. Cimbal, W. (Hrsg.): Bericht über den 5. allgem. ärztl. Kongr. f. Psth. in Baden-Baden 1930. Hirzel, Leipzig, 108-110.

– 1940 Der gehemmte Mensch. Entwurf eines Lehrbuches der Neo-Psychoanalyse. Thieme, Stuttgart, 1969[3].

– 1951 Lehrbuch der analytischen Psychotherapie. Thieme, Stuttgart, 1970[2].

Schur, M. 1960 Discussion of Dr. John Bowlby's Paper: Grief and Mourning in Infancy and Early Childhood. Psa. Study Child, *15*, 63-84.

Schwarz, H. 1952 A Case of Character Disorder. Bull. Menn. Cl., *16*, 20-30.

Schwartz, L. 1978 Bespr.: H. Kohut: The Restoration of the Self (1977). Psa. Quart., *47*, 436-443.

Schwidder, W. 1954/1955 Symptombild, Grundstruktur und Therapie der Zwangsneurose. Psyche *8*, 126-142.

– 1958 Neopsychoanalyse (Harald Schultz-Hencke), *in* Frankl, v. Gebsattel, Schultz (Hrsg.) Handb. d. Neurosenlehre u. Psychoth., Vol. III, Urban u. Schwarzenberg, München/Berlin, 171-220.

– 1972[2] Klinik der Neurosen, *in* Kisker, Meyer, Müller, Strömgren (Hrsg.) Psychiatrie der Gegenwart. Bd. II, Teil 1, Klinische Psychiatrie I. Springer, Berlin/Heidelberg/New York, 351-476.

Sears, R. R. 1943 A Survey of Objective Studies of Psychoanalytic Concepts. Soc. Sci. Res. Council, New York, Bull. No. 51.

– 1970 Relation of Early Socialization Experiences to Self-Concept and Gender Role in Middle Childhood. Child Developm. *41*, 267-289.

Sears, R. R., Maccoby, E. E., Levin, H.	1957	Patterns of Child Rearing. Row u. Peterson, Evanston, Ill.
Seibt, F.	1977	Psychoanalytische Charakterlehre. UTB Reinhardt, München/Basel.
Shapiro, D.	1965	Neurotic Styles. Basic Books, New York/London.
Shapiro T.	1977	Oedipal Distortions in Severe Character Pathologies. Development and Theoretical Considerations. Psa. Quart., *46*, 559-579.
Siegman, A. J.	1954	Emotionality – a Hysterical Character Defence. Psa. Quart., *23*, 339-354.
Silbermann, J.	1957	Two Types of Preoedipal Character Disorders. Int. J. Psa., *38*, 350-358.
Singer, M.	1975	The Borderline Delinquent: The Interlocking of Intrapsychic and Interactional Determinants. Int. Rev. Psa., *2*, 429-440.
Skoog, G.	1959	The anancastic syndrome and its relation to personality attitudes. Acta psychiat. neurolog. scand., *34*, Suppl. 134.
Slater, E.	1965	Diagnosis of »Hysteria«. Brit. Med. J., *1*, 1395 bis 1399.
Slater, E., Glithero, E.	1965	A follow-up of patients diagnosed as suffering from »hysteria«. J. Psycho-somat. Res., *9*, 9-13.
Slater, P.	1943	Zitat nach Ingram 1961b. J. Neurol. Neurosurg. Psychiat., *6*, 1.
–	1945	Scores of Different Types of Neurotics on Tests of Intelligence. Brit. J. Psychol., *35*, 40-42.
Slavney, P. R., Mc Hugh, P. R.	1974	The Hysterical Personality. Archs. Gen. Psychiat., *30*, 325-329.
–	1975	The Hysterical Personality. Archs. Gen. Psychiat., *32*, 186-190.
Smith, J.	1971	Identificatory styles in depression and grief. Int. J. Psa., *52*, 259-266.
Socarides, C. W.	1968	Der offen Homosexuelle. Suhrkamp, Frankfurt, 1971.
Spiegel, L. A.	1959	The Self, the Sense of Self, and Perception. Psa. Study Child, *14*, 81-109.
Spitz, R.	1965	Vom Säugling zum Kleinkind. Klett, Stuttgart, 1967.
–	1976	Vom Dialog. Klett, Stuttgart.
Spranger, E.	1914	Lebensformen. Geisteswissenschaftliche Psychologie und Ethik der Persönlichkeit. Tübingen, 1950[8].

Stack, G. J.	1977	A Phenomenology of the Hysteric Personality. J. Brit. Soc. Phenomenology, *8*, 15-27.
Stärke, A.	1919	Die Umkehrung des Libidovorzeichens beim Verfolgungswahn. Int. Z. Psa., *5*, 285-287.
Stagner, R., Moffit, J. W.	1956	A statistical study of Freud's theory of personality types. J. Clin. Psychol. *12*, 72-74.
Stagner, R., Lawson, E. D., Moffitt, J. W.	1955	The Krout Personal Preference Scale: A Factor Analytic Study. J. Clin. Psychol. *11*, 103-113.
Staub, H.	1934	Technique de la psychanalyse de la résistance et du caractère. Rév. Franç. Psa., *7*, 282-308.
Stefánsson, J. G., Messina, J. A., Meyerowitz, S.	1976	Hysterical Neurosis, Conversion Type: Clinical and Epidemiological Considerations. Acta Psychiat. Scand., *53*, 119-138.
Stein, M. H.	1969	The Problem of Character Theory. J. Am. Psa. Ass., *17*, 675-701.
Steingart, J.	1969	On Self, Character and the Development of a Psychic Apparatus. Psa. Study Child, *24*, 271-303.
Stephen, A.	1947	The Super-Ego and Other Internal Objects. Int. J. Psa., *28*, 114-117.
Sterba, R.	1930	Zur Problematik der Sublimierungslehre. Int. Z. Psa., *16*, 370-377.
–	1931	Introduction to the Psychoanalytic Theory of the Libido. Brunner, New York, 1968[3].
–	1934a	Das Schicksal des Ichs im therapeutischen Verfahren. Int. Z. Psa., *20*, 66-73.
–	1934b	Bespr.: Reich, W.: Charakteranalyse (1933). Int. Z. Psa., *20*, 400-403.
–	1951	Character and Resistance. Psa. Quart., *20*, 72-76
–	1953a	On Character Neurosis. Bull. Menn. Cl., *17*, 81 bis 89.
–	1953b	Clinical and therapeutic aspects of character resistance. Psa. Quart., *22*, 1-20.
Stewart, R. A., Powell, G. E., Tutton, S. J.	1973	The Oral Character. Personality Type or Stereotype? Perceptual and Motor Skills, *37*, 948.
Stierlin, H.	1970	The functions of ›inner objects‹. Int. J. Psa., *51*, 321-329.
–	1971	Das Tun des Einen ist das Tun des Anderen. Versuch einer Dynamik menschlicher Beziehungen. Suhrkamp, Frankfurt, 1972[2].
–	1973	Interpersonal aspects of internalizations. Int. J. Psa., *54*, 203-213.

Stierlin, H. 1975 Von der Psychoanalyse zur Familientherapie. Klett, Stuttgart.

Stone, G. C., Gottheil, E. 1975 Factor Analysis of Orality and Anality in Selected Patient Groups. J. Nerv. Ment. Dis. *160*, 311-323.

Strachey, A. 1941 A Note on the Use of the Word »Internal«. Int. J. Psa., *22*, 37-43.

Straus, E. 1938 Ein Beitrag zur Pathologie der Zwangserscheinungen. Msch. Psychiat. Neurol. *98*, 61-101.

Stringer, P. 1970 A note on the factorial structure of the Dynamic Personality Inventory. Brit. J. Med. Psychol., *43*, 95-103.

Strotzka, H. 1973a Übersicht über einige Grundlagen der speziellen Neurosenlehre, *in* H. S. (Hrsg.): Neurose, Charakter, soziale Umwelt. Kindler, München, 10-44.

– 1973b Zur Klassifikation von Neurosen und Charakterstörungen, *in* H. S. (Hrsg.): Neurose, Charakter, soziale Umwelt. Kindler, München 195-202.

Strunz, K. 1960 Das Problem der Persönlichkeitstypen, *in* Lersch/Thomae (Hrsg.). Persönlichkeitsforschung und Persönlichkeitstheorie. Handbuch d. Psychologie, Bd. 4. Hogrefe, Göttingen, 155-221.

Strupp, H. S. 1972 On the Technology of Psychotherapy. Archs. Gen. Psychiat., *26*, 70.

– 1978 Suffering and Psychotherapy. Contemp. Psa., *14*, 73-97.

Sugarman, A. 1977 Object-Relations Theory: A Reconciliation of Phenomenology and Ego Psychology. Bull. Menninger Cl., *41*, 113.

Sullivan, H. S. 1925 The oral complex. Psa. Rev., *12*, 30-38.

Suppes, P., Warren, H. 1975 On the Generation and Classification of Defence Mechanisms. Int. J. Psa., *56*, 405-414.

Swanson, D. R. 1977 A Critique of Psychic Energy as an Explanatory Concept. J. Am. Psa. Ass., *25*, 603-633.

Szondi, L. 1972[3] Lehrbuch der experimentellen Triebdiagnostik, Bd. I. Huber, Bern/Stuttgart/Wien.

Tartakoff, H. H. 1957 Historical Survey of the Psychoanalytic Concept of Character. Vortrag am Panel der Am. Psa. Ass., New York, Dez. 1957 (s. Report A. F. Valenstein 1958).

Tausk, V. 1919 Über die Entstehung des »Beeinflussungsapparates« in der Schizophrenie. Int. Z. Psa., *5*, 1-33.

Tellenbach, H. 1961 Melancholie. Zur Problemgeschichte, Typologie,

Pathogenese und Klinik. Springer, Berlin/Heidelberg/New York.

Thomä, H. 1962/1963 Bemerkungen zu neueren Arbeiten über die Theorie der Konversion. Psyche, *16*, 801-813.

– 1974 Über die Psychotherapie von Zwangssyndromen, *in* P. Hahn, Stolze, H. (Hrsg.) Zwangssyndrome und Zwangskrankheit. Lehmanns, München, 106 bis 115.

Ticho, E. A. 1972 The Development of Superego Autonomy. Psa. Rev., *59*, 217-233.

Timmons, E., Noblin, C. D. 1963 The differential performance of orals and anals in a verbal conditioning paradigm. J. Consult. Psychol., *27*, 383-386.

Tribich, D., Messer, S. 1974 Psychoanalytic Character Type and Status of Authority as Determiners of Suggestibility. J. Consult. Clin. Psychol., *42*, 842-848.

Valenstein, A. F. (Rep.) 1958 The psychoanalytic concept of character (Panel: Am. Psa. Ass., New York, Dec. 1957). J. Am. Psa. Ass., *6*, 567-575.

– 1962 The Psycho-Analytic Situation. Int. J. Psa., *43*, 315-324.

Wälder, R. 1930 Das Prinzip der mehrfachen Funktion. Bemerkungen zur Überdeterminierung. Int. Z. Psa., *16*, 285 bis 300.

– 1958 Über neurotische Ich-Deformierungen. Psyche 1959/60, *13*, 81-84.

– 1963 Die Grundlagen der Psychoanalyse. Klett/Huber, Bern/Stuttgart.

Wallerstein, R. S. 1977 Psychic Energy Reconsidered: Introduction. J. Am. Psa. Ass., *25*, 529-535.

Wayne, G. J. 1954 The »Masculinity Complex« as a Defence Against Pregenital Conflict. Psa. Rev., *41*, 229-245.

Wells, C. E. 1976 The Hysterical Personality and the Feminine Character: A Study of Scarlett O'Hara. Comprehensive Psychiat., *17*, 353-359.

Whiting, J. W. M., Child, I. L. 1953 Childtraining and Personality. Yale Univ. Pr., New Haven, 1967[7].

Wiedeman, G. H. 1972 Comments on the structural theory of the personality. Int. J. Psa., *53*, 307-314.

Wiegand, R. 1973 Gesellschaft und Charakter. Soziologische Implikationen der Neopsychoanalyse. Kindler, München.

Willi, J. 1970 Zur Psychopathologie der hysterischen Ehe. Nervenarzt, *41*, 157-165.

– 1972 Die hysterische Ehe. Psyche, *26*, 326-356.

– 1975 Die Zweierbeziehung. Spannungsursachen / Störungsmuster / Klärungsprozesse / Lösungsmodelle. Rowohlt, Reinbek.

Winnicott, D. W. 1963 Die Psychotherapie von Charakterstörungen, *in* D. W. W.: Reifungsprozesse und fördernde Umwelt. Kindler, München, 1974, 267-284.

– 1971 Vom Spiel zur Kreativität. Klett, Stuttgart, 1973.

Winter, H. 1964 Pre-Oedipal Factors in the Genesis of Hysterical Character Neurosis. Int. J. Psa., *45*, 338-342.

Wisdom, J. O. 1962 Ein methodologischer Versuch zum Hysterieproblem. Psyche, *15*, 561-587.

– 1963 Fairbairn's Contribution on Object Relationship, Splitting and Ego Structure. Brit. J. Med. Psychol., *36*, 145-159.

– 1967 Die psychoanalytischen Theorien über die Melancholie. Jahrbuch d. Psa., *4*, 102-156.

Witkin, H. A. 1965 Psychologische Differenzierung und Formen der Pathologie. Psyche 1973, *27*, 555-593.

Witkin, H. A. Dyk, R. B., Paterson, H. F., Goodenough, D. R., Karp, S. A. 1962 Psychological Differentiation: Studies of Development. Wiley, New York/London.

Witkin, H. A., Goodenough, D. R. 1977 Field Dependence and Interpersonal Behavior. Psychol. Bull., *84*, 661-689.

Witkin, H. A., Lewis, H. B., Hertzman, M., Machover, K., Meissner, P. B., Wapner, S. 1954 Personality through Perception. Harper, New York.

Wittels, F. 1930a The Hysterical Character. Med. Review of Reviews, (Psychopath. Number) *36*, 186-190.

– 1930b Kindweib, die große Mode. Almanach d. Psa., *5*, 133-156.

– 1931 Der hysterische Charakter. Psa. Bewegung, *3*, 138 bis 165.

– 1938 The Position of the Psychopath in the Psychoanalytic System. Int. J. Psa., *19*, 471-488.

Wolff, P. H.	1960	The Developmental Psychologies of Jean Piaget and Psychoanalysis. Psychol. Issues, *2*, Mon. 5.
Wyatt, F.	1957	Psychoanalytische Charakterologie, *in* Alexander, F. et al. (Hrsg.) Freud in der Gegenwart. Europ. Verl. Anst., Frankfurt, 253-278.
Yarrow, L. J.	1954	The relationship between nutritive sucking experiences in infancy and non-nutritive sucking in childhood. J. Genet. Psychol., *84*, 149-162.
Zeppelin, I. v.	1966	Die Anwendung von Computer-Simulation auf die psychodiagnostische Erfassung von Abwehrprozessen. Schweiz. Z. Psychol. u. Anwend., *25*, 316 bis 321.
Zeppelin, I. v., Moser, U.	1973	The application of the simulation model of neurotic defence mechanisms to the psychoanalytic theory of psychosomatic illness. Int. J. Psa., *54*, 79-84.
Zerssen, D. v., Koeller, D.-M., Rey, E.-R.	1969	Objektivierende Untersuchungen zur prämorbiden Persönlichkeit endogen Depressiver, *in* H. Hippius u. H. Selbach (Hrsg.): Das depressive Syndrom. Urban u. Schwarzenberg, München/Berlin/Wien, 183-205.
Zetzel, E.	1964	Symptom Formation and Character Formation. Int. J. Psa., *45*, 151-154.
–	1968	The so Called Good Hysteric. Int. J. Psa., *49*, 256-260.
Ziehen, Th.	1908	Zur Lehre von den psychopathischen Konstitutionen. d) Zwangsvorstellungen und andere psychische Zwangsprozesse. Charité-Annalen, *32*, 113 ff.
Zucker, L.	1958	Ego Structure in Paranoid Schizophrenia. Thomas, Springfield/Ill.

1. Als letzter deskriptiver Begriff bleibt der der *Charakterzüge* zu besprechen. »Charakter« und »Charakterstruktur« im ausgeführten Sinne sind relativ geschlossene, globale Konzepte, die sich auf etwas Umfassendes, Übergeordnetes beziehen. Diatkine hat von einem »*globalen Niveau*« gesprochen, auf dem der Zugang erfolge: »Der Charakter ist ein zusammenhängendes Ganzes, das spezifisch für jedes Individuum ist, oder, im Gegensatz dazu, die Möglichkeit eröffnet, es nach einer typologischen Schematik zu klassifizieren. Er ist stabil – .... – und läßt sich in den verschiedenen Abschnitten des Lebens eines Menschen nachweisen, mit der inneren Logik, die ihm eigen ist.« (1966, S. 318). Braunschweig verschärft diesen Gesichtspunkt noch: »Von Charakter zu sprechen, heißt auf eine Form im Sinne von *Gestalt* sich zu beziehen« (1966, S. 329). Das entspricht dem bisher Ausgeführten. Dem gegenüber unterscheidet Diatkine einen weiteren begrifflichen Zugang auf einem »*mehr elementaren Niveau*«: die »*Charakterzüge*«. Hier liegt der Akzent auf etwas eher Abgelöstem, Isoliertem, aus dem Zusammenhang Herausgetretenem. Diatkine geht so weit, in topischer und ökonomischer Hinsicht gar eine Ähnlichkeit mit psychotischen Symptomen sehen zu wollen, wobei er sich auf die narzißtische Gegenbesetzung in der Reaktionsbildung stützt. Wie sich das auch verhalten mag – die meisten psychoanalytischen Verwendungen des Konzeptes der Charakterzüge beinhalten die Auffassung von einem Teil der Gesamtpersönlichkeit, der sich ganz oder partiell verselbständigt hat. (Bei Nunberg wird diese Vorstellung zur Grunddynamik der Charakterneurose, Kap. 2.3.2).

Bergeret (1974a), auf dessen Ansätze noch mehrfach einzugehen sein wird, meint, daß bei den Charakterzügen »komplementäre Mechanismen«, »akzessorische Abwehrmechanismen« eingesetzt würden, sei es um die »normale« Anpassung einer Grundstruktur zu erhalten, sei es um ihre Abwehr im Zustand der pathologischen Dekompensation zu verbessern. Wesentlich ist dabei nach diesem Autor, daß der Charakterzug sich von der Charakterstruktur abhebt. Beispiel: Zwanghafte Züge bei einem hysterischen Charakter. Auch die triebhaften Charakterelemente (z. B. orale, anale, phallische; s. u.) lassen sich nach Bergeret nur auf einer strukturellen Basis konzipieren. – Insgesamt tritt in der psychoanalytischen Charakterologie die Konzeption von den Charakterzügen in ihrer Bedeutung weit hinter die Auffassung vom »Charakter« und der »Charakterstruktur« zurück.

Braunschweig, D. (Rep.) 1966 Zusammenfassung des Seminars »Charactère et névrose«. Rêv. franç. Psa., *30*, 324-344.

Diatkine, R. 1966 Stellungnahme auf dem Seminar »Charactère et névrose«. Rêv. franç. Psa., *30*, 318-323.

2. Von charakterologischer Relevanz ist auch ein Ansatz, der von Lichtenstein (1961, 1963) entwickelt wurde. Er verfolgt ebenfalls die Linie der *Identität*, deren Erhaltung er als ein grundlegendes biologisches Prinzip (»identity principle«) ansieht: Individuen und Arten wohnt eine Tendenz inne, lieber das Leben als die Identität zu verlieren. »Metamorphose«, der Wechsel, führt zum Ende der Identität und zum Untergang der Gattung. Das Identitätsprinzip kann in einer menschlichen Motivationstheorie die Stelle des Lustprinzips einnehmen: Errichtung und Erhaltung eines Gefühls von Identität als oberstes (oder unterstes) Prinzip – jenseits von Trieben und Bedürfnissen. Dieses Prinzip ist zwingend, auch wenn beim Menschen keine Gattungsidentität vorgegeben ist, sondern jedes Individuum aus einer unbegrenzten Zahl von Möglichkeiten eine eigene erwerben muß – Chance und Dilemma des Menschen zugleich. Aber die Tendenz, eine einmal gewonnene Identität zu erhalten, teilt nach Lichtenstein der Mensch mit allen Lebewesen. Hierin liegt der charakterologische Gesichtspunkt: Identität als eine Struktur, deren Kontinuität um fast jeden Preis zu erhalten gesucht wird. Die Vielzahl der Identitäten aber unterscheiden die Individuen. Diesen Punkt sieht Erikson (1956, S. 124) in gleicher Weise. Er interpretiert die Erscheinung der Identität: »Es scheint sich dabei einmal um ein bewußtes Gefühl der individuellen Identität, ein andermal um das unbewußte Streben nach einer Kontinuität des persönlichen Charakters zu handeln.«

Lichtenstein, H. 1961 Identity and Sexuality. J. Amer. Psa. Assn., *9*, 179-260.

– 1963 The Dilemma of Human Identity. J. Amer. Psa. Assn., *11*, 173-223.